국제보건학

| 이론, 실제 그리고 연구 사례 |

국제보건학

Global Health

이론, 실제 그리고 연구 사례

남은우 지음

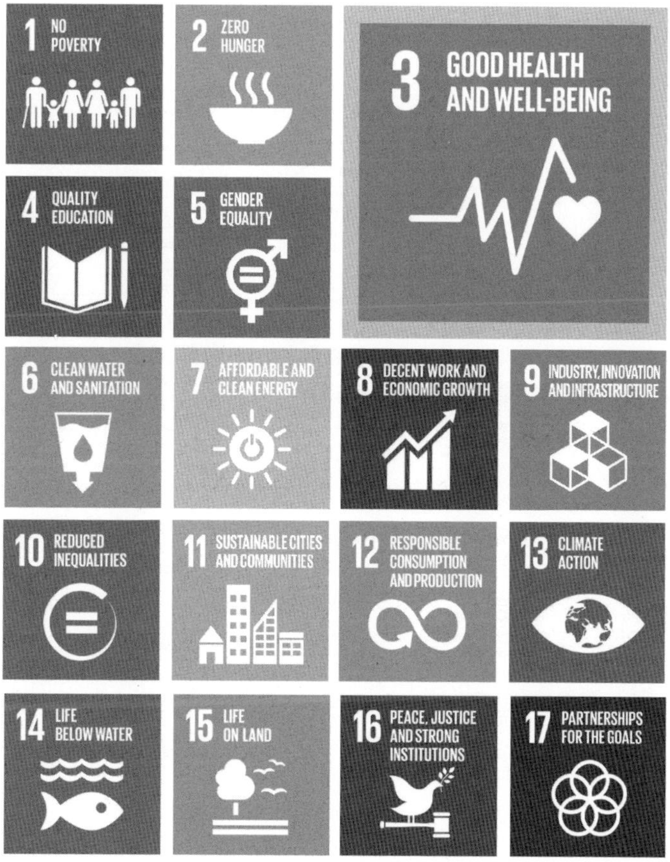

연세대학교 출판문화원

| 저자 서문 |

필자는 지금까지 국제보건학에 관한 책을 두 권 출간하였다. 하나는 1994년도에 WHO의 한상태 박사님과 함께 공동 집필한 고려의학 발간 "국제보건학"이고, 다른 하나는 미국 대학의 교과서를 오창석 교수와 공동 번역하여 2015년도에 출간한 계축문화사의 "국제보건학"이 있다. 이 가운데, 첫 번째 출간한 국제보건학은 20여년 간 많은 독자들이 애독해 주고 있다. 국제보건 분야 진출을 희망하는 학생들에게는 희망을 주었고, 국제보건분야 사업 종사자들에게는 통찰력을 제시함에도 불구하고 국제보건분야 현장사업을 개발하는 데에는 부족한 내용이 너무 많았던 것이 사실이다. 또한, 최근 번역한 국제보건학의 경우는 개발도상국가의 보건 현황 등이 잘 설명되어 있는 훌륭한 역서이나 이 번역서 또한 국제보건 사업의 개발, 실행 및 그 사업의 효과 분석 등에 대한 근거(evidence)가 부족한 것이 사실이다.

따라서 이 책에서는 그 동안의 강의 경험 및 국제보건 분야 현장 경험을 살려 좀 더 이해하기 쉽고, 국제보건 분야 개발 현장을 파악하고, 진단하고, 사업을 개발 추진하는 등의 최근 동향에 대하여 이해하기 쉽게 설명하고자 한다.

이번의 국제보건학 책에서는 다음의 내용을 체계적으로 소개하려고 노력 하였다.

제 1장에서는 국제보건의 주요 분야 및 이슈에 대하여 국제보건학의 개요를 체계적으로 설명하였고, 일차보건의료에 대한 개념을 다시 한 번 강조하였다. 제 2장에서는 국제개발협력에서의 국제보건 업무에 대하여 설명하고, 특히 공적개발원조로서의 국제보건사업에 대하여 설명을 하였고, 특히 한국의 ODA 지원

현황을 소개 하였다. 제 3장에서는 국제보건개발에서 필수적인 주요 용어를 정리하였다. 제 4장에서는 세계보건기구에 대한 설명을 하였고, 그동안 한국에서의 활동 상황에 대하여 정보를 제공함으로서 국제보건전공자의 세계보건기구(WHO)에 대한 이해를 높이고자 하였다. 제 5장에서는 한국이 국제사회에 공헌하고 있는 국제보건 업무에 대하여 외교통상부, 보건복지부, 기획재정부를 중심으로 한 다양한 업무에 대하여 소개하였다. 이 중 외교통상부 산하의 대표적인 기관인 한국국제협력단의 무상원조 보건 활동, 보건복지부 산하의 한국국제보건의료재단, 국민건강보험공단의 글로벌협력사업, 건강보험심사평가원의 국제협력업무, 한국건강관리협회의 국제보건협력사업, 대한결핵협회의 국제결핵사업 등을 소개하였고, 기획재정부 산하인 수출입은행의 유상원조 활동들을 소개 하였다.

제 6장에서는 지속가능개발(SDG)시대의 보건 분야 공적개발원조(ODA) 방향에 대하여 소개 하였다. 15년간 실시되어온 새천년개발목표(MDGs)에 대한 성과 검토와 더불어 2016년도부터 새로이 실시 중인 지속가능개발목표(SDGs) 개요 및 보건 분야 목표인 SDG3 분야를 중심으로 세부 목표에 대하여 설명 하였으며, 향후 한국 정부의 과제에 대하여 소개하였다. 제 7장에서는 국제보건사업을 개발하기 위해 필수적인 정보 및 데이터(data) 수집에 관한 내용을 다루었다. 이를 위한 정보 수집방법, 현장을 파악하기 위한 차창 밖 조사 방법, 논리모형에 의한 PDM 작성, 비용 편익 분석, SWOT 분석 등의 활용 방법 및 국내외 연수 활동에 대하여 소개하였다. 제 8장에서는 한국의 원조기관인 KOICA의 기관소개를 통하여 다양한 내용을 학습할 수 있게 하였고, 특히 현재 진행중인 보건사업을 소개하였다. 제 9장에서는 기초선 조사의 개요, 기초선 조사 운영 개요, 그리고 단계별 세부절차 및 유의사항을 소개하였다. 제 10장에서는 국제보건 주요 이슈와 국제보건 연구 방법, 국제보건역학 방법 및 통계분석의 기초 사항을 소개하였다.

제 11장에서는 저자가 그간 10여 년 간 국제보건전문가로 활동하며 페루, 필리핀, 에티오피아, 가나, DR 콩고, 네팔 등의 개발도상국의 보건사업을 중심으

로 한 보건사업 결과 등에 대하여 연구 발표한 사례를 소개한다. 이 사례들은 근거에 의한 국제보건사업에 일조 할 것으로 기대한다. 제 12장에서는 한국의 국제보건 활동에 대하여 국내외 학회지에 발표한 연구 논문에 대하여 분석한 한국의 국제개발협력 연구 동향과 보건 분야의 시각에 대하여 소개함으로서, 많은 예산을 투자하여 지원하고 있는 국제보건사업의 학술적인 성과에 대하여 검토하여 이 분야 연구자들에게 기본정보를 제공하고자 하였다.

이 책이 나오기까지 여러분들의 도움이 있었다. 제 10장부터 11장까지의 공동연구 발표에 참여한 대학원생들에게 고마움을 표하며, 특히 원고를 정리해 준 정은영, 우경수 대학원생과 학석사 과정의 유병헌군에게도 고마움을 표한다. 특히, KOICA의 다양한 자료를 잘 정리해준 KOICA YP(Young Professional) 김현아 양에게도 고마움을 표한다. 아울러 필자에게 네팔, 캄보디아, 볼리비아, 에콰도르, 에티오피아, 이라크, 가나, 콩고민주공화국, 페루 및 파라과이 등 개발도상국가 현장을 누비게 기회를 주신 한국국제협력단(KOICA)에 고마움을 표하고 싶다. 아울러, WHO 서태평양지역 사무소의 신영수 사무처장님과 NCD 부서의 신해림 박사님, WHO Peru 사무소의 Dr. Miguel 박사에게 깊은 감사를 드린다. 마지막으로 연세대학교 대학원 보건행정학과의 국제보건학 전공 대학원생들이 원고를 읽고 의견을 준 것이 큰 도움이 되었으며, 또한 연세대학교 대학출판문화원 직원분들에게도 감사드린다.

2017년 8월

저자 남은우

CONTENT _ 목차

PART 02 국제보건사업 개발 관리

PART 03 국제보건사업 연구

Global Health

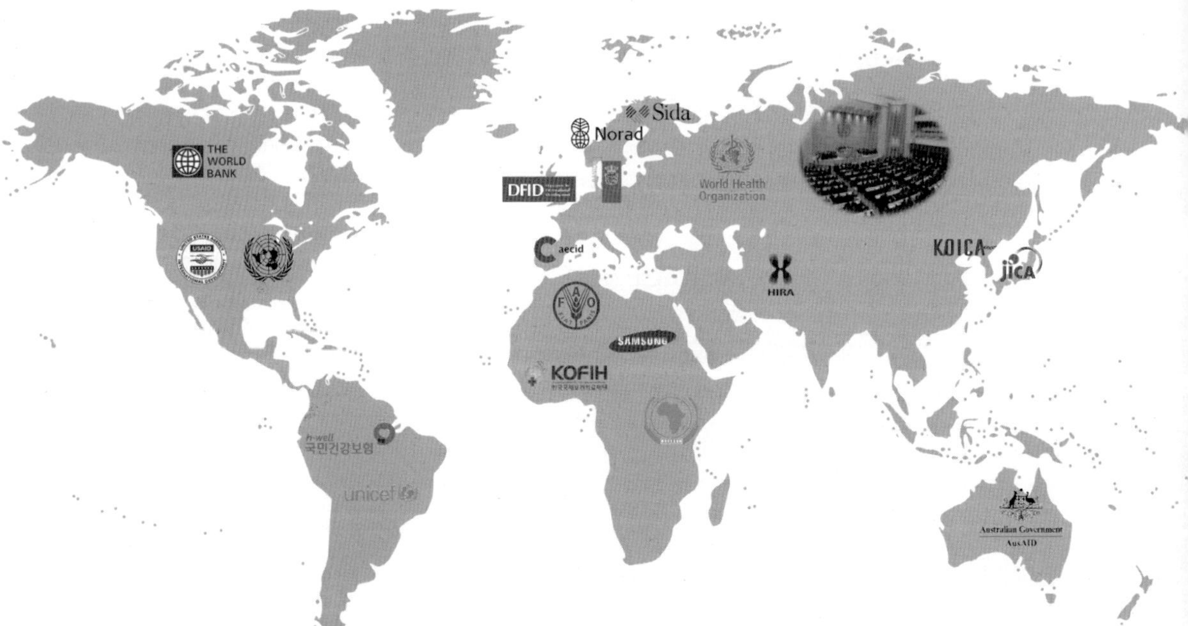

PART 01

국제보건사업의 개요

1

Chapter

국제보건학의 개요

학습목표

- 국제보건의 역사 및 개념에 대해 이해하여야 한다.
- 국제보건의 주요 분야 및 이슈에 대해 이해하여야 한다.
- 국제보건교육 및 프로그램에 대해 이해하여야 한다.
- 국제보건협력과 일차보건의료에 대해 이해하여야 한다.
- NGO의 국제협력에 대해 이해하여야 한다.
- 글로벌안보구상에 대해 이해하여야 한다.

1. 국제보건의 개념

1) 국제보건의 역사

국제보건학(international health)은 두 국가 간의 보건의료 협력에 관한 내용과 개발도상국의 보건의료문제를 연구하는 분야이다. 최근에는 'global health'를 더 자주 사용하고 있으나, 한국어 상으로는 크게 구별하기 어렵다. International health가 한 국가의 경계를 넘는 보건문제를 관리하는데 주요 관심을 갖는 것이고, global health는 지구촌 전체 구성원의 건강에 관심을 갖는 좀 더 포괄적인 개념으로 정의할 수 있다. 국제보건문제에 관한 최초의 국제회의는 1851년 파리에서 개최된 제 1회 국제보건회의이다. 이때는 감염병 예방대책을 주요 의제로 하여 12개국이 참가하였으며, 137개조의 국제보건조약을 체결하였다(Hanlon, 1979). 그 후 제 1차 세계대전 후 국제연맹이 설립되어 연맹 이사회의 자문기관으로 보건위원회가 만들어졌으며, 이 위원회는 12개국의 대표로서 구성되었다. 그러나 제 2차 세계대전으로 말미암아 국제연맹의 기능은 정지되었고 이 보건기구의 활동도 사실상 중단되었다. 제 2차 대전 후 국제연합(United Nations, UN)이 조직되어 그 전문기구 중의 하나로 세계보건기구(WHO, World Health Organization)가 설립되었다. 세계보건기구의 조직 및 활동을 정하기 위한 WHO의 헌장이 1946년 뉴욕에서 개최된 국제보건회의에서 채택되었다. 이는 국제연합 가입국 116국의 찬성으로 효력을 발생하게 되었으며, 이날이 1948년 4월 7일로서 이날을 기념하기 위해 '세계보건의 날(World Health Day)'이 정해졌다.

보건의료 분야에 있어서도 이러한 관점에서 국제협력이 점차 중요시 되고 있다. 최근 선진국과의 국제보건 · 의료의 교류가 증가하고 있으며, 개발도상국과 보건 · 의료의 교류가 증가하고 있음은 물론 우리의 보건 · 의료기술을 무상으로 지원해 주는 사례도 점차 증대되고 있다. 세계보건기구는 기술적 자문과 최신정보 및 자료의 제공은 물론 각종 장 · 단기 보건사업에 관한 여러 가지의 전략과 지침을 마련, 각 회원국에 전달하여 주고 있고, 각 회원국은 이러한 WHO의 전략과 지침에 의해 자국의 특성에 맞는 보건 사업을 개발 및 추진하고 있다. 국제연합 내의 각 위원회와 특별전문기관 및 국제연합 전문기구가 있다.

국제연합에서 설립한 특별전문기관 중에는 유엔아동기금(UNICEF), 유엔인구활동기금(UNFPA), 유엔개발계획(UNDP), 유엔환경계획(UNEP), 및 세계보건기구(WHO) 등이 있다. 유엔아동기금은 각국 정부, 단체 또는 개인으로부터의 원조물품을 접수하여 필요한 국가에 원조하고, 기술원조와 원조물자의 정당한 분배와 이용을 확인하는 임무를 수행하고 있으며, 유엔인구활동기금은 유엔에 의한 인구계획 추진을 주도적으로 담당하고 있다. 유엔개발계획은 개발도상국의 경제적 및 사회적 개발을 촉진하기 위한 기술원조가 주요 임무로 되어 있으며, 유엔환경계획은 모든 사람이 문화적인 생활을 영위하는 데 필요한 생활환경을 조성하기 위한 국제적인 협력을 촉진시키는 역할을 수행한다.

2) 세계보건기구 고위 공직자

한국의 경제가 급속도로 발전함에 따라 한국보다 경제수준이 낙후된 국가의 의료에 대한 기술협력의 필요성이 증대되고 있다. 이는 기술협력의 일환으로서 보건 · 의료 기술을 제공하는 것으로 앞으로는 이의 필요성이 더욱 증대될 것이다. 한국 출신 WHO 최고 고위공직자는 한상태 박사, 신영수 박사 및 이종욱 박사이다.

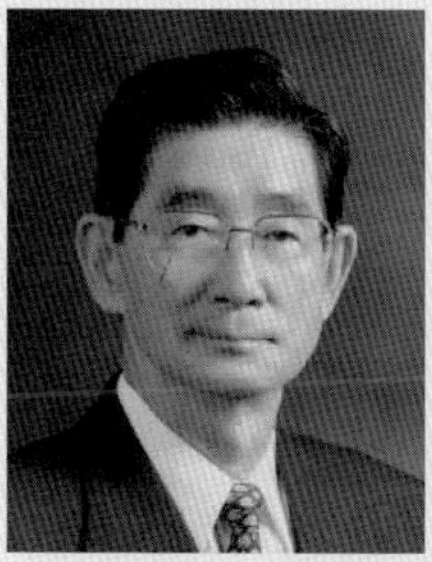

한상태 박사

WHO 서태평양지역 사무처장 한상태 박사

WHO의 서태평양 지역에서는 1989년부터 한상태 박사가 임기 5년(1984-1994)의 세계보건기구 서태평양지역 사무처장(Regional Director, Western Pacific Regional Office,WPRO)으로 선출된 이후 재선출되어(1994-1999) 두 번이나 사무처장직을 수행하는 등 세계보건기구에서의 한국의 위상을 높였다.

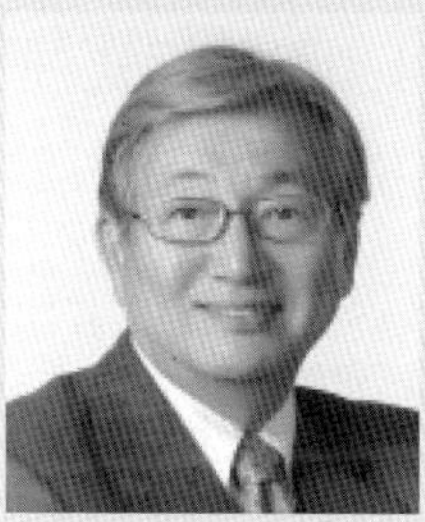

신영수 박사

WHO 서태평양지역 사무처장 신영수 박사

서울의대 교수출신의 신영수 박사는 2008년 9월에 서태평양지역의 사무처장으로 선임되어, 업무를 수행하였고, 2013년도에 재선출되어 두 번째 임기를 수행하였다(2013-2018). 재임 중 Health in All Policies 정책 추진, 서태평양지역 건강도시사업 활성화 등 다양한 보건 정책을 개발하여 성공적으로 수행하였다.

WHO 본부 전 사무총장 이종욱 박사

세계보건기구 사무총장으로 이종욱 박사가 2003년 5월부터 2006년 5월까지 근무하였다. 서태평양지역 사무소를 경유하여, 본부에 근무하는 동안 STOP TB(Tuberculosis)에 큰 공적을 갖고 있으며, 이종욱 박사는 재임 중 결핵 퇴치 및 한센병 퇴치에 큰 공로가 있었다. 사무총장으로 재직 시 사망한 이종욱 박사를 기념하기 위해 만든 기관으로 국제보건의료재단이 있다.

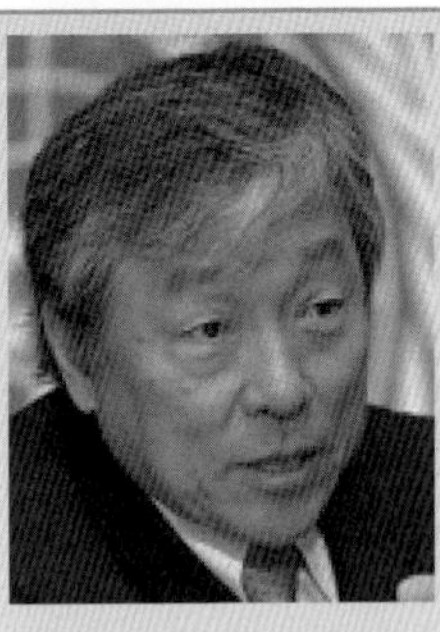

이종욱 박사

3) 세계보건기구(WHO)

세계보건기구는 1948년 4월 7일에 설립되었으며, 전 세계인의 건강을 보호 및 유지, 증진함을 목적으로 하고 있다. WHO는 "건강은 단순히 질병이 없고 허약하지 않을 뿐만 아니라 육체적으로 정신적으로 사회적으로 완전히 안녕한 상태"라고 정의하였다.

"Health is a state of complete physical, mental and social well-being and not merely the absence of disease or infirmity."

그러나, 이 정의가 구체적이지 못하다는 지적이 많았다. 1998년도 1월 22일 101차 집행이사회(Executive Board)에서 다음과 같은 건강의 정의에 대한 개정 제의가 있었으나, 채택되지는 않았다. 이 개정 정의의 핵심은 역동적인(Dynamic)것과 영적인(spiritual) 건강에 초점을 맞추어 활력 있는 건강과 영적인 즉, 마음과 정신의 건강을 강조하는 것이었으나, 세계보건기구 총회에서 개정안이 받아들이지는 않았다. 집행이사회에서 제의되었으나 채택되지 않았던 건강의 정의는 아래와 같다.

"Health is a dynamic state of complete physical, mental, spiritual and social well-being and not merely the absence or infirmity."

세계보건기구의 기능은 다음과 같다.

(1) 국제보건사업의 지도와 협조기관(directing and coordinating authority)으로 활동한다.
(2) 국제연합과 그 전문기관, 각국 정부의 보건기관, 전문기관, 기타 적당하다고 인정되는 기관들과의 협력을 설정 및 유지한다.
(3) 보건사업의 강화(strengthening of health services)를 위하여 각국 정부를 지원한다.
(4) 적절한 기술지원을 하고, 비상 시 정부가 요구하거나 수락한 것에 대하여 필요한 원조를 한다.
(5) 국제연합(UN)의 요구에 의하여 신탁통치 지역주민들과 같은 특수 집단에게 보건 사업과 시설상의 대비 또는 지원을 한다.
(6) 과학적 및 통계적 사업을 포함해서 요구되는 행정적 및 기술적인 사업을 설정하고 유지한다.
(7) 감염병, 풍토병, 기타 질병을 박멸시키기 위한 사업을 촉진 및 개발한다.
(8) 필요한 다른 전문기관과의 협조를 통하여 사고, 상해방지 또는 영아, 주택, 위생, 레크레이션, 경제조건, 노동조건, 기타 환경위생분야의 개발을 조장한다.
(9) 건강증진에 공헌하는 전문과학단체와 협조하고 보건 조사를 추진한다.
(10) 모자보건 복지를 증진시키고 정신보건분야, 특히 인간관계의 조화를 활성화한다.
(11) 보건의료 및 관계전문분야의 교육훈련을 개선하고, 병원사업과 사회보장사업을 포함한 예방치료의 행정적 및 사회적 기술을 연구한다.

(12) 보건 분야의 정보협의 및 지원에 대비하고 여론개발을 지원한다.

(13) 필요에 따라 질병, 상해 및 보건상의 국제적 전문술어를 제정 또는 개정하고 진료방법을 표준화한다.

(14) 식품, 생물학적 제제, 약품, 기타 유사제품의 국제기준을 제정, 개정 및 개발한다.

(15) 기타 WHO의 목적달성에 필요한 모든 활동을 한다.

이상의 기능을 달성하기 위해 세계보건기구 헌장 제 2조에 WHO의 임무가 규정되어 있다. 이의 주요 임무에는 ① 국제보건사업의 지도 조정, ② 요청에 응해 각국 정부의 기술원조 및 긴급원조, ③ 감염병 및 기타 질병의 박멸, ④ 영양, 노동, 환경위생 상태의 개선, ⑤ 국제보건조약 · 규칙의 제안과 수행, ⑥ 모자보건 사업, ⑦ 정신보건사업, ⑧ 보건 분야의 연구촉진, ⑨ 국제 질병, ⑩ 사인분류의 작성 및 개정, ⑪ 진단방법의 작성 및 개정, ⑫ 진단방법의 표준화, ⑬ 식품, 생물제제의 국제기준의 발전 · 향상 등이 있다.

21세기가 시작된 현재에도 아직 빈곤, 아사, 물 부족, 질병, 무지가 남아 있어 세계 인구의 절반 이상이 적절한 보건의 혜택을 못 받고 있는 실정이다. 세계 부의 분배를 살펴보면 가장 부유한 국가의 인구 20%가 세계 부의 82.7%를 소유하고 있으며, 가장 가난한 인구의 20%는 불과 1.4%의 부를 소유하고 있을 뿐이다(UNDP, 1992).

감염병 대책에서 특이할 만한 일은 천연두를 근절시킨 것이다. 천연두 근절계획의 시작인 1967년 당시, 세계 인구의 4분의 3인 2,000만 명의 환자수와 400만 명의 사망자가 있는 것으로 추정되었으나, 그 후 1980년에 천연두가 근절되었다는 공식발표를 하였다. 이는 WHO의 국제보건 사업이 성공한 사례 중 하나이다.

1978년부터 '2000년까지 모든 국민에게 건강을 (2000년 건강전략)'이란 목표를 삼고 행동계획에 착수하였다. 그의 근간을 이루는 접근방법은 1차보건의료(PHC,

Primary Health Care)로서 PHC의 개념은 1978년 소련의 알마아타에서 UNICEF와 공동으로 개최된 회의에서 정해졌다(정영일, 남은우 등, 1992).

2. 국제보건학의 주요분야 및 이슈

1) 국제보건학의 주요 분야

국제보건학은 주로 세계 각국의 평균수명, 영아사망률, 인구문제, 인구의 도시 집중, 식량문제, 경제의 위기와 건강문제, 환경오염과 건강, 1차보건의료 그리고 주요 감염병 등에 관심을 두고 세계 인구의 건강증진을 도모하는 학문 분야이다. 이 분야에 대한 교육을 담당하는 곳으로 미국 하버드대학의 보건대학원(School of Public Health, Harvard University)등이 있고, 영국의 런던대학 위생 및 열대의학 대학원(School of Hygiene and Tropical Medicine, University of London) 등이 대표적이다. 1991년부터는 동경대학 대학원 의학연구과에 국제보건학 전공(Graduate School of International Health, Faculty of Medicine, The University of Tokyo)이 설치되어 석사와 박사과정의 교육 · 연구가 이루어지고 있다.

한국의 경우, 학부에는 고신대학교 보건과학부 의료경영학과에 1996년부터 국제보건학 과목이 개설되었고, 1997년부터 연세대학교 보건대학원에 국제보건학과가 개설되었고, 2004년도 부터는 연세대학교 원주캠퍼스의 학부 보건행정학과 및 대학원 보건행정학과에 국제보건학 전공 관련 학과목이 개설되어 교육 중에 있다. 최근에는 서울대학교 보건대학원, 고려대학교 보건대학원, 대구한의대학교, 영산대학교 등에서도 강의가 이루어지고 있으며, 여러 간호대학에서도 국제보건학 또는 국제간호학 교육이 이루어지고 있다.

2) 세계보건 현황

(1) 주요 사망원인

"독감 또는 경미한 감기에 걸렸는가." 이를 조명해보면, 단 한 시간 동안 세계 인구 61억 명 중에서 2억 명에 달하는 사람이 병을 앓고 있다고 세계보건기구는 발표했다. 아울러, 빈부 국간의 평균여명에서는 상당한 수준의 불일치가 존재하고 있는데, 세계보건기구는 빈곤을 가장 치명적인 질병의 원인으로 결론을 내렸다.

(2) 보건문제

세계의 보건의료 최적화를 위한 노력이 세계보건기구(WHO)에 의해 수행되고 있는데, 세계보건기구에 의한 주요 사업은 다음과 같다.

예방접종(Vaccinations): 세계인구 10명 중 8명에게 디프테리아, 홍역, 신생아 파상풍, 백일해(Whooping Cough), 결핵(Tuberculosis)에 대한 예방접종을 하였다.

영아사망(Infant Mortality): 전 세계적으로 영아 사망률은 1980년대 이후 25%까지 떨어졌다. 현재까지 몇 개의 개발도상국에서 1,000명의 영아 중 320명에 달하는 수가 5세까지 생존하지 못하였다. 그러나 선진국에서는 1,000명의 영아 중 단지 6명이 사망한다.

개발도상국(Developing Countries): 감염성 질환, 산전과 산후의 임신과 관련된 문제로 인한 사망 중의 99%가 개발도상국에서 발생하고 있다.

HIV(Human Immunodeficiency Virus): 하루에 약 6,000명이 AIDS 바이러스에 감염되고 있다. 여성의 경우 60%에 달하는 수가 20대에서 발생하고 있다.

임신(Pregnancy): 청소년에게 상당한 위험을 안겨주고 있다. 15세에서 19세의 연령의 임신은 그 위험률이 다른 집단에 비해 2배나 높다.

흡연(Smoking): 흡연은 1분당 6명을 죽이며 사망인원이 연간 300만 명에 달한다. 두 명 중에 한 명은 청소년기에 비롯된 흡연습관으로 인해 사망한다.

정신질환(Mental Problems): 약 2억만 명에게 영향을 미치고 있는 만성적 우울증과 같은 정신질환은 불구의 제 1원인이 된다. 또 다른 5억 명의 인구가 신경증, 스트레스와 관련된 또는 다른 원인에 의한 질환에 고통 받고 있다.

기대수명(Life Expectancy): 전 세계적으로, 0세에서의 평균여명은 1980년 이후 4년 정도 증가하여 1994년에는 약 65세였고, 2015년에는 71.4세였다. 기대수명이 최장인 국가는 여성은 일본이 86.8세, 남성은 스위스가 81.3세이며, 반면 시에라리온 여성은 50.8세, 남성은 49.3세로 가장 짧은 국가이다. 한국은 2030년도에는 세계 최장수 국가 시대를 맞이하게 된다. 2017년 2월에 Lancet지에 발표된 WHO, Washington University 및 Imperial College 공동 연구팀 발표에 의하면, 2030년 한국 여성의 기대수명은 90세, 남성은 84세이다(Vasikis 등, 2017).

(3) 빈곤국의 질병

매일 어린이를 포함한 7억 5천만 명이 굶주리고 있으며, 지금도 약 13억 인구가 빈곤에서 허덕이고 있다. 워싱턴에 본부를 둔 세계은행(World Bank)은 '빈곤과 기아 감소 전략'이라는 제목의 보고서를 발표하고 '풍요로운 현 시대에도 기아로 시달리고 있는 사람들이 여전히 많은 사실이 오늘날 국제사회가 직면한 가장 심각한 문제'라고 지적하였다. 이 보고서는 기아를 효과적으로 줄이기 위해서는 빈곤을 없애는 것이 필수적이라고 지적하고 굶주림, 만성 영양 부족, 특정 영양소 결핍 등 모든 형태의 기아는 피할 수 있다고 주장하고 있다.

3) 국제정치로서의 국제보건사업

1970년대에 들어서고 안전보장에 대한 관심이 커지면서, WHO와 UNICEF는 개발도상국의 보건위생 인프라 정비, 여성 교육 확대 등을 위해 일차보건의료에 관한 국제회의를 1978년도에 개최하였다. 이 회의 이후 각국은 일차보건의료 강화를 위한 다양한 정책을 개발했다(WHO, 1978). 1990년대 이후 국제정치의 관점에서 국제보건사업의 연구가 증가하고 있다. 아므리스는 인도에 초점을 두고 식민지에서의 보건사업과 국제보건사업이 관련성이 있다고 하였고, 그 이후 국제연합에 의해 사회의학적인 국제보건사업이 시행되었다(Amrith,2016). 그간 국제정치의 초점은 인간의 안전보장에 있어 인권, 환경오염, 빈곤, 학교 및 병원건립 등이었다(安田係代, 2014). 국제보건사업에 가장 큰 기여를 한 국가는 미국으로서, 그동안 분담금을 가장 많이 부담하였고, 국제사회에서의 발언권이 가장 컸었다. 그러나 2017년 1월에 대통령으로 취임한 Donald Trump는 자국의 경제보호를 위해 유엔분담금을 대폭 삭감하기로 결정하였다. 반면에 중국은 아시아와 아프리카에서의 외교적인 영향력 확대를 위한 국제협력사업을 확대하고 있다. 이와 같이 각국은 자국의 경제 정책 및 국제정치 전략에 따라 국제보건사업의 기여도가 달라진다. 일본의 경우 아베수상은 2016년에 G7 정상회담을 이세반도에서 개최하고 일본의 국제보건전략에 대하여 발표하여 참석자들의 호응을 받았다. 한국의 경우는 외교통상부가 중심이 되어 KOICA가 다양한 사업을 발굴하여 국제보건협력을 하고 있고, 보건복지부 산하의 국제보건의료재단에서도 보건사업 중심의 다양한 사업을 추진하고 있다. 국민건강보험공단, 건강보험심사평가원, 보건복지인력개발원, 보건사회연구원, 대한결핵협회, 건강관리협회 등에서는 관련 사업에 대한 국제협력이 추진되고 있어 한국의 외교 역량 강화에 기여하고 있다.

3. 국제보건교육 및 프로그램

1) 국제보건 교육

국제보건 교육은 개발도상국에서 봉사를 할 개인이나 국제보건 기관의 요원들이 교육을 받고 학제적 접근(Interdisciplinary Approach)을 시도하는 지식과 경험을 이끌어내기 위한 교육 분야이다. 교육과정에 대한 혁신적인 접근법은 일반적인 보건활동과 공중보건의 영역에서 필수적인 지식을 제공하는 것이며, 학생에 대한 특별한 교육과정을 계획할 수 있는 유연성을 갖는다.

교육과정은 석사, 박사학위를 취득하기 위한 학술적인 요구사항을 만족시킬 수 있어야 하며, 국제보건에서의 보건학 석사학위(M. P. H., Master of Public Health)과정은 전문가 혹은 준전문가 학생들의 요구에 부합할 수 있도록 준비되어야 한다. 아울러, 박사학위(Ph. D. 또는 Dr. P. H.)과정은 국제보건의 학문을 연구 개발하는데 유용한 연구 과정이 되어야 한다.

2) 국제보건교육 프로그램

(1) 프로그램 목적

이 프로그램은 개발도상국이나 또는 국제보건기구에서의 경력을 원하는 선진국이나 개발도상국의 학생들에게 한 층 높은 교육을 제공하도록 고안되었다. 졸업자는 고위직에서의 역할을 준비할 수 있게 하며, 직원이나 자원봉사자들 그리고 각 보건기관을 관리 할 수 있게 하여야 한다.

(2) 학습 목표

가. 학생들은 다음과 같은 과정의 일반적인 지식을 요구한다.

· 공중보건 및 공중보건 실습
· 개발도상국에서의 보건문제
· 보건서비스 내의 상호작용과 개발과정

나. 학생들은 다음과 같은 기본적인 실무기술을 획득하여야 한다.

· 행정과 경영
· 문제해결과 조사연구
· 보건기획 및 평가

다. 학생들은 다음과 같은 영역에서의 특별한 지식을 습득하여야 한다.

· 생물학, 역학, 환경보건, 모자보건, 기획 및 평가, 경영관리, 영양학, 열대의학, 보건의사소통 및 교육, 인구 및 가족계획, 병원 운영관리, 보건교육 등에 관한 지식이다.

(3) 졸업을 위한 이수학점

가. 미국

미국의 한 대학교 보건대학원의 MPH in International Health 과정의 특징은 다음과 같다.

· 학생의 학습에 대한 요구도 평가(학생의 요구와 이전의 경험, 학생과 상담자의 강점과 약점, 경력의 목표, 직무의 요구도와 책임, 그리고 교육과정에 대한 일정과 차례 등).
· 프로그램은 최소한 12개월간의 전일제 학생을 요구한다.
· 실무적인 강좌는 36시간 이상의 프로그램에 가입한 학생이 요구된다.
· 해외의 보건의료관련기관에서 1년 이상의 경험을 가진 학생
· 다양한 문화를 가진 보건의료기관(a cross-cultural health setting)에서 1년

이상의 경험을 가진 자

· 언어는 2개 국어 이상에 능통하여야 하며, 그렇지 않다면 입학한 첫 학기 동안 어학 훈련과정을 들어야 한다. 학점은 이러한 교육과정 동안에는 주어지지 않는다.

· 보건통계, 행정학 그리고 역학의 영역에 보다 집중하기 위하여, 기초 보건통계학(BST-Introductory Biostatistics)은 중요한 요구사항으로서 이를 이수하여야 한다.

· 기획과 평가의 영역에 보다 집중하기 위하여, 보건기획을 위한 EPI(EPI-Epidemiology for Health Programming: Planning, Implementation and Evaluation)에 대한 요구를 만족시켜야 한다.

나. 일본

일본의 동경대학 의학부 국제보건대학원에서 개설하고 있는 학과는 다음과 같다(東京大學, 2000). 이 대학은 국제보건계획학과, 국제지역보건학과, 국제보건영양학과, 국제모자보건학과, 인류생태학과 등을 운영하고 있으며, 이외에도 열대의학 프로그램과 국제역학 프로그램이 협력 강좌(학과)로 개설되어 있다.

동경대학은 1991년에 석사과정(Master of Health Science)을 개설하였고, 1994년부터 국제보건 분야의 보건학 박사과정(Doctor of Health Science)을 운영 중에 있다. 이미 졸업생들은 일본 국내에서 국제관계 업무를 담당하는 연구소와 대학, 그리고 세계보건기구의 본부인 제네바와 각 지역사무소에 국제보건전문가로 진출하여 근무하고 있다.

3) 국제보건 전문가

국제보건업무를 담당하는 자를 국제보건 전문가(International Health Professional)

라고 할 수 있다. 이들의 역할에 따라서 국제보건의 질은 좌우된다.

Claire Stirling는 네팔의 Kathmandu에서 원조에 대하여 다음과 같이 기술하였다. '내가 있었던 곳에 적어도 발전을 위한 약 700개에 달하는 기관들이 그들의 차량을 가지고 도시주위로 모여들었다. 이들은 50개 공여자 국가나 기관들이며 미국의 Arkansas 규모의 나라에 대해 열정을 갖고 프로젝트를 시도하고 있다.'(Basch, 1990)

외국 원조기관은 USAID, The Indian Cooperation Mission, the Chineses, Russians, British, Canadians, Australians, New Zealanders, Pakistanis, Swiss, Japanese Overseas Cooperations Volunteers, the German Volunteer Service, the Ford Foundation, the Rockefeller Foundation, the Dooley Foundation, Anglia University, Cornell University, the World Bank, the Asian Development Bank, the International Monetary Fund, the UN's Save the Children Fund, UNICEF, UNDP, UNIDO, UNESCO, FAO, WEP, ITU, UPU, UNIC, IMCO 등이다.

개발수준이 낮은 나라들은 외국의 보건과 연관된 기관을 위하여 적절한 역할이 요구된다. 모든 상황이 상이함을 고려할 때, 국제보건에 관한 업무들에 대한 가이드라인을 제시할 수 있는 유능한 인력과 관리가 요구된다.

(1) 전문직으로서의 국제보건

① 원칙에 대한 가이드라인

이전에는 국제보건을 하는 특권계층의 집단들이 온정주의적 태도나, 비유럽계 사람들에 대한 온정주의, 겸손으로 생각하는 것이 보통이었다. 이러한 자세는 보고서에서 찾아 볼 수 있다. 'Frontal Lobe Function and the African'이라는 저명한 심리학 간행물에서 다음과 같이 말하고 있다. '어떤 경우에서도 더 먼 미래를 내다보는 것에는 익숙하지 않다.' 보고서에서 말하고 있는 첫 번째 원리는 해당나라 그리고 지역사회의 주민들을 먼저 생각해야 한다는 것이다.

국제보건에서 다양한 개인이나 집단들의 동기는 진실한 인간사랑, 과학적 흥미, 정치적 영향, 종교적 목적, 흥미 또는 모험 등의 여러 가지일 것이다. 그러나 연구조사의 적용, 사회 마케팅 또는 생물과학 또는 가족계획 등이 진실한 해결책을 제공할 것이다.

② 인간권리의 선언(인권선언)

의학연구에 대한 뉘른베르크 윤리 조항(Nuremberg Code of Ethnics)은 제 2차 세계대전 이후 즉시 연합군에 의하여 채택되었다. 이 법조항은 어떠한 종류의 생화학적 실험 일지라도 인간 개인의 자발적인 동의가 요구됨을 강조하였다. 1959년에 세계보건기구는 어린이의 인권선언을 채택하였다. 개발도상국의 거의 절반 수준의 인구가 어린이이며 이들은 영양실조와 감염병, 기생충질환으로 고통 받고 있다. 1959년에는 어린이들이 무관심, 잔인, 또는 착취로부터 특별한 보호가 필요하다고 선언하였다. 그리고 적절한 음식, 주택, 여가활동, 교육, 의료를 받을 권리가 있으며 그들의 가족과 분리되지 않아야 한다고 선언하였다.

세계의학연합(World Medical Assembly, WMA)은 1964년 헬싱키(Helsinki)의 회합에서 인간을 대상으로 하는 생화학적 연구를 진행하는 것에 있어 윤리적 조항을 채택하였다. 뉘른베르크 윤리 조항(Nuremberg Code)에 기초하여 헬싱키 선언은 임상적 그리고 비임상적 연구조사를 구분하였고, 그들 스스로 부적당하다고 생각하는 사람에게 알려 승낙을 얻도록 하여야 한다. 그 개정안은 1975년 동경에서 개최된 세계의학총회에서 채택하였다.

1978년의 Alma-Ata 선언은 '2000년대까지 모든 사람에게 건강을'이란 세계보건기구의 캠페인을 제공하여 모든 인간의 권리를 강조하였다.

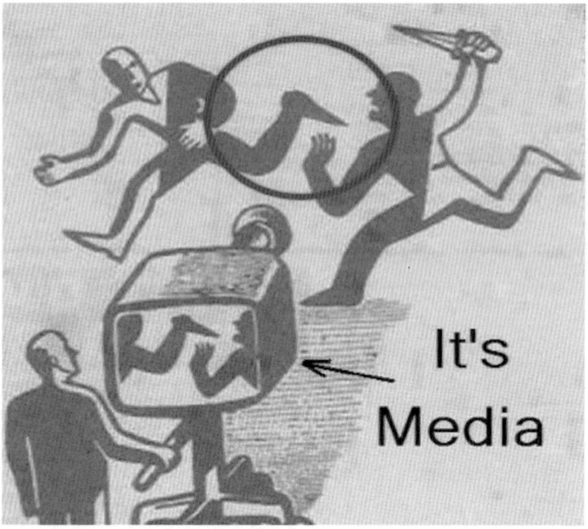

그림 1-1 미디어에서의 오류 정보

(2) 현장에서의 활동

다른 분야와 마찬가지로, 국제보건은 장점과 단점을 가지고 있다. 그렇게 많지는 않지만 전임 전문가들을 위한 기회는 때때로 특정한 나라의 사람으로 채워진다. 여행은 자극적이지만 외국생활은 가족의 삶을 힘들게 할지도 모른다. 이는 높은 수준의 희생이 요구되며 이는 비정규외교관으로서의 기술적 능력과 지식을 요구한다.

또한 국제보건사업 추진 시 사려 깊은 판단력이 요구되기도 한다. 우리가 보건사업을 결정할 때는 다양한 의사 결정을 한다. 이때에 신중한 의사결정을 해야 한다. 왜냐하면 우리 눈에 보이는 것이 전부는 아니기 때문이다. 〈그림 1-1〉을 보면, 우리 눈에 보이는 현상이 항상 진실이 아닐 수 있음을 알 수 있다.

국제보건학의 활동 영역은 그 범위가 매우 탄력적이다. Baker(1984)는 미국의 국제보건 분야 종사자의 경우 약 9,000명의 보건전문가가 활동하고 있다고 추정하고 있다. 이 중 3,800명은 일 년 이상의 장기간 종사하는 것으로 추정되고,

1,700명은 자문 활동가들이며, 3,200여명은 자원봉사자이다. 이들 중 가장 많은 부분을 차지하는 직종은 간호사이며, 그 다음이 의사, 행정가의 순이다. 대부분의 전문가들은 이 영역에서 일생동안 일하지는 않으나, 전문가 훈련 이후 평균 12년 이상을 종사하고 있다고 한다.

국제보건사업 현장에서는 실험실의 연구, 질병매개체 통제를 위한 병리학자, 보건정보관리를 구축하기 위한 전산전문가, 모자보건행정가, 보건경제학자, 또는 교사 등이 이러한 분야에서 기여할 수 있다.

공통적인 경력과정은 보건대학(원) 과정을 통하여 이루어지며, 이는 국제보건의 연구 분야에서 특별한 훈련을 받은 자들이다. 그러나 스스로 국제보건 전문가로 자칭하는 대부분의 사람들이 표준화되지 않은 과정을 통하여 이 영역에 들어오는 경우도 있다. 전문가들은 종종 해외프로그램에 자원봉사자로서의 경력을 쌓기 위한 동기를 가진 젊은이로 구성된다. 이들이 비록 개발도상국의 문화와 서비스를 전문적이고 인간적으로 개발하고자 하는 목적을 가지고 있을지라도, 개발도상국에서의 병원, 의원, 보건소에 일시적으로 배치될 시 다음과 같은 어려움을 겪는다.

첫째, 지역의 언어와 소비자의 언어에 대한 지식 없이는 좌절을 맛볼 수 있고 유용한 경험을 획득할 수도 없다.

둘째, 지원자가 보건의료와 관련된 훈련, 즉 X-선기사(방사선사), 의료기사, 치과위생사와 같은 적절한 기술에 대한 훈련을 받는 것이 필수적이다.

이와 같은 사전교육 없이는 비록 학술적 또는 선교적 프로그램일지라도 일반적인 교양과 흥미, 좋은 의도만으로는 불충분하다.

개발도상국에서의 선교단체 또는 병원, 의원에서의 전문인은 전형적으로 과소평가 되거나 금전적인 대우를 제대로 받지 못하면서도 이 분야에서 현장 직원들에게 도움을 주어야 한다는 짐을 지고 있다. 전문적인 훈련이 없는 사람은 환자의 진료, 처방, 수술 등을 할 수 없고 그들 나라에서 의료를 행하는 것이 불법일 뿐 아니라 의료에 대한 어떠한 일도 할 수가 없다.

많은 학생들은 세계보건기구(WHO)나 다른 국제기구에서 일하는 것에 흥미를 가지고 있다. WHO는 어떤 의원이나 병원을 직접 운영하거나 혹은 직접적인 의료를 제공하지는 않지만, 고용된 사람들은 일반적으로 사무적인 능력보다는 전문적인 교육과 지식을 소유하고 있다. 개발도상국 보건의료 영역에서의 활동을 위해서는 미국인은 Peace Corps, 한국인은 한국국제협력단(KOICA) 요원, 일본인은 일본국제협력단(JICA) 등을 통하여 국제보건 활동을 할 수 있다.

(3) 개발도상국에서의 연구조사의 수행

가난한 나라의 인구를 대상으로 연구조사를 수행하여야 할 많은 이유가 있다. 아마도 가장 많은 경우가 한 지역에서 발생할 수 있는 트라코마, 그리고 말라리아와 같은 풍토성질환의 관리에 관한 정보를 알기 위해서이다. 농촌지역의 일차보건의료(PHC, Primary Health Care)로서의 프로그램에 대한 재정과 기능에 관한 연구, 일차의료 강화에 대한 연구, 청소년 특히 여성을 대상으로 한 연구 활동은 ODA 사업의 근거를 제공하는데 중요한 기여를 하게 된다.

외국 연구조사들은 보고서 발간을 위해 해당 지역동료의 노력을 인정하지 않은 채 아마도 개인적인 발전을 위해 개발도상국가에서 소재들을 수집할 수도 있으나, 그것은 바람직한 방법이 아니다. 개발도상국 현지에 거주하는 과학자들은 그들보다 더 잘 훈련되어져 있을지도 모르며, 지역 상황에 대한 더 많은 지식을 가지고 있다. 착취가 아닌 협동이 어느 장소에서나, 특히 가난한 나라에서 과학적인 일들을 함에 있어서 중요하다.

ODA 사업에 대한 연구 활동은 현지 연구 인력의 연구 능력 향상, 개입(intervention)된 사업에 대한 근거 제공을 위해 중요하다. 이와 관련된 연구 활동에 대하여서는 본 장의 2장에서 상세히 설명하게 된다.

이는 지역사회주민 모두가 실험에 대한 참여의 의미를 알고 있을 필요가 없을 경우 신임을 받고 있는 지역사회의 지도자(예. 추장)를 통해 고지된 승낙을 얻어야 한다. 그러나 Adityance(1986)에 의하면 이런 승낙은 사회적 압력에 따라야 하고 개입자는 뇌물이나 명예욕에 의한 유혹에 노출되어 질 수 있다고 한다. 지역사회를 기초로 한 연구조사에서의 더 발전적인 윤리적 이슈들은 사후에 해결하기 힘든 것이며 신중한 사전 계획에 의하여 관리되어야 한다.

국제보건학에 관한 논문 또는 보고서를 준비하는 사람과 정보를 원하는 사람은 이용 가능한 정보의 광범위함으로 인해 필요로 하는 것을 선별하기가 어려워 당황하게 될 것이다. 일반적으로 이 영역에서의 효과적인 일들은 도서관을 이용하면 된다.

다양한 원천을 알아보기 위하여 이 책의 장들에 나열된 참고문헌을 도움을 받을 수 있고, 인터넷 사이트에서도 유용한 자료를 검색할 수 있다.

통계자료의 주요한 원천들은 United Nations Statistical Year Book, United Nations Demographic Year Book, UNESCO Statistical Year Book, UN agency publication, WHO, UNICEF, USAID, World Bank 등에서 발간한 자료들과 관련 학술지를 통하여 수집할 수 있는 정보이다.

4. 국제보건의료협력과 일차보건의료

1951년 WHO총회에서 보건기획의 과제가 다루어졌고 1966년에는 개발도상국에 있어서 각 국가의 보건기획의 문제가 논의되었다. 1968년부터 1969년에는 보건 분야에 있어서 장기계획의 과제로 지역보건서비스의 조직화에 관한 국제적인 연구가 시행되었다. 그 후 1973년에는 의료전달체계 문제가 논의되었다.

1975년 1월에 개최된 제 55회 WHO 집행이사회에서 일차보건의료(Primary Health Care)에 관한 결의를 하였고, 이의 일환으로 UNICEF와 회의를 공동으로 개최하였다.

표 1-1 남과 북의 비교

	남/개발도상국	북/선진국
감염병	많다	적다
평균수명	짧다	길다
사인, 유병	감염병, 기생충, 영양부족	성인병, 비감염성질환
인구	2/3	1/3
경제력	1/3 이상	2/3

1) 배경: 남북문제(North-South Divide) - 격차의 확대

이와 같이 일차보건의료가 대두된 배경에는 남(후진국)과 북(선진국)의 격차가 더욱 커지게 되었기 때문이다〈표 1-1〉.

2) 국제회의

1978년 9월, USSR(현 러시아)의 Alma-Ata에서 PHC(일차보건의료)에 관한 국제회의가 개최되어 여기에 2000년대까지 모든 국민에게 건강을 "Health for All by the Year 2000"의 슬로건이 채택되었다.

5. NGO의 국제협력

비정부기구(Non-Governmental Organization, NGO)에 의한 국제보건협력도 중요한 역할을 담당하고 있다. 각종 NGO가 있는데, 정부관련단체 대학기관, 기타 단체 등으로 구분할 수 있다. 이러한 NGO 중 활동이 활발한 단체는 33개국의 70여개의 국제조직을 가지고 있어 WHO와 밀접한 국제보건 협력활동을 하고 있다(WHO, 1993).

국제협력사업은 정부 단독으로 추진하기 힘든 사업이다. 왜냐하면 정부의 자원(예산, 인력, 시설 등)은 한정되어 있고, 이를 수행할 수 있는 사업도 한정되어 있기 때문이다. 이에 정부는 서로 다른 목적(인류애, 선교, 경제교류, 인력 및 연구교류 등)을 갖고 있는 NGO를 후원함으로써 국제협력을 증진시킬 수 있을 것이다.

현재 활동 중인 NGO는 여러 기관이 있으며, 이들 중에서 KOICA의 지원을 받는 기관들도 있다. 그러나 이들은 주로 서울 소재의 기관이 많아 앞으로는 지방 소재 NGO에 대한 적극적인 재정지원도 필요하다. 국제보건 활동을 하는 주요 국제기구인 WHO, UNICEF 이외에 국제 비영리기관(International Non-governmental Organization)이 있다. 대표적인 기관으로는 국경없는 의사회(Médecins Sans Frontières, MSF), Save the Children, Partners in Health등의 INGO가 다양한 형태의 국제보건사업을 하고 있다. 국내에서의 NGO로 국제보건활동을 하는 기관으로는 굿네이버스(Good neighbours), 아프리카미래재단, Medipeace 등이 있다.

국제보건사업은 그의 임무를 원활히 수행하기 위해 자립성을 필요로 한다. 또한 각국의 정치, 외교, 국제정치의 동향을 활용하고, 다양한 섹터의 연계를 도모할 필요가 있다. 그의 이유로서 첫째, 최고의 국제보건사업은 NGO, 기업, 자선단체 등 다양한 섹터의 협력관계 하에 이루어지고 있고, 둘째로는 최근의 국제보건사업은 세계경제, 테러대책, 빈곤, 국경선 침범(예- 멕시코, 인도네시아) 등의 문제와도 밀접하게 관련이 있다. 따라서 국제보건사업의 역할은 다양한 섹터의 등장 가운데, 국제보건기관에 요구되는 다양한 과제 중에서 우선순위가 높은 것에 대하여 구체적인 계획을 세우고, 필요한 정치적 · 재정적인 지원을 하는 것이다.

6. 글로벌 안보보건구상

1) 배경

글로벌 보건안보 구상(Global Health Security Agenda, GHSA)이란 WHO의 국제보건규약(International Health Regulation)과 같은 국제적으로 합의된 핵심역량을 각 국가의 보건안보 시스템 내에 갖추도록 상호협력, 지원하는 체계를 일컫는다. GHSA는 에볼라, 조류독감 등 신종감염병의 유행, 항생제내성균 및 생물테러 등이 전 세계 사회안전, 국가안보의 위협요소로 대두됨에 따라 미국 주도로 전 세계 약 30여개 국가 및 WHO, FAO 및 OIE 등 보건관련 국제기구가 참여하는 강력한 국제 공조체계 구축을 위해 2014년 2월 출범하였으며 2015년에는 총 44개국이 참여 하였다.

2) 역사

(1) GHSA(Global Health Security Agenda) 출범, 미국 워싱턴DC 소재.

2014년 2월 13일, 28개 국가 및 WHO, FAO, OIE 등의 국제기구는 감염성 질병의 위협에서 자유로운 지구촌 사회를 지향하고 글로벌 보건안보구상(GHSA)에 전념하고자 미국 주도하에 GHSA를 출범하였다.

캐슬린 시벨리우스 전 미국 보건부장관은 "글로벌 보건안보란 개별국가가 달성할 수 없는 우리 모두의 책임" 이라고 설명했다. 그녀는 또한 세계 각국이 감염성 질병을 효과적으로 예방, 감지, 대응하는 데에 있어 역량 차이를 좁히기 위해 워싱턴과 제네바에 모인 미국과 28개 참여국 등이 다른 국가의 참여를 권유했다. WHO 사무총장 마가릿 챈 박사도 제네바에서 영상회의를 통하여 GHSA의 출범을 함께 하였다.

(2) 핀란드 헬싱키 회의

지난 2014년 2월 13일 워싱턴과 제네바에서 있었던 GHSA 출범일에, 참여국들은 향후 5년간 세계 보건안보의 공동비전을 발전시키고 감염성 질병의 위협에 대한 전 세계적인 예방, 감지, 대응시스템을 구축하기 위한 다양한 활동을 펼치는 것에 동의하였다. GHSA 출범일 당시, 핀란드는 WHO의 국제보건규정(International Health Regulation)과 그 밖의 보건안보 관련 체계들을 뒷받침하는 GHSA의 9가지 목표를 진전시키고, 참가국들이 전략적이고 가시적인 행동계획에 대해 논의할 수 있도록 첫 번째 실무회의를 개최하기로 하였다. 이 첫 번째 회의는, 2월 13일 워싱턴 DC에서 출범한 역사적인 공조체계의 바로 다음 단계로서 2014년 4월 핀란드 헬싱키에서 개최되었다. 현재 그 어느 때보다 짧은 시간에 빠른 속도로 다양한 질병들이 퍼지고, 점점 더 많은 사람들을 위협하는 때에 핀란드 회의는 감염병 발병을 효과적으로 예방하고, 탐지하고, 대응하는 능력을 향상시키기 위한 목적으로 개최되었다. 헬싱키 회의에서는 이러한 목적에 대한 세계적인 대처와 범국가적인 참여의 필요성을 고취시키고, 전 세계 공중보건에 대한 의식을 강화하는 다양한 기준을 마련하기 시작하였다.

(3) 인도네시아 자카르타 회의

2014년 8월 20일~21일, 각 참여국 관계부처 장관들은 글로벌 보건안보구상이 발전해 나아갈 방향에 대해 논의하기 위해 인도네시아 자카르타에 모였다. 2014년 2월 13일 워싱턴 DC와 스위스 제네바에서 GHSA가 출범하였고, 잇따라 5월 헬싱키에서 첫 번째 회의가 개최된 데에 이어 인도네시아 정부는 “Global Infectious Diseases Meeting: BUILDING GLOBAL COMMITMENT TO MULTI- SECTORAL APPROACHES TO MANAGE EMERGING ZOONOTIC DISEASES IN SUPPORT OF THE GLOBAL HEALTH SECURITY AGENDA WITHIN THE FRAMEWORK OF PUBLIC HEALTH” 란 이름으로 자카르타 회의를 개최하였다. 자카르타 회의에서는

감염성 질병 및 관련 질병의 발병에 효과적으로 대응하기 위한 강력한 공조체계 구축이 강조되었고, 또한 신종질병의 예방, 감지, 그리고 대응의 맥락에서 동물성 감염질병에 대한 논의도 함께 이루어졌다.

(4) 백악관 회의

2014년 9월 26일, 오바마 대통령은 미 국가안보보좌관, 미 국토안보부 및 테러방지대책부 직속자문관, 미 국방부 장관, 전 미국방부 장관, 그리고 미 보건복지부 장관과 함께 GHSA 관련 국제기구와 44개 참여국의 장관들 및 담당자들과 만나 글로벌 보건안보의 구체적인 실행계획을 논의하고, 서아프리카가 처한 에볼라 위기 상황에 전 세계적인 지원을 촉구하였다.

3) 글로벌 보건안보구상 참여국가

GHSA에는 선진국과 개발도상국 등이 모두 골고루 참여한다. 총 44개국이 참여한다〈표 1-2〉.

4) 글로벌 보건안보구상의 자문기관 및 협력기관

GHSA 활동을 위한 자문기관으로는 세계보건기구, 국제식량농업기구, 국제수의사무국이 있다〈표 1-3〉.

표 1-2 GHSA 참여국가(44개국)

호주(Australia)	기니(Guinea)	네덜란드(Netherland)	스웨덴(Sweden)
아제르바이젠 (Azerbaijan)	인도(India)	노르웨이(Norway)	스위스(Switzerland)
캐나다(Canada)	인도네시아(Indonesia)	파키스탄(Pakistan)	태국(Thailand)
칠레(Chile)	이스라엘(Israel)	페루(Peru)	터키(Turkey)
중국(China)	이탈리아(Italy)	포르투갈(Portugal)	우간다(Uganda)
덴마크(Denmark)	일본(Japan)	대한민국 (Republic of Korea)	우크라이나(Ukraine)
에티오피아(Ethiopia)	요르단(Jordan)	사우디아라비아 (Saudi Arabia)	아랍에미리트(UAE)
핀란드(Finland)	케냐(Kenya)	시에라리온 (Sierra Leone)	영국(UK)
프랑스(France)	라이베리아(Liberia)	싱가포르(Singapore)	미국(US)
조지아(Georgia)	말레이시아(Malaysia)	남아공(South Africa)	베트남(Vietnam)
독일(Germany)	멕시코(Mexico)	스페인(Spain)	예멘(Yemen)

출처: 외교부 홈페이지(www.mofa.go.kr)

표 1-3 GHSA 자문기관 및 협력기관

자문기관	협력기관
▸ WHO(세계 보건기구) ▸ FAO(국제식량농업기구) ▸ OIE(국제수의사무국)	▸ Interpol(국제형사경찰기구) ▸ African union(아프리카 연합) ▸ European union(유럽 연합) ▸ Economic Community Of Western African States (서아프리카경제협력체) ▸ World Bank(세계은행)

5) KOICA의 보건안보 구상

KOICA의 보건안보관련 사업 설명은 제 5장의 3. 건강한 삶을 위한 질병관리 부분에서 상세하게 기술한다.

| 참고문헌 |

- 남은우(1994): '국제보건', 보건학원론, 전국대학교 보건관리학교육협의회, 계축문화사, pp113-119
- 동경대학(2000): 대학원 편람
- 양재모, 유승흠(1986): 공중보건학 강의, 수문사, p401
- 외교부 홈페이지(www.mofa.go.kr)
- 정영일, 남철현, 남은우, 김종인(1996): 지역사회보건 및 1차 보건의료, 지구문화사(개정판)
- 한국국제협력단(KOICA), 국제개발의 이해(2013), 한울 아카데미
- 安田係代, 國際政治の 國際保健事業, なかのミネルバア書房, 2014
- 日本公衆衛生協會(1990): 衛生行政大要(15판) p331
- 大谷郎,精水嘉興子(1991): 保健行政學, p227
- Vasilis K et al, Future Life Expectancy in 35 industrialized Countries: Projections with a Bayesian Model Ensemble, The Lancet, 21 February, 2017.)
- Baker TD, Weisman G. Piwoz E (1984): United States health professional in international health work. American Journal of Public Health, 74:938-941
- Basch PF(1990): Textbook of International Health, Oxford University Press.
- Council for International Organization of Medical Sciences(CIOMS). (1982): Proposed International Guidelines for Biomedical Research on Human Subjects. Geneva, CIOMS. pp49
- Hanlon JJ and Pickett GE(1979): "World health: problems and programs", Public Health, Seventh Edition, The C.V. Mosby Company, p68
- Levine C(1976): Atlantics, justice and international health. Hastings Center Report, April:5-7
- Reich MR, Marui E(1990): International Cooperation for Health. Auburn House Publishing Company.
- Scrimshaw NJ(1974): Myths and realities in international health planning. American Journal of Public Health, 64:762-798
- Stirling C(1976): Atlantic Report-Nepal. Atlantic Monthly, October. pp 14-25
- Sunil S. Amrith, Decolonizing International Health: India and Southeast Asia, 1930-65, New York: Palgrave Maemillan, 2006

- Talyor CE(1966): Ethics for an international profession. Science, 153:716-720.
- Tulane University(1998): Graduate School of Public Health Bulletin.
- World Health Organization, Report of the International Conference on Primary Health Care, Alma-Ata, 1978.
- UNDP(1992): Human Development Report, Oxford University Press.
- http://www.who.int
- http://www.who.int/campaigns/world-health-day/en/
- http://www.ghsa2015seoul.kr/ 글로벌 보건안보구상 고위급 회의 홈페이지
- Vasilis K et al, Future Life Expectancy in 35 industrialized Countries: Projections with a bayesian Model Ensemble, The Lancet, 21 February, 2017.

2

Chapter

국제개발협력이란

학습목표

- 국제개발협력의 정의, 목적, 필요성, 및 분류에 대해 이해할 수 있어야 한다.
- 공적개발원조(ODA)의 형태 및 유형에 대해 이해할 수 있어야 한다.
- 국제사회의 원조 효과성 논의의 역사에 대해 이해할 수 있어야 한다.
- 원조효과성 제고와 관련한 한국의 이니셔티브에 대해 이해할 수 있어야 한다.
- 한국의 개발협력 정책 및 전략에 대해 이해할 수 있어야 한다.
- 한국의 ODA 지원현황에 대해 이해할 수 있어야 한다.

1. 국제개발협력의 정의, 목적, 필요성 및 분류[1)]

1) 국제개발협력의 정의

국제개발협력이란 선진국-개발도상국 간, 개발도상국-개발도상국 간, 또는 개발도상국 내에 존재하는 개발 및 빈부의 격차를 줄이고, 개발도상국의 빈곤문제 해결을 통해 인간의 기본권을 지키려는 국제사회의 노력과 행동을 말한다. 이전까지는 개발원조(development assistance), 국제원조(foreign aid), 해외원조(overseas aid) 등의 용어가 유사한 의미로 사용되어 왔으나, 최근에는 개발도상국과의

1) http://www.odakorea.go.kr (2016.04.26)

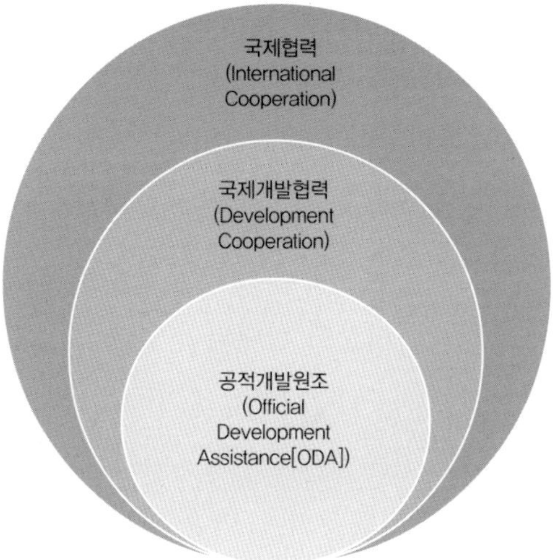

(출처: ODA KOREA)

그림 2-1 국제협력, 국제개발협력, 공적개발원조

포괄적 파트너십을 통한 '협력'이 강조되면서 국제개발협력이라는 용어가 주로 사용되고 있다.

2) 국제개발협력의 목적

ODA의 궁극적 목적은 협력대상국의 경제 · 사회 발전과 복지증진에 있다. 이에 더하여, 각 공여국은 자국의 국가적 이념과 목표, 협력대상국과의 역사 · 문화적 관계에 따라 서로 다른 ODA 제공의 동기와 목적을 가지고 있다.

① 정치 · 외교적 동기

ODA는 공여국과 협력대상국 간의 전통적 군사 동맹이나 이데올로기, 역사적 관계, 안보적 고려, 대외정책 등에 영향을 받는다. 과거 냉전체제 속에서 동서진영의 이데올로기 확산을 위한 경쟁적 지원, 유럽 국가들의 과거 식민지 국가에 대한 보상이나 지속적 영향력 확보를 위한 지원, 신흥국과의 외교관계 증진이나 국제사회에서 위상 제고를 위한 지원 등이 그 예이다.

② 경제적 동기

경제적 동기는 ODA를 통해 장기적으로 개발도상국의 경제 발전 기반이 구축되고, 이에 따라 對개도국 수출시장이 확대되면 공여국 기업들의 해외진출에도 기여할 수 있다는 관점에서 비롯된다. 다만, 공여국의 경제적 이익만을 추구하기 위한 ODA 지원은 지양되고 있는 추세인 만큼, ODA를 통해 공여국과 개발도상국이 상호 Win-Win할 수 있는 공동의 노력이 필요하다.

③ 인도주의적 동기

인도주의적 동기는 인간의 보편적 기본가치(예: 인권 등)의 실현을 위해 절대빈곤 해소를 추구해야 하는 국제사회의 도덕적 의무에서 비롯된다. 빈곤문제가 해결되지 못하고 있는 현실 속에서 어려움을 겪고 있는 개발도상국 국민들이 최소한의 인간다운 생활을 유지할 수 있도록 지원하는 것이 인류 보편적인 가치를 실현하기 위한 인도주의적 의무라는 관점이다.

④ 상호의존적 동기

변화된 환경 속에서 공여국들은 협력대상국을 단순히 원조를 제공받는 대상이 아니라, 자국의 생존과 번영을 유지하기 위한 국제정치적 역학관계와 경제적 필요성에 의한 상호의존적 관계로 인식하여 ODA를 실시하게 되었다. 국가마다 역사 · 정치 · 사회 · 경제적 환경을 바탕으로 다양한 ODA 목표와 추진체계를 갖추고 있고, 이와 함께 위에서 살펴본 다양한 동기와 목적이 결합하여 ODA 추진에 복합적으로 영향을 미치고 있다.

3) 국제개발협력의 필요성

국제개발협력의 필요성과 공여국들의 원조 제공 동기는 인도적, 상호의존적, 정치 · 경제적 측면 등으로 다양하다. 먼저 인류의 보편적 가치 실현을 위해 개도국의 경제사회개발과 복지증진을 달성할 필요가 있다. 지구상에는 아직도 10억 명 이상의 사람들이 극도의 기아와 빈곤, 재해로 고통 받고 있으며, 국제사회는 인도적 차원에서 이를 간과해서는 안 되는 의무를 지녔다. 또한 오늘날 세계화(Globalization)가 심화되고 있는 국제사회는 전쟁과 테러, 기후변화와 환경문제, 감염성 질환, 국제금융위기 등 국경을 초월한 공통의 과제에 직면해 있으며, 이를 해결하기 위해서는 국제공공재(Global public goods)의 공급과 같은 전 지구적 공조가 요구된다. 이는 개도국의 빈곤문제를 포함한 지구적 과제의 해결 없이는 선진국의 번영과 안정도 달성될 수 없다는 인식에 기반하고 있다.

4) 국제개발협력의 분류

국제개발협력은 공적개발원조(ODA)[2], 기타공적자금(Other Official Flows, OOF), 민간자본흐름, 민간증여로 구분된다. 공적개발원조는 증여, 기술협력, 프로젝트 원조, 식량원조, 긴급재난 구호, 양허성 공공차관, 국제기구 분담금 및 출자금 등의 활동이 있다. 기타공적자금은 공적수출신용, 투자금융 등을 포함한다. 민간자본흐름은 해외직접투자, 수출신용, 국제기관 융자, 증권 투자 등이 있으며, 민간증여는 NGO에 의한 증여가 있다.

2) 그간 ODA(Official Development Assistance)를 공적개발원조로 부르고 있으나, 정부개발원조로 해석하는 것이 더 합당하다.

표 2-1 국제개발협력 구분 및 지원내용

구분	지원방법	지원 형태	내용
공적개발원조 (Official Development Assistance, ODA)	양자간	무상	증여, 기술협력, 프로젝트원조, 식량원조, 긴급재난구호, NGOs 지원
	–	유상	양허성 공공차관
	다자간	–	국제기구 분담금 및 출자금
기타공적자금 (Other Official Flows)	양자간	유상	공적수출신용, 투자금융 등
	다자간	유상	국제기관 융자
민간자본흐름 (Private Flows at Market Terms)	–	유상	해외직접투자, 1년 이상의 수출 신용, 국제기관 융자, 증권투자 등
민간증여 (Net Grants by NGOs)	–	무상	NGOs에 의한 증여

출처: 한국국제협력단(KOICA), 국제개발의 이해(2013), 한울 아카데미

2. 공적개발원조(ODA)란

1) ODA란?

국제개발협력에 사용되는 개발재원은 공적개발원조(ODA), 기타공적자금(OOF), 민간자금(PF)의 흐름, 민간증여(NGN)로 구분할 수 있다. 그 중에서 개발도상국의 개발을 주목적으로 하는 재원을 공적개발원조(ODA: Official Development Assistance)라고 한다. 공적개발원조(ODA)란 한 국가의 중앙 혹은 지방정부 등 공공기관이나 원조집행기관이 개발도상국의 경제개발과 복지향상을 위해 개발도상국이나 국제기구에 제공하는 자금의 흐름을 뜻한다. 따라서 군사적 지원, 평화 유지를 위한 자금 및 인력 투입, 사회/문화적 교류 프로그램 등 수원국이 아닌 공여국을 위한 활동은 ODA의 범주 안에 포함되지 않는다. ODA는 크게 세 가지 핵심어로 정리할 수 있다.

표 2-2 ODA 주체, 수원국 및 방법

누가 (공여국)	정부 및 지방정부, 공공기관이 수행
누구에게? (수원국/협력국)	OECD 개발원조위원회(DAC) 수원국 리스트에 포함된 개발도상국 대상
어떻게?	개발도상국의 경제개발과 복지향상을 주목적으로 증여(Grant)[3]나 양허성 차관(Concessional Loan)[4]을 제공

자료: ODA Korea

2) ODA의 형태 및 유형

국제개발협력을 위한 원조는 전달경로, 상환조건, 원조유형에 따라 지원형태를 구분할 수 있다(표 2-3).

(1) 양자원조

양자원조에는 예산지원, 공공-민간 파트너십 지원, 프로젝트 원조, 기술원조, 개도국 유학생 및 연수생 지원, 채무구제, 행정비용, 기타 공여국 내 지출 등이 있다.

(2) 다자원조

다자원조는 국제기구출연 및 출자, 국제기구에 대한 양허성 차관 등이 해당된다.

3) 증여(Grant): 증여는 상환조건 없이 제공되는 현금, 물자 및 서비스를 말하며, 무상원조라고 불리기도 한다. 채무변제, NGO지원, 원조사업 시행 시 수반되는 특정 비용 등도 증여에 속한다.

4) 양허성 차관(Concessional loan): 차관은 수원국이 지원받은 현금이나 물자에 대해 채무를 지게 되는 것을 의미한다. 유상원조라고도 불리는 양허성 차관은 이자율, 상환기관, 거치기간 면에서 일반 융자와 비교하여 개도국에 유리한 조건이며, 특히 증여율(Grant element)이 25%를 상회할 경우 ODA로 계상된다.

표 2-3 ODA 원조전달경로 및 원조유형

원조전달경로	원조유형 및 양식
양자간	예산지원(일반/분야별 프로그램 원조)
	국내/국제 NGO 및 공공-민간 파트너십 지원
	프로젝트 원조
	기술원조
	개도국 유학생 및 연수생 지원
	채무구제
	행정비용
	기타 공여국내 지출 - 개발 인식 증진 - 공여국 내 난민비용
	〈기타 참고 자료〉
	프로그램 원조 (Program-based approaches)
	독립적 기술협력 (Free-standing technical co-operation)
	민간단체를 통한 ODA
	다자기구를 통한 ODA
	분쟁해소 평화유지활동
	식량지원/개발식량원조
	인도적 지원
다자간	국제기구출연(분담금) 및 출자(grants and capital subscriptions)
	국제기구에 대한 양허성 차관 (concessional lending to multilateral agencies)

주) OECD/DAC에 따른 분류 및 용어임

3) 양자원조와 다자원조의 특징

국제사회의 ODA는 원조 전달 경로에 따라 양자간 협력과 다자간 협력으로 나뉘며, 양자간 협력은 자금상환 조건에 따라 무상(증여, Grant)과 유상(양허성 차관, concessional loan)의 형태로 이원화 된다. 원조 유형과 양식은 기술협력, 프로젝트, 예산지원, 재난복구, 식량지원, 부채탕감, 시민단체기관 및 다른 비정부기구를 통한 간접 원조도 포함될 수 있다. 다자간 협력의 경우, 수원국에 직접 자금을 제공하지 않고 세계은행(World Bank), 유엔개발계획(UNDP) 등 국제개발기구에 대한 출자 및 출연(분담금) 등을 통해 간접 지원하는 형태를 의미한다.

원조의 전달 경로(Channel)에 따라 양자간 원조와 다자간 원조로 구분할 수 있다.

① 양자간 원조는 원조 공여국에서 협력국(수원국)으로 원조자금 및 물자를 직접 지원하는 것을 의미한다.

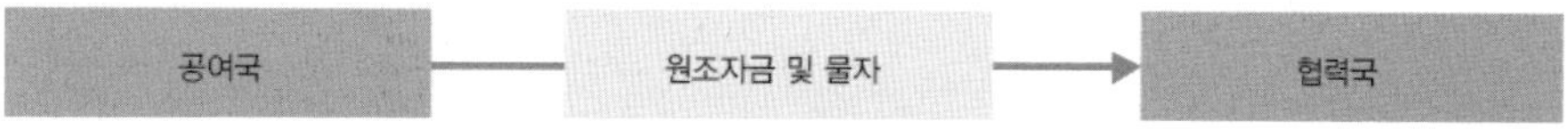

② 다자간 원조는 국제기구(UN, 세계은행 등)에 모인 여러 공여국으로 부터의 출연금[5] 또는 출자금[6]을 수원국에 지원하는 간접적인 지원을 의미한다.

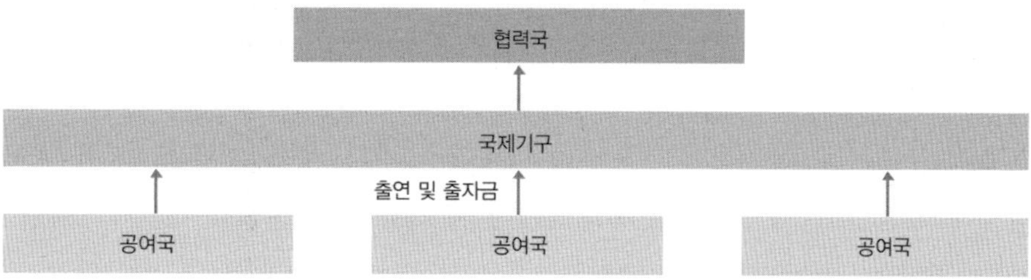

5) 출연금: 국제기구에 대한 분담금 및 기여금, 국제금융기구 신탁기금, 양허성 자금 출연, 탈퇴 시 상환불가.
6) 출자금: 국제기구 신규 가입, 개발은행 등에 대한 정기 재원보충을 위해 공여국이 납입하는 자금. 자본금의 형식으로 탈퇴시 상환가능.

4) 무상원조와 유상원조

무상원조와 유상원조는 지원 자금의 상환 조건에 따라 구분할 수 있다.

① 무상원조는 법적 채무를 동반하지 않는 현금 또는 현물의 이전으로 공여된 원조자금에 대해 수원국의 상환의무가 없는 원조를 의미한다.

② 유상원조는 법적 채무를 동반하는 현금 또는 현물의 이전으로 공여된 원조자금에 대한 수원국의 상환의무가 있는 원조를 의미한다.

5) 원조유형 및 현황[7]

(1) 양자간 원조 지원유형

① 무상원조 지원유형

다음은 무상원조의 주요 사업형태라 할 수 있으나, 무상원조에만 국한되지는 않으며 유상원조도 아래의 형태로 지원될 수 있다.

A. 예산지원(BUDGET SUPPORT)

예산지원이란 공여국에서 수원국 정부의 국고로 재원을 이전하여 수원국의 일반 혹은 분야별 예산을 지원하는 방법이다. 예산지원방식은 다시 공여국이 재원에 대한 사용처를 지정하지 않는 일반 예산지원과 특정분야를 지정하여 예산을 지원하는 분야별 예산지원으로 나눌 수 있다. 예산지원의 특징은 수원국 자체의 예산 및 공공재정관리 시스템에 따라 재원을 배분, 집행하고 그 내역을 모니터링하여 공여국에게 보고하는 것이다.

B. 프로그램형 접근법(PBA: Program-Based Approach)

프로그램형 접근법(PBA)이란 수원국이 주도해서 수립한 개발 프로그램을 공여

7) 출처: 한국국제협력단 홈페이지 (http://www.koica.go.kr/) ODA알기 - 개발원조 형태

국의 조율된 지원 원칙에 기반을 두고 이뤄지는 개발협력 접근법 또는 과정으로, 이에 해당하는 대표적인 원조 양식이 예산지원 및 공동지원이다. PBA가 보건, 교육 등 특정 분야의 전략 이행을 위해 실시될 경우 분야별 접근법(SWAp: Sector-Wide Approach)으로 지칭하며, 따라서 SWAp은 PBA의 하위개념이다.

C. 프로젝트(PROJECT) 원조

프로젝트는 특정지역에 대해 한정된 예산을 가지고 주어진 시간 안에 구체적인 목표 혹은 결과에 도달하고자 수원국과 합의된 자원을 가지고 활동하여 결과를 도출해 내는 것을 의미한다.

D. 기술협력(TECHNICAL COOPERATION)

기술협력이란 기술수준, 지식, 기술적 노하우 및 생산능력의 향상을 통한 인적자원(Human Resource) 개발을 위해 기획된 일체의 지원 활동이다. 기술협력은 다양한 도구를 통해 이루어질 수 있는데, 교육훈련, 전문가 파견, 정책 및 기술자문, 조사 및 연구 준비를 위한 지원 그리고 과학, 연구 및 기술개발을 위한 기여금이 모두 기술협력에 해당한다.

E. 부채경감(DEBT RELIEF)

부채경감은 부채탕감, 부채 재조정, 재융자 또는 부채 재구성 등 다양한 형식으로 이루어지는데, 채권자의 동의하에 채무국에 대한 원금과 이자를 포기하는 것을 말한다. 부채의 재조정은 상환기한 조정 또는 새로운 재융자를 확대하는 것을 포함한다.

F. 식량지원(FOOD AID)

식량지원은 기근, 전쟁, 생산력 부족 등으로 수원국 내 식량공급이 부족할 경우 공여국들이 자국 식량을 직접적으로 전달하거나 수원국 정부에 현금을 지원하여 인근지역 등에서 식량을 조달하도록 하는 대표적 물자지원이다. 긴급식량지원은 인도적 지원에 속한다.

G. 인도적 지원(HUMANITARIAN AID)

인도적 지원은 재난 및 긴급사태 후에 생명을 구조하고, 고통을 경감하며, 인간의 존엄성을 유지하는 것을 돕기 위한 원조이다. 인도주의(Humanity), 공정성, 중립성, 그리고 독립성의 원칙에 맞게 지원이 되어야만 인도적 지원으로 분류될 수 있다.

H. NGO에 대한 지원(GENERAL SUPPORT TO NGOs)

비영리 · 비정부 기구(NPO/NGO: Non-Profit Organization/ Non-Governmental Organization)의 해외원조활동은 민간부문의 전문성과 경험, 개도국 지역사회와의 유대관계 등을 활용하여 정부차원의 공적원조 사업을 보완할 수 있다. 따라서 공여국들은 자국 및 해외 민간단체의 개발협력 활동을 지원하고 있다.

I. 공공-민간 파트너십에 대한 기여(CONTRIBUTIONS TO PUBLIC-PRIVATE PARTNERSHIPS)

공공-민간파트너십은 기업, CSO와 같은 민간주체와 양 · 다자 기관 및 정부부처와 같은 공공기관이 특정 개발 이슈를 다루기 위해 체결한 공동협의이며, 민간자금과 전문성 활용을 통하여 ODA재원의 다양화 및 효율성 제고를 가능하게 한다.

J. 개발 인식 증진(PROMOTION OF DEVELOPMENT AWARENESS)

공여국의 개발원조에 대한 노력과 그 필요성을 알리고, 대중의 지지기반을 높이기 위한 활동을 위한 기금을 의미한다. 공여국의 원조 프로그램에 대한 정보 제공과 특별 강의, 교육과정을 위한 기금을 포함한다.

K. 비용(ADMINISTRATIVE COSTS)

원조전담 및 집행기관의 행정비용을 의미한다. 지난 10년간 원조유형별 지원

비율을 살펴보면, 프로젝트가 평균 55%로 절반 이상을 차지하였고, 그 다음으로는 기술협력이 평균 24%, 프로그램이 평균 9% 지원되어 왔다. 2000년대의 전반적 추세를 볼 때, 프로젝트는 감소하고, 기술협력은 증가하는 경향을 보였다.

② 유상원조 지원유형

유상원조 지원 유형에는 개발사업 차관, 프로그램 차관, 섹터개발차관, 민간협력차관 등이 있다.

3. 국제사회의 원조효과성 논의 동향

1) 제 1차 고위급회의, 2002년 로마

제 1차 고위급회의는 원조효과성에 대한 5가지 원칙이 구체적 선언을 통해 수립되었다는 점에 의의가 있다고 할 수 있다. 로마선언은 아래와 같은 행동사항들을 우선순위로 제시하고 있다.

- 개발원조는 수원국의 우선순위와 시기선택을 바탕으로 시행한다.
- 공여국은 타 공여국에게 업무를 위임하고 국별 프로그램 및 사업 담당자들의 유연성을 높인다.
- 수원국이 스스로 개발 진로를 결정하는 리더십을 강화할 수 있도록 돕기 위해 모범 이행사례를 장려하며 모니터링과 연구 분석을 통해 뒷받침한다.

2) 제 2차 고위급회의, 2005년 파리

제 2차 고위급회의는 공여국과 수원국이 원조효과성에 대한 약속과 이를 성취하기 위한 상호 책무성에 처음 합의를 이룬 자리로서, 파리선언(Paris declaration)을 발표 하였다. 이 선언은 원조의 질과 개발에 미치는 영향을 개선하기 위해 보다 실질적이고 행동지향적인 로드맵을 제시하고 있다. 이 선언은 구체적인 이행 조치와 더불어 성과 측정과 공여국/수원국 상호책임을 위한 모니터링 체제를 수립하였다. 여기서 발표된 원조의 5대 주요 원칙은 다음과 같다. ① 수원국의 주인의식(Ownership), ② 수원국의 개발전략에 공여국 원조의 일치(Alignment), ③ 공여국 간 원조조화(Harmonization), ④ 결과 중심적이고 효율적인 자원 활용 및 의사결정(Managing for results), ⑤ 공여국과 수원국 간 상호 책임성 강화(Mutual accountability).

표 2-4 파리선언의 5대 원칙

파리선언 5대 원칙	파리선언 12개 지표
주인의식 Ownership	1. 수원국의 실질적 개발전략 소유
원조일치 Alignment	2a. 신뢰할만한 수원국 공공 재정관리 시스템 2b. 신뢰할만한 수원국 공공 조달 시스템 3. 국가 개발전략에 일치된 원조의 흐름 4. 조율된 기술자원을 통한 역량강화 5a. 수원국 공공 재정관리 시스템 활용 5b. 수원국 공공 조달 시스템 활용 6. 평행적 사업시행조직 축소 7. 예측가능한 원조 8. 원조의 비구속화
원조조화 Harmonization	9. 공동의 체제와 절차 사용 10a. 공동 조사 10b. 공동 국별분석작업
결과 중심의 원조 Managing for results	11. 결과중심의 체제
상호 책무성 Mutual accountability	12. 상호 책임성

출처: 한국국제협력단(KOICA), 국제개발의 이해(2013), 한울 아카데미

3) 제 3차 고위급회의, 2008년 아크라

제 3차 고위급회의는 시민 사회 대표들도 참가함으로써 원조 효과성 증진에 대한 시민사회의 역할의 중요성이 새롭게 인식되는 계기가 되었다. 아크라 회의는 파리선언에서 수립된 목표 이행의 필요성을 강조하고 이를 개선하기 위한 우선순위 분야를 설정했다. 이를 위해 수립된 아크라 행동 계획(Accra Agenda for Action, AAA)은 파리선언 이행에 박차를 가하기 위한 진전 사항과 의제를 설정하고 있다. 특히 아크라 행동계획은 다음 3가지 영역에서의 개선점을 제안하고 있다.

- 주인의식: 참여 국가들은 개발과정에서 폭넓은 정책을 형성하는 데 참여하여 원조 조화 부분에서 더 강한 리더십을 갖고 국가의 원조 실행 체제를 활용하도록 한다.
- 포괄적 파트너십: 모든 파트너들(OECD DAC 회원국, 개발도상국, Non-DAC 공여국, 재단 및 시민사회)이 충분히 참여하도록 한다.
- 성과지향: 원조는 개발에 얼마나 실질적이고 측정 가능한 영향을 미치는가에 중점을 두도록 한다.

4) 제 4차 고위급회의, 2011년 부산

세계개발원조총회는 국제원조 및 개발협력 분야의 최대 규모 최고 권위의 행사로 2003년 로마, 2005년 파리, 2008년 아크라에서 개최된 바 있다. 제 4차 원조효과성 고위급회의인 부산 세계개발원조 총회(4th High Level Forum on Aid Effectiveness, 이하 HLF-4)는 전 세계 160여 개국 고위인사 및 UN, 세계은행, OECD 등 주요 국제기구 대표, 시민사회 인사 등 약 2,000여 명이 참석한 개발 원조분야 최고위급, 최대 규모의 회의이다. 아시아에서는 최초로 11월 29일부터 3일 간 부산 벡스코에서 개최되었으며, 기존 파리선언에서 수립되었던 원조효과성 이행 사항에 대한 평가 및 공유, 포괄적 개발효과성 관련 의제, 부산총회 이후 의제에 대해서 논의하였다.

한국 정부는 부산 총회에서 기존 원조효과성 논의를 넘어 효과적 개발을 위한 합의 도출을 추진하였다. 또한 신흥국, 시민사회, 의회, 민간기업 등 새로운 개발협력주체가 참여하는 포괄적 개발협력 파트너십 도출을 위해 적극적인 외교를 펼친 바 있다. 한국은 G20 정상회의와 HLF-4를 개최하였던 글로벌 리더십을 발휘하여 수원국의 자립을 위한 역량개발과 우리의 발전경험 공유, 신흥국과 민간부문의 협력강화, Post-MDGs 구축 등의 향후 과제를 해결해 나가기 위한 논의를 전개하는데 앞장서고 있다.

표 2-5 개발원조에 관한 부산선언 주요내용

구분	주요내용	세부내용	
선언	새로운 글로벌 환경 조망, 개발협력의 공통원칙 및 행동방침 설정	공통원칙	① 주인의식 (Ownership of development priorities by developing countries) ② 결과중심 (Focus on results) ③ 포용적인 개발 파트너쉽(Inclusive development partnership) ④ 투명성과 상호 책임성 (Transparency and accountability to each other)
		공통 행동방침	① 개발정책 및 절차에서 개도국의 민주적 주인의식 심화 ② 구체적이고 지속가능한 결과를 얻기 위한 노력 강화 ③ 남남/삼각협력에 대한 지원 확대와 개별국가의 상황과 필요에 맞춘 지원 ④ 다양한 개발재원의 촉매적 역할 확보
원조 효과성 심화	주인의식, 결과 및 책임성 강화	• 원조의 비구속화 가속화, 2012년 중간점검 • 수원국 시스템 활용 강화 • 여성권한, 시민사회 및 의회 역할 강화	
	투명하고 책임 있는 협력	• 공적자금 개발활동에 관한 전체 정보의 공개 및 표준화된 정보 공개 방식 활용 • 2012년까지 중장기 예측 가능성 제고	
	취약, 분쟁상황에서의 지속가능한 개발 촉진	• 평화구축 및 국가건설 목표 활용 • 수원국 주도 취약성 평가 활용, 재원의 효과적 활용 및 결과 중심 접근을 통한 상호신뢰 강화	

구분	주요내용	세부내용
	재난상황에서의 복원력 강화 및 취약성 감소	• 충격을 견디는 인프라 구축 및 사회보호 체제 구축 투자
효과적 개발을 위한 협력	효과적 제도 및 정책	• 수원국 주도 하 개발 관련 핵심 국가기능 강화, 정책 제안 이해 지원을 위한 정보 수집, 정책 개혁에 관한 지식 공유 등
	남남/삼각협력	• 삼각협력의 확대, 남남 및 삼각협력의 성과 인정 • 지식공유, 동료학습 및 남남협력 내 조율 권장
	민간분야	• 민간분야의 역할 중요성 인정 • 민간의 성장과 개발 관련 정책 수립 참여, 민간역할 지원하는 제도적 환경 마련
	반부패 및 불법자금	• 부패 척결에 관한 공약이행, 자금세탁, 조세회피 대처 위한 장치 마련
	기후변화 재원	• 기후변화 대처 문제의 개발전략 포함, 기후변화 재원 활용에 있어 원조 효과성 원칙 적용 권유
Post-Busan 이행체제	수원국 현장중심 이행과 가벼운 형태의 글로벌 거버넌스 구축	• 2012년 중반까지 소수의 선택적 평가지표 개발 • 효과적인 개발협력을 위한 글로벌 파트너십 출범 • 2012년 6월까지 각료급 참여대상, 각료급 참여 등을 포함한 실질 운영방안 협의 • OECD 및 UNDP가 파트너십의 효과적 운영을 지원해줄 것을 요청

출처: 외교통상부 (2011)
부산세계개발원조총회 공식 웹사이트: http://effectivecooperation.org

4. 원조효과성 제고와 관련한 한국의 이니셔티브

1) MDGs와 Post-2015

(1) MDGs

2000년 9월 UN은 제 55차 정기총회에서 189개국 정상들이 모인 가운데 밀레니엄 선언을 채택하고, 2001년 6월 이에 대한 구체적인 실행목표로 2015년까지 빈곤을 반으로 줄인다는 내용을 담은 새천년개발목표(MDGs: Millennium Development Goals)를 발표했다. MDGs는 절대빈곤과 기아 퇴치, 보편적 초등교육 달성, 남녀평

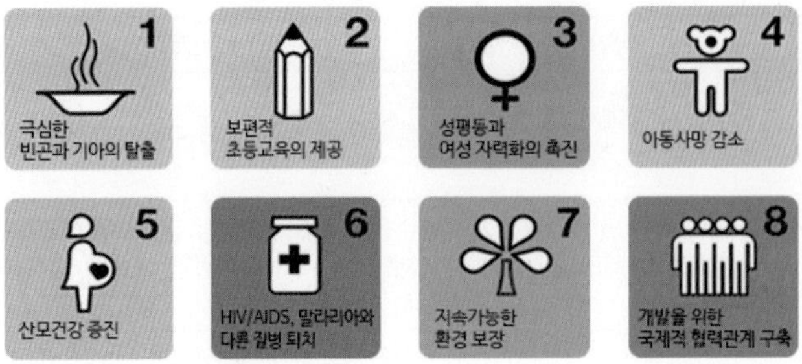

출처: UN MD Gs Monitoring

그림 2-2 새천년개발목표(MDGs)

등 및 여성권익 향상, 아동사망률 감소, 모자보건 향상, HIV/AIDS와 말라리아 및 기타 각종 질병 퇴치, 지속 가능한 환경 보전 및 개발을 위한 범지구적 파트너십 구축 등 8개의 목표와 21개의 세부목표를 제시하고 있다. MDGs는 국제기구와 NGOs 등 다양한 주체들이 함께 참여하여 지구적 합의를 이끌어 냈기에 큰 의의를 갖는다. 이후 UN은 매년 각 목표의 성과를 평가하며 향후 나아갈 방향을 논의하는 새천년개발목표보고서(MDGs Report)를 발표하고 있다.

(2) Post-2015

새천년개발목표(MDGs)는 2000년 UN에서 채택된 이래로 지난 10여 년간 국제개발협력의 이정표의 기능을 해오고 있다. MDGs는 절대빈곤과 기아 퇴치, 보편적 초등교육 달성, 남녀평등 및 여성권익 향상, 아동사망률 감소, 모자보건 향상, HIV/AIDS와 말라리아 및 기타 각종 질병 퇴치, 지속가능한 환경보전 및 개발을 위한 범지구적 파트너십 구축 등 8개의 목표로 이루어져있다. MDGs는 개발협력의 실행 목표를 구체적으로 제시했다는 점 및 UN의 189개 회원국가와 국제기구, NGOs등 개발협력의 다양한 주체들이 함께 참여하여 지구적 합의를 도출해 냈다는 점에서 큰 의의를 갖는 것으로 평가된다.

Post-2015는 MDGs의 성과에 대한 평가를 토대로 미진한 목표 달성을 위하여 지속적인 노력을 기울이는 동시에, 기후변화와 여성의 권한강화 등 전 세계가 직면한 개발협력 이슈들에 대한 효과적 대처 방안을 폭넓게 모색할 것으로 예상된다. Post-2015에 관해서는 본 서의 6장 SDG 보건사업 부분에서 상세히 설명된다.

2) 혁신적 개발재원 "국제빈곤퇴치기여금" 도입

혁신적 개발재원이란 정부의 일반 예산에 기초한 ODA를 보완하는 새로운 개발재원으로, 2010년 제 65차 UN 총회에서는 최초로 이와 관련된 결의안을 채택하여 국제 사회의 관심과 지지를 시현하였다. 현재 국제사회에서는 항공권연대기여금, 국제백신개발채권, 국제금융거래세가 논의되고 있는데, 우리나라는 2007년 9월 혁신적 개발재원의 일환인 '항공권연대기여금(Air-ticket Solidarity Levy)'을 도입하였다. 우리나라는 2007년 9월 도입하여 "국제빈곤퇴치기여금" 이라는 이름으로 이 제도를 도입하여 2012년 9월까지 5년간 한시적으로 운용하였으며, 제도의 취지와 그간의 운영성과 등을 고려하여, 2012년 8월 1일 국회 본회의에서 동 제도를 앞으로 5년 동안 연장 시행하도록 결정하였다.

현재 한국을 출발하는 모든 국제선 항공권 1매당 1,000원의 국제빈곤퇴치기여금이 징수되고 있으며, 이를 통해 연간 약 150억 원의 재원이 조성되었다. 동 기금은 아프리카 최빈국의 빈곤 및 질병퇴치를 위하여 국제보건기구 및 비정부기구(NGO) 활동을 지원하는 데 사용되고 있다. 보다 구체적으로는 2008년-2012년간 국제의약품구매기구(UNITAID)에 연간 700만 불, 2010년-2012년간 세계백신면역연합(GAVI)에 총 100만 불, 그리고 2007년-2010년간 11개 비정부기구가 실시하는 22개 사업에 총 93억 원이 지원되었다. 그 밖에 KOICA의 아프리카 최빈개도국 질병퇴치사업에 2009년-2010년간 49억 원이 사용되었다. 기여금의 공정하고 투명한 운용을 위하여 국제빈곤퇴치기여금 심의운용위원회가 설치되었으며,

이 위원회에는 외교부 장관, 기획재정부/국토해양부/보건복지부 차관, KOICA 이사장 및 민간위원 등이 참여하고 있다.

3) 외교부, 양자 개발협력 MOU 체결

최근 부산글로벌파트너십, Post-2015, G20 개발아젠다 등 새로운 개발 프레임워크가 형성되는 가운데 상호책임 기반의 원조조화(Aid Harmonization)와 포괄적 파트너십에 대한 논의가 활발하게 이루어지고 있다. 특히, 공여국들의 사업 확산과 중복이 원조조화를 저해한다는 비판이 지속되는 가운데, DAC 회원국들 사이에서는 전략적인 분업, 협업을 중심으로 거래비용과 수원국의 행정부담을 줄여나가야 한다는 공감대가 확산되고 있다. 이런 배경 아래, 한국정부(KOICA) 또한 선진공여국들의 협력활동에 적극 참여하여 새로운 협력 우수사례를 발굴하고 균형적 파트너십을 구축해나가기 위해 노력하고 있다.

표 2-6 외교부(KOICA) 양자 개발협력 MOU 체결 현황

구분	양자공여기관	MOU 체결일
1	일본 JICA	1996-07-01
2	터키 TIKA	2011-03-28/2014-08-13
3	독일 GIZ	2011-11-30
4	캐나다 DFATD	2012-09-22
5	프랑스 AFD	2012-10-16
6	칠레 AGCI	2012-10-29
7	스페인 AECID	2012-11-20
8	벨기에 외교부	2013-11-07
9	UAE 국제협력개발부	2014-02-28
10	미국 USAID	2014-04-24
11	태국 TICA	2014-06-25
12	비세그라드펀드(IVF)	2014-07-17

출처: http://odakorea.go.kr/ODAPage_2012/T04/L03_S01.jsp

5. 한국의 개발협력 정책 및 전략

1) 국제개발협력 기본법

2010년 1월 25일, ODA 정책의 법적 안정성 확보와 정책 일관성 및 원조효과성 증진을 위한 국제개발협력 기본법이 제정되어 2010년 7월 26일에 발효되었다. 동 법은 한국의 개발원조에 대한 목적, 정의, 기본정신 및 원칙, 국제개발협력위원회, 수행체계 등을 담고 있으며, 특히 유/무상 ODA 통합추진체계 구축에 초점을 두고 있다. 기본법은 현재의 사업시행 구조를 변화시키는 대신, 그 대안으로 통합적 정책추진을 위한 국제개발협력위원회의 역할을 강조하고 있다. 이러한 측면에서 정책일관성 제고에 한계를 가지고 있는 것도 사실이나, 법 제정을 통해 국내적으로는 보다 체계적인 ODA 정책과 시스템을 갖추고, 대외적으로는 국제사회에 대한 한국의 기여 의지를 표명한다는 데에 의의가 있다.

2) 국제개발협력 기본계획

2011-2015년 분야별 국제개발협력 기본계획은 선진화 방안을 실현하기 위한 중기전략을 무상 · 다자협력(UN 및 기타 국제기구) 및 유상 · 다자협력(국제금융기구)으로 나누어 제시하고 있다.

3) 분야별 지원전략

한국은 개발도상국의 원조 수요가 많은 8대 분야를 중점적으로 추진하고 있다. 주요 지원 분야인 교육, 보건의료, 공공행정, 농림수산, 산업 에너지, 범분야(환경, 여성 등)별 유 · 무상 지원전략은 다음과 같다.

표 2-7 분야별 ODA 지원전략

분야		(무상/유상원조)집행전략
교육	무상	- 개도국의 빈곤 · 소외계층에 대한 기초교육 기회 확대, 기능인력 양성 및 고등인력 육성 등을 통한 인적자원개발(HRD) 지원 - 교육훈련시설 신축 · 개선, 교육훈련 정책 및 제도 개선, 교과과정 및 교재 개발, 교사 역량 개발, 교육훈련 기자재 지원 등을 통한 종합적인 교육환경 개선
	유상	- 고용기술 및 생산성 향상을 위한 대규모 직업 훈련원 건립과 원격교육(e-Learning) 등 교육정보화 사업 연계 지원
보건 의료	무상	- 보건의료 인적 역량강화, 제도적 역량강화 및 서비스 접근성 강화를 통한 개도국의 보건의료 체계 강화 지원 - 모자보건 및 가족계획 향상, 감염성 질병예방, 비감염성질환 예방 및 관리강화 등 취약 계층의 취약질병 지원 강화
	유상	- 단순 시공보다는 개발계획, 병원건설, 초기 의약품 공급, 의료진 교육, 유지관리를 연계하는 총체적 시스템(Total system) 구축
공공 행정	무상	- 국가개발의 주체인 개도국 정부의 역량개발 (Capacity development)을 통한 행정능력 향상, 공공제도 개선을 지원 - 경제개발 · 산업개발 · 중소기업 육성 · 과학기술정책 등 정부주도형 개발전략 전수, 전자정부, 공무원 교육훈련 등 정부 행정능력 강화, 조세 · 관세 · 특허 · 기상 · 통계 · 입법 및 사법제도 등 행정 및 사회제도 개선의 형태로 지원
	유상	- 전자정부 등 우리의 행정 · IT 분야 기술을 접목하여 협력대상국 정부역량 개선에 기여하는 사업 지원
농림 수산	무상	- 개도국의 농업생산성, 농가소득 증대를 통한 절대빈곤 감소 및 기아퇴치 지원 - 농업기술 전수, 농업정책 및 제도 개선, 농업용수 개발, 농업 연구 시설 등 농촌인프라 구축, 농기계, 비료 등 농업 생산 물자제공 형태로 지원
	유상	- 농업기반 정비를 위한 대규모 농촌개발, 관개사업 중점
산업 에너지	무상	- 개도국의 산업발전의 기초인 효율적이고 접근 가능한 산업인프라의 구축 - 도로철도 · 항만 등 사회기반시설 구축 타당성조사, 전력 공급 정책 및 서비스 개선, 국토 종합개발 및 토지이용 타당성조사, 인력연수, 시설 구축 등의 형태로 지원
	유상	- 도로 · 철도 · 교량 · 항만 등 인프라 및 교통시스템, CNG 버스 · 경전철 등 미래형 저탄소배출 교통수단 중점 - 송배전망 구축, 에너지 효율화 및 신재생 에너지 등 비사업성 에너지 인프라 중점
범분야 이슈 (환경, 여성 등)	무상	- 환경 · 여성 · 인권 · 민주주의 등 가치규범을 원조사업의 수립 및 이행 시 중문히 반영 - '동아시아 기후파트너십' 포함 협력대상국의 녹색 성장을 위한 사업 지속 추진 - 협력대상국 국민의 인권향상 및 양성평등 실현 지원사업 지속 추진
	유상	- 개도국의 기후변화 대응역량강화 및 지속 성장 기반 조성을 위하여 녹색성장 분야를 최우선 지원

출처: KOICA 및 국제개발협력 기본계획(안)
주) 지원분야는 수원국과의 협의를 거쳐 결정 · 집행됨

4) 총괄 및 조정기구

우리나라 ODA 정책의 총괄 및 조정기구로서 국제개발협력위원회가 있다. 한국은 OECD DAC 회원국 가입 이후, 국무조정실내 개발협력정책관실을 신설(2010년 1월)하였으며, 동 조직은 국제개발협력위원회의 사무국 역할을 담당하고 있다. 국제개발협력기본법 제7조는 국제개발협력위원회의 간사위원으로 국무조정실장을 지정하고, 국무조정실이 국제개발협력위원회 업무 처리 및 운영에 필요한 지원을 하도록 규정하고 있다. 이에 따라, 국무조정실은 개발협력정책관실 신설 이후 그간 범정부적 차원에서 국제개발협력 선진화가 차질 없이 이행될 수 있도록, 국제개발협력위원회의 결정 등에 따라 통합전략 수립 및 이행상황 점검, 국제개발협력관련 관계기관 협의체 운영, 국제개발협력 사업 평가 등을 수행한다. 개발협력정책관실은 개발협력정책관(국장) 이하 세 개과(개발협력기획과, 대외협력과, 개발협력지원과)로 구성되어 있다.

5) 한국국제협력단(KOICA)

(1) 역할 및 조직 구성

KOICA는 정부 차원의 대외 무상협력사업을 담당하는 기관으로, 우리나라와 개발도상국가와의 우호협력 및 상호교류를 증진하고 이들 국가의 경제 · 사회 발전을 지원하여 국제협력에 기여하고자 설립되었다(한국국제협력단법 제1조).

World Friends Korea(WFK) 사업본부는 한국정부파견 해외봉사단 사업을 담당하고 있다. 이외에도 범분야 이슈인 양성평등, 환경 등에 관한 업무를 세분화하고 성인지 담당관, 환경담당관을 지정하여, 각각 성평등 중장기 전략과 환경정책 감독 등을 맡고 있다. 해외에서는 28개 해외사무소 및 16개국 파견 주재원이 각 개발도상국 현장에서 사업을 총괄 · 관리하고 있다.

(2) 프로젝트 추진

KOICA 프로젝트 추진 절차는 〈표 2-8〉과 같다. 즉, 전략수립, 사업형성, 사업제안, 형성조사, 사업심사, 기본약정, R/D 체결, 집행계획수립, 사업시행자 선정 및 사업수행, 모니터링 및 평가의 과정을 거친다.

표 2-8 KOICA 프로젝트 추진 절차

단계	내용
전략수립	CPS, 국별 중점 지원분야 등 확정
사업형성	우수 사업 형성 (현지발굴 및 정부부처 사업제안 활용)
사업제안	수원국 사업제안서(PCP) 접수
형성조사	사업현지조사 (필요 시 사업기본계획(BDS) 활용)
사업심사	○ 수원국 국가협력전략(CPS), 국가개발계획 등 부합여부 정책심사 ○ 정책심사 통과 사업은 예산규모, 기간, 사업범위, 기술적 타당성, 사업파급효과 등 종합적인 심사
기본약정	당해년도 사업들에 대한 정부 간 합의문 교환
기획조사 및 R/D 체결	사업예산, 기간, 사업범위, 양국부담사항 확정 및 협의의사록 체결
집행계획 수립	세부실시계획 수립 (사업범위, 초청연수, 전문가파견, 기자재 사양조사, 소요예산 산출, 입찰계획서 작성)
사업시행자 선정 및 사업수행	입찰공고(KOICA), 입찰제안서 제출(응찰업체), 기술평가(KOICA 및 외부심사원) 및 가격평가(KOICA), 사업세부요소(전문가파견, 초청연수, 기자재지원) 투입
모니터링 및 평가	사업모니터링, 중간 및 종료평가

출처: KOICA 홈페이지(http://www.koica.go.kr/) KOICA사업 사업시행절차 내용에서 재정리함

(3) 주요사업

KOICA는 1991년 설립 이후 2013년 말까지 44개 KOICA 해외사무소를 중심으로 41,918억원의 무상 ODA를 지원했다. KOICA는 개발도상국의 교육, 보건, IT 등 특정 개발 목표 달성을 위하여 건물, 시설물, 기자재 등 물적 협력수단(Hardware)과 전문가 파견 및 연수생 초청 등의 인적 협력수단(Software)을 결합하여 다년간(통상 2년~5년) 지원하는 프로젝트 사업에 총 지원액의 약 50%이상을 할애하고 있다. 그 밖에도 봉사단 파견, 연수생초청, 해외재난긴급구호, 평화구축지원, ODA 이해 증진을 위한 다양한 교육을 실시하고 있다.

KOICA 단독 사업 이외에도, 개발도상국의 빈곤감소와 복지증진을 위해 활동하는 민간단체(NGO)의 해외원조활동을 지원하고 민간기업과 파트너십을 구축하여 사업을 분담 수행한다. 또한 UN 주요 개발기구와 협력 사업을 실시하고 국제기구 정책수립 및 규범 형성과정에 참여하여 협력대상국과 우호협력관계 증진 및 인적 네트워크 구축을 통한 국제사회 내 한국의 영향력 제고에 기여하고 있다.

6) 기타 부처 및 기관

◉ 역할 및 조직 구성

정부 중앙부처(청), 지자체 및 공공 기관들은 각 기관의 전문성을 바탕으로 ODA 사업 예산을 배분받아 집행하고 있다. 사업유형은 크게 프로젝트, 초청연수, 봉사단 및 전문가 파견으로 나누어지나, 상당부분은 국가 간 협력을 반영하는 초청연수 및 봉사 사업에 집중되어 있으며, 특히 지방단체의 ODA는 소규모의 도시 간 자매 협정, 인적 교류 사업 등이 많다.

다수의 부처가 원조를 시행함에 따라 범정부적으로 원조를 전략적이고 효과적으로 집행하기 위하여 부처와 기관 간 협의의 중요성이 강조되고 있다. 이에 따라 2010년 7월 26일 발효된 '국제개발협력기본법'에 의거, 외교부는 무상원조 주관기관으로서 2010년 11월 '무상원조관계기관협의회'를 구성하였다.

7) 유상원조 주관 및 시행기관

(1) 기획재정부

◉ **역할 및 조직 구성**

기획재정부는 유상원조 주관기관으로서 대외경제협력기금(EDCF)을 총괄하고 유상원조 분야의 기본 계획 및 연도별 시행 계획을 수립・점검하고 있다. 동 부처는 대외경제협력기금을 위탁받아 집행하는 한국수출입은행과 협력하여 유상원조 사업을 발굴・집행・평가하는 업무를 하고 있다. 아울러 우리의 발전 경험과 노하우를 토대로 개도국 경제발전을 지원하기 위한 정책자문을 제공하는 경제발전경험공유사업(KSP)과 우리의 발전경험을 구체적 정책사례로 정리하는 발전 경험 모듈화 사업, 그리고 국제기구와의 공동컨설팅 사업 등을 추진하고 있다. 조직은 대외경제국 내 유상원조를 담당하는 개발협력과와 경제발전경험공유사업(KSP)을 담당하는 국제개발정책팀으로 구성되어 있다.

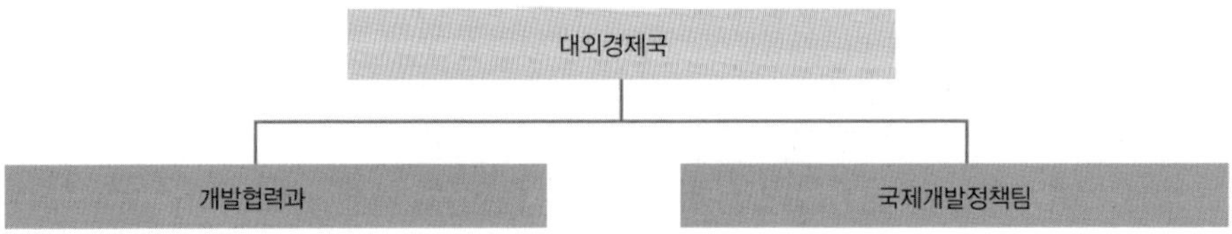

8) 한국수출입은행-대외경제협력기금(EDCF)

◉ **역할 및 조직 구성**

대외경제협력기금(Economic Development Cooperation Fund, EDCF)은 개발도상국의 산업화 및 경제발전을 지원하고 한국과 이들 국가 간 경제 교류를 증진하기 위해 설치한 한국수출입은행 내 정책기금을 말한다. 기금정책에 대한 심의는 대외경제협력기금 운용위원회에서 이루어진다. 기획재정부 장관을 포함한 외교부 장관, 교육과학기술부 장관 등 12명의 위원이 기금의 운용·관리에 관한 기본정책과 계획, 결산보고사항 등을 논의한다. 이후 관리 주체는 기획재정부가 되며, 실질적인 업무는 기획재정부의 위탁을 받은 한국수출입은행이 EDCF 기금을 담당하고 있다.

◉ **주요사업**

ODA중에서도 유상원조를 전담하고 있는 EDCF는 1987년 설치된 이후 2014년 말까지 세계 52개 개발도상국의 337개 개발 사업에 대해 약 11조 6,479억원의 원조자금을 승인하였다. EDCF는 상하수도설비, 병원, 교통 등 경제발전의 기초가 되는 사회간접자본시설의 건설에 소요되는 개발자금차관 이외에도 기자재차관, 민자사업차관 등 개발도상국 정부 또는 법인에 대한 다양한 차관 지원을 맡고 있다.

단독 지원 이외에도 아시아개발은행(ADB), 미주개발은행(IDB), 세계은행(WB) 등 주요 다자개발은행기구와 공동으로 개발도상국의 개발사업에 대한 자금 조달에 참여하는 협조융자(Co-financing) 지원도 하고 있다. 이러한 협조융자사업은 EDCF와 MDB(Multilateral Development Bank) 간 인적 교류 확대 및 각종 세미나 공동 개최 등을 통해 국제원조사회에서의 한국ODA의 위상을 제고할 수 있다. 또한 EDCF는 차관사업의 준비, 실시, 운영관리 과정에서 발생하는 애로사항에 대해 수원국이 자금과 노하우 부족으로 적절히 대응하지 못하는 경우, 이에 대해 무상으로 지원하는 차관지원비 제도를 운영하고 있다.

표 2-9 EDCF 사업시행절차

활동	내용
1. 사업 지원 요청	– 수원국 정부는 해당사업에 대한 지원요청서를 외교경로를 통하여 우리 정부에 제출
2. 현지 심사	– 기획재정부장관이 수출입은행에 사업에 대한 심사 의뢰
	– 수출입은행은 차관계약(L/A: Loan Agreement)의 주요 내용 및 사업시행에 필요한 사항 등 심사 시 합의 내용에 대해 토의록(MOD: Minutes of Discussion)을 체결하고 심사보고서를 작성한 후 기획재정부장관에게 제출
3. 사업 승인	– 기획재정부장관은 외교부장관, 교육과학기술부장관, 지식경제부장관 및 사업의 주무장관과의 협의를 거쳐 사업에 대한 지원규모, 지원조건 등의 내용이 포함된 지원방침을 결정
4. 승인 통지	– 외교부장관은 기획재정부장관으로부터 통지받은 지원방침을 수원국 정부에 통보
5. 정부 간 협정 체결	– 수원국 정부가 수락하면 정부 간 시행약정(Arrangement)을 체결
	– 단, 정부 간 기본약정(F/A: Framework Arrangement) 체결국의 경우는 시행약정 생략
6. 차관계약 교섭 및 체결	– 정부 간 협정(시행약정 포함) 내용에 따라 수출입은행장은 수원국 정부와 차관계약 내용에 대한 협의를 거친 후 차관계약 체결
7. 컨설턴트 고용 · 계약	– 사업실시기관은 차관계약의 내용에 따라 컨설턴트를 선정하고 고용계약 체결
8. 구매	– 사업실시기관은 차관계약의 내용에 따라 입찰을 실시하고, 낙찰자와 구매계약 체결
9. 사업 실시 (자금 지출)	– 차관계약, 고용계약 및 구매계약 내용에 따라 자금지출
10. 사후관리	– 완공점검(사업완공보고서 접수시점) 시에는 사업이 당초 계획대로 수행되었는지 점검
	– 사후평가(완공점검 후 2년) 시에는 사업의 준비단계부터 사업시행에 따른 사회 · 경제적 파급효과, 수원국 국민들의 복리증진 및 경제발전에 대한 기여도 등을 종합적으로 평가

출처: 대외경제협력기금(EDCF) 홈페이지(https://www.edcfkorea.go.kr/site/main/index004) EDCF 사업시행절차

6. 한국의 ODA 지원현황[8)]

1) 지원실적

(1) 연도별

우리나라는 2010년 OECD/DAC가입 이후, 정책 일관성 및 원조 효과성 증진을 위한 국제개발협력 기본법을 제정하였으며, 개발도상국의 개발에 기여하기 위하여 지속적으로 ODA를 증대시켜 왔다. 2014년 ODA 지원규모(순 지출기준)는 국내외 불확실한 경제여건에도 불구하고, 전년대비 5.8% 증가한 총 18.5억 달러를 기록하며 국제사회에 약속한 원조 규모 확대를 충실히 이행해가고 있다.

우리나라 총 국민소득 대비 ODA비율(ODA/GNI)은 2014년 0.13%로 전체 29개 DAC 회원 중 16위로 다소 낮은 수준을 보였다. 향후 2020년까지 ODA/GNI 비율 목표치 0.20% 달성을 위해 ODA 규모를 지속적으로 확대하는 등 목표 달성을 위해 노력하고 있다.

(2) 분야별

ODA의 분야별 지원은 교육 · 보건 · 식수 · 공공정책 등 사회 인프라 및 서비스(이하 사회부문), 운송 · 통신 · 에너지 · 금융 등 경제 인프라 및 서비스(이하 경제부문), 농림수산 · 산업 · 무역 등 생산부문 · 환경보호 및 기타 다 부문으로 구분된다. 지난 5년간 분야별 평균 ODA는 사회 인프라 및 서비스 부문에 평균 45.2%, 경제 인프라 및 서비스 부문에 평균 28.7%로 집중 지원되어 왔으며, 그 외에 생산 부문(8.5%)과 다부문(5.6%)은 낮은 비율로 지원되어 왔다.

그 밖에 '분야' 외적 지원은 물자원조 및 일반 프로그램 원조, 인도적 지원, 행정비용, NGO 지원 및 기타로 구분된다(12.9%). 우리나라의 인도적 지원은 2014년 4.9%로 지난 5년간 지속적으로 증가하고 있다.

---

8) 출처: 한국국제협력단 홈페이지 (http://www.koica.go.kr/) 한국의 ODA 지원현황

(3) 지역별

지난 10년간 지역별 평균 ODA를 살펴보면, 아시아가 평균 53.0%의 지원을 받아 가장 주요한 지원 대상 지역이라 할 수 있다. 그 다음으로 아프리카(17.7%), 기타(10.8%), 중동(8.2%) 지역 순으로 분배가 되어 왔다. 최근 5년간 지역별 지원 추세를 살펴보면, 아시아에 대한 중점 지원 기조는 다소 약화되어 2014년 전체 지원 금액의 47.5%의 비중을 차지하였으며, 아프리카에 대한 지원규모와 비중은 점진적으로 증가하여 2014년 전체 지원금액의 23.8%를 기록하였다.

(4) 소득 그룹별

지난 10년간 소득그룹별 평균 ODA를 살펴보면, 저중소득국 평균 36.5%, 최빈국이 평균 33.0%로 가장 많은 지원을 받아왔다. 특히, 우리나라는 최근 10년간 최빈국에 대한 지원을 지속적으로 증대하여 2014년 전체 지원금액의 38.8%의 지원을 하였다.

(5) 지원 형태별

◉ 양자간 원조와 다자간 원조

우리나라의 양자원조 대 다자원조 지원 비율은 75:25의 비율 유지를 목표로 추진되고 있다. 양자간원조는 1996년 이후 증가추세를 보이고 있으며, 지속 증가추세를 보이며 2014년 전년 지원액 대비 53.3% 증가한 1,395.8백만 달러를 기록하였다. 다자간원조는 미주개발은행(IDB) 가입, 국제개발협회(IDA) 출자금 증대 등의 요인으로 인해 지원규모가 대폭 확대되어 2014년에는 전년대비 3.4% 증가한 461.0백만 달러를 기록하였다.

◉ 무상원조와 유상원조

양자 간 원조는 무상(증여, Grant)과 유상(양허성 차관, Concessional loan)의 형태로 구분되는데, 지난 10년간 평균적으로 무상원조는 62.4%, 유상원조는 37.6% 지원되었다. 2002년까지는 유상원조가 무상원조보다 더 큰 비중을 차지하였다. 그러나 2003년 아프가니스탄과 이라크 등 분쟁지역에 대한 원조 확대를 기점으로 무상원조가 약 70%, 유상원조가 약 30%로 유·무상원조 지원 추세가 역전되기 시작했다. 2012년 유·무상원조의 지원비중은 무상원조가 58%(6,367억원), 유상원조가 42%(4,591억원)를 차지하였다.

2) ODA 예산

(1) 원조규모

우리나라의 ODA 규모는 1차 계획 직전 2010년 11.7억 달러에서 계획기간 4년 동안(2010-2014) 18.5억 달러(잠정치)로 증가하였다. 4년 동안 58%가 증가한 것인데, 이는 DAC회원국 중 가장 높은 수준이다. 하지만, ODA/GNI 비율은 같은 기간 0.12%에서 0.13%로 0.01%p 증가하는데 그쳐 2015년 목표 0.25%에는 크게 미치지 못했다.

(2) 더 많은 원조

개발 경제학자인 제프리 삭스는 해외원조액을 연간 400억 US$로 더 늘리면 지구상에서 가장 가난한 사람들 10억 명(하루에 1달러 미만으로 살아가는)에게 1차 보건 관리를 제공할 수 있다고 단언한다. 이는 미국이 아프가니스탄과의 전쟁에서 1년에 들인 액수의 40퍼센트이며, 2008~2009년 사이 부실 은행 긴급 구제액의 5퍼센트 미만이다.(제프리 삭스, 2010)[9] 보건프로젝트가 개발 원조의 스펙트럼에서 특권의 위치를 차지한다고 대부분 사람들은 여긴다. 해외 원조에 비판적인 눈길을 던지는 사람들 또한 이에 동의한다.(폴 파머 외, 2014)

9) 출처: Jeffrey Sachs, "Development Aid in Five Easy Steps", project syndicate, May 26, 2010, www.project-syndicate.org/commentary/sachs166/English (2012.11.15.)

공여국을 기준으로 볼 때 가장 비중이 큰 나라는 미국, 영국, 독일 등의 순이고 한국은 OECD 28개 국가 중 16번째에 해당한다. 한편 각국의 국민 총소득(GNI) 대비 비중은 전체 DAC국가 평균 0.30%이나 한국의 경우 0.13%로 평균에 크게 못 미친다(2014년 기준). 국민소득 대비 ODA 규모가 가장 큰 나라는 스웨덴(1.09%), 룩셈부르크(1.06%), 노르웨이(1.00%) 등의 순이다. 한국은 28개국 가운데 23위에 해당한다. 국가간 ODA총액에서 각국이 차지하는 비중과, 각국의 국민소득에서 ODA 예산이 차지하는 비중은 〈그림 2-3〉를 참조하면 된다.

(단위: %)

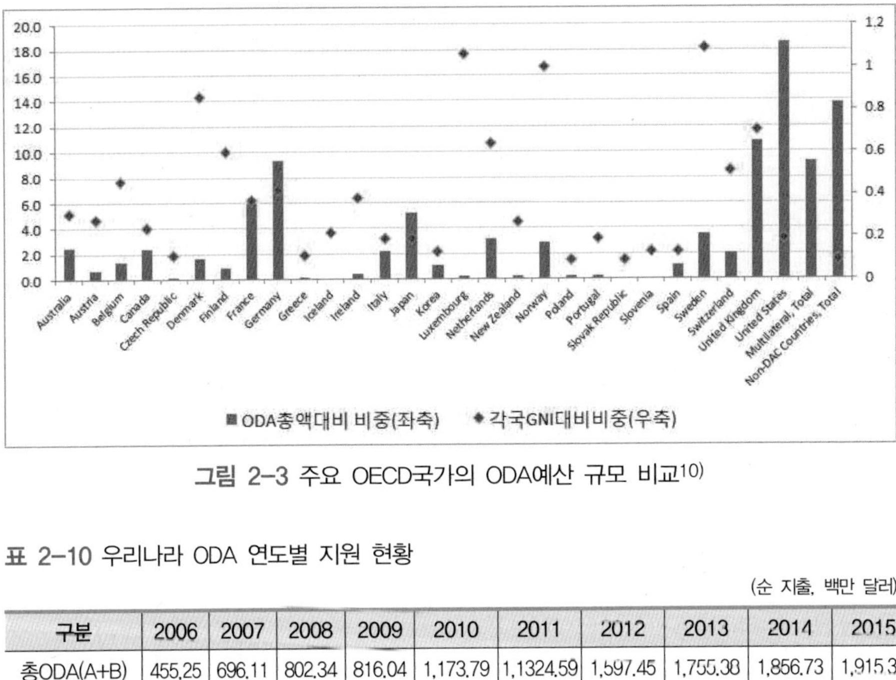

그림 2-3 주요 OECD국가의 ODA예산 규모 비교[10)]

표 2-10 우리나라 ODA 연도별 지원 현황

(순 지출, 백만 달러)

구분	2006	2007	2008	2009	2010	2011	2012	2013	2014	2015
총ODA(A+B)	455,25	696.11	802.34	816.04	1,173.79	1,1324.59	1,597.45	1,755.38	1,856.73	1,915.39
양자간 원조(B)	376.06	490.52	539.22	581.1	900.63	989.57	1,183.17	1,309.58	1,395.77	1,468.79
다자간 원조(B)	79.19	205.59	263.12	234.94	273.15	335.02	414.28	445.8	460.96	446.6
ODA/GNI(%)	0.05	0.07	0.09	0.1	0.12	0.12	0.14	0.13	0.13	0.14

출처: OECD DAC Statistics

10) 출처: OECD(2015c). CRS dataset. http://stats.oecd.org/Index.aspx?DataSetCode=CRS1

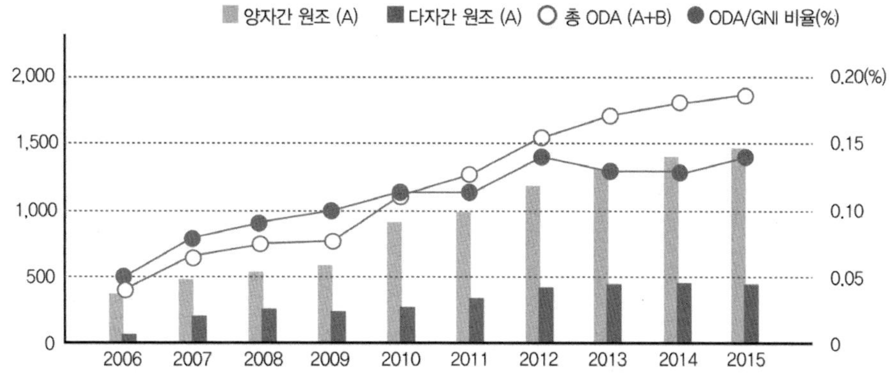

출처: 2017 대한민국 ODA백서, 국제개발협력위원회

그림 2-4 우리나라 ODA 연도별 지원 현황

3) 지원사업 평가

(1) 평가의 정의, 기준 및 목적

◉ **평가의 정의와 목적**

평가란 현재 진행 중이거나 완료된 국제개발협력 사업에 대한 계획, 실행 및 결과에 대한 체계적이고 객관적인 분석을 통해 국제개발협력의 성과를 측정하는 것을 뜻한다. 평가를 실시함으로써 조직차원의 지식축적과 학습이 가능해지며, 국제개발협력의 책임성 있는 이행을 통해 국민 지지기반을 확보할 수 있다.

◉ **평가의 기준**

평가는 다음과 같은 OECD DAC의 5대 평가기준에 따라 실시된다.

① 적절성(Relevance): 협력대상국의 개발필요와 개발정책 우선순위, 우리 정부의 정책 우선순위 및 국제적 개발과제와 우리 국제개발협력사업의 부합 정도를 평가.

② 효율성(Efficiency): 국제개발협력사업의 지원규모(투입자원)대비 지원성과

가 경제적 의미에서 얼마나 효율적으로 나타났는가를 경제성 평가방식을 통해 평가.

③ 효과성(Effectiveness): 국제개발협력사업의 목적이나 목표의 달성 정도를 평가하는 것으로 사업 초기에 설정된 객관적 평가기준에 따라 평가 대상이 초기에 수립된 목표를 얼마나 달성했는지를 측정하여 평가.

④ 영향력(Impact): 완료되거나 수행 중인 국제개발협력사업이 협력대상국의 사회, 경제, 환경 등에 직/간접적으로 미친 긍정적 또는 부정적 효과를 평가.

⑤ 지속가능성(Sustainability): 국제개발협력사업 완료 이후에도 사업의 효과 및 혜택의 지속가능 정도 또는 여부를 평가.

(2) 통합평가 체계 및 구조

우리나라는 평가의 객관성을 확보하기 위하여 평가소위 중심의 유·무상 통합평가를 추진하고 있다. 국제개발협력 사업 통합평가 실시기관은 평가소위와 사업시행기관이다. 평가소위는 사업시행기관과 함께 평가를 수행하며, 협조기관은 사업시행기관의 평가계획, 평가결과 등을 종합하여 소위에 보고하고 소위가 요청하는 사항에 대하여 사업시행기관과 협조한다. 통합평가 체계의 주체 및 평가대상은 〈표 2-11〉과 같다.

표 2-11 통합평가 주체 및 평가대상

평가주체	평가대상		수행
평가소위	평가	국제개발협력 정책 및 전략 평가 중점지원국 대상국별 평가 ODA 기본계획상 중점과제 추진성과 평가 기타 평가소위가 필요하다고 판단하는 평가	내부평가 또는 외부평가
	심의	사업수행기관 평가결과 심의	협조기관이 사업수행기관 평가 결과 종합
사업시행기관	기관별 정책 및 전략, 국별, 분야별, 주제별, 형태별 평가 개별 프로그램 / 프로젝트 평가		내부평가 또는 외부평가

자료: ODA Korea-통합평가 체계

◉ 통합평가 체계의 운용절차

연간단위의 통합평가계획에 따라 운용된다〈그림 2-5〉. 평가 체계의 운용절차는 우선 기관별 연간 평가계획을 수립한 후 무상/유상 기관별 연간 평가 계획을 접수 및 취합 한다. 후에 연간통합평가계획 수립 및 확정을 한 후 평가업무를 수행한다. 평가 업무가 끝나면 각 기관별 평가보고서를 접수받고, 평가결과를 심의한다. 그 후 피드백(feedback) 계획을 작성하고, 심의 및 확정 후 해당 내용을 사업에 재반영한다.

▶ 통합평가 체계의 운용절차

기관	내용	시기
사업시행기관	기관별 연간평가계획 수립	1월 말
협조기관	무상/유상 기관별 연간평가계획 접수/종합	2월 중
평가소위	연간통합평가계획 수립 및 확정	2월 말
평가실시기관	평가업무수행 (평가 기획/실시/종료)	연중
협조기관	각 기관별 평가보고서 접수/종합	차년도 1월 말
평가소위	평가결과 심의	차년도 2월 말
평가실시기관	Feedback 계획 작성	차년도 3월 중
평가소위	Feedback 계획 심의 및 확정	차년도 3월 말
사업시행기관	Feedback 계획 사업반영	차년도 연중

출처: 선진화방안(2010)

- 사업시행기관: 국제개발협력기본법에 따라 국제개발협력을 시행하는 중앙행정기관, 공공기관
- 평가실시기관: 평가소위 및 사업시행기관
- 협조기관: 양자협력 중 유상협력 사업, 다자협력 중 국제금융기구 관련 사업에 대해서는 기획재정부, 양자협력 중 무상협력사업, 다자협력 중 기타 국제기구 관련 사업에 대해서는 외교부가 담당

그림 2-5 통합평가 체계의 운용절차

7. 대외원조 추진체계

우리나라의 원조추진체계는 크게 유상원조는 기획재정부가, 무상원조는 외교부가 담당하는 이원적 체제를 이루고 있으며, 국무총리실이 이를 조정하도록 되어 있는 것이 특징이다. 우리나라 대외원조 추진체계를 규정한 최상위 법률은 2010년에 제정된 국제개발협력 기본법이다. 이 법률에 따르면 유상원조는 기획재정부가 담당하고, 무상원조는 외교부가 총괄하도록 되어 있다. 국무조정실의 개발협력정책관실이 유상원조와 무상원조 정책을 조정하며, 국무총리실 소속의 국제개발협력위원회는 개발협력에 관한 최고 정책결정 기구로 전체 원조정책을 심의 및 의결한다. 원조 정책이 단일부처로 일원화된 미국, 영국, 독일 등과 달리, 우리나라의 이원적 구조는 정책목표의 불명확, 사업 중복에 따른 비효율 등을 낳을 위험이 있다. 양자원조 중 유상원조를 담당하는 기획재정부는 대개도국 양허성 자금의 제공을 위해 정부예산으로 EDCF 기금을 조성하여 운용하고 있다. 유상원조의 정책은 기재부가 수립하여 집행하지만 EDCF 기금의 실제 운용은 한국수출입은행에 위탁하고 있다.

EDCF 운용을 규정하는 대외경제협력기금법은 자금 제공의 목적을 개도국의 산업발전 및 경제안정 뿐만 아니라, 우리와의 대외경제협력 촉진으로 규정하고 있다. 무상원조는 다수의 중앙정부 부처 및 지자체가 실시하지만 대부분은 외교부 산하의 KOICA에 의해 이루어지고 있다. 무상원조는 40여개 기관에 의해 이루어지고 있기 때문에 정부 내에서도 조정이 필요한데 법률에 따르면 외교부가 무상원조의 조정을 담당하도록 되어 있다. 한국국제협력단법은 KOICA의 활동 목적을 개도국과의 우호협력 및 상호교류 그리고 개도국의 경제 및 사회발전 증진에 기여하는 것으로 규정하고 있다. 다자국제기구를 통해 지원되는 다자원조의 경우도 기획재정부와 외교부 등으로 이원화 되어 있다. 세계은행이나 아시아개발은행과 같은 국제금융기구를 통한 지원은 기획재정부가 담당하고 있다. 반면

UN과 같은 기타 국제기구를 통한 지원은 외교부를 포함한 해당 부처가 담당하고 있다.

표 2-11 ODA 담당기관 및 관련법 현황

ODA 형태		담당기관	비고
양자원조	유상원조	기획재정부(EDCF)	대외경제협력기금법
	무상원조	외교부(KOICA)외 40개 기관	한국국제협력단법
다자원조	국제금융기구	기획재정부	국제금융기구가입조치법
	기타 국제기구	외교부 및 개별기관	

자료: 국제개발협력 선진화방안(2010.10.25.)

범정부 차원에서는 국제개발협력의 중기 정책방향으로 '국제개발협력 기본계획'을 5년 단위로 수립하고 있으며, KOICA와 EDCF는 매년 무상원조와 유상원조의 집행계획을 수립하고 있다. 2010년에는 1차 기본계획(2011-15년)이 수립되었으며, 2015년에는 2차 기본계획(2016-20년)이 수립되었다. 기본계획과 더불어 우리가 중점적으로 지원할 중점협력대상국도 5년 단위로 선정되는데, 2차 기본계획 동안의 중점협력대상국은 〈표 2-12〉의 24개국이다. 중점협력대상국별 중점지원 분야 및 지원전략을 담은 국가협력전략(CPS: Country Partnership Strategy)이 작성되었다.

표 2-12 중점협력대상국 (2016-2020년)

지역(개수)	2015년 중점협력국 조정 결과
아시아(11)	베트남, 인도네시아, 캄보디아, 필리핀, 방글라데시, 몽골, 라오스, 네팔, 스리랑카, 파키스탄, 미얀마
아프리카(7)	가나, 에티오피아, 모잠비크, 르완다, 우간다, 탄자니아, 세네갈
중동/CIS(2)	우즈베키스탄, 아제르바이잔
중남미(4)	콜롬비아, 페루, 볼리비아, 파라과이

자료: 21차 국제개발협력위원회 안건 내부 자료에서 재작성

| 참고문헌 |

- 2017 대한민국 ODA 백서, 국제개발협력위원회
- 국제개발협력위원회 소개 :
  http://www.odakorea.go.kr/ODAPage_2012/T03/L01_S00_01.jsp
- 김지현(2016), "국제개발협력의 과거, 현재, 미래" 발표자료
- 대외경제협력기금(EDCF) 홈페이지:
  http://www.edcfkorea.go.kr/
- 수출입은행 경협총괄부(2015), ODA주요통계
- 외교통상부 (2011) 부산세계개발원조총회 공식 웹사이트:
  http://effectivecooperation.org
- 조혜림(2017), "국제개발협력 지역 및 섹터의 개요", 코이카 YP 1차 선택교육 자료.
- 폴 파머·김용·아서 클레인먼·메슈 바실리코(김아람 옮김), 국제 보건실태의 재조명 (2014), 생각과 사람들
- 한국국제협력단 홈페이지: http://www.koica.go.kr/
- 한국국제협력단(KOICA), 국제개발협력의 이해(2013), 한울 아카데미
- EDCF 사업시행절차
  https://www.edcfkorea.go.kr/site/main/index004sh/mbinfo.html
- http://odakorea.go.kr/ODAPage_2012/T04/L03_S01.jsp
- KOICA 및 국제개발협력 기본계획(안)
- ODA KOREA 홈페이지: http://www.odakorea.go.kr (2016.04.26.)
- OECD(2015), CRS dataset.
  http://stats.oecd.org/Index.aspx?DataSetCode=CRS1
- OECD(2015c), CRS dataset.
  http://stats.oecd.org/Index.aspx?DataSetCode=CRS1
- OECD DAC Statistics

3

Chapter

국제보건개발분야 주요 용어 설명

학습목표

- 국제보건개발 분야의 주요 용어를 이해하여야 한다.
- 국제보건개발 분야의 주요 용어를 설명할 줄 알아야 한다.
- 국제보건개발 분야 주요 용어를 활용하여, 의사소통을 할 수 있어야 한다.

가격탄력성(Price elasticity)

가격에 따라 수요량이 변하는 정도를 나타낸 지표를 말한다.

가격탄력성 = 수요량의 변화율 / 가격의 변화율

예) 치과보철, 성형수술 등 급성진료가 아닌 경우 가격에 따라 수요가 비교적 크게 변동하므로 가격탄력성이 높다.

가계본인부담지출(Household out-of-pocket)

가계가 직접 부담하는 지불액을 말한다.

가정간호(Home care)

환자, 장애인 혹은 노인들이 자신의 집에서 보건의료전문가, 가족, 또는 친구들에 의해, 보건의료 또는 생활지원을 제공받는 서비스를 말한다.

간호양로원(Nursing Home)

기본적인 간호서비스와 함께 노인의 의식주 등 일상생활을 보조하며 돌보아 주는 요양 시설을 말한다.

간호조무사(LPN,Licensed Practical Nurse)

간단한 수술뿐만 아니라 복잡한 수술과정에도 참여하지만, 의사 또는 정규간호사의 보조적인 역할을 한다. 링거주사를 투약하거나, 약물을 투여한 환자의 반응을 확인하고, 혈압, 맥박, 체온 등을 확인하고 기록하는 역할을 한다.

간호진료원(Nurse Practitioner)

간호사 중 기본적인 의학교육을 받은 후 간단한 진료행위를 하도록 허가받은 자를 말한다.

개도국(Developing Countries)

선진국에서 채택하고 있는 기술, 지식 및 제도가 아직 충분히 보급되지 않아서 산업의 근대화와 경제개발이 뒤지고 있는 나라를 의미하며 종래는 후진국(backward country)이라 하였는데, 1960년대 초기부터 저개발국, 개도국 등으로 일컫게 되었다. 경제협력개발기구(OECD)의 개발원소위원회(DAC)와 유엔 등의 분류에 의하면 공업을 중심으로 고도의 발전을 이루고 있는 소수의 국가를 제외한 다수의 국가가 여기에 포함되며, 이들 국가의 대부분이 아시아, 아프리카, 중동 및 중남미를 중심으로 한 남반구에 위치하고 있다.

개도국의 분류(Classification of the Developing Countries)

개도국의 분류는 국제기구에 따라 정의가 다르나 대개 국민총생산(GNP) 또는 국내총생산(GDP) 등 경제지표를 기준으로 하는 경우가 많다. 1990년대에 들어서 인적자원의 개발과 발전을 중시하게 되었으며, UNDP는 저개발이 인적자원개발의 지체와 관련있다는 인식 아래, 취학률, 평균기대수명, 구매력 등의 지표를 담아 인간개발지수(HDI)를 개발하였다. HDI에 의하면 산유국과 같이 GNP가 높더라도 HDI는 낮은 국가도 있다.

【세계은행에 의한 분류】 1999년 기준 1인당 GNP $755이하인 나라를 저소득국(Low-Income Countries: LICs), 소득수준 $756이상 $2,995미만은 저중소득국(Lower Middle-Income Countries: LMICs), $2,996이상 $9,265미만은 고중소득국(Upper Middle-Income Countries: UMICs), $9,266 이상은 고소득국(High-Income Countries: HICs)으로 분류하고 있다.

【DAC에 의한 분류】 1995년 기준 1인당 GNP가 $765미만인 국가와 지역을 저소득국, $766이상 $3,035미만인 국가와 지역을 저중소득국, $3,036이상 $9,385미만의 국가와 지역을 고중소득국, $9,386이상의 국가와 지역을 고소득국으로 분류하고 있다. DAC는 "DAC 리스트"라 불리는 DAC 지원대상 수원국 및 지역리스트가 있으며, 이는 2부분으로 나뉘어져 있다. Part I은 상술한 ODA 수원대상국으로서 저소득국에서 고소득국까지를 포함하며, Part II는 중 · 동부유럽, 구소련 등 시장경제 이행국 및 선발경제국을 포함한다. Part I에 속하는 그룹 중 고소득국(세계은행 분류기준)은 Part II 국가도 있다. Part II 국가군에 대한 원조는 DAC에서 공적개발원조로 인정하지 않고 있다.

【UN에 의한 분류】 UN은 개도국 중에서도 특히 개발이 지체된 국가들을 후발개도국(Least Developed Countries: LDCs)으로 지칭하고 있다. 후발개도국이란 ① 1인당 GNP가 699달러 이하, ② 제조업이 GDP에서 차지하는 비율이 10% 이하, ③ 성인의 문자해독율이 20% 이하인 국가를 말한다. 또한 UN은 1인당 GDP가

356달러 이상 427달러 미만인 나라, 또는 문자해독율이 20%를 넘는 국가라도 나머지 2가지 LDC국가의 조건에 해당하면 LDC로 지정된다. LDC 국가의 대부분은 자원이 없거나 비산유국이다. 지금까지 사용되어 온 LLDC(Least among Less Developed Countries)라는 용어는 사용하지 않는다. 상기 LDC 48개국은 DAC분류상 저소득국(LICs)에 해당된다. 한편, UN은 석유파동으로 심각한 영향을 받은 개도국을 특별히 최빈국(Most Seriously Affected Countries: MSAC)으로 분류하고 있으며 여기에는 1974년 제6차 유엔 특별총회의 결의에 기초하여 인도, 방글라데시, 미얀마 등의 45개국이 포함된다.

개발원조위원회 DAC(Development Assistance Committee)

DAC는 1960년 1월 유럽경제협력기구(OEEC, 동년 12월 OECD로 개편) 내에 설립된 '개발원조그룹(DAG: Development Assistance Group)'으로, 제1차 회의가 1960년 3월 워싱턴에서 개최되었다. 그 후 1961년 10월에 개편되어 OECD 내 23개 전문위원회중 하나로 승격되었고 명칭도 개발원조위원회로 변경되었다. DAC는 그 자체가 경제협력을 실시하지는 않고 가맹 선진국이 개도국에 대한 경제협력을 상호 협조하면서 추진해나가기 위해 정보교환이나 정책조정을 주목적으로 한다. 대(對)개도국 경제협력은 경제성장, 무역확대와 더불어 OECD의 3대 목적의 하나이다. 따라서 DAC는 경제정책위원회, 무역위원회와 함께 OECD의 3대 위원회 중 하나이다.

개발협력(Development Cooperation)

개발도상국의 경제사회발전과 복지향상을 위해 지원되는 개발원조와 그 밖의 정부자금(OOF) 및 수출신용, 직접투자, 증권투자 등의 민간자금흐름을 총체적으로 일컫는 용어이다.

개인건강기록(PHR,Personal Health Record)

다양한 의료 기관으로부터 제공되는 개인의 진료정보와 개인 스스로 기록한 건강기록을 통합적이고 포괄적인 관점에서 작성한 개인의 평생건강기록을 의미한다.

개인의료비(Personal health care expenditure)

개인이 의료서비스 및 의약품의 구입에 지불한 금액을 말한다.

거버넌스(Governance)

정확한 개념에 대해서는 아직 국제적인 합의가 이루어지지 않고 있으나, 일반적으로 경제 · 정치 · 행정 등 3가지 분야에 걸친 국가와 사회의 관계를 지칭하며, 개발도상국의 공공행정 체계와 시장의 기능 및 제도가 작동하는 데 필요한 운영체계, 정부가 권한을 행사하는 방법, 공적 재원을 관리하는 방법, 공적인 규제를 행사하는 방법 등을 포함한다.

건강관리기구[미국](HMO,Health Maintenance Organization)[USA]

미국의 대표적 민간 의료 보험 조직으로 단지 보험료만 징수하는 것이 아니라 이것을 재원으로 의료공급자와 계약에 의해 의료서비스를 제공한다. 가입자는 HMO 가입시 보험료를 일정액으로 선납하고 계약에 명시된 의료서비스를 제공받는다. 그 유형으로는 Staff model, Individual Practice Association Model(IPA), Group Model 등이 있다.

건강도시(Healthy City)

도시의 물리적, 사회적 환경을 개선하고, 지역사회의 참여주체들이 서로 협력하여 시민의 건강과 삶의 질을 향상하기 위하여 지속적으로 노력해 나가는 도시를 말한다.

건강보험심사평가원[대한민국](HIRA,Health Insurance Review and Assessment Service)[KOR]
정부로부터 위탁받아 요양급여의 심사와 적정성 평가업무를 수행하는 준정부기관이다. 병의원이나 약국 등에서 건강보험 가입자를 진료한 후 청구한 진료비를 건강보험법의 기준과 원칙에 따라 심사·평가하는 기관이다.

건강상태(Health Status)
어떤 특정한 시점에서 건강지표로 나타난 개인이나 인구집단의 건강수준을 말한다. 세계적으로 널리 사용되는 지표로는 영아 사망률, 기대여명 등이 있다.

건강지표(Health Indicator)
사회 또는 집단의 건강 수준을 평가하는 척도가 되는 것이다. 체력 검사 따위의 개인 지표와 평균수명, 영아사망률, 의사의 수, 상하수도 보급률 등의 사회 지표가 있다.

건강증진(Health Promotion)
평상시에 건강을 유지, 증진시키는 활동을 말한다. 사람들로 하여금 스스로의 건강에 대한 통제(관리)를 증가시키고 자신들의 건강을 개선시키는 과정이다.

건강증진위원회[영국](CHI,The Commission for Health Improvement)[UK]
모든 의료기관에서 제공된 의료의 질과 성과를 객관적으로 평가하는 기구를 말한다.

경영정보시스템(MIS,Management Information System)

조직의 경영에 필요한 다양한 정보를 체계적으로 수집, 저장, 제공하여 경영관리자의 의사결정에 도움을 주기 위한 시스템을 말한다.

경제성평가(Economic Evaluation)

보건의료부문의 각종 사업, 진단기술, 약품 등에 투입된 비용과 산출을 비교함으로써 다양한 대안들을 비교 평가하여 경제적 효율성을 높이려는 분석기법을 말한다.

경제협력개발기구(Organization for Economic Cooperation and Development: OECD)

제2차 세계대전후 마샬플랜(유럽부흥계획)을 실행하기 위해 설치한 유럽경제협력기구(OEEC)를 개편, 발전시킨 것으로 미국, 캐나다 및 OEEC 가맹 18개국이 모여 1961년 9월에 발족시켰다. 가맹국의 협력으로 세계경제의 안정과 무역확대를 꾀하며, 나아가 개도국에 대한 원조촉진과 조정을 목적으로 한다. 최고기관은 이사회이며, 각료이사회와 상주대표회의로 구성되어 있다. 이사회는 전 가맹국이 중요문제를 심의하는 집행위원회(상임 7개국)를 보좌기관으로 두고 있다. OECD는 서방측 선진국을 망라하고 있어 선진국 클럽이라고도 한다. 우리나라는 많은 논란 끝에 지난 1996년 12월에 가입하였다. 현재 총 회원국수는 35개국이다. OECD에는 경제정책위원회, 개발원조위원회, 무역위원회 등 모두 23개의 산하위원회가 있으며, 각 위원회는 2~3년 주기로 수 개의 특정연구 및 협의사업(project)을 추진하는 바, 이를 위해 수 개의 작업반을 설치 및 운영하고 있다.

경제활동인구(Economically Active Population)

노동인구라고도 하며 만 15세 이상인구(생산가능연령인구)중 취업자와 취업하기 위하여 구직활동을 한 실업자를 의미한다. ① 취업자(employed persons): 조사대상

기간(1주간)에 수입을 목적으로 1시간(무급가족종사자는 18시간)이상 일한 자와 직업이나 직장을 가지고 있으나, 일기불순, 일시적인 병, 휴가, 노동쟁의 등의 이유로 일하지 못한 일시휴직자를 말한다.(* 이러한 분류는 국제노동기구(ILO)의 분류방식에 따른 것으로 미국, 일본 등 외국에서도 1주일에 1시간 이상 일한 자를 모두 취업자로 파악하고 있다.) ② 실업자(unemployed persons): 조사대상 주간에 전혀 일을 하지 못하고 일자리를 찾아 구직활동을 한 사람과 일시적인 병 등 특별한 사유로 구직활동을 하지 못한 사람으로 즉시 취업이 가능한 사람을 말한다. 여기에는 조건부 일시고용(30일 이내 재고용)으로 인하여 구직활동을 하지 않은 사람과 30일 이내 새로운 직장이나 사업을 시작하기 위하여 대기중인 구직 대기자 또는 자영업 준비자가 포함되나 막연히 구상만 하고 직접 사업장소를 물색하거나 상품을 구입하는 것과 같은 실질적인 사업준비가 없는 사람은 제외한다.

고령사회(Aged Society)

총인구 중에 65세 이상의 인구가 차지하는 비율이 14%이상인 사회를 말한다.

고령화 사회(Aging society)

총인구 중에 65세 이상의 인구가 차지하는 비율이 7%이상~14%미만인 사회를 말한다.

공공민간혼합체계(Public/Private mix)

공공과 민간자원이 섞여 있는 형태를 말한다.

공적개발원조(Official Development Assistance)

개도국의 경제발전이나 복지증진을 도모하기 위해 정부 또는 정부 실시기관에 의해 개발도상국 또는 국제기관에 지원되는 자금 또는 기술협력을 말한다. OECD

의 DAC에서 정의하는 공적개발원조의 요건은 다음과 같다. ① 중앙 및 지방정부를 포함한 공공기관 또는 그 실시기관에 의해 개도국 및 다자간 기구에게 지원되어야 하며, ② 개도국의 경제발전 및 복지증진에 기여함을 주된 목적으로 해야 하고, ③ 공여조건이 완화된 원조, 즉 공여율이 25% 이상인 양허성 조건의 자금이어야 한다.

공적부조(Public Assistance)
국가나 지방자치단체가 생활능력이 없는 사람에게 최저 한도의 생활수준을 보장하기 위하여 제공하는 보호 또는 원조를 말한다.

공적사회지출(Public Social Expenditure)
가계 또는 개인이 어려움에 처했을 때 사회가 제공하는 공적 사회복지서비스 지출을 말한다. 특정 재화나 서비스가 개인에게 직접 제공되는 경우의 지출은 제외한다.

공제액(Deductible)
진료비가 일정금액에 도달할 때까지는 전액 본인이 부담하는 제도를 말한다.
예) Deductible이 $500이면, 진료를 받을 때 본인부담금이 $500가 넘기 전에는 보험회사에서는 돈을 지불 하지 않음.

공중보건(Public Health)
지역사회의 보건관리, 환경위생관리, 감염병관리를 말한다. 개인위생에 관한 보건교육, 질병의 조기 발견과 예방적 치료 등을 포괄하는 조직적인 활동이다.

과잉진료(Overpractice)

의료공급자가 이윤을 위해 적정한 진료이상의 진료를 하는 것을 말한다.

관리의료(Managed Care)

미국의 HMO 등 보험회사가 일정액의 보험료를 선불로 받고 가입자들의 질병치료를 보장해 주는 제도를 말한다. 단, 의사나 의료기관의 선택, 수술의 여부 등 의료이용(제공)과정이 보험회사의 지침에 따라 관리되기 때문에 관리의료라 칭한다.

관리의료공급자조직[미국](PPO,Preferred Provider Organization)[USA]

미국에서 의사, 병원 또는 기타 의료공급자들로 구성된 공급자 조직으로, 보험자와 계약을 맺고 할인된 가격으로 보험 가입자에게 의료를 제공하는 일종의 관리기구를 뜻한다. 가입자가 계약을 체결하지 않은 의료기관을 이용할 경우, 급여 혜택이 축소된다.

관세무역일반협정(General Agreement on Tariffs and Trade: GATT)

관세 및 무역에 관한 일반협정으로 관세, 수출입 규제 등의 무역장벽을 각국의 다각적인 교섭으로써 제거하려는 목적에서 1947년에 발족하였다. 2차대전 후의 세계통화 질서안정의 기초가 된 IMF 체제와 아울러 자유무역의 골격이 된 무역질서를 GATT체제라고 부른다. GATT는 자유, 무차별무역의 원칙을 실현하기 위하여 양자 간 내지 다자간에서의 관세문제를 교섭해 왔다. 1962년까지 GATT는 5회에 걸쳐서 일반무역교섭을 진행했고, 1964년부터 1967년에 걸쳐 케네디 라운드를 실시, 관세일괄인하라는 새로운 방식을 채택하여 평균관세인하율 35%라는 성과를 올렸다. 그 후 1973년부터 1979년에 걸친 도쿄라운드에서는 평균 33%의 관세를 인하하였다. 1986년 9월 우루과이의 푼타델에스테에서 열린 GATT 각료회의에서 뉴라운드 개시의제에 합의함에 따라 교섭기한 4년 이내의 우루과이 라운드가 1987년 초부터 출범하여 1994년 초 종결되었다.

교토 의정서(Kyoto Protocol)

지구온난화 규제 및 방지의 국제협약인 기후변화협약의 구체적 이행 방안으로, 선진국의 온실가스 감축 목표치를 규정하고 있다. 1997년 12월 일본 교토에서 UN 기후변화협약(Framework Convention on Climate Change: FCCC)에 가입한 160개국 대표들에 의해 채택된 문서로, 2010년까지 전 세계의 이산화탄소 배출량을 1990년 수준보다 평균 5.2% 줄인다는 목표를 두고 있으며, 호주·캐나다·미국·일본·유럽연합 회원국 등 총 38개국의 의무이행 대상국으로 선정되었다. 개발도상국에 대해서는 구속력이 있는 약속을 요구하지 않아 사실상 선진국을 위한 온실가스감축 프레임워크라고 볼 수 있으나, 미국은 자국의 산업보호를 위해 2001년 3월 탈퇴했다. 교토 의정서는 2005년 2월 16일 공식 발표되었다.

교차비(Odds ratio)

환자군이 대조군에 비해서 요인에 폭로되었을 가능성이 몇 배 높은지 알려주는 비를 말한다.

구상서(Note Verbale)

외교분야에서 상대국과의 토의기록으로서 혹은 문제점을 제시하기 위해 상대국에 제출하는 외교문서의 일종이다. 구상서는 외무장관이나 대사 등의 서명이 필요 없으며, 외교부나 대사관과 같이 자국과 상대국 모두 3인칭으로 쓰여 진다. 여기에는 수신명도 없고 서명도 없는 것이 특징이다.

구속성 원조(Tied Aid)

수원국이 조달하는 수입물자·용역의 조달처를 공여국 또는 일부 소수국가로 한정하는 경우를 말한다.

국가보건서비스제도(National Health Service)

국가보건서비스방식은 중앙정부 혹은 지방정부의 조세 재정부담과 의료공급구조의 공공화를 특징으로 하며, 전 국민에게 예방 중심적이고 동등한 의료서비스를 제공하는 것이다. 주로 영국을 비롯한 영연방국가에서 시행중인 보건제도이다.

국민건강보험공단[대한민국](NHIS,National Health Insurance Service)[KOR]

국민의 질병 · 부상에 대한 예방 · 진단 · 치료 · 재활 · 출산 · 사망 및 건강증진에 대하여 보험 서비스를 제공함으로써 사회보장을 증진시키기 위해 설립된 준정부기관이다.

국민총생산(Gross National Product： GNP)

일정 기간에 일국의 국민경제 내에서 생산해 낸 최종생산물의 총 시장가치를 화폐단위로 나타낸 것이다. 오늘날 국민총생산은 한 나라의 경제활동수준을 가늠하는 데 가장 적절한 지표로 사용되고 있다. 한 나라의 국민이 일정기간에 산출한 재화와 용역을 시장가격으로 계상한 총액을 의미한다. 이를테면 우리 국민이 외국에서 단기간 일하여 생산한 것은 우리나라의 GNP에 포함되고, 외국인이 우리나라에서 단기간 일하여 생산한 것은 우리의 GNP에 포함되지 않는다. 시장가격으로 평가된 이 GNP가 명목국민총생산이며, 시장가격은 매년 변동하기 때문에 다른 해와 비교하기 위해 물가변동을 감안한 디플레이터(deflator)(이 경우는 물가지수)로 수정하여 실질국민총생산을 산정하게 된다.

국별원조평가(Evaluating Country Programmes)

국가별로 여러 가지 사업형태 및 분야 등을 종합하여 평가하는 것으로 해당

국가의 원조효과나 실무상의 문제점을 정리하여 그 결과를 국별 원조계획 수립 등에 반영하기 위한 것이다. 국가별평가는 1980년대 중반부터 공여국들이 주요협력 대상국의 집중적인 원조를 강화하기 위하여 국별원조계획(country programming)을 수립하면서 이에 대한 효과를 측정하고 보다 효율적이고 체계적인 사업추진을 위하여 1980년대 말부터 국가별평가를 실시하게 되었다.

국제식량농업기구(Food and Agriculture Organization: FAO)

유엔에서 가장 오래된 상설 전문기구이다. 제2차 세계대전 말기에 전쟁 피해국 주민들의 기아문제를 해결하고 영양 상태를 개선시키기 위하여 설립되었다. 농업, 임업, 수산업 개발에 대한 각국 정부와 전문기구들 상호간의 역할조정에 힘쓴다. FAO는 조사, 연구 기능도 수행한다. 각국의 개발계획에 기술 원조를 제공하고 세미나, 훈련 센터 운영 등을 통하여 교육 프로그램을 시행하며 농산품의 생산, 무역, 소비에 관련된 국제규모의 통계자료를 보존하고 정기간행물, 연감, 연구회보 등을 발행한다. 로마에 있는 본부사무국을 중심으로 세계 전역에 지역사무국들이 산재해 있다. 2년마다 개최되는 총회에서 기구를 관할하며 이사회는 총회에서 선출되는 회원국 대표들로 이루어진다. 1969년에 공표된 '세계농업개발계획지표'는 세계농업의 주요문제점을 분석해 그 해결책을 제시한 것이다. 1960년대 이후부터는 다수확 작물의 개발, 농산물 수출증대, 단백질 결핍증의 제거 등에 주력해 왔다.

국제질병분류(ICD,International Classification Disease)

세계 각국이 질병 및 사인의 종류를 국제적으로 표준화하여 분류해 둔 목록을 의미한다. 가장 많이 사용하고 있는 분류체계로 1692년 런던에서 사망률을 조사할 때 처음 시도되었다. 현재는 ICD-9, ICD-9-CM, ICD-10 등이 쓰이고 있다.

권한강화(Empowerment)

일반적으로 "힘을 부여하는 것"을 의미하는데, 특히 여성운동과 여성학에서는 여성의 사회적, 경제적, 정치적인 지위향상을 위한 전략적 개념으로서 1980년대부터 사용되었다. 여기에는 여성의 사회적 지위를 향상시키고, 스스로의 힘으로 경제활동 및 사회참여에 필요한 지식과 능력을 개발하며, 더 나아가 양성된 여성인력이 사회의 다양한 의사결정과정에 참여, 영향력을 행사하는 과정을 뜻한다.

규모의 경제(Economy of Scale)

생산 규모가 커지면 (장기)평균생산비용이 낮아져 비용절감에 유리하다는 이론이다.

근거중심의학(EBM,Evidence-Based Medicine)

임상에서 환자치료에 대한 의사결정을 내릴 때 최신의 과학적 근거들을 적용하는 것을 말한다.

급성질환진료(Acute care)

대개 3개월 미만의 짧은 기간의 진료를 요하는 질환에 대한 치료로 입원진료를 필요로 하는 경우도 포함한다. 장기요양진료(LTC)와 대비되는 말로 건강상태가 호전되고 있다는 뜻을 내포하고 있다.

급여(Benefits)

보험을 통해 받는 각종 복지혜택, 실업, 의료, 교육 등 광범위한 분야에서 통용된다.

급여범위(Benefit Coverage)

보험에서 보장해주는 급여서비스의 범위로서 서비스의 유형과 본인부담의 크기를 포괄한다.

급여혜택(Benefit Package)

제공되는 후생복지 또는 의료급여의 단위당 혜택범위를 말한다.

기대사망률(Expected mortality rate)

성별, 연령별로 평균적으로 향후 예상되는 사망확률을 말한다.

기대여명(Life expectancy)

현재의 연력에서 볼 때 앞으로 생존할 것으로 기대되는 평균수명년수를 말한다.

기업의 사회적 책임(Corporate Social Responsibility: CSR)

기업이 장기적인 생존과 수익창출을 위해 윤리, 환경, 신뢰, 투명, 혁신경영, 지배구조 개혁, 사회봉사, 사회공헌 등 사회적으로 바람직한 가치를 추구하는 것을 말한다.

기술원조(Technical Assistance)

선진국 또는 국제기구가 주로 개도국의 기술수준 향상을 위하여 실시하는 원조로서 경제개발에 필요한 지식, 기술, 능력을 부여하는 것을 목적으로, 연수생의 훈련, 전문가의 파견, 기기 · 자재를 제공하거나, 경제개발 방법을 지도한다. 기술원조계획은 대체로 제2차 세계대전 이후 시작되었는데 아프리카와 중남미아메리카 국가들은 생활수준 향상에 힘쓰고 있었다. 1949년에 발표된 트루먼 대통령의 포인트 4계획(Point Four Program)은 초기의 주목할 만한 예이다. 기술원조는 크게 다음의 두 가지로 나눌 수 있다.

【훈련 · 지도】 인재, 특히 기술자를 양성하기 위하여 훈련, 지도를 하는 것으로

구체적인 방법은 다음과 같다. ① 개도국의 정부 및 관계기관의 직원, 민간산업인, 학생 등에 대해 선진국이 자국 내에서 기술훈련, 학교교육을 실시. ② 선진국의 비용부담으로 개도국에 기술훈련 센터를 설립하고, 기술지도자를 파견하여 현지인을 훈련. ③ 개도국의 학교, 직업훈련소, 공장 등에 기술지도자를 파견하여 기술지도, 직업훈련 등을 실시.

【개발계획】 개도국의 경제계획의 작성, 공장 및 도로의 설계 등을 위해서 고급기술자가 자문에 응하여 지도, 조언을 한다. 구체적으로는 고급기술자로 구성된 조사단을 파견, 천연자원의 존재 여부와 그 개발 가능성을 조사하거나, 개발계획을 작성한다. 또, 공장 등의 설립에는 투자 전에 그 건립규모나 배치방법 등에 대한 타당성을 조사하여 지도, 조언을 한다. 원조는 자본 또는 무역원조의 형태로도 이루어질 수 있으나, 이에 비하여 장기적인 효과가 있는 기술원조가 수원국의 자립을 위해서는 보다 바람직 할 수 있다.

기술이전(Technology Transfer)

경제활동의 기반이 되는 기술은 숙련된 노동력과 끊임없는 개량이 겹쳐진 생산재, 중간재, 자본재에 의존하여 체계화된다. 이른바 선진 공업국이란 산업 혁명 이후의 축적에 의해 나름대로 고도의 기술을 소유한 나라를 말한다. 개도국이라고 일컬어지는 지구 남부 지역 국가들은 공업 입국화를 위하여 북부 지역의 기술이전을 필요로 하지만 아직까지 그리 간단하게 기술이전이 이루어지지는 않고 있다. 유엔 환경개발회의(UNCED)에서는 생물다양성협약, 21세기 행동계획(Agenda 21), 환경과 개발에 관한 리우데자네이루 선언 등 3개 문서에서 "기술이전"에 대해 언급하고 있다. 각 선언에서는 개도국, 특히 최빈국에 "개발의 최우선 순위가 주어져야만 한다."라고 지적하고 이를 위해 아젠다 21에서는 개도국에의 기술이전을 촉진시키기 위해 그 조건을 개도국에 유리하게 한다고 밝히고 있다. 그리고 생물다양성협약에서는 열대림 등 생물의 다양성이 풍부한 개도국에 선진국의 일부 지적 소유권을 무상으로 제공해야 한다는 조항도 포함되어 있다. 이에 대해 일본, 영국, 프랑스 등은 조약에 조인하였으나, 미국 측은 당시 부시 대통령이 미국 기업이 막대한 자금을 들여 개발한 기술을 무상으로 제공할 수 없다는 성명을 내고, 미국의 기업 이익을 확보하기 위해 조인을 거부하였다.

기술협력(Technical Cooperation)

개도국의 경제 · 사회를 발전시켜 나아가는 데는 단순히 자금원조만으로는 충분치 않으므로 국가를 담당할 개도국의 인적자원개발에 협력할 필요가 있다. 따라서 개도국 국민의 지식, 기능, 기술수준 향상을 위한 협력을 기술협력이라 부른다. 구체적으로 연수생이나 유학생 초청, 전문가 및 조사단 파견, 개발조사 등을 들 수 있다.

[독립적인 기술협력(Freestanding Technical Cooperation: FTC)] 수원국의 인적자본을 증대시키기 위한 것으로 독립적인 기술협력에는 특정자본재사업과 관련이 없는 Feasibility Study (F/S), 독립적인 기술협력과 관련된 전문가와 장비의 제공, 기관의 강화, 연수조사, 연수생초청, 봉사단활동 등이 있다.

[투자관련 기술협력(Investment- Related Technical Cooperation: IRTC)] 투자관련 기술협력은 투자사업의 시행과 관련된 컨설팅, 기술지원 및 제공, 감독이나 기술자, 숙련공의 제공을 포함한다. 기타 투자관련 기술협력으로는 대략적인 설계 및 주요 구조의 예비 디자인, 상세 조사 및 예비 투자조사의 검토, 상세설계, 입찰 서류의 작성, 공급자의 사전 자격심사, 입찰 자격 제한, 입찰평가 및 낙찰에 대한 권고, 환경영향평가 등 환경이나 사회영향에 관한 권고 또는 시행, 건설의 감리 등이 해당된다.

기업참여 민관협력(Public Private Partnership: PPP)

보다 효율적인 공공서비스의 실현을 위해 정부, 민간기업, NPI(Non-Profit Institution),

지역주민 등이 업무를 분담하는 협력관계를 말한다.

남남협력(South-South Cooperation)

선진국들로부터의 원조뿐 아니라 개발도상국 간 기술협력 및 상호 교류를 통해 개발의 효과를 높이자는 것으로, 원조를 단순히 선진국으로부터 받는다는 수동적 입장에서 능동적 입장으로의 변화를 의미한다.

남북문제(North-South Problems)

선진국과 개발도상국 간 빈부격차 등 제반 격차를 뜻하는 말로, 선진국들이 주로 지구의 북반구에, 개발도상국들이 주로 지구의 남반구에 위치하기 때문에 생겨난 말이다. 1959년 말에 미국을 방문한 영국의 로이드은행회장 프랭크스(S. O. Franks)가 "남북문제는 동서대립과 함께 현대의 2대 문제이다"라고 지적한 것이 계기가 되었다.

남용(Overuse)

약물이나 의료서비스를 적정량보다 과다하게 사용하는 것을 말한다.

내부평가(Internal Evaluation)

공여국, 수원국, 또는 사업시행기관의 내부 부서나 직원에 의한 평가이다.

노인전문병원(Geriatric hospital)

노인성 질환을 전문적으로 치료하는 병원을 말한다.

농촌협동의료체계[중국](RCMS,Rural Cooperative Medical System)[CHN]

과거 중국의 농촌지역에서 존재하였던 1차 의료 중심의 보건의료체계를 말한다.

누적발생률(CUM,Cumulative Incidence)

일정 연령군내에서 각 연령군 별 발생률을 합한 값으로 일반적으로 백분율로 표현된다. 흔히 사용되는 누적발생률로는 0~74세까지의 누적발생률(누적발생74, CUM74), 0~64세까지의 누적발생률(누적발생64, CUM64) 등이 있다.

DAC 수원국 리스트(DAC List of Aid Recipients)

경제협력개발기구(OECD)의 개발원조위원회(DAC)는 원조공여 흐름을 측정하기 위한 통계작성을 목적으로 수원국 리스트를 작성하고 있다. 이 리스트는 개도국국가(Part I)와 구 사회주의국가 및 고소득국(Part II)로 구분되는데 PART Ⅰ 국가에 대한 원조는 공적개발원조(Official Development Assistance: ODA)로 산정하되 특수목적에 의한 PARTⅡ 국가에 대한 원조는 공적원조(Official Aid: OA)로 산정 된다. 기존의 개도국 리스트를 두개 범주로 구분한 것은 냉전체제 종식이후 시장경제체제로 이행중인 동유럽국가들에 대한 원조수요가 증가했기 때문이다. 따라서 전통적으로 경제개발을 목적으로 한 ODA 대상국과 별도로 OA 대상국을 분류하여 통계를 작성하고 있다. ODA 대상국인 PART Ⅰ 국가는 다시 1인당 GNP 기준으로 LLDCs (최빈국), Other LICs(저소득국, GNP 765불미만), LMICs(저중소득국, GNP 766불~3,035불), UMICs(고중소득국, GNP 3,036불 ~9,385불), HICs(고소득국, GNP 9,386불 이상)으로 나뉜다. OA 대상국인 PARTⅡ 국가는 중·동부유럽과 구소련 독립국(CEECs/NIS), 싱가폴, 쿠웨이트 등 고소득 개도국이 해당된다. 우리나라는 2000년 1월부터 PARTⅡ로 옮겨져 고소득 개도국으로 분류되고 있다.

다자간 원조(Multilateral Aid)

공여국이 개도국에 직접 자금을 제공하지 않고 국제기구 앞 출연 또는 출자를 통해 간접적으로 지원하는 방식이다. 양자간 원조방식과 달리 1970년대부터 채택된 다자간 원조방식은 개도국의 민족주의의 고양에 대응하면서 자본의 국적을 은폐할 수 있는 효과가 있다. 국제기구를 통한 원조는 양자간 원조와 비교하여 ① 국제기구가 보유한 고도의 전문지식과 경험을 이용하고 막대한 자본이 소요되는 분야에 통합 지원하기 용이하며, ② 개도국 정부에 대해 정치적 중립성이 유지되고, ③ 정치, 군사적 위험으로 양자간 원조가 어렵거나 불가능한 국가에 대한 지원이 가능하다는 등의 이점이 있다. 피어슨 보고서에서는 국제기구에 대한 공여를 공여국 총 ODA의 20%정도로 할 것을 요구하고 있다. 모든 국제기구에 대한 지원이 다자간 원조로 포함되는 것은 아니며, OECD/DAC에서 정한 국제기구에 대한 출연 및 출자와 동 기구에 대한 양허성 차관의 일부 혹은 전부가 OECD/DAC 통계상 다자간 원조로 계산된다. 다자간 원조를 담당하는 국제기구의 종류는 경제개발에 필요한 자금을 대부하는 다자개발금융기관(Multilateral Development Banks)과 유엔 기구 및 기금 등 국제개발기구, 버티컬 펀드, 국제 NGOs 등이 있다. 국제개발금융기구로는 세계은행 그룹과 아시아개발은행(ADB), 유럽부흥개발은행(EBRD)과 같이 특정한 지역과 분야를 대상으로 하는 지역개발은행이 있으며 유엔의 개발원조기구로는 유엔개발계획(UNDP), 유엔인구기금(UNFPA), 유엔난민고등판무관(UNHCR), 세계보건기구(WHO) 등이 있다.

다자 · 양자간 협력(Multilateral Bilateral Cooperation)

국제기구 등에서는 원래 다수 공여국의 출자(공여)를 기초로 한 일반재원에 대한 반대개념으로 특정공여국에 의한 국제기구와의 공동협력을 지칭하여 사용된다. 한편, 1990년대 들어 선진공여국에 원조피로 현상이 나타나고 진체 개발원조 자금도 증가하지 않자, 양자 · 다자간 원조기관간 자금, 기술, 인력 등에서 협력하는 것이 보다 효과적이고 합리적으로 개발원조사업을 전개할 수 있다는 인식이 공유되고 있다. 더불어 글로벌 이슈와 같이 개별 기구에서 대응이 곤란한 과제가 점차 중요한 것으로 인식되어 양자간의 제휴관계는 많은 국제적인 모임에서 의제가 되고 있고, 실제 협력사업도 적극적으로 실시되고 있다. Multi- lateral

Bilateral Cooperation을 실시한 예로는 일본과 UNDP, 유엔 프로젝트서비스기구(UNOPS)의 "부탄전기통신망 정비계획", "네팔하천 연안보호계획", "캄보디아 삼각계획"등이 있으며, WHO, UNICEF가 추진하고 있는 "예방접종확대계획(EPI)"이 있다. 최근에는 국제기구를 통한 다자간 원조와 양자간 원조기구에 의한 원조의 제휴(병행융자)를 포함하여, 국제기구와 양자간 원조기관 협력을 넓게 포괄하여 Multilateral Bilateral Co-operation으로 부르고 있다.

WFK(World Friends Korea)

전 세계 이웃을 돕고 대한민국의 국격을 높이는 정부 파견 해외봉사단의 새로운 이름으로, 각 행정부처별로 분산되어 있던 해외봉사단사업을 정부가 통합한 브랜드명이다. 개발도상국에 파견되어 현지주민과 지식과 기술을 공유하고, 국제사회에 기여하는 WFK의 멤버는 외교부의 KOICA해외봉사단, 행정안전부의 인터넷봉사단, 교과부의 대학생봉사단 및 개도국과학기술지원단(이상 2009년 통합), 외교부의 중장기자문단, 지경부의 퇴직전문가, 문화부의 세계태권도평화봉사단(2010년 통합) 등이다. 2009년부터 2013년까지 총 2만 명의 World Friends Korea 해외봉사단원을 파견할 계획이다.

단일맹검법/한쪽눈가림법(Single blind)

맹검법의 한 종류로 피험자나 연구자 둘 중 하나만 모르게 하는 방법으로 연구의 신뢰도를 높일 수 있다. 주로 피험자가 모르는 경우가 많다.

대기시간(Waiting time)

병원 등의 의료기관에서 진료서비스를 받기까지 기다리는 시간을 말한다.

만성질환진료(Chronic care)

질병이 보통 6개월 혹은 1년 이상으로 장기적이거나 만성인 환자들에게 제공되는 치료와 간호를 말한다.

만성질환(Chronic disease)

보통 6개월 혹은 1년 이상 계속되는 질환을 말하는데 그 증세가 완만하게 나타나 장기간 지속되므로 만성증세라고 한다.

매칭 펀드(Matching Fund)

경영학에서는 공동자금 출자라는 의미로 쓰인다. 흔히 컨소시엄 형태로 자금을 여러 기업이 공동출자 할 때 매칭펀드라고 부른다. 금융에서는 "혼합 기금"이라는 뜻으로 쓰인다. 투신사의 경우 국내와 국외에서 수탁 받은 자금을 국내와 국외를 가리지 않고 투자하는 펀드를 가리킨다. 재정에서는 중앙정부가 지방자치단체나 민간에 예산을 지원할 때 자구노력에 연계해서 배정하는 방식을 말한다. 우리나라 정부는 1993년도에 지방 중소기업 지원사업에 매칭펀드를 처음으로 도입하였다. 지방이 무조건 중앙정부에 예산을 달라고 요구할 것이 아니라 먼저 자체적으로 노력을 하면 그에 상응한 지원을 하겠다는 취지였다. 이런 매칭펀드를 도입하면 지방자치단체의 징세 노력을 독려할 수 있고 재원 배분의 효율성을 높일 수 있는 장점이 있어 예산제도에 광범위하게 도입되고 있다.

메디케이드[미국](Medicaid)[USA]

미국의 저소득층을 위한 의료보장제도를 말한다. 어린이, 임산부, 노인 그리고 장애인 등을 포함한 저소득층에게 자격이 주어지고, 수혜자가 되기 위해서는 소득부조(SSI) 프로그램을 받아야 하며, 재원은 연방정부에서 50%, 주정부에서 50%를 부담하며 각 주의 경제사정에 따라 보장혜택에 차이가 있다.

메디케어[미국](Medicare)[USA]

미국의 65세 이상의 노인이나 또는 나이와 무관하게, 장애급여를 받고 있는 자 또는 만성신부전증 환자의 의료비를 지원하는 의료보장제도이며 연방정부가 관할한다. 크게 Part A(병원보험)과 Part B(의료보험)으로 나눌 수 있고, 추가적으로 의약품에 관한 혜택인 Part D와 부가 혜택이 주어지는 Part C로 구분된다.

메타분석(Meta analysis)

한정적 실험결과의 일관성을 검증하기 위한 분석방법이다. 과거의 논문에 나타난 실험결과를 통계적 분석 대상의 관찰치로 전환하여 실험결과를 일반화하는 분석을 뜻한다.

무작위 대조 연구(RCT,Randomized Controlled Trial)

환자를 실험군(새로운 치료법 등)과 대조군(placebo, 또는 과거의 치료법 등)으로 무작위로 나누고(random assignment) 전향적(prospective)으로 경과를 추적하여 새로운 치료법 등의 효과를 비교하는 연구를 말한다.

모니터링(Monitoring)

안건의 진행상황을 수시로 체크하여 안건을 관리하는 것으로서 안건의 실시과정에서 문제가 발생할 경우 발생사유, 내용, 조치사항 등을 시계열적으로 기록하고 정리하는 것은 효율적으로 안건을 관리하는 데 있어서 중요한데, 이는 평가를 위한 귀중한 투입(input) 정보이기도 하다.

모자보건(Maternal and Child Health)

임산부 또는 영유아에게 보건의료서비스를 제공함으로써 신체적 · 정신적 건강을 유지하게 하는 것을 말한다.

목표달성도(Effectiveness)

당초에 계획된 안건의 달성목표, 혹은 안건실시 도중에 개정된 달성목표에 비추어 실현된 구체적 결과를 검토하고, 또한 그 결과를 초래한 제요인 및 조건에 관해 분석을 행하는 평가항목이다.

민간보험회사(Private Insurance Enterprises)

공공보험과는 별도로 민간에서 운영하는 보험회사를 말한다. 민간건강보험회사의 경우 공공보험으로 급여되지 않는 부분에 대해서만 보장해 주는 보충형보험과 공공보험과 같은 영역에서 경쟁하는 대체형보험 등을 운영할 수 있다.

민영화(Privatization)

정부 소유의 의료기관들이 소유권이나 운영권을 민간에게 넘기거나 민간분야의 투자를 유치하여 의료에 있어 공공의 역할을 축소시키는 흐름을 말한다.

발생률(Incidence rate)

일정 기간 동안 어떤 질병 또는 사건이 생겨나거나 나타나는 비율을 말한다. 주로 한 지역사회 내에서 특정질병이 발생한 비율을 의미한다.

베버리지 보고서[영국](Beverige Report)[UK]

국민이 기본직인 사회생활을 충족하도록 사회보험을 실시할 것과 국가부조를 강화할 것을 주장한 영국의 '사회보험 및 관련 서비스 위원회'가 발표한 보고서를 말한다. 제2차 세계대전 후 유럽과 미국의 사회보장정책에 커다란 영향을 미쳤으며, 정식 명칭은 사회보험과 관련사업(Social Insurance and Allied Services)이다.

병원인증제도(Hospital accreditation)
병원이 양질의 서비스를 제공할 수 있는 능력을 갖추었는지를 인력, 시설, 장비, 진료의 과정, 진료결과, 환자 만족도 등을 통해 평가하여 인증해 주는 제도를 말한다.

병원성과(Hospital Performance)
병원이 운영목표 달성여부를 다양한 지표로 나타낸 것을 말한다. 환자진료실적, 공공성, 수익성, 질 향상, 환자만족도 등의 지표들로 구성된다.

병원(病院)성 질환(HAC,Hospital-Acquired Conditions)
병원에 입원하여 진료 받는 동안 감염으로 인해 발생한 질병을 말한다. 주로 병원내부의 불결한 환경위생과 의료진의 비위생적 행위로 인해 감염된다.

보건당국[영국](Health Authority)[UK]
보건문제를 총괄하는 공공당국을 말한다.

보건의료수요(Health Care Demands)
소비자의 관점에서 보건의료서비스를 필요로 하는 수요를 말한다.

보건의료지출(Health Care Expenditure)
보건의료분야의 전 분야에 걸쳐 지출한 비용을 말한다. 사회보험료, 민간보험료, 환자 치료비, 의료 인력의 인건비 등을 포함하는 광의의 개념이다.

보건의료기관(Health Care Facilities)
보건의료인이 공중 또는 특정 다수인을 위하여 보건의료서비스를 행하는 보건기관 · 의료기관 · 약국 기타 대통령령이 정하는 기관을 말한다.

보건의료재원조달(Health Care Financing)

특정 사업 목적 달성을 위해 필요한 재정자원을 조달하는 행위를 말한다. 보건의료의 경우 조세나 사회보험료와 같은 공공재원, 민간보험과 환자본인부담과 같은 민간재원으로 크게 나뉜다.

보건경제학(Health Economics)

경제학 이론을 보건의료분야에 적용하여, 인간의 건강관리와 복지향상에 기여하는 학문이다.

보건계정체계(SHA,System of Health Accounts)

보건의료에 대한 지출과 이를 위한 재원을 일목요연하게 보여주는 일련의 테이블 또는 이러한 테이블을 구성하기 위한 틀(framework)을 지칭한다.

보건교육(Health Education)

질병예방과 건강증진에 필요한 올바른 건강지식, 태도 및 생활습관을 실생활에서 실천하도록 돕는 교육을 말한다.

보건정책(Health Policy)

건강 및 보건과 관련된 정책을 뜻한다.

보험료(Contribution)

사회보험에서는 보험료를 뜻한다. 보험계약에 의거, 보험자가 급여 지급책임을 지는 대가로 계약자가 납입하는 금액을 말한다. 보험료는 2개 부분으로 구성되어 있으며, 하나는 급여 지급을 위한 재원이 되는 순보험료이고 또 하나는 보험자가 보험계약을 유지 · 관리하는 데 필요한 경비로 쓰이는 부가보험료이다.

복제약(Generic drug)

특허 기간이 만료된 후나 특허권자의 허락을 받아 로얄티를 지불하면서 만드는 약이며, 대부분 작은 회사 혹은 개발도상국에서 만들어지기 때문에 가격이 더 저렴하다.

복지서비스(Welfare services)

협의의 복지서비스는 의료서비스와는 달리 생명과 건강에 직접적인 영향을 주지 않지만, 환경과 생활에 있어서 최소한의 인간다운 삶을 보장하기 위해 제공하는 서비스이고, 광의의 복지서비스는 의료를 포함하는 개념이다.

본인부담(Copayment)

총 진료비의 일정 비율의 금액을 환자가 직접 부담하는 것을 말한다.

본인부담금(Out of pocket payments)

소비자가 의료를 이용할 때 직접적으로 지불하는 모든 비용을 말한다.

비구속성 원조(Untied Aid)

공적개발원조로 관련 물자 및 서비스를 실질적으로 모든 국가에서 완전히, 또 자유롭게 조달할 수 있는 경우를 말한다.

비보험환자(Uninsured patient)

의료보험이 없는 환자를 말한다.

비용부담(Cost sharing)

소비자나 공급자에게 비용절감의 유인을 제공하기 위해 비용의 일부를 부담하게 하는 것을 말한다. 소비자의 경우 진료비 본인 부담제, 공급자의 경우 진료비 지불제도가 이용된다.

비용편익분석(Cost-Benefit Analysis)

비용편익분석은 사회 자본에 관한 투자기준을 마련하기 위해 고안된 분석도구의 하나이다. 민간투자의 경우에는 얻어지는 이익이 판매수익인 화폐액으로 나타나는데 비해 사회자본의 경우에는 이익이 판매수익을 나타내지 못하므로 한정된 자원을 효과적으로 활용하기 위해서는 이익을 비용과 비교할 수 있도록 화폐단위로 환원해야 한다는 문제가 생긴다. 예컨대 정부 또는 공공단체가 수자원개발을 위해 댐을 건설할 때 몇 가지 계획안을 놓고 각각의 경우의 비용과 이익의 양면을 비교, 검토하여 그 중 가장 유리한 계획안을 채택하는 것과 같은 방식이다. 예) 안전벨트 착용과 음주운전 단속의 비용편익 분석, 풍진예방접종의 비용편익 분석

비용효과분석(Cost-Effectiveness Analysis)

프로젝트 평가를 위한 분석기법의 하나로 비용-편익분석과는 달리 프로젝트에 의한 경제 효과를 화폐평가만으로 측정하기 어려운 경우, 예를 들어 교육, 보건, 의료 등 인적자원개발 프로젝트 선정 시 사용되는 분석방법이다. 목표를 달성하기 위하여 가능한 몇 가지 방법에 걸리는 비용을 계산하거나 반대로 몇 가지 방법에 목표를 달성할 때에 걸리는 한계비용을 계산하여 프로젝트의 우선도나 선정여부를 판단한다.

비용효용분석(Cost-utility analysis)

다양한 건강상태에 대한 개인의 효용을 바탕으로 삶의 질을 고려한 수명 1년당 비용(cost per QALY)을 분석하여 최소의 비용이 소요되는 대안을 선택한다. 예) 암환자 치료, 말기신부전 환자치료

비영리병원(Not for profit Hospital)

진료 행위의 결과로 생긴 이익에 대한 청구권을 가진 주인이 존재하지 않는 병원이다. 진료수입과 국가의 보조금 혹은 개인 및 단체의 기부금 등에 의해 운영된다.

비정부기구(Non-Governmental Organization: NGO)

민간인이나 민간단체로 이루어진 국제기관으로서 보통 국제기구, 국제기관이라고 하면 국제조약에 의해 만들어진 정부기관(IGO)을 말한다. 비정부기구(NGO)는 이에 대비되는 말로서 국제적인 비영리 민간조직에 대해 유엔에서 최초로 사용하였다. 최근 들어 국내 민간단체, 시민조직도 NGO의 범주에 속하게 되었다. NGO는 널리 환경보호, 개발원조, 인구, 거주지, 여성, 기아 구제, 인권, 장애자 문제 등을 해결하기 위해 활동하며, 유엔 차원에서 세계회의가 열릴 때 민간 활동의 경험 및 주장을 회의에 반영시키기 위해 노력하고 있다. 각 조직은 각자가 맡은 테마에 따라 "환경 NGO", "인권 NGO", "개발 NGO" 등으로 불린다. 나이로비에 본부를 둔 "환경연락센터(ELC)"가 유엔환경계획(UNEP)으로부터 재정을 원조받아 정보를 제공하고 있는 단체만도 약 6천 개에 이른다. 국제적인 "환경 NGO"는 선진국이나 개도국을 구분하지 않고 민간 차원의 환경보호활동에 관련하며 커다란 역할을 담당하고 있다. 이 때문에 유엔 및 유럽, 미국의 정부 등도 NGO와 제휴하고 있다. 각국 NGO는 "환경과 개발에 관한 유엔 회의"의 "지구헌장" 등에 각각 제안을 제출한 바 있다.

빈곤(Poverty)

빈곤의 개념은 박탈(Deprivation)의 여러 차원을 포함하고 있으며, 일반적으로 개인에게 경제적, 사회적 그 밖의 여러 자원의 안녕과 복지를 달성하는 능력의 제약(Inability)이라고 할 수 있다. 세계은행의 정의에 따르면 빈곤은 명백히 복지가 박탈된 상태로, 경제적 기회, 교육, 보건과 영양, 그리고 권한강화(Empowerment) 및 안전에서의 인적 박탈을 의미한다. 빈곤은 물질적인 안녕을 위해 필요한 의식주 및 기타 재산, 도로, 물 등 기본적 인프라가 결핍된 것뿐만 아니라, 착취와 무기력, 모욕감, 비인간적 대우에 노출되게끔 자유, 힘, 독립성 등이 박탈된 상태로 정상적인 사회생활을 영위하지 못하도록 하는 사회문화적 관습도 함께 고려되어야 한다.

빈곤선(PL,Poverty Line)

빈곤 여부를 결정하는 최저 생활선을 말한다. 영국의 사회학자 벤저민 S. 라운트리(Benjamin S. Rowntree)가 1901년에 제기하였고, 그 후 이 개념은 각국에서 사회복지 대상을 규정하는 데 큰 역할을 했다.

빈곤완화전략서(Poverty Reduction Strategy Papers: PRSP)

PRSP는 세계은행이 개도국 정부를 포함하는 개도국 공공부문의 빈곤 대응책을 강화하기 위해 수립한 Framework이다. 개도국이 채무삭감 및 국제금융기관의 자금공여를 위한 전제조건으로 개도국으로 하여금 식접 향후 3년간의 빈곤 및 채무삭감을 위한 자체 전략을 책정, 시행토록 하고 있다. PRSP는 빈곤완화결과를 강조하고 그 결과에 따라 개도국 정부가 정책 간 우선순위를 결정하는데 필요한 것이다. 또한 각 정부와 원조당사자의 우선순위 규정, 자원배분, 전략평가에 영향을 주고자 하는데 있다. PRSP의 특징은 country basis상의 다양한 각도에서 빈곤완화를 고려할 수 있게 구성되어 있으며, 종합개발프레임웍(CDF)의 실질적인 운영방법에 대해 논의하며, 빈곤의 영향과 정책과의 연계방안에 주목하고 있으며, 수원국 정부 · 세계은행 · IMF가 연계된 빈곤완화 전략에 대한 보강 및 중채무빈국(HIPC) 채무경감이 빈곤완화노력의 통합부분임을 보장하는 기초를 제공한다. PRSP의 핵심내용은 빈곤의 개념과 그 결정요인에 대한 포괄적인 이해이다. 빈곤에 대한 이해는 빈곤완화대응책에 대한 우선순위를 결정할 수 있게 해주며, 농촌개발, 인프라건설, 민간부문개발과 같은 개발 능력배양(capacity building)은 빈곤완화에 큰 효과가 있으며, 이러한 정책을 채택함으로 빈곤완화에 가장 큰 효과가 있게 된다. 정규적인 모니터링을 위해 광범위한 참여가 필요하며, 이러한 참여과정을 통하여 결과를 분석하는 것이다.

빈곤층 의료서비스(Indigent care)

빈곤층이나 서비스 비용을 지불할 능력이 없는 사람들에게 제공되는 의료 서비스를 말한다.

사망률(Mortality rate)

일정 기간 안에 한 인구분포 단위 내에 일어나는 총인구 대비 사망 숫자의 비율을 말한다.

사업실적 모니터링계획(Performance Monitoring Plan: PMP)

실적데이터 수집을 위한 계획을 수립하고 관리하는 것을 의미한다. 동 계획은 데이터 수집의 기획, 관리, 체계화를 위한 중요한 도구로 활용된다. 비교 가능한 데이터를 적시에 정기적으로 수집토록 함으로써 효율적인 실적 모니터링이 가능하도록 도움을 주며, 유용하고 신뢰 가능한 실적 중심의 운영이 필수적이다.

사전의무(Mandate)

자동차를 사면 의무적으로 자동차보험을 들어야 하고, 학교에 보내기 전 백신접종을 해야 하는 등의 사전에 해야 할 의무를 말한다.

사전심사(Appraisal)

투하자본 및 자원의 효율적 운용을 위해 프로젝트사업 실시전에 실시여부에 관한 사전 검토(Appraisal)를 하는 것으로 DAC에서는 ① 개발정책과의 적합성, ② 기술면, ③ 경제 및 재정면, ④ 제도면, ⑤ 사회면, ⑥ 환경면의 6가지 측면에서 고찰하고 있다.

사전조사(Preliminary Survey)

요청주의에 의한 프로젝트 요청서만으로는 상대국의 요청내용 및 실시계획의 내용 등을 상세히 파악하기가 어렵기 때문에 수원국과의 기술협력에 대한 협의에 앞서 준비단계로서 사전조사가 실시되고 있다. 구체적으로는 상대국 정부로부터 제출된 프로젝트 사업요청서에 대해 요청배경 및 내용을 보다 상세하고 정확히 파악하고 프로젝트의 내용, 국가개발계획상의 위치, 상대국의 실시체제 등을 명확히 하여 프로젝트의 실시가능성 등을 검토하는 것을 말한다.

사회간접자본(Social Overhead Capital: SOC)

재화와 서비스의 생산에 직접 사용되기보다는 간접적으로 생산 활동을 지원하며 촉진시키는데 필수 불가결한 자본을 말한다. 이것은 보통 정부가 소유하거나 개인이나 기업이 소유하더라도 정부의 규제를 받는 사회적 성격을 띤 자본이다. 따라서 사회간접자본은 개인직접생산자본(DPC)에 대조되는 개념이다. 그것이 협의로 사용될 때에는 수송, 통신, 전력, 용수 등의 자본시설을 지칭하며, 광의로 사용될 때에는 이에 추가하여 국방, 치안, 보건, 의료, 후생, 교육 등 산업의 생산 활동과 일상생활에 필수 불가결한 모든 공공적 성격을 띤 시설을 포함한다. 사회간접자본의 범위가 이처럼 포괄적이기 때문에 사회하부구조, 경제적 하부구조 또는 단순히 하부구조 등의 많은 다른 용어가 유사개념으로 사용되고 있다.

사회개발(Social Development)

인간의 사회적 측면을 중요시하는 개발의 개념과 방법이다. 1995년 사회개발정상회담 선언은 "인간이야말로 지속가능한 개발의 중심에 있다"고 공포한 바 있다. 사회개발은 고전적인 "경제개발"을 보완하는 측면도 있으나, 경제성장만을 추구하는 경제개발과는 성격상 다르다는 의미에서 경제개발에 대한 반대 입장에서 주장되는 경우도 있다. 인간 및 사회를 중시하는 사고방식으로는 1970년대의 "Basic Humanism"의 시대에서 인간개발지수(UNDP의 HDI)에 이르기까지 여러 가지 형태가 제기되어 왔다. 특히, 1990년대에는 주민참여, 빈곤완화 정책, 여성지원 등에 역점을 두었다. 또 다른 사회개발의 분야로는 영양, 보건위생, 교육 등 사회부분과 더불어 인권, 민주화, 환경, 인구와 가족계획, ODA와 NGO의 연계, 고용과 소규모기업 개발 등도 포함된다.

사후관리협력(Aftercare Cooperation)

사업종료 후 사업의 자립발전을 지원하기 위하여 실시하는 추가조치를 말한다. 예를 들면 프로젝트방식 기술협력의 경우, 사업종료 후 3년 이상 경과한 사업 중 자립노력의 성과가 나타나는 프로젝트를 대상으로 연수생 초청, 전문가 파견, 물자 공여 등의 추가 지원을 실시하고, 자립적 발전을 촉진하고 있다.

사회보험(Social Health Insurance)

보험의 원리를 적용해서 국민이 건강하지 못한 상태에 놓이게 될 때 국민을 지켜주는 사회안전망을 뜻한다. 질병과 노령, 사망 등의 위협으로부터 극복할 수 있도록 사회가 공동으로 책임지는 제도적 장치로 구성원은 강제적으로 보험에 의무적으로 가입하여야 한다.

사회보험공단(Social Health Insurance Agency)

사회보험제도의 운영을 맡는 기관으로 국가 기관 혹은 그에 준하는 공공 조직으로 분류된다.

사회보험제도(NHI,National Health Insurance)

의료비에 대한 국민의 자기책임의식을 견지하되, 지불능력에 기반한 보험료로써 재원을 마련하고 정부기관이 아닌 보험자가 제도를 운영하는 방식이다.

사후평가(Ex-Post Evaluation)

개발 사업이 종료된 이후의 평가이며, 사후평가는 사업이 종료된 직후 또는 종료 후 일정기간이 지난 뒤에 착수될 수 있다. 사후평가는 사업의 성공 또는 실패 요소를 규명하고, 성과 및 영향력에 대한 지속가능성을 검토하며, 향후 다른 유사 개발 사업에 활용 할 수 있는 결론을 도출하기 위해 수행한다.

사회적 돌봄(Social care)

의료전문인에 의해 제공되는 의료가 아닌, 전문인 혹은 비전문인이 아동이나 노인을 위해 제공하는 돌봄, 수발, 요양 서비스 등을 일컫는다.

산전관리(Prenatal Care)

임신 전과 임신 중 의사로부터 받는 건강관리를 의미한다.

산후조리서비스(Postpartum care)

산모의 출산 후 조리를 위해 제공되는 서비스를 말한다.

산학협력봉사단제도

KOICA와 산학협정을 체결한 대학에서 팀으로 구성한 봉사단원을 파견, 대학측에서는 학생추천 및 학사관리를 KOICA에서는 교육훈련 및 복무관리를 하는 제도이다.

삼각협력(Tripartite Cooperation)

어떤 개도국의 개발에 2개의 공여국이 공동으로 협력사업을 실시하는 것을 뜻한다. 일본의 경우 최초의 삼각협력은 1994년부터 캄보디아에서 실시된 "캄보디아 난민 재정착, 농촌개발계획"에서 시작되었다. 이는 캄보디아 내전 후 해외에서 귀국한 귀국자의 재정착을 지원하기 위해 시작되었으며, 일본-아세안(ASEAN)이 공동으로 실시하였다. 구체적으로 일본에서는 청년해외협력대 자원봉사자(JOCV)를 파견하였으며 말레이시아, 필리핀, 인도네시아, 태국에서도 각 분야 전문가를 파견하여 캄보디아 농업, 생활수준 향상, 교육, 공중위생 등 4분야에서 협력활동을 실시하였다. 전체 프로젝트의 조정은 일본국제협력사업단(JICA)의 전문가가 담당하였으며, 삼각협력은 기술수준이 약간 뛰어난 주변국가(선발국)에서 기술자가 파견되어 개도국 수준에 맞는 적정수준의 기술을 이전할 수 있고 인건비도 저렴하다는 이점이 있다.

상대위험도(Relative Risk)

위험요인에 폭로되지 않은 집단에 비해 폭로된 집단에서의 질병발생 확률이 몇 배나 더 높은가를 의미한다. PR이 1보다 크면 그 요인의 폭로가 질병발생의 확률을 증대시키는 방향으로 작용한다는 뜻으로, 그 요인은 위험요인(risk factor)으로 간주되며, 1보다 작게 되는 경우에는 그 요인에의 폭로로 질병발생 위험이 감소된다는 경우이므로 그 요인은 질병발생의 보호요인(Protective factor)으로 간주된다.

상호책임성(Mutual Accountability)
파리선언(2005)에서 원조의 효과성 제고를 위해 채택된 5대 핵심원칙 중 하나로, 개도국과 공여국 모두 전략 수립 및 예산과정에서 의회의 역할을 강화하고, 개발전략 이행 및 평가 과정을 투명하게 하며 원조 관련 포괄적인 정보를 적시에 가감 없이 제공해야 한다는 내용을 담고 있다. 또한 개도국과 공여국은 기존 국가 장치의 중립성을 향상시키고 이를 통해 원조효과성에 대해 공동으로 평가해야 한다.

상환제도(Reimbursement)
정부나 의료보험회사와 같은 제 3의 지불자가 치료에 사용된 비용을 의료 제공자에게 지불하는 것을 의미한다. 환자가 계약한 내용에 따라 치료비용의 전체 혹은 부분을 지불할 수 있다.

새천년개발목표(Millennium Development Goals: MDGs)
천년개발목표는 2015년까지 ① 절대빈곤 및 기아퇴치, ② 보편적 초등교육 달성, ③ 남녀평등 및 여성능력 고양, ④ 아동 사망률 감소, ⑤ 모성 보건 증진, ⑥ HIV/AIDS, 말라리아 및 기타 각종 질병 퇴치, ⑦ 지속가능한 환경 확보, ⑧ 개발을 위한 범지구적 파트너십 구축의 달성을 제시하고 있다.

성과 중심적인 관리(Result Based Management: RBM)
산출물, 결과 그리고 영향의 달성 및 성과에 초점을 맞추는 경영전략을 말한다.

성관련개발지수(Gender-related Development Index: GDI)

인간개발보고서는 1995년에 성관련개발지수를 도입했는데, 이 지수는 인간개발에 있어 남성과 여성사이의 불평등의 정보를 보여주기 위해서 인간개발지수와 동일한 변수를 사용하여 성관련 인간개발 상태를 측정하였다. 인간개발에 있어 성적격차가 커질수록 한 국가의 성관련개발지수는 인간개발지수와 비교해서 상대적으로 낮아진다.

성평등(Gender Equality)

성평등이란 사회적으로 가치 있는 재화와 기회, 보상 등을 여성과 남성이 동등하게 향유할 것을 요구하는 것이다. 성평등은 남성들과 여성들이 같은 존재가 되는 것을 의미하는 것이 아니라, 그들이 제반 기회와 삶의 가능성이 평등하다는 것을 의미한다. 성평등과 여성의 권한강화에 대한 강조는 모든 사회와 문화에 적용될 수 있는 특별한 성평등의 모델을 가정하는 것이 아니라, 여성들과 남성들이 성평등이 무엇을 의미하는지에 대해 결정하며 그것을 달성하기 위해 협력하여 일할 동일한 기회를 가지고 있다는 어떤 관심을 반영하는 것이다. 단순히 현재의 불평등으로 인해 남성들과 여성들을 동등하게 대우하는 것은 성평등의 한 전략으로서는 불충분하다. 불평등의 맥락에서 볼 때 동등한 대우는 불평등의 영구화를 의미할 수도 있다. 성평등을 이룬다는 것은 불평등을 강화시키고 유지시키는 사회적 관계와 제도적 실행들의 변화를 요구하는 것이다.

세계무역기구(World Trade Organization: WTO)

관세 및 무역에 관한 일반협정(GATT)과 동 협정 사무국을 승계한 국제기구, 자유공정무역의 기능을 더욱 강화하고 WTO 협정의 이행을 감독하여 모든 교역 분야에서 자유무역질서를 확대하기 위해 1995년 1월 1일 설립되었다. 기존의 GATT가 단순히 계약, 협정 형태로 되어 있어 회원국들이 GATT상의 의무를 효과적으로 이행시키지 못했던 점을 감안, 약속이행의 감시 등 회원국들의 의무이행을 강력히 뒷받침할 수 있는 기능을 갖춘 기구이다. WTO의 설립목적으로는 ① 국제무역 불균형에 따른 보호주의 및 지역주의에의 대처 ② 국제교역구조의 다양화에 따른 국제규범보완 제정의 필요성 증대 ③ GATT 체제 자체의 한계에 대처하기 위해 국제교역분야를 규율할 수 있는 국제기구 설립의 필요성 등이다. WTO의 의사결정방식은 합의제 방식을 채용하여 특정 안건 표결시회의 참가국의 명백한 반대가 없으면 만장일치로 채택한 것으로 간주하며, 합의제에 의한 결정이 불가능할 때에는 투표국의 표결로 결정한다(회원국당 투표권 1표).

세계보건기구(World Health Organization: WHO)

1948년 보건수준 향상을 위한 국제적 협력을 촉진시키기 위해 설립된 유엔 특별기구이다. 이 기구는 1923년에 설립된 국제연맹 산하 보건기구와 1909년 파리에 설립된 국제공중보건사무소의 감염병 통제, 격리조치, 약물표준화 등에 관련된 특수한 업무를 계승했으며, 모든 사람들이 최상의 건강상태를 달성할 수 있도록 하는 정책을 추진하기 위해 보건기구헌장의 범위 내에서 폭넓은 권한을 위임받고 있다. WHO는 건강을 단순하게 질병이 없고 허약하지 않을 뿐만 아니라 완전히 육체적, 정신적, 그리고 사회적으로 안녕한 상태라고 하는 적극적 의미로 규정하고 있다. 제네바에 본부를 두고 있는 WHO는 3개의 주요기관에 의해서 운영된다. 세계보건총회는 전반적인 정책을 결정하는 기관으로서 매년 소집되고, 집행위원회는 보건전문가로 구성되어 있으며 이들은 총회에서 3년 임기로 선출된다. 사무국은 전 세계적으로 지역사무소와 분야별 행정요원들을 갖추고 있다. 조직의 재정은 우선 상대적인 기여 능력에 따라 회원국 정부가 매년 기부하는 재원으로 충당된다.

세계식량계획(World Food Programme: WFP)

식량 원조를 통해 개도국의 경제 · 사회 발전을 도모하기 위하여 설립한 유엔기구이다. 1961년 UN총회와 UN 식량농업기구(Food and Agriculture Organization: FAO)의 결의로 설립, 1963년부터 기능을 발휘하였다. 사무총장의 임기는 5년이며 조직은 식량원조정책 및 계획위원회(Committee of Food Aid Policies and Programmes: CFA)와 유엔경제사회이사회, 식량농업기구(FAO)에서 선출된 인원이 모여 매년 2회 정기회의를 개최한다. 주요 활동은 식량원조와 긴급구호활동이며 이러한 활동을 통해 저개발국의 경제개발을 촉진시키는 것이 목적이다. 일용품, 현금, 용역의 기부를 포함하는 세계식량계획은 수혜국들이 균형식을 유지하고 개간과 관개사업을 확장하여 식량조달의 어려움을 극복하는 데 중점을 둔다. 1995년 10월, 북한 평양에 최초로 세계식량계획 상주사무소를 개소하였고 같은 해 11월 36만 명의 한 달 양식에 해당하는 쌀을 원조하였다. 사무국은 이탈리아 로마에 있다.

순응도(Compliance)

의사나 약사의 처방이나 충고에 대하여 환자가 얼마나 순응하여 잘 이행하는가를 나타내는 정도이다.

시니어봉사단원

일반봉사단원 중 파견분야 10년 이상의 근무경력과 전문성을 갖춘 만 50세 이상의 한국해외봉사단원이다.

시민사회조직(Civil Society Organization: CSO)

민주화, 법치주의, 인권존중의 중심요체로서 남녀시민 각자가 다양한 성격의 자율적 · 조직적 · 집단적 활동을 개발할 수 있는, 개별 시민과 국가 사이의 공적인 장소를 의미한다. 주로 민간조직, 지방 풀뿌리 조직 등을 대표하는 말로 사용되나,

원칙적으로는 교회단체, 노동조합, 협동조합, 봉사단체, 전문인협회, 상공회의소 등까지 포함하는 포괄적 개념이라 할 수 있다.

시범사업(Pilot Program)

본 사업에 착수하기 전에 사업의 현실성을 점검하고 개선점을 찾아내기 위해 시범적으로 진행해보는 소규모 사업을 말한다.

예) 새로운 보건의료프로그램을 전국적으로 실시하기 전에 일부지역에서 먼저 시범적으로 진행해 보는 사업

식량배급표[미국](Food Stamp)[USA]

저소득층에 대해 연방 정부가 발행하는 식량을 구입할 수 있는 표를 말한다.

신속평가기법(Rapid Appraisal Techniques)

원조평가 실시의 한 방법으로 동 기법은 신속하며 특히 사업에 관한 경영자의 정보수요를 지원하는데 있어서 저비용으로 체계적인 정보수집이 가능한 방법이다. 동 기법은 신속하고 저비용인 반면 신뢰도가 낮은 약식평가기법과 타당성 및 신뢰도는 높으나 고비용과 전문적 기술, 시간 등을 요하는 정식평가기법(센서스, 조사, 실험 등)의 장점만을 혼합하여 평가하는 기법이다. 동 기법은 주로 의사결정시 질적이고 기술적 정보만으로 충분할 때, how와 why라는 대답이 필요할 때, 모니터링으로 부터 얻은 계량적 정보를 설명해야 할 때, 사업개선을 위한 실무적 제언이 필요할 때 활용한다.

실버산업/노인관련사업(Silver industry)

대체로 60세 이상의 고령자를 대상으로 하여 재화 및 서비스를 생산, 판매, 제공하는 산업을 말한다.

예) 요양원, 의료복지용구, 재가요양서비스, 장수식품 등

CAS국가지원전략(Country Assistance Strategy)

'개도국의 국가개발계획 실행'을 지원하는 방안을 구체적으로 제시하고 일관성 있는 중기 실천지침이며, 현재는 국가협력전략(CPS)이 그 역할을 대체한다.

CPS국가협력전략(Country Partnership Strategy)

무상과 유상원조의 정책단계에서의 일관성을 향상시키고 조정하기 위한 한국 ODA의 개도국별 지원 전략이다.

R/D 협의의사록(Record of Discussions)

협의의사록은 개별 프로젝트형 기술협력을 시행함에 있어 상대국 실시기관과 협력내용에 대하여 합의한 사항을 모아서 정리하고 서명한 문서이다. 이 협의의사록의 성격은 양국정부간의 국제적인 조약에 해당되지 않으며 국제법상의 효력은 없으나, 실질적으로 해당프로젝트 방식협력의 시행에 기초가 되는 문서이다. 내용은 ① 협력의 목적, ② 대상분야, ③ 협력기간, ④ 실시운영계획, ⑤ 공여국측 지원사항(전문가의 파견, 기자재공여, 연수생 등), ⑥ 수원국 부담사항 등이며, 서로가 합의한 사항을 정리하고, 서명자는 자국정부에 합의내용의 실시를 권고하는 형태가 된다. 회의의사록이라고 불리기도 한다.

아시아 · 태평양경제협력체(Asia-Pacific Economic Cooperation: APEC)

아시아 · 태평양 경제의 증가하는 상호의존성에 부응하여 1989년에 형성된 경제협력체로서 회원국 간의 자발적인 협력을 바탕으로 역내 경제성장을 지속시키고 아 · 태 경제의 역동성을 유지하여 궁극적으로 아 · 태 공동체 형성에 기여하는 것을 목적으로 한다. 1988년 10월 일본 통산성의 제안이후 환태평양 지역의

역내 경제협력이 구체화되어 1989년 11월 호주 캔버라에서 첫 각료회의가 개최되었고 1993년 시애틀에서 첫 번째 APEC 정상회의가 개최되었다. APEC의 기본적인 목적은 무역투자 자유화·원활화 및 경제기술협력을 통한 역내 경제 성장 및 발전이며, 1994년 보고르 정상회의에서는 APEC 활동의 지주로 ① 무역·투자자유화(trade and investment liberalization), ② 무역·투자 원활화(trade and investment facilitation), ③ 경제기술협력(economic and technical cooperation)을 채택하였는데, 편의상 전자 2개를 TILF로 후자를 Ecotech로 약칭하면서 APEC의 양대 지주로 일컫고 있다.

아젠다 21(Agenda 21)

"아젠다 21"은 1992년 6월 3~14일간 브라질의 리오데자네이루에서 열린 "환경과 개발에 관한 유엔회의"(UNCED)에서 채택된 "환경과 개발에 관한 리우선언"의 후속 조치로서 각국 정부와 국제기구가 실천해야 할 "21세기를 향한 지속가능한 개발에 관한 구체적 행동계획"으로 채택한 것을 말한다. 이 행동계획은 행동계획의 목적, 실시 대상 및 실천방법 등으로 구성되어 있으며 구체적으로 인구, 빈곤, 거주문제 등 사회경제적 요소와 더불어 대기, 수자원, 생물다양성, 폐기물 등 환경문제에 관한 프로그램을 채택하고 있다. 또한 개발자원의 보호와 관리, 여성과 NGO 문제와 함께 지방자치단체 등이 이 행동계획을 실천하기 위한 재원확보와 시행기술, 방법 등의 원칙에 대해서도 기술하고 있다. UNCED의 모리스 스트롱 사무국장은 "아젠다 21은 지속가능한 개발을 위한 실천적 행동을 모색한 것이다. 단순히 의무를 부과하는 것이 아닌, 각국 정부, 국제기구, NGO, 지역자치제와 일반 시민 등이 협심 노력하여 지속가능한 개발을 위한 적극적 행동이 가능토록 기본 틀을 제공하는데 의미가 있다"고 언급하였다. 40페이지 분량의 이 문서에는 빈곤완화에 대한 노력, 인구문제, 대기보전, 삼림감소대책, 사막화방지, 농업, 생물의 다양성 보전, 담수자원의 질적 보호, 유해물질의 관리,

방사성폐기물의 관리 등 폭넓은 분야를 망라하고 있다.

아크라 행동계획(Accra Agenda for Action: AAA)

2008년 9월 아프리카 가나의 수도 아크라에서 제 3차 원조효과성 고위급 포럼이 개최되었으며, 이 회의에서 제 2차 고위급 회의에서 채택된 '원조의 효과성 제고를 위한 파리선언'을 평가하고 원조의 효과성을 위한 '아크라 행동계획(AAA)'을 채택했다.

안락사(Euthanasia)

극심한 고통을 받고 있는 불치의 환자에 대하여, 본인 또는 가족의 요구에 따라 고통이 적은 방법으로 생명 연장을 중단하는 행위를 말한다.

안전성(Safety)

인체에 유해한 조건들을 최소화하거나 제거하려는 여러 가지 활동을 의미한다.

약제비(Drug expenditure)

약품의 사용에 따라 지출되는 총 비용을 말한다. 주로 행정단위, 국가단위 이상의 총체적인 비용을 뜻한다.

양자 간 원조(Bilateral Aid)

경제협력은 양자간 원조와 다자간 원조로 구분되는데 양자간 원조는 국가 대 국가 베이스로 공여되는 개발원조를 말한다. 양자간 협력은 다시 상환의무여부에 따라 무상협력과 유상협력으로 구분되며, 우리나라의 경우, 무상협력을 무상원조(무상자금협력)와 기술협력으로 구분하여 실시하고 있다.

여성과 개발(Women in Development: WID)

개도국의 경제·사회생활에 있어서 여성의 역할은 너무도 크며 개발과정에 여성의 참가를 확보하는 것은 개발원조를 효과적으로 실시하는 데 중요한 일이다. 이런 생각이 유엔을 중심으로 한 일련의 여성 지위향상 움직임이나 개도국의 개발노력을 배경으로 "여성과 개발(WID)"의 개념으로 발전하였다. "여성과 개발"의 기본적인 생각은 ① 여성은 개발에 있어서 수익자일 뿐만 아니라 개발의 담당자이기도 한 점에 유의하여 개발 프로젝트에의 여성 참가의 확보를 고려한 개발 원조를 추진할 것, 이를 위해 ② 여성의 사회적·경제적 환경을 개선하고 여성의 전반적인 지위향상을 촉진 할 것, ③ 개도국, 선진국 쌍방의 국제이해와 협력을 증신시킨다는 것 등이다. 최근에는 개발과정에서 여성을 수혜자로서 뿐만 아니라 참여자로서 고려해야 한다는 차원에서 한 걸음 나아가 성평등(Gender Equality)을 개발목표로 보는 관점으로 변화되고 있다. 성평등이란 남녀가 사회적으로 가치있는 제언, 자원 및 혜택을 평등하게 향유하는 것을 의미하는 것으로서 OECD의 개발원조위원회(DAC)는 성평등을 정책, 기획, 평가, 제도적 구조 및 의사결정 과정에 주요 개념으로 도입함으로써 빈곤, 민주화 및 인권 등 개발목표의 효과적인 달성을 도모하고 지속가능한 개발과 인간중심의 개발에 기여한다는 성평등 전략을 추구하고 있다.

역량개발(Capacity Development)

'장기간에 걸쳐 개개인과 기관과 사회가 자신들의 개발 목적을 설정하고 달성할 수 있는 능력을 획득하고, 강화하며, 또한 유지해 나가는 과정'을 의미한다. 이는 개인 및 기관과 사회 전체를 연결하는 개념으로, 기존의 역량강화(Capacity Building)가 주로 조직과 개인의 능력 향상을 대상으로 하는 반면 역량개발은 그와 함께 제도 및 정책의 정비, 사회 시스템의 개선까지 포함한다. 또한 역량강화가 외부의 공여자가 현지에 들어와 역량을 구축해주는 개입행위를 지칭하는 반면에 역량개발은 개도국의 주인의식을 기초한 내생적인 과정 그 자체를 지칭하며, 역량을 구축하는 것만이 아니라 구축된 역량을 강화·유지하는 지속적인 과정을 의미한다.

연대의식(Solidarity)

공동체 사회에서 서로 연결되어 있다는 의식을 말한다. 사회보장제도에서는 보험료는 소득 수준에 따라 납부하지만, 의료 요구에 따라 급여를 받음으로써 소득이 높은 사람이 소득이 낮은 사람을 도와주게 되는 기능을 일컫기도 한다.

연령군별사망률(Age-specific death rate)

각 연령군 별(주로 10년 단위)로 구한 사망률을 말한다.

영리병원(For-profit hospital)

영리를 목적으로 설립된 민간병원이다. 의사 개인이 운영하는 형태와 주주들의 투자로 설립되는 법인형태의 영리병원으로 크게 나누어 볼 수 있다.

영아사망률(Infant Mortality Rate)

해당연도 출생아 가운데 1년 이내에 사망한 영아수를 출생아 천 명당으로 나타낸 보건지표로 국제적으로 국민 보건 수준을 가늠하는 중요한 지표로 사용된다.

예방적 항생제 용법(Prophylactic antibiotics)

예방 목적으로 항생제를 사용하는 용법을 말한다. 질병이 발생하기 전 사용하는 1차 예방법과 질병이 발생한 후 악화를 방지하는 2차 예방법으로 나눌 수 있다.

예방접종(Vaccination)

전염병 발생을 예방하고 유행을 억제할 목적으로 독을 약화시키거나 활동하지 못하게 만든 세균·바이러스·독소 등을 면역원으로 접종하여 면역력을 부여하는 일을 뜻한다.

외부평가(External Evaluation)

평가대상이 되는 개발사업의 공여기관 또는 사업 수행기관이 아닌 외부인 또는 외부기관에 의해 수행된 평가이다.

요양시설(Nursing Facility)

지속적 간호와 일상생활 보조를 필요로 하는 노인 및 신체 장애인을 위한 시설로 물리치료, 작업치료, 재활치료 등을 받을 수 있다.

요양제공자(Caregiver)

의료인, 간병인, 가족 등을 포함하여, 환자를 돌보아 주는 사람을 총칭하는 개념을 말한다.

요청주의(Request-Basis Principle)

공적개발원조 실시 시 수원국 정부로부터 외교문서에 의한 공식 요청을 받은 후에 사업계획을 검토하여 실시하는 것을 말한다. 요청주의는 개도국의 정책을 존중함과 아울러 개도국의 자조노력을 촉진한다는 기본적인 사고에 기초한 것이다. 한편, 일부 선진원조국들은 원조국 측에서 수원국에 안건을 제시하는 경우도 있는데 이를 "협의주의"라고 한다.

외래환자(Outpatient)

입원하지 않고 외래로 통원 치료를 받는 환자를 말한다.

원격보건(Telehealth)

정보통신시스템을 건강증진을 위한 활동에 활용하는 것을 뜻한다(WHO정의). 그 내용으로 의료전문교육, 지역사회공중보건교육, 의료기술의 개발 및 보급 등이 있고, 환자진료의 측면에 중점을 둔 개념인 원격의료와 구별된다.

원격의료(Telemedicine)

정보통신기술을 활용하여 의사가 원격지의 환자에게 의료서비스를 제공하거나 먼 거리의 서로 다른 장소의 의사간에 의료정보의 교환에 의한 의료서비스 실시 또는 교육을 하는 것을 말한다.

원조조건에 대한 DAC 권고(DAC Recommendation on Terms and Conditions of Aid)

원조조건 완화를 목적으로 OECD의 개발원조위원회(DAC)에 의해 4회에 걸쳐 이루어진 권고로서 그 주요내용은 다음과 같다. ① 공적개발원조 약속액의 평균 증여율(G.E)을 빠른 시일 내에 86% 이상으로 한다. ② ODA 약속액 대 GNP 비율이 특히 낮은 국가에 대해서는 비록 다른 수치가 권고조건을 상회해도 본 조건을 달성한 것이라고는 간주하지 않는다. ③ 원조조건은 당해 수원국의 소득수준, 국제수지, 채무 등의 상황을 감안하여 결정한다. ④ DAC 회원국은 수원국별로 원조조건을 근접시키도록 배려한다. ⑤ 후발개도국에 대한 원조는 기본적으로 증여로 한다. 차관을 포함하는 경우는 약속액의 평균 증여율이 국별로 3년간 86% 이상으로 하든가, LLDC 전체에 대하여 1년에 90% 이상으로 한다.

원조조화(Aid Harmonization)

국제 개발협력기관들은 원조 프로그램이 실질적인 효과를 거둘 수 있도록 효율성을 향상시키기 위해서 수원국과 공여국 간 그리고 공여국들 간에 원조정책, 절차, 예산, 접근방법 등 조정 노력을 강화하는 것을 지칭한다. 이는 과거 각각의 공여국 및 개발협력 기관들이 서로 다른 원조절차 및 관행을 고집하여 제한된 수원국 역량에 대한 부담을 증가시키고 많은 경우 불필요하거나 중복적인 원조 프로젝트를 실시하여 개발협력 프로그램의 효율성을 저하했다는 이해를 바탕으로, 이러한 문제를 개선하는 데 목표를 둔다. 원조의 효과성 제고를 위한 파리 선언의 중심 원칙이기도 하다.

원조조정(Aid Coordination)

대 개도국 원조효율성을 제고하기 위해 원조공여국과 원조기관 간에 협의 · 조정하는 것을 말한다. 개도국의 개발수요 확대 및 다양화에 따라 개별 원조국, 원조기관만으로는 이러한 개발 수요에 부합하는 원조를 공여하는데 한계가 있다. 또한 지역 · 분야에 따라서는 특정 원조국의 경우에는 경험과 지식이 부족한 경우도 있다. 이러한 맥락에서 다른 원조국 및 원조기관의 협조는 원조중복을 피하고 원조효율을 제고하는 데 중요하며, OECD의 개발원조위원회(DAC)는 대표적인 원조조정기구라 할 수 있다.

원조졸업(Aid Graduation)

개도국의 1인당 GNP 수준이 증대하거나 개발이 이루어져 ODA 공여의 대상국에서 벗어나는 것을 말한다. OECD의 개발원조위원회(DAC)의 정의에 따르면 ODA 대상국과 수혜지역은 DAC에서 작성한 개도국리스트의 제 I부에 속하는 국가와 지역이다. 또한 어떤 개도국의 소득수준이 높아지고 개발이 진전되면 DAC와의 협의를 거쳐 브루네이와 싱가포르처럼 "좀 더 개발된 개도국과 지역(개도국 리스트

II)"으로 분류된다. 이런 국가에의 원조는 DAC 정의상 ODA가 아닌, OA(Official Aid)로 분류된다. 다시 말하면 수원국에서 졸업했다는 것을 의미한다.

원조통계(Statistics on Development Assistance)

선진국으로부터 대 개도국 자금 흐름에 관련되는 통계로서는 OECD의 개발원조위원회(DAC)가 DAC 회원국과 유럽공동체(EC) 및 국제원조기관 등에 대하여 파악하는 것이 가장 일반적인 것으로 되어 있다. 더욱이 DAC는 회원국 이외의 원조통계에 대해서도 관여한다. 우리나라도 매년 DAC에 개도국에 대한 원조 실적을 제출하고 있다. 이러한 통계는 자금흐름 전체를 공여주체에 따라 정부베이스와 민간베이스로 대별하고, 정부베이스의 흐름을 공적개발원조의 기타공적자금(OOF)으로 분류하여 달러베이스로 파악, 매년 DAC 사무국에서 발행되는 통계지침서에 따라서 작성되고 있다. DAC의 대표적인 원조통계 자료로는 "Development Cooperation Report" 및 "Geographical Distribution of Financial Flows to Developing Countries"가 있다. 이외에 "External Debt Statistics, Financing and External Debt of Developing Countries", 그리고 "Statistics on External Indebtedness"등이 있다.

원조피로(Aid Fatigue)

원조를 해도 눈에 보이는 효과가 없다. 90년대 들어 선진공여국에서 재정악화와 경기후퇴 등으로 원조공여량이 정체되는 현상을 나타내는 말로서 원조량이 증가하지 못하거나 감소하는 배경으로는 정부재정의 악화 및 선진공여국의 주요 원조대상 지역인 아프리카의 정체와 퇴보 등 개발원조의 실효성에 대한 회의론을 들 수 있다. 이로 인해 공여국 가운데는 개발원조에 대한 의문이 일어나고 있으며, 원조예산에 대한 국민의 지지가 약해지기도 한다. 90년대 전반에 주요 선진국이 원조피로 현상을 보였으나, 오히려 일본은 ODA예산이 동 기간 중 2배로 증가하였다가, 1998년에 ODA예산이 10%이상 감소함으로써 다른 공여국이 원조피로에서 벗어날 때 "원조피로"를 경험하고 있다.

유럽경제협력기구(Organization for European Economic Cooperation: OEEC)

1948년 4월 파리 협정에 의해 설치된 유럽의 경제조직으로서 유럽 부흥계획, 즉 마샬플랜에 따라 각 국의 노력을 조정하여 유럽 경제를 복구시키기 위해 설치되었다. OEEC의 많은 기능 중에는 특히 회원국간의 교역량 제한조치들을 폐지하고, 회원국간에 부족한 자원을 상호 배분하며, 경제적 공동 관심사를 논의할 정기회담을 위한 체제의 구상 등이 포함되었다. 1961년 OEEC는 비유럽국가들도 포함시키는 경제협력개발기구(OECD)로 대체되었다.

유럽연합(European Union: EU)

1957년 유럽경제공동체(European Eco- nomic Community: EEC)가 출범한 이래 단일유럽법과 마스트리히트조약에 의한 유럽공동체(European Commu- nity: EC)의 새로운 명칭이다. 유럽의 정치 · 경제 통합을 실현하기 위하여 1993년 11월 1일에 발효된 마스트리히트조약(Maastricht Treaty)에 따라 출범한 유럽 12개국 연합기구로 약칭은 EU이다. 당초 EEC 회원국은 벨기에, 프랑스, 서독, 이탈리아, 룩셈부르크, 네덜란드였고, 1973년에 덴마크, 아일랜드, 영국, 1981년에 그리스, 1986년에 포르투갈과 스페인, 1995년에는 오스트리아, 핀란드, 스웨덴 등 유럽자유무역연합(European Free Trade Asociation: EFTA) 회원국이 모두 가입하였다. EU의 역사는 1950년대부터 시작한다. 1950년 프랑스의 로베르 슈만(Robert Schuman)과 독일의 콘라드 아데나워(Konrad Adenauer)는 유럽석탄철강공동체(European Coal and Steel Community: ECSC)에 대한 구상을 발표하였다. 독일의 재무장을 억제하려는 프랑스와 전후 상실된 국제적 영향력을 재고하려는 독일의 이해, 유럽공동시장의 창출을 통한 경제적 효과를 기대한 이탈리아와 베네룩스 3국의 이해가 합치하여 1951년 파리조약에 따라 ESEC가 설립되었다. 또 1957년 로마조약에 따라 EEC와 유럽원자력공동체(European Atomic Energy Community: Euratom)가 출범하였다. 이후 1965년 합병조약(Merger Treaty)으로 각 공동체가 집행위원회, 유럽의회 등의 기관을 공유하게 되었다. 이후 유럽연합(EU)의 발전 과정은 대략 다음과 같은 세 단계로 나누어 볼 수 있다. ① ESEC의 탄생부터 룩셈부르크 타협으로 회원국가의 거부권을 인정한 1966년까지가 탄생과 성장의 시기이다. ② 정체와 부활의 시기로 1966년부터 1985년까지이다. 이 시기에 대부분의 유럽국가들은 국민국가 단위의 발전전략, 즉 케인즈주의적 모델에 입각한 복지국가 건설을 추진하였다. 따라서 각 국이 일국적 발전전략을 추진하였기 때문에 일반적으로 이 시기를 EU의 정체기라고 평가하나 그 성과는 결코 무시할 수 없다. 1968년 회원국간의 관세장벽을 철폐하고 대외공동관세정책을 마련함으로써 관세동맹(Customs Union)을 창설하였고, 1969년 대외정책에 대한 정기적인 자문을 수행하는 유럽정치협력체(European Political Cooperation: EPC)를 설치하였다. 1970년 회원국가의 부가가치세 일부를 공동체의 수입으로 할당하기로 결정하였고, 1975년 공동체 예산결정과정에서 유럽의회의 권한을 강화하는 조정절차를 도입하였다. 1975년부터 정책결정과정에 중요한 영향력을 행사하는 유럽정상회담(European Council)을 정기적으로 개최하기 시작하였다. 또한 이 단계에서는 1971년 베르너 보고서(Werner Report)에 기초하여 통화동맹을 모색하였고, 1978년 유럽통화제도(EMS)와 환율조정제도(Exchange Rate Mechanism: ERM)를 발족하여 통화정책에 대한 협의가 이루어졌다. ③ 새로운 도약의 시기로 1985년부터 현재까지이다. 이 시기에 특징적인 것은 1991년 마스트리히트조약인데, 유럽단일통화의 창출을 추진하는 것과 EC를 EU로 변경하여 공동체 통합에 일보 진전을 이룩하였다. 하지만 EU는 EC와는 달리 법률적 실체는 아니며 유럽통합을 추진하는 추상적 주체개념이다. 2016년 6월 영국이 탈퇴의사를 밝혀 새로운 방향설정이 필요한 가운데 있다.

유병률(Prevalence rate)

어느 한 시점의 어느 집단에서 질병에 이환된 사람의 분율
유병률=환자 수/인구집단의 수

유상원조

개도국에 상환의무를 부과하는 융자(차관)를 말한다. 공적개발원조로 인정되려면 본질적으로 양허적(concessional)인 재원이어야 하며 증여율이 25% 이상이어야 한다.

유상자금협력(Loan Assistance)

저리이며 변제기간이 장기인 완화된 조건의 양자 간 자금협력을 의미한다. 우리나라의 경우, 대 개도국 지원을 위한 "대외경제협력기금"을 수출입은행에서 집행하고 있으며, 일본은 엔화에 기초한 "엔 차관"을 해외경제협력기금(OECF)이 실시하고 있다. 개도국의 경제개발과 복지 향상에 기여할 것을 조건으로 하며, 증여율이 25%이상 되어야 한다.

유엔개발계획(United Nations Development Programme: UNDP)

1965년 기술원조 확대계획과 유엔특별기금(United Nations Special Funds)이 통합되어 결성된 유엔 보조기구로서 개도국에 자금을 공여하는 유엔기구이다. 1966년에 개발투자 및 융자의 사전 조사를 목적으로 설립되었고, 본부는 뉴욕에 있다. 현재 150개 이상의 나라가 농업, 임업, 어업, 관광, 보건, 위생 등 경제, 사회적 분야에서 폭넓게 추진 중인 프로젝트가 5,000건을 넘는다. 참가국이 매년 납입하는 돈을 재원으로 국제 금융기구 등 유엔전문기구를 실시 기구로 하여 조건 정비를 위한 투자 전 원조, 다자간 기술협력을 하고 있다. 집행위원회는 개도국 27개국과 선진국 21개국의 도합 48개국 대표들로 구성된다. 원조는 5개년 국가개

발계획을 통하여 구체화되는데 개발계획, 기능 인력의 훈련, 상공업 발전을 위한 현대적 기술연구소의 설치 등에 자금을 공여한다. UNDP는 과학연구설비를 제공하며 성장잠재력을 연구하는 전문가의 배양에 힘쓰고 있다.

유엔봉사단(United Nations Volunteers: UNV)

1970년 UN총회 결의로 설립되었으며, 국제연합개발계획(UNDP: United Nations Development Program) 산하로 발족되어 개발도상국에 자원봉사자를 파견하는 UN 내 유일한 국제봉사기구이다. UNV는 빈곤감소, 환경, 인권, 평화유지, 인도적 지원 및 재건, HIV/AIDS 등 범지구적 문제 해결을 위한 전 세계 국제기구, 정부기관 및 NGO 활동을 지원하고 있다.

유엔 아시아 · 태평양 경제사회이사회(United Nations Economic and Social Commission for Asia and Pacific: ESCAP)

1947년 아시아 극동지역 각국의 경제 부흥에 필요한 경제 · 기술의 조사와 연구 등을 위하여 유엔의 경제사회 이사회의 한 부문으로서 설치된 ECAFE(아시아극동경제연구회)의 후신이다. 1974년 9월 ESCAP로 개명했다. ESCAP는 아시아 · 태평양 지역의 39개국(이중 준가맹국은 8개국) 외에도 프랑스, 네덜란드, 옛 소련, 영국, 미국의 5개국을 더한 44개국으로 구성되었다. 본부는 방콕이며 연 1회 총회가 개최된다. 1991년 4월 10일 서울에서 열린 제47차 총회에서 서울선언을 채택하였다. 아 · 태 국가 간 선의와 우호관계를 증진하고 90년대 및 장래의 경제 · 사회적 발전 도상에 닥칠 도전에 효과적으로 공동 대처하자는 내용으로 아시아 선 · 후진국들의 기술이전→구조조정→교역증대에 따라 공존공영을 목표로 하고 있다.

유엔인구기금(United Nations Population Fund)

인구문제에 관한 사회적 · 경제적 · 인권적 측면의 인식을 높이고 개도국의 인구

정책을 지원하는 기관이다. 1966년 유엔 제21차 총회의 결의에 따라 1967년에 유엔인구활동신탁기금이 설립되었고, 이것이 1987년 유엔인구활동기금(United Nations Fund for Population Activities: UNFPA)으로 바뀌었다가, 다시 현재의 이름으로 변경되었다. 그러나 UNFPA라는 약어는 그대로 쓴다. 세계 인구문제 해결에 필요한 자금을 지원하며, 언론 및 교육사업, 인구밀도, 기본자료 수집 등의 주요사업 외에 개도국의 인구정책과 관련한 특별사업을 펼친다. 개도국의 인구정책과 가족계획을 위해 각 대상 국가에 적합한 방법으로 조직적이고 지속적인 원조를 제공하며, 가족계획의 인권적 측면에 관한 인식, 세계의 인구문제가 갖는 사회적·환경적 의미에 대한 인식을 제고하기 위한 전략을 개발한다. 재원은 주로 각국 정부 또는 민간의 자발적 기부금으로 충당한다. 미국은 레이건(R. W. Reagan) 대통령 때 낙태에 반대하는 입장에서 인구기금에 대한 자금제공을 중지했다가 빌 클린턴(Bill Clinton) 대통령 때 다시 제공하기 시작했다. 특히 UN- FPA는 각 국의 NGO와 밀접한 관련을 맺고 기금의 15% 이상을 NGO에 제공한다. 실제로 인구문제와 관련한 산아제한과 같은 예민한 문제는 NGO의 활동을 통해서 접근하는 편이 효과적이기 때문이다. 1995년에는 NGO의 자문을 얻기 위해 NGO자문위원회(Advisory Committee)를 설립했다. 가입국은 155개국이며, 한국은 1973년에 가입했다. 본부는 미국 뉴욕에 있다.

유엔환경계획(United Nations Environment Programme: UNEP)

유엔환경계획(UNEP)은 1972년 6월 스톡홀름에서 열린 유엔 인간 환경회의의 결의에 의한 권고를 바탕으로 같은 해 12월에 제 27회 유엔총회가 결의하여 설립한 유엔 기구. 본부는 케냐의 수도인 나이로비에 있다. UNEP의 목적은 ① 환경분야에서 국제적 협력추진 ② 유엔 여러 기관의 환경관련 활동의 정책작성 ③ 세계의 환경감시 ④ 환경과 관련된 과학적 지식의 입수 등이다. 현재 안고 있는 주요한 과제는 대기오염, 해양 오염 등 지구 규모의 환경오염 및 사막화의 진행, 열대우림의 감소 등에 대한 방지 대책을 비롯하여 육상 생태계 보호, 환경과 개발, 인구의 급증, 빈곤 등에 따른 환경문제, 환경교육 및 훈련에 대한 지원, 인간거주지와 건강, 국제 유해 화학물질 등록제도 및 지구 환경 모니터링 시스템에 의한 환경상황 파악 등 여러 분야에 걸쳐 있다. UNEP는 다른 유엔기구, 정부간 기관(IGO), 비정부기구(NGO), 각국 정부와 긴밀한 관계와 협력을 유지하면서 활동하고 있다. UNEP는 유엔 총회에서 선출된 58개국(임기 3년)으로 구성된 UNEP 관리이사회, 동사무국 및 UNEP의 활동 자금을 지원하는 유엔환경기금(각국의 임의 각출)으로 이루어져 있다. UNEP의 기본방침은 관리이사회에서 결정되며, 결정사항은 UNEP 본부 등 전문 직원 약 2천명에 의해 실시된다.

유행성질환(Epidemic diseases)

어떤 사회나 지역에 평상시 보다 뚜렷하게 많이 발생하는 질환을 말한다. 주로 사람이나 동물, 물, 공기 등 환경을 매개로 하여 전염되는 질환이다.

위험분산(Risk pooling)

건강보험에서 건강한 사람과 건강하지 못한 사람이 같은 보험에 가입하게 되므로, 건강 수준이 다른 사람들 간에 질병으로 인한 경제적 위험을 나누어 부담하게 된다는 의미다.

위험요인(Risk factor)

특정 질환 혹은 상해에 대하여 감수성을 증가시키는 원인이 되거나 연관성이 있는 사회적, 경제적, 생물학적 상태, 행동 또는 환경 등을 말한다.

위험요인관리(Risk management)

병원 등에서 환자와 직원의 위험을 최소화하는 실무차원의 통합적인 예방 및 관리활동을 말한다.
예) 위험물질 차단, 안전장치 등

위험행동(Risk behavior)
특정 질병에 걸릴 위험을 높이는 행동을 의미한다. 즉 어떤 질환의 발생 가능성을 높이는 원인이 되는 행동을 말한다.
예) 흡연, 음주 등

응급진료(Emergency Care)
응급상황에 처한 환자를 치료하는 분야를 말한다.

의료기술평가(HTA,Health Technology Assessment)
최신 의료기술의 도입단계에서 안전성과 유효성, 비용효과성뿐만 아니라 그 기술의 사회적, 윤리적 및 법적 영향을 국가가 체계적, 객관적으로 검증하는 시스템이다. 우리나라는 2007년에 도입되었다.

의료기관인증 위원회[미국](JCAHO,Joint Commision on Accreditation of Healthcare Organization)
2007년부터 The Joint Commission 으로 이름을 새롭게 한 의료기관 심의 및 인증을 맡아 하는 비영리기관을 말한다.

의무보험(Compulsory insurance)
사회보험과 같이 선택권이 없이 강제적으로 가입을 해야 하는 보험이다.

의료영상저장 및 전송시스템(PACS,Picture Archiving and Communication System)

의학용 영상 정보의 저장(Archiving), 판독(Reading) 및 검색(Viewing) 등의 기능을 통합적으로 처리하는 시스템을 말한다.

예) X선, CT, MRI, PET, SPECT등에 의해 촬영된 모든 방사선검사 결과를 디지털 이미지로 변환하고, 촬영과 동시에 대용량 기억장치에 저장시켜 판독 전문의가 모니터를 통해 판독할 수 있도록 해주는 시스템이다.

의료이용도 평가(Utilization Review)

특정 의료서비스가 환자에게 필요했는지, 적정 수준과 강도 등으로 제공되었는지 등을 명세서나 의무기록을 통해 조사하는 것을 의미한다.

의료의 질 보장(QA,Quality Assurance)

보통 경영학에서 품질보증(QA: Quality Assurance)으로 쓰이는 단어로, 의료서비스의 적정한 질을 보장하려는 활동을 말한다.

의료저축계정(MSA,Medical Savings Account)

개인의 일생을 통하여 소요되는 의료비를 충당할 목적으로 개인별로 별도의 자유저축계정에 정기적으로 적립한 다음, 의료비지출이 필요할 때 인출하여 사용하는 재원조달 방안이다.

의료제공체계(Health Care Delivery System)

예방, 1차, 2차, 3차 진료가 순차적으로 적시에 제공될 수 있도록 하는 체계를 말한다. 의료전달체계가 확립되지 않으면 부적절하거나 과잉된 의료의 이용으로 의료비의 낭비가 발생한다.

의료접근성(Accessibility of Care)
적절한 보건의료서비스를 받을 수 있는 역량을 의미하는 것으로, 보건의료서비스에 대한 물리적 거리 또는 경제적, 사회적 이용 가능성을 뜻한다.

의약분업(The Separation of Prescribing and Dispensing)
의약의 합리적 역할 설정을 통해 약품의 오남용을 방지하기 위한 분업제도를 말한다. 의사는 환자에게 처방전만을 교부하고, 약사는 처방전에 따라 약을 조제·투여하는 제도를 말한다.

이중맹검법/양측눈가림법(Double blind)
맹검법의 한 종류로 피험자와 연구자 둘 다 모르게 실험을 진행하는 방법이다.

이해관계자(Stakeholders)
조직 혹은 정책에 대하여 이해관계를 갖는 개인 또는 그룹을 말하며 병원의 경우 내부 직원, 외부 공급업자, 제약회사, 정부, 시민단체, 언론기관 등 다양한 이해관계집단을 의미한다.

이환율(Morbidity rate)
특정 인구 내에 발생하는 질병, 부상 혹은 장애의 비율을 말한다. 보통 발생률이나 유병률을 일반적으로 혹은 세분화하여 표현한다.

21세기 개발전략(Shaping the 21st Century A New DAC Strategy of Development Cooperation)
1996년 DAC 고위급회의에서 채택한 21세기를 향한 장기적인 원조지침으로 ① 향후 20년 동안 경제적 복지, 사회개발, 지속가능한 환경 부문에서의 측정

가능한 목표 설정과 비전을 제시하였다. ② 경제적 복지 부문에서는 2015년까지 극빈자 비율을 절반으로 감축하고 ③ 사회적 개발부문에서는 2015년까지 모든 나라에 초등교육 보급, 2005년까지 초등 · 중등교육의 남녀격차를 해소, 2015년까지 영아와 5세 미만의 유아사망률 2/3 감축 및 임산부 사망률 3/4 감축, 2015년까지 모든 개인에 성과 생식에 관한 보건서비스(reproductive health services) 제공 실현 등을 목표로 하고 있다. 또한 2005년까지 모든 국가가 자체 환경보존전략을 실행하게 함으로써 2015년까지 현재의 환경자원의 감소경향을 역전시킨다는 3개 부문에서의 개발목표 제시 외에도 개발은 개도국 국민 및 정부가 일차적으로 책임을 갖는다는 점과 개발정책의 일관성 및 지속적인 모니터링 평가와 함께 개도국의 자조노력을 강조하고 있다.

EIA 환경영향평가(Environment Impact Assessment)

어떤 지역에서 개발 사업을 시행할 경우 사업의 결과가 환경에 미치게 될 영향을 미리 예측, 평가하고 그 대처방안을 마련해 환경오염을 사전에 예방하는 제도를 말한다. 이 제도는 환경영향분석, 즉 제안된 계획에 의해 야기될 환경의 여러 가지 사회경제적 특성과 생태물리학적 특성에 일어날 수 있는 변화를 미리 예측 · 평가하는 활동으로서, 사업계획의 결정과정에서 참고수단으로 이용될 수 있을 뿐만 아니라 환경영향을 완화시키는 환경관리기능을 수행할 수 있게 해 준다. 그 결과 개발과 보전의 상충적인 측면을 적절히 조화시킬 수 있다는 점, 사업시행지역의 특수성을 고려할 수 있다는 점 등의 의미를 갖는다. 그러나 환경영향평가 자체는 현실적 실상과 자료를 바탕으로 평가하는 기법인 만큼 예측의 오차를 줄이기 위해서는 고도의 전문적 환경기술과 수많은 자료 및 경험의 축적을 필요로 하는 제도이다. 즉 변화의 예측을 완벽하게 수행하기 어렵다는 점, 대안이 한정되어 있고 대안의 가치에 대한 확실성이 결여되기 쉽다는 점, 개발과 보전의 조화수준과 이에 대한 판단기준이 모호하다는 점 등의 한계성을 갖는다.

인간의 기본적 욕구(Basic Human Needs: BHN)

인간의 기본적 욕구는 단순히 식량, 물, 주거, 위생, 보건의료, 교육과 같은 구체적인 물질적인 필요뿐만 아니라 자기결정, 자기의존, 정치적 자유 및 안보와 같은 물질적이지 않은 필요도 포함한다.

인간개발 접근방법(Human Development Approach: HDA)

인간을 개인적 혹은 집단 활동을 통해 정치적 · 사회적 변화를 이끌어가는 능동적이고 주체적인 존재로 보고, 이들에 대한 교육 · 보건의료 · 정치참여 등의 확대를 통해 개인의 능력을 증진하는 것을 목표로 하는 개발 접근방법이다. 이러한 면에서 이 접근법은 경제적 성과에 초점을 맞추고 개인을 경제성장의 수단으로 보는 인적자원형성(Human Capital formation) 및 인적자원개발(Human Resource Development) 이론과 차별된다.

인간개발지수(Human Development Index: HDI)

한 나라의 개발수준을 평가하기 위해 유엔개발계획(UNDP)이 새로 고안한 지표이다. 과거 개발원조가 개도국의 빈곤완화에 직접적으로 결부되지는 않는다는 인식에 기초한 것이다. 경제개발지수에 덧붙여 인간개발지수, 즉 국민소득, 고용, 교육, 건강, 환경 등의 개념을 취합한 것이다. UNDP에서는 1990년부터 "기대수명", "성인문자 해독율", "1인당 국민총생산(구매력 평가, 빈곤층 비율에 의해 조정)" 세 가지 지표로 각국의 인간개발지수를 분석하여 "인간개발보고서(Human Development Report)"를 발간하고 있다. 그러나 인간개발이 인간개발지수보다는 더 넓은 개념이다. 인간개발의 중요성은 양으로 측정할 수 없기 때문에 하나의 포괄적인 척도나 지수의 사용은 불가능하다. 그러나 인간개발의 수준을 복합적으로 측정함으로써 인간개발 문제에 대한 관심을 상당히 효과적으로 불러일으킬 수 있다. 인간개발지수는 인간개발에 관한 다양한 관심사를 모두 포괄할 수 있는 완전한 대안은 아니다. 인간개발지수는 세 가지 기본적인 차원인 "수명, 지식 그리고 적절한 생활수준"에 대한 국가별 성취정도를 측정한다. 이는 평균수명, 교육수준(성인의 문자해득과 초중고 입학)과 소득에 의해서 측정된다. 인간개발보고서는 지난 90년부터 유엔개발계획(UNDP)이 매년 발표하는 각국의 "삶의 질"에 관한 평가보고서로서 각국의 평균 수명과 교육수준, 1인당 국민소득 등 모두 206개 지표를 토대로 작성한다.

인간개발 보고서(Human Development Report)

1990년부터 UNDP가 매년 발행하는 보고서로 인간개발지수(Human Development Index) 등을 통해 개인의 생존, 지식, 생활수준, 여성개발, 정치참여 실태 등을 국가별로 산출, 이에 대한 현황을 발표하고 있다. 경제적 발전 위주에서 인간중심적인 개발정책으로 전환하는 계기를 제공한 것으로 평가받고 있으며, 이후 인간개발 개념이 국제사회의 주요 개발 패러다임의 하나로 되는 것에 결정적인 역할을 해왔다.

인간빈곤지수(Human Poverty Index: HPI)

1997년 인간개발보고서는 하나의 복합적인 지수로서 인간 빈곤의 다양한 측면을 파악하기 위해서 인간빈곤지수를 도입했다. 인간개발지수가 한 국가의 인간개발의 달성에 있어서 전반적인 발전을 측정하는 반면, 인간빈곤지수(HPI)는 인간개발지수와 동일한 차원에서 인간의 기본적 개발에 대한 저해요소를 계량화한다. 인간빈곤지수는 어떤 한 집단의 빈곤정도를 총체적으로 측정하여 나타낸다. 인간빈곤의 모든 측면을 하나의 계량적인 지수로서 나타내는 것은 매우 어렵기 때문에 인간빈곤의 개념은 단순한 수치이상의 의미를 지닌다. 정치적 자유의 부족, 개인적인 안전에 대한 위협, 공동체의 생활에 자유롭게 참여할 수 있는 기회의 부재, 그리고 지속가능성에 대한 위협 등은 좀처럼 쉽게 측정될 수도 없고 계량화하기도 어렵다. 그럼에도 불구하고 인간빈곤지수는 인간개발지수에서 이미 반영된 세 가지 필수적인 요소(수명, 지식, 적절한 생활 수준)의 박탈에 초점을 맞추고 있다. 인간개발지수와 인간빈곤지수의 차이점은 인간개발지수는 한 공동체 국가의 인간개발의 진보를 총체적으로 측정하는 반면, 인간빈곤지수는 박탈, 즉 공동체에서 진보로부터 소외된 사람들의 비율의 정도를 측정한 것이다. 인간개발보고서에는 인간빈곤지수를 개도국의 인간빈곤측정을 "인간빈곤지수-1(HPI-1)"로 표시하고, 선진국의 인간빈곤측정을 "인간빈곤지수-2(HPI-2)"로 구분하여 표시하고 있다. 개도국을 측정하는 인간빈곤지수-1에 사용된 세 가지 차원은 건강, 지식, 적절한 생활수준을 적용하여 측정하고, 선진국에는 인간빈곤지수-1에 적용된 것이 동일하게 적용되지만 거기에 사용된 척도는 대체될 필요가 있어 다른 항목들을 추가적으로 적용하고 있다. 인간빈곤지수-2에는 다음과 같은 항목들을 포함한다. ① 생존권의 박탈(60세이전에 사망할 것으로 예상되는 인구의 백분율로 측정), ② 지식의 결핍(현대사회에서 필요한 가장 기본적인 요구사항인 읽고 쓰는 능력이 부족한 상태를 인구의 백분율로 측정), ③ 경제적 자원의 박탈(개인가처분소득이 중위값의 50%이하인 사람들의 백분율로 측정), ④ 사회적 소외(전체 노동력에서 차지하는 장기 실업자들의 백분율로 측정) 등을 적용하여 측정한다. 수명과 문맹률의 측정에 있어서 인간빈곤지수-2는 인간빈곤지수-1과 동일한 척도를 사용하지만, 인간빈곤지수-1보다 높은 하한선을 적용한다.

인간안전보장(Human Security)

1994년 인간개발보고에서 유엔개발계획(UNDP)이 제창한 새로운 안전보장개념이다. 지금까지의 안전보장은 국가가 자국의 영토를 밖으로부터의 침략으로부터 보호하는 것으로써 군사적 수단이 중요한 역할을 하였다. 인간의 안전보장이란 국가 아닌 인간을 안전보장의 주체로서 세계의 어떤 국가나 지역에 속하는 사람이라도 평등하게 대해야 한다는 생각이다. 또는 안전이 없는 상황에는 빈곤, 기아,

실업, 질병, 사회 붕괴, 차별, 억압, 인권침해, 소외, 환경파괴, 범죄, 성폭력, 마약 등 다양한 것이 포함되어 있다. 따라서 인간의 안전보장을 실현하기 위한 기본적 필요를 충족, 사회통합, 인권존중과 민주주의와 참여, 환경보전과 지속가능한 개발, 성(gender)평등 등의 요소로서 새로운 개발 패러다임 "지속가능한 인간개발(sustainable human de-velopment)"과 그것의 실천을 위한 국제협력의 필요성이 강조되고 있다.

인구문제(Population Problem)

세계 인구는 1800년에서 1960년까지 160년간 약 20억이 증가했는데 1960년에서 70년 사이 약 15년 동안에만 10억의 인구가 증가하였다. 그 다음 13년간에도 10억이 증가하여, 10억 단위로 늘어나는 기간도 단축되고 있는 경향이다. 최근의 인구증가동향은 인구증가를 경제사회적 발전의 성과로 보는 인구전환론으로 설명되는데, 인구전환론(demographic transition)은 인구동향을 4단계로 구분한다.

제 1단계: 출산율과 사망률이 모두 높은 단계.

제 2단계: 사망률이 급락하지만, 출생률은 높은 상태.

제 3단계: 사망률의 하락속도는 점차 둔화되나 사망률의 하락과 함께 출생율도 낮아짐.

제 4단계: 출생률과 사망률이 모두 낮은 안정 상태.

제 2~3단계는 출생률과 사망률의 차가 크기 때문에 자연인구 증가율(이민제외)이 매우 높다. 일반적으로 서구 제국과 일본은 인구전환이 끝난 단계에 있으며 많은 개도국은 제 2~3단계에 있다. 결론적으로 개도국은 인구가 폭발적으로 계속해서 증가하고 있다. 급격한 인구증가(인구문제)는 식량공급이 이를 따라가지 못함으로서 세계적으로 식량위기를 부추기고 있다. 또한 농산물 증산을 위한 대량의 비료와 살충제를 이용한 농업재배는 토지를 황폐화시키는 등 환경파괴를 초래하고 있다. 개도국의 인구급증이 문제가 되는 한편 선진국에서는 인구전환의 제 4단계 후 인구정지 상황(한 쌍의 부부가 2.1명의 아이를 출산, 인구증가가 없는 상황으로 인구의 자연증가율이 0인 상태)이 현실화되고 있으며 일본, 프랑스 등은 한 쌍의 부부가 2.1명 이하의 신생아를 출산, 인구감소로 인한 인구구조의 왜곡이 문제가 되고 있다.

인간안보(Human Security)

1994년 UNDP가 발간한 「인간개발보고서(Human Development Report)」에서 본격적으로 사용되기 시작한 용어로, 개인의 안보란 국가의 외교관계나 대외적인 군사적 힘보다는 일상생활의 조건, 식량 · 고용문제 · 건강 · 인권 · 공공안전 등을 기준으로 평가되어야 한다는 주장을 담고 있다. 즉, 인간안보는 개인의 삶에 직접적인 영향을 미칠 수 있는 다양한 일상적인 위협요인들로부터 인간을 안전하게 보호할 때 확보될 수 있다는 것이다. 인간안보는 전체적 개념으로서 국가의 권리와 번영을 넘어서서, 각 개인을 주체로 보고, 권리 신장과 행복 추구에 중점을 둔다는 것에 큰 의의가 있다. 전통적인 국가안보가 개인을 수동적인 보호나 원조제공 대상으로 보았다면, 인간안보는 개인을 능동적인 존재로 보고 권한강화를 통해 개인의 안보를 달성, 이를 통해 사회 전반, 국가, 지역, 전세계 차원의 안보를 구축하는 것을 목표로 한다는 점에서 테러리즘 등 현 국제사회의 주요 과제를 풀기 위한 새로운 비전을 제시해주고 있다. 인간안보의 구성요소는 크게 '공포로부터의 자유(freedom from fear)'와 '결핍으로부터의 자유(freedom from want)'가 있으며, 인간안보를 위협하는 요인이 존재하는 분야로는 식료 · 건강 · 환경 · 개인 · 지역사회 · 정치 · 경제 등 7가지 범주가 있다.

인간개발지수(Human Development Index: HDI)

UNDP가 매년 발간하는 「인간개발보고서」에 사용되는 측정기준으로, 인간개발의 기본이 되는 인류 보편적이고 필수 불가결한 3가지 요소인 생존, 지식, 생활수준의 합성지표이다. 수명은 평균수명, 영유아 사망률, 보건에 대한 접근 등으로 측정되고, 지식은 기초교육률, 식자율 및 평균 교육취득 연수로, 생활수준은 현지 생계비에 따라 조정된 1인당 GNP를 기초로 한 구매력에 의해 측정된다. 여기서 산출된 수치에 따라 인간개발지수 순위가 결정된다.

인구동태통계/생정통계(Vital Statistics)

출생, 사망, 결혼, 건강 및 질병 등과 관련된 통계를 뜻한다.

인두제(Capitation)

일정한 수의 가입자가 지역사회의 1차 진료의사에게 등록하고, 의사는 국가나 보험자로부터 진료비를 등록자당 연간 일정금액으로 지불받는 방식이다.

인두제(Flat Per Person Payment)

가입자가 자신이 선택한 의사에게 등록하고, 의사는 진료비를 등록자당 일정금액으로 지불받는 방식을 말한다. 영국의 capitation 같은 제도를 일컫는 개념이며 보통 가입자 수에 비례해 국가로부터 연간 비용을 일시불로 받고 가입자들에게 진료를 제공한다.

임종간호/호스피스(Hospice care)

죽음을 앞둔 말기환자가 남은 여생동안 인간으로서의 존엄성과 높은 삶의 질을 유지할 수 있도록 신체적, 정서적, 사회적, 영적인 돌봄을 통해 삶의 마지막 순간을 평안하게 맞이할 수 있도록 하며, 사별 후 가족이 갖는 고통과 슬픔을 잘 극복할 수 있도록 돕는 총체적인 돌봄(holistic care)을 뜻한다.

일반봉사단원

군복무를 필하였거나 면제된 자로서 해외에서 봉사활동을 수행할 수 있는 일정수준의 자격을 갖춘 만 20세 이상 한국해외봉사단원이다.

일반의약품(OTC drug, Over-the-counter drug)

의사의 처방 없이 구입할 수 있고, 일반 국민이 전문적 지식 없이 스스로 판단해 사용하여도 무리가 없을 만큼 안전성 · 유효성이 확보된 의약품을 말한다. 예) 간단한 구급약, 종합감기약, 소화제, 해열제, 비타민, 진통제 등

일차보건의료(Primary Health Care: PHC)

국가보건의료체계 내에서 지역개발정책의 일환으로 주민참여에 의해 추진되는 주요 건강문제 예방 및 관리에 관한 보건교육, 영양공급, 안전한 식수 · 위생제공, 보자보건 및 가족계획, 주요 전염병 예방접종, 풍토병 예방 · 관리, 보편적 질병치료, 필수 의약품 공급 등의 필수 보건의료 활동을 뜻한다.

일차 진료(Primary care)

환자를 가장 먼저 기본적으로 예방, 진단하고 진료하는 것을 말한다. 우리나라의 경우 동네 가정의가 그 역할을 수행하며, 미국에서는 가정의가 그 역할을 수행한다.

입원일(Admission date)

환자가 입원진료를 위하여 병원에 들어가 머물기 시작한 날짜를 말한다.

일반재(Normal goods)

소득이 올라갈 때, 수요도 올라가는 재화를 말한다. 보건의료도 일반재와 같은 성격을 갖는다.

자가보험(Self-insured Plan)

일반적 의미의 자가보험은 가옥, 차량 또는 선박 등을 다수 보유하는 기업이

그 가옥, 차량 또는 선박의 손해 사고에 대하여 보험에 들지 않고 우발손해보상 목적의 준비금을 설정하는 것을 말한다. 의료에서는 기업에 취업하지 않고 자영업을 하는 사람이 스스로 보험에 가입하는 것을 의미한다.

자가의뢰(Self-referral)

병원에서 일하는 의사들이 이윤창출을 위해 자신이 소유하고 있는 의원에 환자를 의뢰하는 행위를 말한다.

자체평가(Self Evaluation)

개발사업의 설계 및 이행을 담당한 자가 스스로 하는 평가이다.

작업치료(Occupational Therapy)

치료를 목적으로 환자가 일 · 놀이 · 자가 간호 등의 활동을 하는 것을 말한다. 작업요법은 건강을 유지 · 증진하며 불구를 예방하고 독립적인 기능을 증진시키고 발달을 강화한다. 다른 치료법을 병행해야 하므로 작업요법사가 고안한 치료 프로그램도 의사 · 간호사의 치료 및 환자를 위한 특수한 프로그램을 작성하는 데 관련된 전문요원의 계획과 조정이 되어야 한다.

장기요양(LTC,Long-Term Care)

만성질환 등으로 생활상의 장애를 지닌 노인에게 장기간(6개월 이상)에 걸쳐서 일상생활 수행능력을 도와주기 위하여 제공되는 보건의료복지서비스를 말한다.

장기요양보험(Long-Term Care Insurance)

고령이나 노인성 질환, 장애 등으로 인하여 일상생활을 혼자 수행하기 어려운 노인이나 장애인들에게 신체활동 또는 가사지원 등의 장기요양급여를 제공하는 사회보험제도를 말한다.

장기요양병원(Long-Term Care Facility)

장기요양서비스를 제공하는 병원을 말한다.

장애(Disability)

일반적인 사회적 기준에 비추어 신체적, 정신적으로 기능이 낮은 현상을 일컫는 용어다.

장애보정 생존년수(DALY,Disability Adjusted Life Year)

사고, 질병, 장애 등의 이유로 건강하게 생활하지 못한 년수를 알아보는 지표다. 조기 사망에 따른 손실 수명년수(Years of Life Cost)에 장애생활년수(Years Lived with Disability)를 합하여 산출하며, 장애생활년수는 장애로 인해 상실된 건강생활 년수를 집계한다.

재활(Rehabilitation)

질병이나 부상으로 장애를 가지게 된 사람들이 가능한 한 다시 정상의 기능과 능력을 회복할 수 있도록 도와주는 의학적, 사회적, 교육적 치료 방법을 의미한다.

전국민의료보장(Universal health coverage)

전 국민이 의료보장의 혜택을 받는 상태를 말한다.

절대빈곤(Absolute Poverty)

인간으로서 기초적인 생활을 영위할 수 없는 상태를 말한다. 절대적 빈곤은 영양부족, 질병, 단명, 높은 유아사망률, 문맹률 등으로 상징되지만 명확한 기준은 없고, 통상 연간 1인당 소비액으로 빈곤라인(poverty line)을 결정한다. 1972년 세계은행 총회 연설 중에 맥나마라 총재는 절대적 빈곤에 대해 언급하고 적극적인 빈곤퇴치계획을 제창했다. 이와 관련하여 세계은행은 1990년 세계개발보고서에서 1985년의 구매력평가달러를 기준으로 1인당 370달러 이하를 빈곤(poor), 275달러이하를 극빈(extremely poor)으로 분류하고 있다. 이 분류에 의하면, 동년 세계의 빈곤자수는 11억명, 그 중 극빈자는 6억 3천만 명에 이른다.

정규간호사(RN,Registered Nurse)

환자에 대한 간호의 임무를 가진 전문보건의료인력을 뜻한다. 환자를 돌봐주고, 질병을 발견하고, 그들의 건강을 유지시키는 역할을 한다. 질병에 대한 간호의 계획, 실행, 평가 과정에 참여한다.

정기건강검진(Periodic Health Examination)

정기적으로 의료기관을 이용해 자신의 건강상태를 확인하고 예방하는 것을 말한다.

정보격차(Digital Divide)

정보격차란 계층 간, 지역 간, 성별 간, 국가 간 지식과 정보에 대한 접근이 불평등하게 이루어짐에 따라 격차가 벌어지는 것을 말한다. 정보화 시대에 가장 중요한 생산요소인 정보에 대한 접근과 이용의 격차는 소득격차를 심화할 우려가 있어 정보격차는 새로운 사회문제이자 국제적 이슈로 등장하고 있다. 따라서 정보격차문제를 정확히 진단하고 해소하기 위해 OECD, 유엔 등과 같은 국제기구, APEC, ASEM 등 지역협력기구 등에서 광범위하게 논의가 진행되고 있다. 특히 2000년 G-8 오키나와 정상회담에서는 "경쟁력 재고, 생산성 향상, 지속적 성장을 부양할 수 있는 정보기술의 잠재적 혜택이 사회의 모든 계층에게 돌아가야 한다."는 점에 인식을 같이하고 "IT(information technology) 헌장"을 채택한 바 있다. 우리나라는 국가정보화 기본계획인 "Cyber Korea 21"(1999)을 발표하고 정보격차로 인해 소득격차가 심화되지 않도록 소외계층의 정보이용 증대에 노력하고 있다. 특히 김대중 대통령은 국내뿐만 아니라 APEC 정상회의(1999.9), 제 3차 ASEM정상회의(2000.10), ASEAN +3/1 정상회의(2000.11) 등 국제사회에서도 개도국의 정보격차 해소지원의 필요성과 우리나라의 협력의지를 수차례 표명한 바 있다.

정보기술(Information Technology: IT)

IT란 컴퓨터 하드웨어, 소프트웨어, 통신장비 관련 서비스와 부품을 생산하는 산업을 통칭한다. IT분야는 정보통신, 정보처리, 정보보안, 표준화 등 모든 정보영역을 대상으로 하고 있다. 미국경제에서 정보기술산업이 차지하는 비중은 꾸준히 커지고 있다. 1993년 6%에서 1999년에는 8%로 상승했다. 이 중에서도 소프트웨어 업체들은 1993년 이후 6년 동안 연평균 10% 이상씩 성장해왔다. 하드웨어 업체들은 1995년까지 수년동안 연 14%의 평균 성장률을 보였다. 이후 성장률이 떨어지긴 했어도 9%대로 다른 산업과는 비교가 되지 않는다. 인터넷 등 통신서비스 산업은 연 5%의 매출증대를 보이고 있다.

정보소양(Information Literacy)

정보소양이란 컴퓨터나 인터넷 등을 이용하여 정보를 수집하거나 선택하거나 활용하는 능력을 말한다. 매체소양(media literacy)이라고도 한다. 이와 비슷한 개념으로 컴퓨터를 사용할 줄 알고, 컴퓨터를 이해하고 활용할 수 있는 능력을 컴퓨터 소양(computer literacy)이라고 한다. 컴퓨터의 보급 확산에 따라 정보량이 폭발적으로 늘어나고, 그로 인해 정확하게 정보를 처리하는 능력이 매우 중요시되고 있다. 고도의 정보화 시대에서는 컴퓨터를 이해하고 활용하는 능력이 글을 쓰고 읽는 능력과 마찬가지로 필수적인 소양이 된다는 뜻이다. 컴퓨터 소양이 없이는 정보를 탐색하거나 획득할 수 없고 정보의 처리나 편집, 표현 또는 교환 등을 적절하게 할 수 없기 때문에 정보소양과 컴퓨터 소양이라는 말을 혼용해서 사용하기도 한다. 각국에서는 초등학교에서 대학교까지의 교육기관을 위시하여 기업 등에서도 컴퓨터소양교육에 역점을 두고 있다. 또는 정보이해도라고 부를 수 있다.

전자건강기록(EHR,Electronic Health Record)

전자적으로 작성된 건강기록이다. 전자건강기록은 전자의무기록(EMR: Electronic Medical Record)보다 광범위한 개념으로 사용되며, 의료기관 중심이 아닌 환자 중심의 종합적 건강기록정보에 중점을 두고 있다.

전자보건(E-health)

인터넷, 모바일 등의 정보통신기술(ICT)을 응용하여 의료·보건정보 및 지식, 제품 등을 소비자에게 제공하고 소비자의 건강상태를 언제 어디서나 파악하게 할 수 있는 새로운 패러다임의 의료서비스 개념이다.

전자자료교환(EDI,Electronic Date Interchange)

상거래 등에 관한 정보를 표준적인 서식으로 통일하여, 상호간에 컴퓨터를 이용하여 교환이 가능하도록 하는 장치를 말한다. 데이터를 미리 정해 놓은 형식에 따라 전자화 하여, 전용선이나 VAN 등의 네트워크를 통해 송/수신하는 방식이다. 현재 우리나라의 건강보험 진료비 청구도 이 방식으로 이루어지고 있다.

전자의무기록(EMR,Electronic Medical Record)

의료기관 내 의무기록을 전산화한 것으로 병원 정보시스템을 구축하여 의료기관 내 네트워크 환경에서 환자의 임상정보를 관리할 수 있도록 한 것이다.

전자처방전달시스템(CPOE,Computerized Physician Order Entry)

각종 진찰 자료와 처방전을 전산망을 통해 진료부서로 전달해 주는 시스템을 말한다. 처방단계에서 발생하는 오류 감소를 목적으로 하며, 우리나라는 통상 OCS라 부른다.

정신보건(Mental Health)

정신 건강은 정서적 그리고 심리학적 웰빙의 상태로, 개인이 사회의 일원으로 기능을 발휘할 수 있고, 매일 일상적인 생활의 문제들에 대처할 수 있으며, 개인의 인식력과 정서적 능력을 행사할 수 있는 상태를 의미한다.

제 3 지불자(Third party payer)

환자를 대신하여 치료비용을 의사나 병원에게 지불하는 정부, 사회보험자 혹은 민간보험회사를 의미한다.

조사망률(CDR,Crude Death Rate)

특정인구집단의 사망수준을 나타내는 기본적인 지표로서 1년간 총사망자수를 당해연도 총인구(7월 1일 연앙인구)로 나눈 수치를 1,000분비로 나타낸 것을 말한다.

조산사(Midwife)

임산부의 정산분만을 돕고 임산부 · 산욕부 · 신생아의 보건지도를 하는 의료인으로서, 간호사의 면허를 가지고 보건복지부 장관이 인정하는 의료기관에서 1년간 조산수습과정을 마친 자, 혹은 조산사 국가시험에 합격하여 면허 취득 후 자격이 주어진다.

조산원(Birthing Center)

보건의료시설로서, 간호조산원, 조산사 또는 산부인과의사가 개설할 수 있으며, 산모의 분만을 도와주는 기능을 한다.

종말기진료(End-of-Life Care)

질병의 악화 등의 이유로 삶의 말기 상태에 있는 환자에게 진료뿐만 아니라, 고통의 경감, 심리적 안정을 주어 마지막까지 환자의 삶의 질을 유지하게 하는 것이다.

종료평가(Completion Evaluation)

종료평가는 사업의 종료 직전에 실시하는 것으로 사전 조사 시 설정된 당초 합의의사록(Record of Discussion: R/D)의 사업목표를 달성했는지 여부와 사업목표 달성을 위해 사업연장이 필요한지, 사업에 대한 후속조치가 필요한지 여부 등을 판단하는데 주안을 두고 실시하는 평가를 말한다.

주진단명(Principal Diagnosis)

진료기간 중 의사가 최종적으로 내린 진단명을 말한다.

중간평가(Ongoing Evaluation / Interim Evaluation)

중간평가는 사전 조사 시 상정된 사항들이 원활히 진행되고 있는가, 당초 상정된 전제조건들의 변화가 없는가와 쌍방 간 합의된 사항이 제대로 실행되고 있는가에 대해 모니터링 하는 것하는 것이다. 필요에 따라 다음단계의 사업계획 수정을 목적으로 실시하는 평가로서 장기사업의 경우는 복수의 중간평가를 실시할 수도 있고 단기의 경우는 중간평가가 필요치 않은 경우도 있다.

중장기자문단(World Friends Advisers, WFA WFK)

한국국제협력단(KOICA)이 담당하는 중장기자문단은 국내 퇴직인력의 해외진출을 활성화하고 해당분야의 지식과 경험을 전수함으로서 개도국의 경제・사회개발 및 빈곤퇴치에 기여하고자 2010년 시작되었다. 중장기자문단의 자격요건은 해외봉사의욕을 가진 해당분야 학사학위 이상의 퇴직(예정)자로, 선발되면 파견국에서 6개월에서 1년간 교육, 농어촌개발, 보건의료, 행정제도, 정보통신, 환경 등 분야 등에서 정책자문 및 기술전수의 역할을 맡게 된다.

지니계수(Gini's coefficient)

소득이 어느 정도 균등하게 분배되는가를 나타내는 지표를 말한다. 0과 1 사이의 값을 가지는데, 값이 0에 가까울수록 소득 분배의 불평등 정도가 낮다는 것을 의미한다.

지방보건서비스제도[영국](RHS,Regional Health Service)[UK]

지방정부의 일반재정을 중심으로 국민들의 의료를 보장하는 형태를 말한다. NHS는 중앙 정부의 책임이지만 RHS는 지방정부에서 의료의 책임을 진다.

지역보건센터(Community Health Center)

지역에 거주하는 모든 주민들에게 서비스를 제공하는 공공의료기관을 말한다. 주로 의료, 보건 교육 및 건강증진, 물리치료, 치과치료, 간호, 카운셀링 및 사회복지서비스를 포함하며, 지역마다 서비스의 내용 및 질이 다를 수 있다.

지속가능개발위원회(Commission on Sustainable Development: CSD)

유엔환경개발위원회(UNCED)의 산하기구이다. 1992년 브라질 리우 정상회담이 채택한 지구환경보호 실천계획인 "Agenda 21"의 이행여부를 점검하고 평가하기 위해 설치되었다. 53개 이사국(임기 3년)을 중심으로 유엔회원국과 1천여 개의 환경단체들이 연례회의와 워크숍을 개최해 지속가능한 개발의 중요성을 홍보하고 유엔의 환경보호활동을 지원한다. "지속가능한 개발(sustainable development)"은 환경이 미래세대의 요구를 충족시킬 수 있는 능력을 손상하지 않는 범위 내에서만 현 세대의 경제개발을 허용한다는 개념으로 UNCED가 1987년 도입하였다. 한국은 1996년까지 이사국을 역임했고 1998년 2월 경주에서 환경관련 공공기술이전에 관한 워크숍이 열렸다.

지속가능한 개발(Sustainable Development)

환경과 경제개발을 조화시켜 환경을 파괴하지 않고 경제개발을 한다는 개념이다. 1987년 이 말을 처음 사용한 유엔환경개발위원회(UNCED)는 "미래 세대의 욕구를 충족시킬 능력을 손상시키지 않으면서 우리 세대의 욕구를 충족시키는 개발"을 지속가능한 개발이라고 정의하고 있다. 즉 인간의 기본욕구 충족을 위해 경제개발을 할 때 생태계의 수용능력인 환경용량을 초과해서는 안 되며, 생활수준만이 아닌 삶의 질에도 관심을 기울이며, 환경과 경제를 통합적 차원에서 다루어야 한다는 것이다. 이 개념은 1992년 세계 178개국 정부대표들이 모인 리우 유엔환경개발 회의에서 세계 환경정책의 기본규범으로 정식 채택되었다. 환경과 개발은 불가분의 관계로서 자연환경 및 자원의 피폐를 초래하지 않는 개발을 추진함으로써 환경문제를 해결하려는 것이다. 지속가능한 개발의 발상은 "환경과 개발에 관한 세계위원회"가 1987년 작성한 브란트란트 보고서 "우리가 공유하는 미래(our common future)"에 명확히 제시되어 있다. 지구정상회담에서 채택된 리우선언과 Agenda 21은 지속가능한 개발 달성을 중심목표로 하고 있다.

지속발전성(Sustainability)

프로젝트의 자립성, 지속성을 운영관리면, 경제 · 재무면, 기술면에서 검토 · 확인하는 평가항목이다. 종료평가 단계에서는 자립발전의 전망에, 사후평가 단계에서는 자립발전의 결과 분석에 각각 중점이 두어진다.

직접세(Direct tax)

국가의 일반 경비에 쓰기 위하여 거두는 세금이다. 대표적으로 소득세를 들 수 있고, 이는 소득의 정도에 따라 세율을 정한다.

진료감사(Medical audit)

실제 관찰된 진료내용이 사전에 합의된 기준에 얼마나 부합하는지를 비교·검토하는 작업을 의미한다. 질 관리 활동 중 특히 문제가 발생한 분야에 주로 적용한다.

진료비심사(Claim review)

의사 또는 병원이 청구한 진료비 내역에 대해 보험자특이 적정성을 심사하는 행위를 말한다.

진료에피소드(Episode of Care)

특정 질환에 대해 발생부터 치료까지의 전 과정을 하나로 다루는 것을 말한다.

진료의 연속성(Continuum of care)

1차진료, 2차진료, 3차진료, 재활, 장기진료 등의 각종 진료를 필요에 따라 연속적으로 받을 수 있도록 연계체계를 구축해 두는 것이다.

질병관리본부[미국](CDC,Center for Disease Control and Prevention)[미국]

국가 공중보건, 질병의 예방 및 관리 연구, 생명과학 연구, 교육훈련 기능을 수행하는 미국 보건부 산하 기관을 말한다.

질보정 수명(QALY,Quality-adjusted Life Years)

단순한 질병치료로 인해 연장된 생존기간만을 제시하는 것이 아니라, 생존기간 동안에 경험하는 건강상태의 질을 보정하여 계산한 수명을 말한다. 즉, 아프지 않고 건강하게 살 수 있는 수명으로서 비용효용분석에서 많이 사용한다.

질환중증도 상향청구(DRG creeping)

DRG제도 하에서 의료기관이 진료비 수입을 높이기 위해서 수가가 낮은 경증질환을 수가가 높은 중증질환으로 상향 기재하여 청구하는 행위를 말한다.

처방전달시스템(OCS,Order Communication System)

각종 의학정보 및 환자들의 진찰자료를 보관한 DB와 의사의 처방전을 전산망을 통해 각 해당 진료부서로 전달해 주는 시스템이다. 북미에서는 CPOE(Computerized Physician Order Entry) 시스템으로 불리고 있다.

처방의약품(Prescription drugs)

구입 전 반드시 의사의 처방전을 받도록 법에 규정된 의약품을 말한다.

초고령사회(Super-aged society)

총인구 중에 65세 이상의 인구가 차지하는 비율이 20% 이상인 사회를 말한다.

총괄평가(Summative Evaluation)

개발사업 종료 후 (또는 종료시점에서) 예상된 결과물의 달성정도를 관측하기 위해 실시되는 연구로, 총괄평가의 목적은 프로그램 가치에 대한 정보를 제공하는데 있다.

최빈개도국(Least Developed Countries)

1인당 GNI의 3년간 평균치가 750달러 이하이고 인전자원지표(Human Assets Index: HAI)와 경제적 취약성 지표(Economic Vulnerability Index: EVI)가 일정치 이하인 국가를 말한다.

최소비용분석(Cost-minimization Analysis)

여러 대안의 최종 결과가 같다고 가정했을 때 최소의 투입비용이 들어가는 대안을 선택한다.

최저생계비(MCL,Minimum Cost of Living)

국민이 건강하고 문화적인 생활을 유지하기 위하여 소요되는 최소한의 비용으로서 국민기초생활보장법 제6조의 규정에 의하여 보건복지부장관이 공표하는 금액을 말한다.

치명률(Case Fatality rate)

질병의 심각한 정도를 나타내는 수치로서, 특정질병에 걸린 자 중 사망한 자를 비율로 나타낸 것이다.

컨소시엄(Consortium)

여러 나라들이 어떤 한 나라에 차관을 제공하고자 국제적 협의 하에 형성하는 국제차관단으로 저개발국을 원조하는 "채권국 회의"라고도 한다. 특정한 원조수혜국을 대상으로 원조 효율을 높이기 위해 채권국 및 국제기관이 대상국의 경제, 금융정세, 원조계획 등을 협의하는 회의로서 채권확보에 대한 관점에서부터 채무구제에 이르기까지를 협의한다. 1958년 세계은행 주최로 인도에 대해 열린 것이 최초이며, 그 외에 경제협력개발기구(OECD)가 주최한 것 등이 있다. 최근에는 인도와 파키스탄에 대한 채권국 회의가 세계은행 주최로, 터키에 대해서는 OECD 주최로 열린 적이 있으며, 네덜란드가 주최한 인도네시아에 대한 채권국 회의는 1992년 해체되었다. 채권국 회의와 비슷한 취지로 설립된 협의그룹(consultative group), 원조그룹(aid group)등이 있는데 실질적으로는 현재 채권국 회의와 거의 차이가 없다.

KOICA-NGO 봉사단

민관 파트너십 강화를 목표로 NGO의 지역전문성과 정부 차원(KOICA)의 행정력 등의 상호 보완을 통해 개도국 주민들을 효율적으로 지원하기 위한 봉사사업 모델이다. KOICA는 사업 수행 기관인 한국해외원조단체협의회(해원협)과 매년 약정체결을 통해 봉사단 파견 등 관련 예산을 지원하며, 국내 NGO의 해외사업현장에 봉사단원을 파견하고 있다.

코리아 에이드(Korea Aid)

2016년도 5월말에 박근혜 대통령이 에티오피아, 우간다, 케냐를 공식 방문하면서 개발된 새로운 원조 사업이다. 사업방식은 아프리카 현지의 소외계층을 직접 찾아가 의료와 음식, 문화 서비스를 지원해주는 방식이다. 5월말부터 시작된 사업으로서 우리 의료진은 이동 검진 차량 1대와 구급차 2대를 활용해 현지 소녀와 가임기 여성, 산모 등을 진료했다. 또한, 쌀 가공 제품과 비빔밥 등 한식을 기반으로 한 푸드 트럭을 운영하는 방식이다. 그러나 이 사업의 개발 배경, 추진 방법, 예상 되는 성과에 대하여 많은 논란이 있기도 하다.

코호트연구/인구집단연구(Cohort Study)

증상이나 질병 등 어떤 일이 일어나기 전에 미리 위험인자의 유무를 조사한 후 경과를 추적, 관찰하여 어느 인구집단에서 증상이나 질병 등의 사건이 생기는가

보는 연구를 말한다.

통원수술/당일수술(CPS Day Surgery)

수술시 입원이 필요 없고 수술 당일 퇴원이 가능한 수술을 말하는 것으로, 수술전 처치-수술-회복이 하루 만에 이루어지는 진료시스템을 말한다.

통합제공체계(Integrated Delivery System)

환자, 주치의, 일차진료의사, 지역사회가 상호 협력하여, 환자의 요구에 맞게 의료, 재활, 장기요양 등 일련의 서비스를 통합적으로 제공하는 체계를 말한다. 소비자 입장에서는 진료의 연속성이 보장되며, 공급자 입장에서는 환자를 계속 자기 네트워크 속에서 관리할 수 있다는 장점이 있다.

통합보건의료네트워크(IHN,Integrated Health Care Network)

1, 2, 3차 의료기관, 재활, 장기요양 등 일련의 서비스가 상호 연계되어 통합적으로 제공되는 체계를 말한다. 소비자 입장에서는 진료의 연속성이 보장되며, 공급자 입장에서는 환자를 계속 자기 네트워크 속에서 관리할 수 있다는 장점이 있다.

퇴직전문가(Korea Gray Experts Program)

정보통신산업진흥원이 담당하는 퇴직전문가 프로그램은 표준, 통계, 기상 등 한국의 공공서비스 지식과 경험을 개도국에 전수하여 경제·사회발전에 기여하는 것을 목적으로 2010년 시작되었다. 50세 이상, 해당분야에 10년 이상의 경력을 가진 퇴직자 또는 퇴직예정자를 위한 해외봉사프로그램으로 표준·통계·기상 등 34개 공공서비스 분야에 1년간 파견되고 있다.

특허약(Original drug)

약을 개발해서 특허를 낸 회사에서 생산한 약품을 말한다.

파급영향(Impact)

프로젝트 실시에 의한 개발효과를 ±효과에 관해 분석하고 그 효과 및 범위, 수혜자 범위에 관해 분석하는 평가항목으로 특히 사후평가 단계에서 중요한 의미를 갖는다.

파리선언(원조효과성에 관한 파리선언) Paris Declaration on Aid Effectiveness

2005년 2월 파리에서 개최된 OECD/DAC '원조효과성 고위급 포럼(High Level Forum on Aid Effectiveness)'에서 채택된 문서로서, 원조의 조화를 위한 로마선언(2003), 및 개발 결과 관리를 위한 마라케시 공동메모랜덤(2004)의 주요 원칙을 점검하고 이들 합의가 제시해준 교훈과 원칙을 기반으로 제작되었다. 이 선언문이 제시한 원조의 5대 주요 원칙은 다음과 같다. ① 수원국의 주인의식(ownership), ② 수원국의 개발전략에 공여국 원조의 일치(Alignment), ③ 공여국 간 원조조화(Harmonization), ④ 결과 중심적이고 효율적인 자원 활용 및 의사결정(Managing for results), ⑤ 공여국과 수원국 간 상호책임성강화(Mutual accountability).

파리클럽(Paris Club)

한국은 2016년 7월부터 21번째 국가로 가입되었다. 파리 클럽(Paris Club)은 전 세계 20개 선진국들의 비공식 국제기구로, 경제적인 어려움을 겪고 있는 나라들을 지원하는 것을 목적으로 한다. 파리 클럽은 1956년 프랑스 파리에서 열린 아르헨티나의 부채 문제에 관한 논의를 효시로 하고 있다. 주로 OECD 회원국으로 구성된 포럼으로 대출금 상환이 어려운 상황에 처해 있는 채무국과 채권국을 한 자리에서 만나게 하는 것을 목적으로 설립되었으며, 채무기한 연장 및 기타 다른 제도적 장치를 통하여 채무불이행 방지를 추구하고 있다.

파편화(Fragmentation)

분절화라고도 불리며 한 공여국의 원조 자원이 소규모 프로젝트로 나뉘어져서 여러 수원국을 분산적으로 지원하고, 수원국의 입장에서는 작은 규모의 원조를 다수의 공여국으로부터 받게 되는 현상을 일컫는다. 두 사례 모두 거래비용의 증가, 행정 절차의 중복, 규모의 경제 실현 방해를 초래함으로써 원조의 효과성을 저해하는 요소로 제기되고 있다. 이에 최근 OECD/DAC은 원조의 선택과 집중을 강조하며 이를 위한 정책 및 제도적 개선의 필요성을 제기하고 있다.

평가그리드(Evaluation Grid)

사후평가조사표의 평가항목에 따른 작업표로서 현지 컨설턴트 등에 작업지시를 용이하게 하기 위해 조사사항 및 조사대상자를 일람표로 만든 것이다.

평균재원일수(Average Length of Stay(days)

입원환자가 평균 며칠간 병원에 입원해 있는지 알 수 있는 지표로서 평균재원일수가 길면 병상회전율은 낮아지고 경영에 부정적 영향을 미친다.

평균재원일수(일) = 총재원일수 / 입원환자 실인원수

평화봉사단(Peace Corps)

미국 케네디(J. F. Kennedy) 대통령의 뉴 프론티어 정책에 의해 1961년 제정된 평화봉사단법에 따라 창설된 미국정부의 자원봉사자 기관(1971~1982년에는 ACTION이라고 불린 독립기관의 하부기관이었음)이다. 이 기관은 개도국에 교육, 농업, 보건, 무역, 기술, 지역사회개발 분야의 전문 인력을 보내 그들의 노력을 지원하는 데 목적이 있다. 자원 평화봉사단원은 그들의 기술·교육·경험에 따라 특정 분야를 맡는다. 일단 외국에 가면 자원봉사자는 2년 동안 그 나라에서 좋은 이웃으로 지내며, 그 나라의 언어로 이야기하고 그곳 국민들의 생활과 비슷한 수준으로 살아야 한다. 평화봉사단은 1961년 16개국 900명의 자원봉사자에서 출발해 1966년 52개국 1만 명이 넘는 자원봉사자로 그 규모가 늘어났으나, 1980년대 초 많은 국가 내에서 봉사단 파견의 필요성이 없어짐에 따라 63개국 6,000명으로 줄어들었다. 1970년대 평화봉사단은 전문 인력을 모집하는데 보다 중점을 두기 시작했다. 또한 상대 국가와 긴밀히 협의해 프로그램을 짜도록 노력했다. 이런 봉사활동은 반드시 공공기금만으로 이루어지는 것은 아니며, 대체로 1~2년 동안 각종 개발 사업에 참여하는 젊은이들의 자원봉사로 이루어지고 있다.

포괄수가제[일본](DPC,Diagnosis Process Combination)[JPN]

DRG를 기초로 개발된 모형으로, 진단(명), 치료과정을 조합하여 분류한다. DRG와 같이 질병별 정액이 아니고 질병 당 입원 일수별 정액 지불이다.

포괄적노인요양프로그램(PACE,Program of All-inclusive Care for the Elderly)

55세 이상의 노인층에 대해 모든 보건, 의료 및 사회서비스를 제공, 관리하고 예방, 재활, 치료 및 지원케어를 제공하는 프로그램을 말한다.

풍토병(Endemic diseases)

어느 일정한 지방에 한정되어 예전부터 많이 발생하고 퍼져 있는 질병을 말한다. 토지의 풍토·기후·생물·토양 등의 자연환경과 그 지방 주민의 풍속·습관·인습 등이 복잡하게 얽혀서 생긴 특수한 질병을 가리킨다.

프로젝트 사이클(Project Cycle)

프로젝트는 일반적으로 일정한 예산과 기간 내에 결정한 목표를 달성하기 위하여 계획된 사업이다. 어떤 하나의 프로젝트가 일련의 관계성을 가지고 진행되는 경우 각 단계의 연결, 순환구조를 "프로젝트 사이클"이라 부른다. 예를 들어

차관사업을 가정하면 일반적으로 다음과 같은 단계로 구성된다.

① 선정과 확인(identification): 수원국의 경제조사, 분야별조사 등을 통하여 프로젝트의 발굴, 선정 확인

② 준비(preparation): 프로젝트의 각 측면 검토를 위해 프로젝트에 대한 사전조사를 실시

③ 심사(appraisal): 프로젝트 사업 내용, 사업시행 주체의 의도 및 사업시행 능력 등을 확인

④ 교섭(negotiation): 차관공여 시 대부 및 프로젝트 실시에 따른 부속사항에 대해 교섭을 하고 차관계약을 체결

⑤ 실시와 감독(implementation, supervision): 상세설계 후에 입찰도 작성, 입찰, 시공과 시공감리

⑥ 평가(evaluation): 해당 프로젝트에서의 원조 자금 사용의 유용성, 효율성과 프로젝트의 효과를 확인하고, 새로운 프로젝트의 기획입안을 위해 결과를 피드백(feedback) 한다.

한편, 기술협력에 소요되는 기간을 하나의 주기로 보고 개별 프로젝트에 "계획(plan)", "실시(do)", "평가(see)"의 3과정이 있으며 이를 프로젝트 사이클이라고도 부른다.

프로젝트 사이클관리(Project Cycle Management: PCM)

프로젝트의 발굴, 형성을 포함한 계획, 프로젝트의 심사, 실시, 모니터링, 평가와 피드백까지 일련의 프로젝트 사이클을 운영·관리하는 방법이다. 여기에는 ① 프로젝트의 계획, 입안을 위해 프로젝트의 달성에 필요한 투입, 활동 목표 지표 외부조건 등 프로젝트 구성요소와 이들 간의 논리적 상관관계를 나타낸 프로젝트의 일람표(Project Design Matrix: PDM)의 책정 ② 책정된 요약표에 기초하여 프로젝트의 추진상황 검토 및 달성된 성과, 효과 등을 평가하는 모니터링, 평가 등으로 대별된다. PCM의 기원은 1960년대 후반 미국의 국제개발청(USAID)이 의회예산

요구자료를 작성하려고 개발한 "logical framework"에 있다. 프로젝트의 구성영역(목적, 목표, 성과, 활동, 투입 등)의 상호관계에 논리적 일관성과 합리성을 지향했던 계획방법이다. 1983년 독일기술협력공사(GTZ)는 "logical framework" 작성과정에 "참가형"의 개념을 추가하여 "목적지향형 프로젝트입안 방법(ZOPP)"을 개발하였다. ZOPP는 그 유용성으로 세계의 많은 개발원조기관에서 프로젝트계획, 심사, 모니터링 및 평가기법으로 이용되고 있다.

프로젝트설계 일람표(Project Design Matrix: PDM)

PCM(Project Cycle Management)에서 프로젝트의 계획·입안 단계에 프로젝트의 주요 요소를 일람표로 작성하는 것을 PDM이라 부른다. 실시단계에서는 PDM의 세부적인 활동계획표에 따라 프로젝트가 진행되며 실시자에 의한 모니터링도 실시된다. 평가단계에서는 PDM에 기초하여 외부전문가에 의해 프로젝트가 여러 각도에서 평가된다. 이와 같이 프로젝트의 입안·실시·평가 전 과정을 통해 PDM을 사용함으로써 프로젝트를 일관성 있게 집행·관리할 수 있다.

프로젝트 원조(Project Aid)

프로젝트 원조란 개도국의 경제·사회개발 지원을 위한 시설물 건축, 물자공여와 전문가 파견, 연수생 초청 등 주요 원조수단을 연계하여 종합 지원하는 것을 말한다. 주요 분야로는 학교건축, 병원 건립, 직업훈련원 설립 등 사회인프라 정비 분야를 들 수 있다. 우리나라는 재원의 제약으로 인해 선진국과 달리 대규모 항만, 철도, 발전소 등 경제인프라 부문의 프로젝트 원조실적은 거의 없다.

프로젝트형 기술협력(Project-type Technical Cooperation)

프로젝트형 기술협력은 개도국의 경제, 사회개발 및 복지향상에 기여하기 위하여 시설물건축, 물자공여와 전문가파견, 연수생초청 등의 개별사업요소를 상호 연계하여 지원하는 사업형태를 말한다. 프로젝트형 기술협력은 사업 전체 과정을 개도국정부의 정책, 경제, 정치상황과 사업대상지의 조건 등을 종합적으로 고려하여 계획적이고 체계적으로 이루어지게 되며, 사업기간은 개도국정부의 사업계획을 바탕으로 기획, 입안부터 사업완료시까지 통상 2년에서 5년 정도가 된다. 사업기간 중 수원국(사업대상 개도국)은 우리나라 전문가 파견, 수원국 인력 초청연수 등을 통해 자국 실정에 적합하고 필요한 기술과 프로젝트의 자체 운영 및 관리능력을 배양 받게 되며, 동시에 각종 필요한 시설과 기자재 등을 제공받게 된다. 프로젝트사업은 대부분 개도국의 교육, 훈련, 보건, 의료, 농림, 수산, 공공행정 등의 분야에 지원된다. 사업추진을 위해 소요되는 경비는 원칙적으로 양국정부에 의해 공동 부담하는 것을 원칙으로 삼고 있는데, 통상 수원국 정부는 토지, 현지인력(건물) 등을 부담하게 된다.

한국국제협력단 KOICA(Korea International Cooperation Agency)

한국국제협력단은 정부 차원의 대외무상협력사업을 전담 실시하는 기관으로서 우리나라와 개발도상국가와의 우호협력관계 및 상호 교류를 증진하고 이들 국가의 경제사회발전을 지원함으로써 국제개발협력을 증진하는 것을 그 목적으로 하고 있다. 이러한 목적을 달성하기 위해 국내초청연수, 전문가 파견, 해 외봉사단 파견, 개발조사, 인프라 건축, NGO 지원, 재난복구지원, 국제기구협력사업 등 다양한 형태의 사업을 실시하고 있다.

한국해외봉사단

개발도상국 정부와 현지 주민들에게 한국의 발전경험을 전수하고 경제사회발전을 지원하는 주요 무상원조사업의 하나로 외교통상부 산하기관인 한국국제협력단(KOICA)이 담당하는 해외봉사사업 프로그램이다. 1990년 최초 파견 이후 전세계 60여개 개발도상국에 만여 명이 파견되어 활동하고 있으며, 2009~2013년까지 연간 봉사단원 1천명을 교육, 보건의료, 정보통신, 행정제도, 농어촌개발, 산업에너지, 환경 분야 등 50여개의 다양한 직종으로 파견하고 있다.

한국대학생해외봉사단(Korea University Volunteers: KUV)

한국대학사회봉사협의회가 담당하는 한국대학생해외봉사단은 대학생들의 해외 봉사활동을 통하여 지구촌 시대의 국제경쟁력 강화, 자아개발 및 봉사능력 향상, 그리고 국가간 문화교류를 통한 친선과 상호 이해 증진을 목적으로 1997년에 시작된 봉사단이다. 여름 및 겨울방학기간 중 2~3주간 활동하는 단기프로그램과 약 5개월 활동하는 중기프로그램을 운영하고 있으며 연간 대학생 약 2,300명이 파견되고 있다.

합병증(Complication)

어떤 질병에 관련하여 생긴 다른 질환으로, 원질환을 치료하지 않고 방치한 경우나 생체 저항력이 약해졌을 때 발생하기 쉽다.

할인율(Discount rate)

미래의 가치를 현재의 가치로 환산(할인)할 때 사용하는 것으로 미래의 소비와 현재의 소비에 대한 교환비율을 말한다.

항공권연대기금(Air Ticket Solidarity Levies)

빈곤퇴치를 위한 부족한 재원을 조달하기 위해 국제사회는 기존의 개발원조와 차별화되는 혁신적 개발재원 조달방안을 강구해 왔으며, 그 결실로 프랑스·브라질의 주도로 항공권 연대기금이 결정되었다. 우리나라는 2007년 9월 국제빈곤퇴치기금(우리나라 항공권 연대기금의 명칭)의 도입으로 아시아에서는 처음으로 이러한 노력에 합류하게 되었다.

합의의사록(Record of Discussion)
신규 사업 수행을 위한 단계 중 하나로, 신규 사업의 세부 실시사항에 대한 협의, 우리나라와 협력대상국간의 분담사항을 확정하는 실시협의 단계를 거친 후 협력대상국가의 사업시행기관 또는 주무부처와 해당사업에 대하여 체결하는 합의 문서이다.

해외봉사활동
빈곤, 인권, 평화와 같은 지구촌 공동의 문제 해결을 위한 이타적 동기를 가지고 자발적으로 자신이 가진 자원을 개발하고 발전시켜 해외 필요한 곳에 대가 없이 나누는 활동을 뜻한다.

핵심진료경로(CP,Critical Pathway)
임상진료의 효율을 극대화하기 위한 것으로 특정한 상황에서의 표준진료절차를 정해 놓은 것이다. 진료에 참여하는 의사, 간호사, 기사 등 모든 요원들이 이 정보를 공유하고 진료과정에서 단계별로 각자의 역할을 숙지하여 의료과오를 방지하고 진료의 일관성을 유지하는데 유효하다.

행위별수가제(FFS,Fee for Service)
의료제공자가 환자에게 제공한 각각의 시술 혹은 서비스들에 대해서 보상받는 지불제도이다.

행정비용(Administrative Costs)
건강보험에 있어서 직접적 의료서비스 외 비용으로서 이용도 조사, 보험 마케팅, 청구 과정, 보험자 이익, 의료의 질을 보장하기 위한 활동에 소요되는 인건비, 관리비 등의 비용을 말한다.

효과성(Effectiveness)

당초 계획된 프로젝트사업의 달성목표, 혹은 사업실시 도중에 개정된 달성목표에 비추어 실현된 구체적 결과를 검토하고 또한 그 결과를 초래한 제 요인 및 조건에 관해 분석하는 평가항목이다.

현금급여(Cash Benefits)

서비스 제공 대신 현금으로 지급되는 급여를 말한다.

예) 요양비, 장제비(장의비), 본인부담액보상금, 장애인보장구급여비 등

현물급여(In-kind benefit)

현금 급여가 아닌 서비스 급여로서, 수혜자가 서비스를 이용하면 서비스 제공자에게 비용을 지불해주는 형태의 급여를 말한다.

형성평가(Formative Evaluation)

사업성과를 제고하기 위한 평가이며, 흔히 프로젝트나 프로그램 수행 중에 이루어지는 평가이다. 또한 형성평가는 개발 사업이 관련 규정을 준수하는지 여부를 파악하거나 더 광범위한 평가의 일부로서 추진되기도 한다.

형평성(Equity)

보건의료서비스에 대한 대중의 접근성을 평등하게 보장해야 한다는 개념을 말한다. Equity는 기회나 과정의 평등을 의미하고 Equality는 결과의 평등을 의미한다.

【수평적 형평(Horizontal equity)】

동일한 지불 능력을 가진 사람이 동일한 크기의 세금이나 보험료를 지불하거나, 동일한 의료요구를 지닌 사람이 경제적인 사정에 관계없이 동일한 수준의 의료를 이용할 수 있는 형평성

【수직적 형평(Vertical equity)】

같은 수준의 의료를 이용하기 위해, 서로 다른 지불 능력을 가진 사람이 내는 지불금액은 누진적으로 다르게 적용되어야 형평하다는 개념

환자구성(Case Mix)

질병의 종류와 중증도에 따른 환자분류체계를 이용해서 측정한 환자의 구성상태를 말한다.

환자구성지표(Case Mix Index)

환자분류체계를 이용해서 측정한 환자의 구성상태를 단일한 지표로 계산한 것을 말한다.

환자대조군연구(Case control study)

질환이나 증상 등 사건이 발생한 군(환자군)과 그렇지 않은 대상(대조군)을 놓고 과거에 노출된 위험인자의 유무로 인한 결과의 차이를 비교하는 연구방법이다.

환자안전(Patient Safety)

보건의료제공에 있어 매순간 위험요소가 존재하므로, 환자안전(Patient Safety)은 보건의료의 가장 근본원리이다. 환자안전향상을 위해 환경의 안전, 위험관리, 감염관리, 약품 및 의료기기의 안전한 사용, 임상치료의 주의 등 포괄적 노력이 요구된다. 미국의 경우, Institute of Medicine(IOM) 1997년 보고서에 의하면 매년 44,000에서 98,000이 병원에서 환자안전이 지켜지지 못해 사망하며, Agency for Healthcare Research & Quality(AHRQ)에서는 2003년 문서화된 보고서를 작성, 전국민이 열람가능하게 했다.

환자의뢰체계(Patient referral system)

한 의료기관에서 다른 의료기관으로 환자진료를 의뢰하는 체계를 말한다. 통상 1차→2차→3차 의료기관으로 의뢰한다.

횡단적 연구(Cross-Sectional Study)

어느 일정한 한 시점에서의 데이터를 모아서 분석하는 연구방법을 말한다. 종단적 연구(longitudinal study)에 비해 시차별 인과관계를 규명하기는 어렵다.

4

Chapter

세계보건기구의 주요 활동

학습목표

- WHO의 설립배경 및 역사에 대해 이해하여야 한다.
- WHO의 조직에 대해 이해하여야 한다.
- WHO의 현황과 주요 사업을 파악하여야 한다.
- WHO의 정규협력사업 및 기타협력사업에 대해 이해하여야 한다.
- WHO의 주한대표의 활동에 대해 이해하여야 한다.

1. WHO란 무엇인가

1) WHO 설립배경

인류가 처음으로 다 같이 서로 돕는 보건의료 개선에 착수하려 한 것은 1851년 7월 23일, 파리에서 개최되었던 제1회 국제위생회의(International Sanitary Conference)가 최초이지만 1926년까지는 페스트(흑사병), 황열병, 콜레라에 관한 검역 문제의 내용이 논의되고 있었다.

그리고 1892년 제7회 국제위생회의(베니스, 이탈리아)도 콜레라에 한정되어져 있지만, 최초의 국제위생협약이 비준되었다. 콜레라에 관해서는 그 후에 협약이 체결되고, 1897년 베니스에서의 국제위생회의에서는, 페스트(흑사병)의 유행 예방에 관한 협약도 탄생하였다. 이들 여러 협약을 통해 1903년 에는 단일 국제위생협약이 성립되었다.

1903년 국제위생회의에서는 획기적인 진보를 볼 수 있게 되어 상설위생조직 설치가 합의되었다. 이것은 결국 1907년 로마에서 각국 정부 대표회의에서 최종 결정이 행하여진 결과로서 『국제공중위생 사무국』(OIHP: L'Office International D'Hygiene Publique)이 탄생하게 된다. 동사무국은 근무 담당자와 가맹 각국의 상급 공중위생 담당관으로 이루어진 『상설위원회』가 있고, 이 위원회는 1년에 2회 모임을 가지고 있었다.

제 1차 세계대전에 끝나자마자, 보다 나은 세계 만들기에 방향을 돌려 국제기구 설치가 주장되어진 결과 『국제연맹』이 만들어지기에 이르렀다. 국제연맹은 그 활동의 하나로서, 『국제연맹 보건기구』를 두어 국제적인 보건활동을 전개하였다 〈표 4-1〉. 한편, 이에 앞서 아메리카대륙에도 새로운 보건기구의 움직임이 시작되었다. 1902년에 시작된 Pan American Sanitary Organization(범 아메리카 보건총국)은 오래지 않아 Pan American Health Organization(범 아메리카 보건기구)으로 바꿔 계속 활동하였다. 이 기구는 동시에 WHO아메리카 지역사무처를 추가로 겸한 형태로 개편되었다. 이 변화는 유럽에서의 상설 국제보건기구를 만드는 움직임 (1903년 국제위생회의에서 결론)에 박차를 가했다고 할 수 있다.

표 4-1 WHO의 관련 연표

서 기	일어난 일
1830년	유럽 콜레라 대 유행
1851년	제1회 국제 위생회의(파리) 개최. 단, 국제 위생협약은 성립되지 않음
1892년	국제 위생협약 채택 (콜레라에 한함)
1897년	페스트 위생협약
1902년	범 아메리카 보건기구(Pan American Sanitary Organization)가 워싱턴에 창설. 이후, 범 아메리카 보건총국(Pan American Sanitary Bureau)으로 개명, 그 후 다시 오늘의 범 아메리카 보건기구 (Pan American Health Organization: PAHO, WHO아메리카 지역 사무국을 겸함)로 발전.
1907년	국제 공중위생 사무처(L'Office International D'Hygiene Publique: OIHP) 창설 (파리)
1929년	국제 위생협약을 체결하고, 천연두, 장티푸스를 포함하여 확대시킴.
1938년	최후의 국제 위생회의 개최(파리).; 위생, 바다에 관한 일, 검역위원회(Council Sanitaire, Maritime et Quarantenaire)이집트로 이관.
1946년	국제 보건회의 (뉴욕): WHO 헌장 승인
1948년	WHO 헌장 발효(4월 7일): 제1회 세계 보건 총회 개최(제네바)
1977년	〈서기 2000년까지의 모든 사람에게 건강을〉제정: 제30회 세계 보건 총회
1978년	알마아타 선언: HFA2000 달성을 위한 PHC(Primary Health Care)
1979년	천연두 근절사업의 완료 선언
1981년	HFA 전략 채택, 국연총회지지 (타 관련 국제기관도 WHO에 협력하는 일)
1986년	WHO오타와 헌장: 건강증진 발표
1987년	국제연맹총회에서 AIDS유행을 우려하여 AIDS사업 실시
1988년	WHO 40주년 (서기 2000년까지의 폴리오 근절선언)
1993년	UNICEF, UNDP, World Bank, 그리고 Rockefeller Foundation등으로 Children's Vaccine Initiative가 구성됨
1995년	일본의 고베에 WHO Center for Health Development가 문을 염.
1998년	WHO헌장 서명 50주년 기념식이 열림.
2003년	Framework Convention on Tobacco Control 담배규제협약 채택
2005년	방콕 헌장
2008년	WHO헌장 60주년 기념식 열림
2016년	194개 회원국 가입
2018년	40주년 Primary Health 총회
2020년 3월 11일	WHO COVID-19 팬데믹 선언

제 2차 전쟁 후에 국제연합이 창설되었는데, 1945년 국제기구회의에서는 새로운 국제보건기구를 창설하기 위하여 국제회의 개최 안을 만장일치로 가결하였다. 그리고 다음해 1946년 6월 뉴욕에서 이 국제회의가 개최되어 WHO헌장이 제정되기에 이르렀다. 세계 단일의 국제보건기구 즉, 『세계보건기구』(WHO: World Health Organization)의 탄생으로 건강(보건)의 정의가 제정되었다. 동 헌장은 1948년 4월 7일에 발효한 것으로, WHO에서는 이 날을 매년 세계보건의 날로 기념하고 있다. WHO에는 2017년 현재 세계 194개국이 가입하고 있다.

2) WHO 서태평양 지역사무처와의 관계

WHO 지역 기구인 서태평양지역사무처의 설치는 1950년 5월 20일 제 3회 보건 총회에서 승인되었고, 같은 해 9월 1일 필리핀 마닐라로 이전하는 것이 집행 이사회에서 결정되어, WHO와 필리핀 정부와의 사이에 협정이 이루어졌다. 한국은 1949년 8월에, 북한은 1973년 5월에 가입하였다. 현재, WHO 서태평양 지역 사무국은 지역 사무처장(Regional Director: RD) 산하에 약 350명의 직원으로 이루어져 있다. 또, 여러 선진국을 제외한 각국에는, 이를테면 WHO주재관 사무소인 WR(WHO Representative: WHO대표)와 CLO(Country Liaison Officer: 연락관)이 있어, 직원과 밀접한 협력이 행하여지는 구조로 되어 있다.

WHO 운영을 위해 각국이 분담하는 분담금은 미국에서 WHO 예산 전체의 25%를 부담하고 있고, 일본이 11.17%를 부담하고 있다. 한국은 1991년도에 0.13%를 부담했으나, 부담률이 증대되어 1995년도 분담률 0.68%로 증가하였다. 2004년의 경우, 7,818천불로 전체 예산 중 1.82%에 해당하며, 부담 순위는 회원국 중 10번째이다. 서태평양 국가 중에는 일본에 이어 2번째로 많은 분담국 납부 국가이다.

2. 세계보건기구의 현황과 최근사업

1) 설립연혁

2차 대전 이전에 존재했던 여러 기관의 제반 임무를 승계하여 국제연합(UN) 산하 전문기구로 설립된 것이 세계보건기구(WHO)이다. 설립과정으로는 먼저 1946년 7월 22일에 61개국이 WHO헌장에 서명하였고, 그 후 1948년 4월 7일에 26개국의 헌장 비준의 완료로 발족되었다. 그래서 매년 4월 7일을 세계보건의 날로 기념하고 있다.

2) 조직

WHO는 총회, 이사회, 사무국 및 지역사무소로 구성된다.

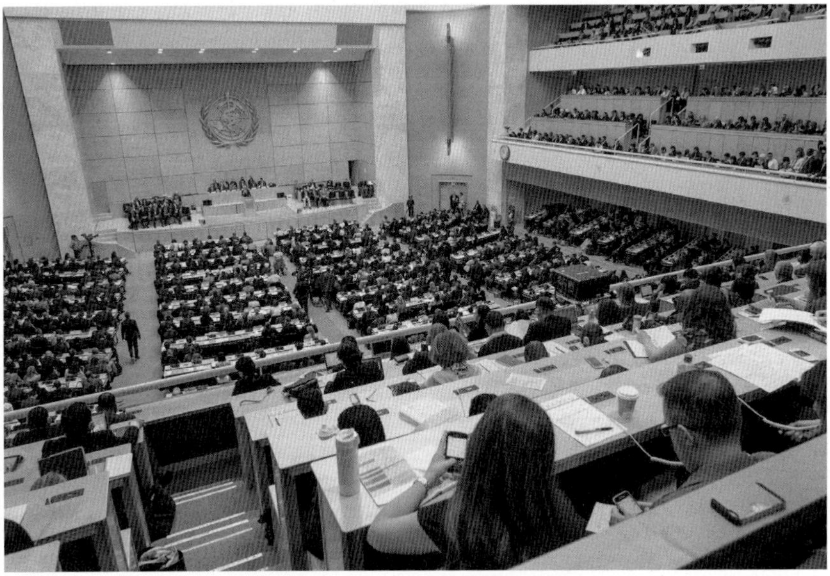

사진 4-1 WHO 제 69차 총회 장면

(1) 총회(World Health Assembly)

매년 5월 제네바에서 정기총회가 개최된다.

가. 참가자격

- 모든 정/준 회원국 대표
- 정부 간 국제기구 대표
- WHO와 공식관계를 맺고 있는 국제적인 비정부기구의 대표

나. 주요기능

- WHO 정책결정
- 재정 감독 및 예산심의 승인 등
- 이사국 선출
- 본부 사무국의 사무총장 임명
- 이사회, 사무총장이 제출하는 보고서 검토, 승인
- WHO활동에 필요한 위원회 설립

다. 진행절차

본회의, A위원회, B위원회로 구분 진행된다.

- 본회의: 총회 진행을 위한 의사관련 사항
- A 위원회: WHO 사업의 기술적 문제토의 및 사업예산 심의 등
- B 위원회: WHO의 행정, 재정 및 규정 토의 등

(2) 집행이사회 (Executive Board)

가. 총회에서 선출하는 34개국 이사국이 지명하는 34명의 이사로 구성하여 연 2~3회 개최

나. 임기: 3년

다. 주요기능

- 총회의 결정이나 정책 시행
- 총회에서 위탁한 기타사항 처리
- 사업계획 작성 및 총회에 제출
- 총회에 사무총장 임명 추천
- 총회 회의 의제 준비
- 긴급한 조치가 필요한 경우 WHO의 기능 및 재원의 한도 내에서 비상 조직 시행

(3) 본부사무국(Secretariat)

제네바 본부는 사무총장과 기구가 필요로 하는 전문가 및 사무직원으로 구성된다.

가. 사무총장 (Director - General)

- WHO 본부의 사무국 관장
- 이사회 추천으로 총회에서 비밀 투표
- 임기는 5년이고, 연임이 가능

나. 역대사무총장 (Director - General)

- 초대: Dr. B. Chisholm(1948)
- 2대: Dr. M. G. Candau(1953)
- 3대: Dr. H. Mahler(1973)
- 4대: Dr. Hiroshi Nakajima(1988)
- 5대: Dr. Gro Harlem Brundtland(1998~2003)
- 6대: Dr. Jong Wook Lee(2003~2006)

- 7대, 8대: Dr. Margaret Chan(2006~2017)
- 9대: Dr. Tedros Adhanom Ghebreyesus (2017-2022)

(4) 지역기구 (Regional Organization)

가. 지역기구의 구성 및 성격

지역기구는 지역회의(Regional Committee)와 지역사무소(Regional Office)로 구성된다.

* 지역회의는 지역 내 회원국 및 준회원국으로 구성되어 정책을 결정하고, 지역사무를 감독하여 자체의 규정을 채택할 수 있다.

* 지역사무처는 지역회의의 행정조직으로서 본부 사무총장의 일반적인 지휘에 따른다.

(5) 본부 및 지역 사무처

세계보건기구는 본부가 스위스(Switzerland)의 제네바(Geneva)에 위치하고 있다. 아울러, 각 지역의 보건 문제에 효율적으로 대처하기 위해 전 세계를 6개 지역으로 나누어 활동하고 있다. 지역별 사무소 소재지 국가 및 도시는 다음과 같다.

- 서태평양지역: 필리핀(마닐라)
- 미주지역: 미국(워싱턴 D.C.)
- 유럽지역: 덴마크(코펜하겐)
- 아프리카지역: 콩고(브라자빌)
- 동지중해지역: 이집트(카이로)
- 동남아지역: 인도(뉴델리)

(6) 서태평양지역 지구

◉ **회원국**

• 서태평양 지역 사무소 정회원국은 27개국으로 각 회원국가명은 다음과 같다.: 한국, 일본, 중국, 뉴질랜드, 라오스, 말레이시아, 바누아투, 베트남, 솔로몬 군도, 싱가폴, 쿠크 군도, 키리바티, 통가, 파푸아뉴기니아, 필리핀, 피지, 부루나이, 사모아, 마샬 군도, 호주, 토발투, 나우투, 미크로네시아, 캄보디아, 니우에, 홍콩, 포르투칼(마카오), 미국(괌, 북마이라나, 아일랜드, 팔라우), 프랑스(폴리네시아, 뉴칼체도니아, 왈리스, 파투나)

• 이외의 준회원국들은 토켈리오 1개국이 있다. 서태평양지역의 지역회의는 매년 8~9월에 개최된다.

◉ **주요기능**

• 지역 내 보건의료사업 방안 검토 및 확정
• 사업계획 예산 등의 검토 확정
• 지역사무처장 선출 추천 - 본부 이사회 투표
• 지역사무처장은 지역회의에서 선출되며, 임기는 5년이고, 연임도 가능하다. 현재의 지역사무처장은 신영수 박사이다.
• 회원국의 주재 대표는 개발도상국에 주재한다.

3) 목적, 기능 및 기구의 성격

(1) 목적

세계보건기구의 목적은 모든 인류로 하여금 가능한 한 최고의 건강 수준에 도달케 하는 데 있다.

(2) 기능

세계보건기구의 주요 기능은 다음의 네 가지로 구분할 수 있다.

- 국제보건사업의 지도, 조정, 연구
- 각국의 보건의료 발전을 위한 재정지원, 기술훈련 및 자문활동
- 각종 질병퇴치사업
- 보건관계단체간의 협력 증진

4) 회원 국가

(1) 가입

모든 UN회원국가는 WHO헌장을 수락함으로써 회원국이 되며, 가입을 신청하고 총회에서 승인함으로써 가입된다. 2017년도 5월 현재의 회원국은 194개국이다.

(2) 탈퇴

WHO헌장에는 탈퇴규정은 없고, 일방적인 탈퇴 통보로 가능하다.

(3) 제명/자격정지

제명에 관한 규정은 없으며, 분담금 미납의 경우에는 실행위원(Initiative Member)에서 이의 납부 및 의무이행을 촉구한다.

5) 재정

세계보건기구의 재원은 WHO 재정규칙에 의거하여 회원국의 분담금에 의하며, UN기구의 지원금에 의한다. 매 회계연도 (2년 단위) 분담률은 WHO 정기 총회에서 결정되며, 분담률 산정방식은 3년 단위로 결정되는 유엔 분담률에 의한다〈표 4-2〉.

표 4-2 WHO의 정규 예산규모

(*단위: US 1,000$)

연도	WHO 전체
1990~1991	726,100
1992~1993	763,760
1994~1995	822,101
1996~1997	842,654
1998~1999	842,654
2000~2001	842,654
2002~2003	842,654
2006~2007	898,600
2008~2009	943,800
2010~2011	958,850
2012~2013	944,000
2014~2015	929,000
2016~2017	1099,000

자료: WHO Proposed Programme Budget 2016-2017.

WHO의 분담금 각출 내용을 보면, 미국 25.00%, 일본 11.17%, 러시아 9.8%순이다. 한국은 1993년 기준 0.68%수준이었으나, 그 후 분담금이 계속 증가하여 2017년에는 2.03%를 분담하였다〈표 4-3〉.

표 4-3 한국의 의무분담금 및 한국에 대한 사업비

(*단위: US $)

년도	분담금	사업비 지원	비고
1990	652,180(0.21%)	1,285,800	*예산회계는 2년 단위임 *1994~1995 사업비는 당초 1,567,500에서 19% 절감됨
1991	652,180(0.21%)	-	
1992	727,905(0.21%)	1,388,700	
1993	2,440,000(0.68%)	-	
1994	2,768,240(0.68%)	1,567,500	
1995	2,768,240(0.68%)	-	
1996	3,325,550(0.80%)	1,239,000	
1997	3,325,550(0.80%)	-	
1998	3,279,820(0.80%)	939,000	
1999	4,024,870(0.978%)	-	
2000~01	4,118,000(0.99%)	-	
2002	4,171,000	-	
2003	5,062,000	-	
2004	7,818,000(1.82%)	-	
2005	7,817,000(1.82%)	-	
2006	8,020,000(1.79%)	-	
2007	8,820,000(2.173%)	-	
2008	10,093,000(2.173%)	-	
2009	10,093,000(2.173%)	-	
2010	10,093,000(2.173%)	-	
2011	10,497,000(2.26%)	-	
2012	10,497,000(2.26%)	-	
2013	10,497,000(2.26%)	-	
2014	9,263,000(1.994%)	-	
2015	9,263,000(1.994%)	-	
2016	9,263,000(1.994%)	-	
2017	9,472,000(2.039%)	-	

출처: 보건복지부 내부자료(2017)

7) WHO의 주요활동 사항

가. 2000년까지 전 인류의 건강 달성을 위한 전략 슬로건은 2000년대까지 모든 사람에게 건강을(Health for all by the year 2000)이다.

나. 일차보건의료

1978년 구소련 알마아타에서의 선언 이래 "전 인류 건강 달성"을 위한 주요 전략으로 채택하였다.

다. 매년 보건표어 실시

WHO는 주요 사업에 대한 표어를 제정해 사업을 추진하고 있다〈표 4-4〉.

표 4-4 WHO의 보건표어

연도	회차	세계 공통 표어
1949	1	–
1950	2	–
1951	3	Health for your child and the world's children
1952	4	–
1953	5	Health is wealth
1954	6	The nurse, pioneer of health
1955	7	The insect – borne disease
1956	8	–
1957	9	Food and health
1958	10	Ten years of health progress
1959	11	Mental illness and mental health in the world of today
1960	12	Malaria eradication – a world challenge
1961	13	Accidents and their prevention
1962	14	Preserve sight, prevent blindness
1963	15	Hunger: disease of millions
1964	16	No truce for tuberculosis
1965	17	Smallpox, constant alert
1966	18	Mand and his cities

연도	회차	세계 공통 표어
1967	19	Partners in health
1968	20	Health in the world of tomorrow
1969	21	Health, labour and productivity
1970	22	Early detection of cancer saves lives
1971	23	A full life despite diabetes
1972	24	Your heart is your health
1973	25	Health begins at home
1974	26	Better food for a healthier world
1975	27	Smallpox, point of no return
1976	28	Foresight prevents blindness
1977	29	Immunize and protect your child
1978	30	Down with high blood pressure
1979	31	A healthy child, a sure future
1980	32	Smoking or health the choice is yours
1981	33	Health for all by the year 2000
1982	34	Add life to years
1983	35	Health for all; the countdown has begun!
1984	36	Children's health – tomorrow's wealth
1985	37	Healthy youth – our best resource
1986	38	Healthy living; everyone a winner
1987	39	Immunization a chance for every child
1988	40	Health for all – All for health
1989	41	Let's talk health!
1990	42	Our planet, our health, think globally, act locally
1991	43	Should disaster strike be prepared!
1992	44	Heartbeat – the rhythm of health
1993	45	Handle life with care – Prevent violence and negligence
1994	46	Oral health for a healthy life
1995	47	Without polio
1996	48	Healthy Cities for Better Life – Health islands
1997	49	Prevent communicable disease – Protect yourself, protect
1998	50	Healthy mother, Healthy family
1999	51	Active and healthy aging
2000	52	Safe blood start with me – Blood saves lives

연도	회차	세계 공통 표어
2001	53	Mental health: Stop exclusion – Dare to care
2002	54	Move for health
2003	55	Shape the future of life
2004	56	Road safety
2005	57	Make every mother and child count
2006	58	Working together for health
2007	59	International health security
2008	60	Protecting health from the adverse effects of climate change
2009	61	Make hospitals safe in emergencies
2010	62	1000 Cities Urbanization and health: 1000 Cities, 1000 Lives
2011	63	Anti-microbial resistance: No action today, No cure tomorrow
2012	64	Good health adds life to years
2013	65	Control your blood pressure
2014	66	Small bite, Big threat
2015	67	How safe is your food?
2016	68	Beat diabetes
2017	69	Depression
2018	70	Universal health coverage
2019	71	Health for all
2020	72	Support Nurses and Midwives
2021	73	Building a fairer healthier world
2022	74	Our planet, our health

자료: http://www.who.int/campaigns/world-health-day/en/

라. 질병예방활동

- 각 지역별 환자 발생 통보, 예방접종 백신 추천, 지역별 질병예방에 관한 홍보활동

마. 출판사업

WHO는 보건 및 질병관계 전문보고서 및 홍보물을 출판·배포하고 있다. 매년 세계보건 현황보고서를 출간하고 있다.

바. WHO 권장 건강생활 Tip

세계보건기구는 인류 건강을 위한 12가지 Tip을 발표하였다.

1. 건강한 음식을 먹는다.
2. 매일 신체활동을 한다.
3. 예방접종을 받는다.
4. 금연을 한다.
5. 절주 또는 금주를 한다.
6. 스트레스를 관리한다.
7. 위생관리를 실천한다.
8. 음주운전 및 과속을 금지한다.
9. 운전 시 안전벨트 착용 및 자전거 탈 때 헬멧을 착용한다.
10. 안전한 성 생활을 한다.
11. 정기적인 건강검진을 받는다.
12. 모유수유를 한다.

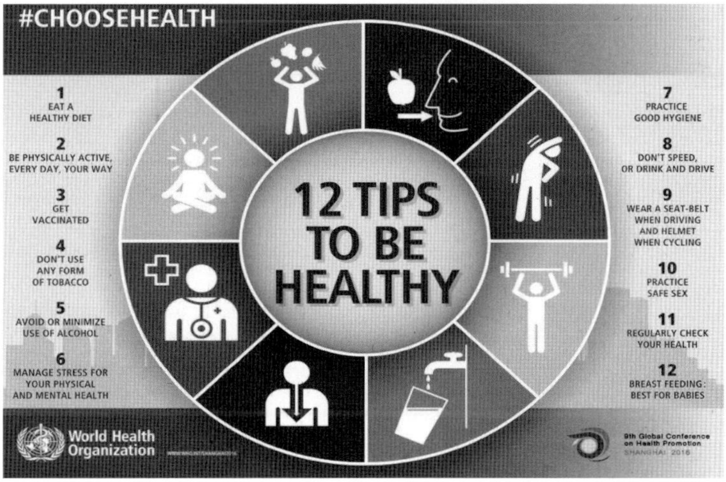
#CHOOSEHEALTH
1 EAT A HEALTHY DIET
2 BE PHYSICALLY ACTIVE, EVERY DAY, YOUR WAY
3 GET VACCINATED
4 DON'T USE ANY FORM OF TOBACCO
5 AVOID OR MINIMIZE USE OF ALCOHOL
6 MANAGE STRESS FOR YOUR PHYSICAL AND MENTAL HEALTH
12 TIPS TO BE HEALTHY
7 PRACTICE GOOD HYGIENE
8 DON'T SPEED, OR DRINK AND DRIVE
9 WEAR A SEAT-BELT WHEN DRIVING AND HELMET WHEN CYCLING
10 PRACTICE SAFE SEX
11 REGULARLY CHECK YOUR HEALTH
12 BREAST FEEDING: BEST FOR BABIES
World Health Organization
9th Global Conference on Health Promotion
SHANGHAI 2016

그림 4-1 12 Tips to Be Healthy

사. 보편적 건강보장

WHO는 보편적 건강보장에 대하여 강조하고 있다. 세계보건기구는 모든 사람과 지역사회가 필요한 양질의 서비스를 제공받고 경제적 제약없이 건강을 위협하는 것으로부터 보호하기 위해 세계 곳곳에서 활동하고 있다. 이것은 우리가 '보편적 건강보장'이라고 부르는 Universal Health Coverage를 말한다.

보편적 건강보장에 대한 판단여부는 다음과 같다.

1. 숙련된 의료인으로부터 진료를 받을 수 있는가?
2. 안전하고 효과적인 치료를 받을 수 있는가?
3. 필요한 약과 의료품을 제공 받을 수 있는가?
4. 누가 의료비를 부담하는가?
5. 모든 사람에게 언제나 질 높은 서비스 제공을 가능하게 할 정책이 있는가?
6. 정부가 전체 시스템에 대한 올바른 정책결정을 내리는 데 필요한 정보를 가지고 있는가?

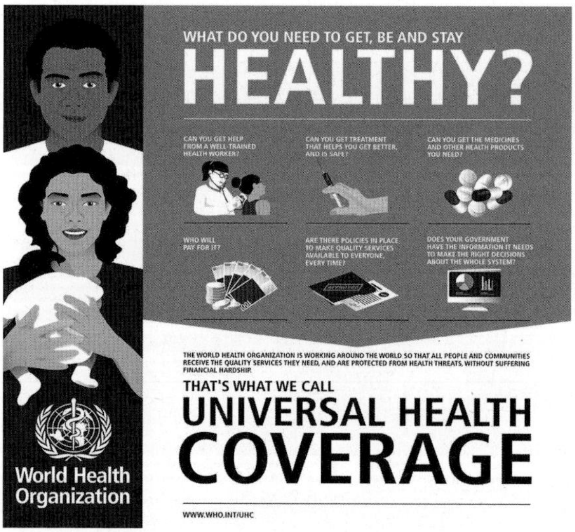

그림 4-2 Universal Health Coverage

아. 건강증진을 위한 3대 중요사항

1) 올바른 거버넌스

모든 사람들이 건강한 선택을 하고 그 선택을 수용할 수 있게 만들기 위해, 또 사회전체의 화합을 가능하게 만드는 지속가능한 시스템을 창조하기 위해 거버넌스와 정책을 강화해야 한다.

2) 건강도시

사람들이 조화롭고 건강하게 살고, 일하고, 즐길 수 있는 더 친환경적인 도시를 만든다.

3) 건강이해도

사람들이 가족과 자신을 위해 가장 건강한 선택과 결정을 할 수 있도록 돕는 지식과 사회적 스킬을 향상시킨다.

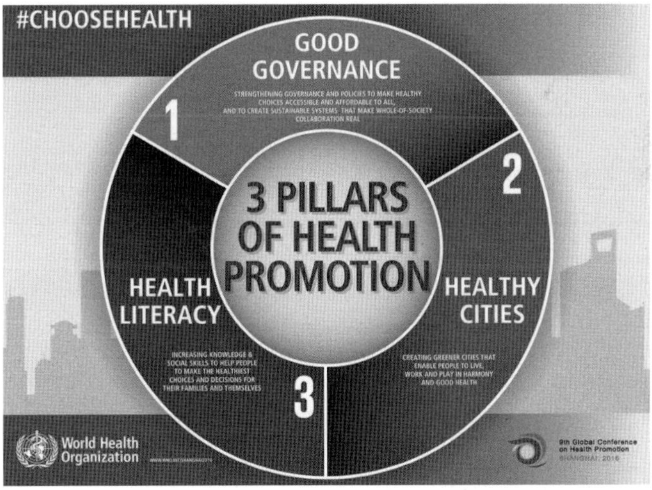

그림 4-3 3 Pillars of Health Promotion

3. WHO 정규협력사업 계획 및 기타 국제협력사업

1) 보건복지부 직원의 WHO파견 현황

보건복지부 직원의 WHO파견 현황은 제네바에 부이사관 1명, 마닐라에 서기관 2명으로 총 3명이다. WHO본부와 WPRO에 근무하고 있는 한국인은 약 10~15명 정도이다.

2) 기타국제협력 사업 (관련기구 및 협력내용)

(1) UNICEF (유엔아동기금: United Nations Children's Fund)

가. 기구개황

- 소재지: 미국 뉴욕
- 설립
  - 1946.2 전쟁에 희생된 유럽제국의 아동구호를 위한 유엔국제아동구호기금 설립
  - 1953.10 현재의 명칭으로 개칭(영문표기는 그대로 사용)
- 임무
  - 아동의 보건복지향상을 위한 지원
  - 개발도상국 대상 보건사업, 사회사업 지원
- 조직
  - 집행이사회: 유엔경제사회이사회가 선출하는 30개국, 매년 개최
  - 지역 사무소 및 사무국 있음

나. 한국과의 관계

- 사업개시: 유엔기구중 최초로 1949년부터 한국 내 사업시행

• 주한대표 사무소 설치: 1963년

• 활동사업

- 도시 일차보건의료사업, 아동영양사업, 도시 및 농촌 종합복지사업, 초등교육사업, 지역 단위 아동인력자원 개발 모니터 사업

• 관련사

- 아동의 권리에 관한 국제협약 홍보교육(CPR), 아기에게 친근한 병원 만들기 운동(Baby Friendly Hospital Initiative), 아동복지 10개년 계획(1991~2000)

(2) UNDP (유엔개발계획, United Nations Development Programme)

가. 기구개황

• 소재지

- 본부: 미국 뉴욕

- 주한대표: 자콥 가이트(Jacob Guijt)

• 설립: 1965. 11 (UN 제20차 총회 결의 제 2029호)

• 임무: 개발도상국의 경제적, 사회적 개발을 촉진하기 위한 기술원조 제공

• 회원: 모든 UN 및 UN전문기구의 회원국 및 옵서버 국가

• 조직: 관리이사회, 기관간 자문회의, 사무국(4개 지역사무국 및 지역사무소 포함)

• 현황: 141개국 가입(2002)

나. 한국과의 관계

• 가입 및 위치

- 1961. 4 UNDP 전신인 유엔특별기금(UNSF)부터 참여

- 1963. 서울사무소 설치

- 1985. UNDP 집행이사국 피선

(3) UNFPA (UN인구기금, United Nations Fund Population Activities)

가. 기구개황

- 소재지
  - 본부: 미국 뉴욕
  - 주한연락: UNDP사무소 내 UNFPA 조정관 주재
- 설립

  1967. UN인구활동신탁기금 설치(1996 제21차 총회결의)

  1969. UN인구활동기금으로 개칭

  1988. 현 명칭으로 개칭
- 임무: 인구 및 가족계획분야에서 각국 정부 및 연구기관 등에 활동자금 제공, 인구문제의 사회적, 경제적 인식 제고, 개발도상국에 대한 조직적, 지속적 원조제공. 특히, 주요사업으로 세계인구회의 개최.
- 재정: 주로 정부분담금에 의존
- 조직: 사무국장, 이사회(UNDP의 관리이사회가 겸임)

나. 한국과의 관계

- 1973년부터 본격적으로 가족계획사업 등 한국사업을 지원한다.
- 주한 UNDP 사무소 내 UNFPA조정관 주재
- UNDP내 UNFPA서울 사무소 연간 운영비 약 US$508,905(한화 약 4억원) 별도
- 사업내역(1992~1994)
  - 지역사회개발과 가족계획에 관한 여성 지도자 훈련
  - 가족계획협회: US$209,280

(4) ESCAP (아시아태평양 경제사회위원회)

United Nations Economic and Social Commission for Asia and the Pacific

- 소재지: 태국 방콕
- 설립
  - 1947. 3 UN경제사회이사회 결의에 의거 ECAFE로 발족
  - 1974 스리랑카 콜롬보에서 개최한 제 30차 총회에서 현재의 명칭으로 개칭
- 임무
  - 아태지역 경제재건, 발전을 위한 협력 촉진
  - 경제적, 기술적 문제의 조사, 연구사업의 실시 및 원조
  - 경제, 기술정보 및 통계자료 수집 평가 및 전파
- 회원
  - 정회원국(38개국): 역외국인 미국, 영국, 프랑스, 러시아, 화란 포함
  - 주회원국(9개국): 홍콩, 태평양 도서 신탁통치령 등
- 조직
  - 총회: 최고 의사결정기관, 매년 개최
  - 위원회: 기능별 8개 상설위원회
  - 사무국: 사무총장 및 127개국
- 재정: UN본부로부터 직접 지원을 받음

(5) IPPF (국제가족계획연맹, International Planning Parenthood Federation)

- 소재지: 영국 런던
- 기구성격: 비정부간기구(민간기구)
- 설립:
  - 1948. 8 영국에서 '국제가족계획위원회'로 발족

- 1952.11 제3차 국제회의에서 '국제가족계획연맹'으로 개편

• 목적: 가족계획의 세계적 실시로 가족복지, 사회안정 및 국제친선 도모

• 회원: 128개국의 국내협회

• 조직: 총회, 중앙이사회, 집행 사무국

• 가입: 1961. 6 대한가족협회 가입

(6) ISSA(국제사회보장협회, International Social Security Association)

• 소재지: 스위스 제네바

• 설립
  - 1927. 10 브뤼셀에서 '국제질병보험기금, 상호이익협회'로 발족
  - 1947 현 명칭으로 개편

• 기구성격: 비정부간 기구(민간기구)

• 목적: 사회보장제도의 옹호촉진과 발전에 협력 및 사회보장제도에 관한 자료의 수집 및 발간

• 조직: 총회, 이사회, 사무국

• 가입
  - 1966. 10 보사부장관 명의로 한국사회보장 심의위원회가 준회원
  - 1976. 4 의료보험연합회가 정회원으로 가입
  - 1981. 2 공/교 의료보험관리공단이 정회원으로 가입
  - 1989 국민연금관리공단이 정회원으로 가입
  - 현재 회원국 144개국 367단체가 활동 중

4. WHO 주한대표의 활동 역사

1) 주한대표

역대 WHO주한대표는 1965년의 Dr. Tsai이후 Dr. Mehta까지 9명이 활동하였고, 2000년부터는 연락관(Officer of Liasion Officer)이 파견되었고, 그 후 대표 파견 제도는 폐지되었다〈표 4-5〉.

표 4-5 역대 주한 대표 명단

구분	성명	국적	근무기간
1	Dr. F. C. Tsai	홍콩	1965.3 - 1966.9
2	Dr. A. W. Angara	필리핀	1967.3 - 1967.11
3	Dr. D. D. Ma	호주	1967.11 - 1969.11
4	Dr. H. H. Dix	독일	1969.12 - 1971.5
5	Dr. C. H. Chong	말레이시아	1972.3 - 1976.2
6	Dr. A. M. Rankin	호주	1976.2 - 1980.8
7	Dr. R. Okamoto	일본	1981.9 - 1985.9
8	Dr. J. Bertaux	프랑스	1987.6 - 1992.12
9	Dr. Harkishan D. Mehta	영국	1992.12 - 1999.4

| 참고문헌 |

- 김명기, 박연호(1995), 국제행정론, 한국방송통신대학교
- 김석천(1990), 국제경제기구론, 진영문화사
- 권순권, 의약의 세계, 계축문화사, 1988
- 남은우(1995), 일본의 의료연구, 계축문화사
- 우연재 역, 바르셀 빌러 지음(1986), 저 개발과 의약품, 중원문화.
- 주한 WHO대표부 내부자료(1995)
- 전국대학 보건관리학교육협의회(1994), "국제보건", 보건학원론
- 한국경제신문, 유엔반세기: 제정파산, 1995년 9월, 24일 (제10142호)
- 壓司克宏 外(1990), 國際蓮合, 國際書院
- Mamdam: M(1986), Essential Drugs in the Developing World, Health Policy Plan, 1(3), 187-201.
- WHO(1988), The World Drug Situation.
- WHO(1988), Guidelines for Developing National Policies
- WHO Proposed Programme Budget 2016-2017.
- WHO 홈페이지
  : http://www.who.int/
- http://www.who.int/campaigns/world-health-day/en/
- https://twitter.com/whosearo/status/801322319599796224
- http://www.who.int/universal_health_coverage/en/
- http://www.who.int/healthpromotion/conferences/9gchp/resources/en/
- 보건복지부 내부자료: WHO 의무분담금 현황(2017)

5

Chapter

한국정부의 국제보건사업

학습목표

- 한국국제협력단의 보건사업에 대해 이해하여야 한다.
- 한국국제보건의료재단의 국제보건사업에 대해 이해하여야 한다.
- 건강보험공단의 국제보건사업에 대해 이해하여야 한다.
- 건강보험심사평가원의 국제보건사업에 대해 이해하여야 한다.
- 건강관리협회의 국제보건사업에 대해 이해하여야 한다.
- 대한결핵협회의 국제보건사업에 대해 이해하여야 한다.
- 수출입은행의 국제보건사업에 대해 이해하여야 한다.

1. 외교통상부의 국제보건사업

1) 한국국제협력단(KOICA)의 보건사업[11)]

(1) 보건현황

◉ 모성보건

매년 세계적으로 약 28만 명의 모성이 임신과 출산 중 사망하고 있으며 개발도상

11) 자료: 한국국제협력단 (http://www.koica.go.kr/)

국의 경우 임산부 6명 당 1명의 비율로 임신 중에 또는 출산 중에 사망하는 반면 북 유럽의 경우 3만 명당 1명의 모성 사망이 발생한다. 특히 임신과 출산 후 발생하는 합병증, 출산 후 적절한 치료의 지연 및 부재, 적절한 시설 및 인력 부족 등의 이유로 저개발 국가의 모성 사망률이 높은 실정이다.

◉ **아동보건**

매년 5백 90만 명의 아동이 5세 이전에 사망하고 있으며, 아동 사망의 2/3는 최소한의 의료기술과 의료기기, 지역사회 기반의 보건의료 프로그램을 통해 충분히 예방 가능하다.

5세 이하 사망의 가장 큰 세 가지 주요 원인은 ① 폐렴 ② 설사질환 ③ 말라리아 이며, 이 세 가지는 5세 이하 사망의 36%를 차지하고 있다. 영양실조는 5세 이하 아동사망 사례 3명 중 1명의 사망에 영향을 준다. 시기적으로는 5세 이하 아동 사망률의 40% 이상이 태어난 지 4주 이내의 신생아 사망으로 최근에는 아동 사망률을 낮추는 중요한 시점으로 신생아 시기를 주목하고 있다.

(2) 국제 원조동향

◉ **보건의료 ODA 지원 증가**

1970년대 전 세계 보건의료 분야 ODA는 약 10억불 정도였으나 1980년대에는 30억불 규모로 증가한 후 매년 높은 증가율을 보이면서 보건 분야 ODA가 증가하고 있다. 2012년도에 양자 간 원조와 다자간 원조를 합한 보건 ODA의 총합은 약 200억불 정도이고, 앞으로도 보건 분야에 대한 지원은 지속적으로 증가할 것으로 예상된다.

◉ **보건의료 체계 강화(Health System Strengthening)의 중요성 강조**

1980년대 중반 이후 보건 분야 개발협력의 주된 형태로 자리 잡은 HIV, 말라리아, 결핵 등 중점 프로그램에 국한되어 지원을 집중한 수직적 보건사업(Vertical program)에 대한 비판적 반성이 일어나고 있으며, 개도국의 전체적인 보건의료체계(Health system) 강화의 중요성이 강조되고 있다. 특히 WHO에서 제시한 보건의료 체계강화의 6개 구성요소인 보건정책과 리더십, 보건의료 서비스, 보건인력, 보건재정, 보건정보, 의약품과 보건기술 등에 대한 시스템적인 접근과 지원이 강화되고 있으며, 의료보험 등 포괄적 의료보장성의 강화에 대한 중요성은 더욱 강조되고 있다.

◉ 모자보건 및 가족계획 대한 중요성 증대

MDGs의 많은 목표들이 달성되고 있지만 감염성 질병 이외의 모자보건의 향상은 진전이 더딘 상황으로, 기본적인 모자보건 분야의 중요성에 대한 재조명과 함께 모성과 아동 건강을 위한 노력과 투자는 다시 확대되고 있는 중에 있다. 이에 따라 안전한 출산과 필수 아동보건 서비스 제공 지원 및 피임에 대한 접근성을 개선하기 위한 가족계획에 대한 지원이 급격히 증대되고 있고, 아동사망 감소에 있어 중요한 예방접종 사업 등의 지원이 지속적으로 추진되고 있다.

◉ 소외된 질환에 대한 지원 증가 및 예방적 접근에 대한 중요성 증대

그동안 지원이 극히 미비하였으나 아프리카 등 개발도상국의 질병부담이 큰 소외 열대질환에 대한 지원이 증가되는 추세에 있으며, HIV/AIDS등의 감염성 질환의 경우 단순한 치료의 지원만이 아니라 모자 수직감염 예방 등 예방적 접근에 대한 중요성이 증가되고 있다.

(3) KOICA 보건 분야 추진전략

한국정부의 보건 분야 ODA는 보건복지부 및 외교부가 주로 담당하고 있다. 본 장에서는 외교부 산하의 KOICA 보건전략에 대하여 알아본다.

1. KOICA의 보건전략

(1) 건강한 삶을 위한 보장

KOICA는 건강한 삶의 필수요소로서 적절한 영양, 안전한 식수, 깨끗한 위생환경, 건강한 환경을 보장하고자 한다.

① 영양(Nutrition)

안정적인 영양섭취는 아동을 질병으로부터 보호하고 아동의 인지능력, 정서적, 사회적, 신체적 성장을 가능하게 만들어 준다. 영양 프로그램은 아동사망률과 모성사망률을 낮추며 정상적인 아동의 인지발달을 가능하게 하여 아동의 지적 성장을 가능하게 하며, 영양 부족으로 인한 장애 및 질병의 사회적 비용을 감소시키기 위해 필요하다.

◉ KOICA의 영양 프로그램

[목표] KOICA는 안정적인 영양섭취가 인간의 기본적인 권리임을 인지하고, 안정적인 영양섭취에 접근하지 못하는 사람들에게 영양섭취의 기회를 확대하고, 각 지역사회에 적절한 영양분을 지역사회 내의 자원을 활용하여 스스로 공급할 수 있도록 지원하고자 한다.

[기존 프로그램] KOICA는 빈곤퇴치기금을 활용하여 월드비전 코리아, 위드와 함께 에티오피아 하브로 지역에서 영양실조 예방 및 보건개선활동, 여성과 지역사회의 자립적 보건행동 향상, 지역사회 기반의 영유아 급성영양실조 치료 프로그램을 운영하였다. 또한 동티모르에서 WFP와 함께 동티모르의 열악한 영양 상황을 개선하기 위한 프로그램을 실행하고 있다.

- 동티모르 WFP 모자보건 및 영양개선사업(2015-2017)
- 에티오피아 통합적 보건개선/영양실조 예방 및 치료사업(2012-2013)

[주요활동] 모유수유 권장, 급성영양실조 예방 및 치료, 임산부 및 소아 필수미량영양소 공급, 지역사회 영양공급 프로그램 지원

[Target population] 신생아, 아동, 여성

② 식수위생(Water & Sanitation)

식수 위생 시설의 개선은 인간의 기본권인 깨끗하고 안전한 물을 마실 수 있게 만들 뿐만 아니라 질병으로 인한 보건비용 감소로 1달러 투자 시 최소 3달러에서 최대 34달러까지 경제적 효과가 가능하다.

◉ **KOICA의 식수위생 프로그램**

[목표] 식수위생 프로그램을 통해서 기본권인 안전한 식수와 위생적인 화장실 시설을 사용하는 사람들의 수를 늘리며 아동 사망의 주원인인 설사 발생률을 감소시키고자 한다.

[기존 프로그램] KOICA는 아프리카, 아시아, 중남미에서 안전한 식수 제공을 위한 우물파기, 손 씻기 등 위생행동변화, 개선된 화장실 제공 등의 활동을 해 왔다.

- 에티오피아 SNNPR주 구라게존 식수위생환경개선사업('13-'17/500만불)
- DR콩고 이디오파 식수 및 위생개선사업('12-'16/400만불)
- 가나 동부 볼타지역 식수위생개선 사업('11-'14/400만불)

[주요활동] 안정적인 식수 공급, 위생적인 화장실 시설 보급, Community lead total sanitation 지원, 위생적인 행동변화 촉진

[Target population] 아동, 학생, 여성

③ 건강한 환경(Healthy Environment)

건강하지 못한 실내공기 오염으로 매년 호흡기 감염이 증가하고 있고 이로 인한 아동 사망 및 성인의 천식 유병률이 증가하고 있다. 또한 기후변화로 인하여 환경이 건강에 미치는 영향력은 점차 증가하고 있으며 이를 예방하고 대응하기 위한 건강한 환경 프로그램이 필요하다.

◉ **KOICA 건강한 환경 프로그램**

[목표] 실내공기오염과 중금속 오염에 의한 질병과 사망을 감소시킨다.

[기존 프로그램] KOICA는 굿네이버스와 함께 몽골에서 효과적인 난방시스템 보급으로 실내공기오염을 감소시키고 열효율을 증가시키는 활동을 하고 있다.

- KOICA 굿네이버스 몽골 G-Saver 사업

[주요활동] 실내공기오염감소, 중금속 오염 방지

2. 건강한 삶을 위한 보편적 건강보장(Universal Quality Health Access)

(1) 보편적 건강보장의 정의

보편적 건강 보장(Universal Health Coverage)은 모든 인간이 양질의 보건의료 서비스를 아무런 장애 없이 이용할 수 있도록 하자는 비전이다. 세계인권선언에서 이야기한 바와 같이 모든 인간은 아무런 차별 없이 본인 스스로 생명을 유지하고 신체의 안전을 누릴 건강권을 가지고 있다. 이러한 건강권의 개념을

기반으로 1978년 알마아타 선언에서 2000년까지 모든 사람에게 건강한 삶을 약속한 "Health for all"과 "Primary health Care"를 주장하였지만 2000년이 15년이나 지난 현 시점에서도 손에 잡히지 않는 비전으로서의 역할만 감당하고 있다. 보편적 건강보장은 세계인권선언과 알마아타 선언의 연장선상에서 건강권이라는 권리를 소지한 인간이 양질의 보편적인 보건의료 서비스 보장이라는 책임을 갖는 의무소지자에게 외치는 권리 주장이다. KOICA는 보건의료시설 부족, 낮은 보건의료서비스 질, 부족한 보건재정, 사회문화적 인식부족과 같은 네 가지 장애물을 극복하고 모든 인간이 건강권을 최대한 보장 받으며 건강한 삶을 살아갈 수 있도록 기여할 것이다.

① 가족계획(Family Planning)

1994년 ICPD(International Conference on Population and Development)의 결정에 따라 모든 커플과 개인은 출산할 아이의 수와 터울을 자유롭게 결정할 기본적인 권리로 성생식권(reproductive right)을 인정하고 있다. 이러한 성생식권을 보장하기 위해 가족계획에 대한 정보, 교육 그리고 적절한 가족계획 수단을 제공하여야 한다.

◉ KOICA 가족계획 프로그램

[목표] 성생식권을 보장하여 출산할 아이의 수와 터울을 자유롭게 결정하도록 지원한다.

[기존 프로그램] KOICA는 개인의 성생식권을 보장하고자 가족계획에 대한 정보확산, 수요증진, 현대적이고 안전한 피임도구 보급, 가족계획 서비스 접근성 확대, 청소년 성교육 확대 등을 실시하고 있다.

- 에티오피아 아르시 가족계획 프로그램 (2008-2010)
- 에티오피아 인구 및 생식보건증진을 위한 IEC/BCC 지원 사업(2012-2015)

[주요활동] 가족계획 서비스 교육, 인식제고, 수요증가, 피임도구 및 서비스 제공, 가족계획 상담 및 서비스 제공

② 모자보건

여성과 아동의 건강은 보편적으로 인정되는 기본적인 가치이자 인권이다. 모자보건은 이러한 기본권을 보장하는 행위이자, 아동의 지능발달에 도움을 주고 학교출석률을 증가시키며, 건강하고 생산적인 성인이 되도록 도움을 준다.

◉ KOICA 모자보건 프로그램

[목표] KOICA는 모성과 아동의 예방 가능한 사망을 감소시키고자 한다.

[기존 프로그램] KOICA 모자보건 프로그램은 보건소와 지역병원에서의 양질의 모자보건 서비스 제공, 모자보건 인력 양성, 모자보건에 대한 인식 개선, 필수 모자보건 서비스 제공을 하고 있다. 특히 항공권연대기금

을 활용한 빈곤퇴치 기여금으로 모자보건에 특화된 프로그램을 진행하고 있다.
- 가나 볼타지역 모자보건개선사업(2013-2017)
- 탄자니아 차니카 모자보건 역량강화사업(2014-2017)
- 라오스 소아과 의료인력 교육 및 지역보건소 역량강화사업(2013-2017)

[주요활동] 조산사 및 지역사회 모자보건 인력 양성, 모자보건 수요 증진, 산전 출산 산후 관리 서비스 제공, 소아 영양 및 성장관리 서비스 제공

③ 백신과 예방접종

예방접종은 감염병으로부터 인간을 완벽히 보호해 줄 수 있는 유일한 방법이며 현존하는 가장 효과적인 방법이다. 우리는 건강한 삶을 위한 기본적인 권리로서 모든 사람이 예방접종에 보편적으로 접근할 수 있도록 기여하고자 한다.

◉ KOICA의 예방접종 프로그램

[목표] KOICA는 필수예방접종 서비스 역량강화, 안정적인 백신 보급을 위한 Cold chain지원, 예방접종 캠페인 지원, 값싸고 안전한 백신개발에 기여하고자 한다.

[기존 프로그램] KOICA는 백신 생산기술을 전수하고, 백신을 직접 지원하거나, 백신보급을 위하여 백신 Cold chain을 보급하였으며 값싸고 안전한 백신을 개발하기 위한 혁신적인 개발 지원을 시도하고 있다.
- 니제르 뇌수막염 감시 및 퇴치역량 강화 프로그램(2009-2010)
- DR콩고 UNICEF 기초면역 강화사업(2010-2012)

[주요활동] 백신냉장관리 시스템 구축(Cold chain 구축), 예방접종 서비스 역량강화, 예방접종 캠페인 지원, 값싸고 안전한 백신 개발

④ 건강증진(Health promotion)

흡연, 음주, 비만, 운동부족, 잘못된 위생습관 같은 건강 위해 행동으로 예방 가능한 사망이 발생하고 있다. KOICA는 이러한 건강 위해 행동을 줄이고 건강에 이로운 행동을 권장함으로써 건강권을 능동적으로 확장하고자 한다.

◉ KOICA의 건강증진 프로그램

[목표] 건강한 삶의 핵심은 건강한 생활습관을 유지하는 것이다. KOICA는 건강증진 활동을 통해 건강한 생활습관을 확산하고 건강한 삶에 기여하고자 한다.

[기존 프로그램] KOICA는 리마 및 까야오 지역에서 지역사회, 학교, 보건소와 보건센터 중심의 건강증진 프로그램을 운영하고 있다. 학교대상 건강증진학교를 위한 보건교육, 안전관리, 식품위생, 운동, 심리 상담을

제공하고 있으며, 지역사회를 중심으로 고혈압과 당뇨를 예방하기 위한 운동 캠페인, 식습관 개선 캠페인 등을 통한 보건소를 중심의 고혈압 관리 사업을 실시하고 있다.

- 페루 리마 및 까야오 건강증진 프로그램(2013-2017)
- 페루 찬차마요 보건의료 역량강화사업(2013-2016)

[주요활동] 건강행태 교육, 건강습관 인지 제고, 담배 · 약물과 같은 유해습관 제거, 건강증진학교

⑤ 보건의료 인프라/ 양질의 보건의료 전달체계 구축

개발도상국에는 보건의료 시설이 멀거나, 낡고 좁아서 활용이 어려운 곳이 많다. 하지만 부족한 자원으로 인해 보건의료 시설을 늘리지 못하고 있으며 기존 보건의료 시설도 의료인력의 부족, 의료기기나 약품의 부족 등으로 전 세계 13억 명이 양질의 보건의료 서비스를 이용하지 못하고 있어 이에 대한 개선이 필요하다.

◉ KOICA 양질의 보건의료 서비스 제공

[목표] KOICA는 안정적인 보건의료 전달체계를 구축하여 보편적 의료보장을 위한 거리적 장애를 감소시키고, 양질의 보건의료 서비스 제공에 기여한다.

[기존 프로그램] KOICA는 1991년부터 지금까지 병원 및 보건소 등 보건의료 시설 건립 및 개선 프로젝트를 100여 개 가량 진행하여 왔으며 보건의료 인프라 제공, 보건의료 기자재 지원, 병원 보건의료 시설 운영 역량강화 등 다양한 방법으로 보건의료 서비스의 질과 양을 높이기 위하여 노력하여 왔다.

- 베트남 중부지역 종합병원 건립사업(2006-2012)
- 네팔 티카풀지역 보건의료 환경개선 사업(2011-2014)
- 파라과이 림삐오 보건의료체계 형성 및 강화 사업(2018-2022)

[주요활동] 병원 및 보건소 인프라 건립, 의료기자재 제공 및 활용 역량강화, 환자 이송 시스템 지원, 보건의료 서비스 질 향상을 위한 의료진 교육, 지역보건요원 교육

⑥ 보건재정

1억 명의 사람들이 보건의료 서비스 비용을 부담하느라 빈곤층으로 전락하고 있으며 의료비가 부족하여 일부 국가에서는 60% 정도의 임산부가 숙련된 보건인력 없이 분만하고 있다. 이러한 현실을 개선하기 위해서 재앙적인 의료비의 위험을 세금과 보험제도로 분산시키는 것이 필요하다.

◉ KOICA 보건재정 프로그램

[목표] KOICA는 대한민국의 전국민 의료보험 경험을 바탕으로 안정적인 보건재정 시스템 구축지원을 통하여 건강권을 가진 모든 사람이 금전적인 부담 없이 양질의 보건의료 서비스를 이용할 수 있도록 하고, 재앙적인 의료비로부터 보호받을 수 있도록 기여한다.

[기존 프로그램] KOICA는 2010년부터 네팔에 적정한 형태의 보건재정시스템을 찾아내고 형성하기 위하여 다양한 형태의 지역의료보험 모델을 시범사업화하여 실시하였고, 그 경험을 바탕으로 2013년부터 네팔이 국가의료보험 시스템을 구축할 수 있도록 의료보험인력 역량강화, 국가의료보험 시범사업, 국가의료보험 정책 기술지원을 하고 있다.

- 네팔 의료보험제도 타당성 조사 및 의료보험제도 매뉴얼 개발 사업(2010-2012)
- 네팔 의료보험제도 구축 지원 사업(2013-2015)
- 베트남 의료보험제도 구축 역량강화 사업(2011-2013)

[주요활동] 지역사회 의료보험 프로그램 지원, 국가 의료보험 정책 역량 기술지원, 국가 의료보험 시범사업, 의료서비스 심사 평가 역량 기술지원, 국가 보건재정 예산 지원

⑦ 사회문화적 접근성 향상

많은 개발도상국에서 건강한 삶에 중요한 분만, 예방접종 등의 보건서비스에 대한 인식이 부족하거나 사회적인 차별 때문에 접근하지 못하고 있다. 이러한 차별과 인식을 개선하여야 건강권이 보편적으로 보장받을 수 있다.

◉ KOICA 사회문화적 접근성 향상 프로그램

[목표] 보건의료 서비스에 대한 사회문화적 접근성 향상을 제고하며 서비스에 대한 수요를 증진하고 사회문화적 차별이 없는 평등하고 보편적인 건강권을 보장한다.

[기존 프로그램] KOICA는 건강한 삶을 위한 보건의료 지식을 확산하고 이를 기반으로 건강한 행동과 보건의료 서비스 이용을 장려하며, 보건의료 서비스 이용에 장애가 되는 사회적, 문화적 장애를 제거하기 위하여 인식개선 활동을 펼치고 있다.

- 에티오피아 인구 및 생식보건증진을 위한 IEC/BCC 지원사업(2012-2015)
- 도미니카 미성년 임신방지 및 여성보건환경 개선 2차사업(2008-2012)

[주요활동] 지역사회 의료보험 프로그램 지원, 국가 의료보험 정책 역량 기술지원, 국가 의료보험 시범사업, 의료서비스 심사 평가 역량 기술지원, 국가 보건재정 예산 지원

3. 건강한 삶을 위한 질병관리

① 보건안보(Global Health Security)

에볼라, MERS와 같은 신종 감염성 질병은 국경을 쉽게 넘나드는 특성 때문에 어느 한 국가의 질병 방역체계만으로는 효과적 제어가 힘들고 보건의료체계가 열악한 나라에서 더욱 큰 상처를 남긴다. 감염성

질병을 효과적으로 제어하기 위해 선진국 뿐만 아니라 개발도상국의 방역체계를 강화해서 감염성 질병의 예방, 탐지, 대응에 적극적으로 대처해야 한다.

◉ **KOICA 보건안보 프로그램**

[목표] KOICA는 대한민국 감염병 관리 역량을 전 세계와 공유하고 감염성 질병으로 위협받는 개발도상국의 전염병 예방, 탐지, 대응 능력을 강화시킬 수 있도록 상호 협력하고 지원하고자 한다.

[기존 프로그램] KOICA는 국가 감염병 진단감시 체계 확립과 실험실 역량강화 프로그램을 펼치고 있다.

- 우즈베키스탄 감염성질병 관리역량강화사업(2013-17/600만불)
- 미얀마 전염병 연구소 역량강화사업(2011-14/300만불)

[주요활동] 국가 예방접종 시스템 지원, 국가 실험실 체계 강화, 보건안보 인력 역량강화 등

② 소외열대 질병(Neglected Tropical Disease; NTD)

NTD는 아동의 성장을 저해하고, 청소년의 경제적 활동을 방해하며, 임산부의 실명, 장애 등을 유발하는 위험한 질병이다. 하지만, NTD가 급격한 사회적인 문제를 발생시키지 않고 질환에 대한 사회적 오명, 편견, 과소평가 및 고통 받는 인구의 극심한 가난과 낮은 사망률 등의 요인으로 인해 더욱더 소외되고 있다.

◉ **KOICA 열대 풍토성 소외질환 프로그램**

[목표] 학령기 어린이들의 영양상태 개선, 건강한 성장에 기여하고, 성인들의 열대 풍토성 소외질환으로 인한 장애를 개선하는데 기여한다.

[기존 프로그램] KOICA는 열대 풍토성 소외질환의 역학조사, 열대 풍토성 소외질환에 대한 인식개선, 적극적인 열대 풍토성 소외질환 진단 및 치료, 열대 풍토성 소외질환 감소를 위한 환경 개선

- 동티모르 열대 풍토성 소외질환 통합관리 프로그램 (2016-2020/600만불)
- 수단 주혈흡충 퇴치 3차 사업 (2015-2017/900만불)

[주요활동] 열대 풍토성 소외질환 역학조사, 교육 및 예방, 진단 및 치료 프로그램 제공

③ 말라리아(Malaria)

말라리아는 국민총소득이 낮은 국가, 빈곤층 비율이 높은 국가(하루 인당 1.25 US $ 이하로 생활)에서 높아 빈곤계층의 주요 질병이며, 아동과 모성사망의 주요요인이다. 이렇게 개발도상국의 사회적 경제적 부담을 높이는 말라리아 프로그램의 퇴치가 필요하다.

◉ **KOICA 말라리아 프로그램**

[목표] 말라리아 감소로 임산부와 5세 이하 아동의 건강을 증진한다.

[기존 프로그램] KOICA는 말라리아 관리를 위해 말라리아 건강행동 교육, 살충제 처리 모기장 퇴치 보급, 말라리아 치료 및 예방을 위한 인력양성에 힘쓰고 있다.

- DR콩고 말라리아 퇴치사업/국제빈곤퇴치기여금 ('08-'12/170만불)
- DR콩고 반둔두주 5개 보건구역 말라리아 퇴치 및 역량강화사업 ('12-'15/400만불)

[주요활동] 말라리아 건강행동 교육, 말라리아 진단능력 향상, 신속진단키트 보급, 살충제 처리 모기장 보급, 말라리아 치료 및 예방 프로그램 제공.

④ 결핵(Tuberculosis)

결핵은 연간 결핵환자 수 900만 명과 결핵으로 인한 사망자 수가 150만 명으로 질병부담이 크며, 22개 결핵 고위험국이 87%의 환자를 보유하고 있으나 대부분 개발도상국으로 50%미만에서만 적절한 결핵 약물치료가 이루어지고 있어 더욱 효과적인 결핵프로그램이 필요하다.

◉ KOICA 결핵 프로그램

[목표] 결핵의 관리 및 치료를 통해 결핵 유병률과 사망률을 감소시키고 이를 통해 결핵 감염에 대한 부담을 감소시킨다.

[기존 프로그램] KOICA는 결핵퇴치를 위해 공중보건 역량을 강화하고 현지 인력의 장기적인 교육훈련 계획과 결핵관리체계 구축을 위한 매뉴얼 및 지침을 개발에 힘쓰고 있다.

- 동티모르 결핵진단 및 관리 역량강화사업 (2013-2015)
- 에티오피아 아디스아바바 결핵예방 및 퇴치사업 (2011-2014)

[주요활동] 결핵환자 능동적 발견, 진단, 치료, 생활지원

⑤ 비감염성질환(Non Communicable Disease)

비감염성질환은 전 세계 질병 중 가장 높은 질병부담을 만들어 내고 있으며, 그 부담이 선진국뿐만 아니라 개발도상국에서도 급속히 높아지고 있어 시급한 대책이 필요하다. 비감염성질환으로는 고혈압, 당뇨, 정신질병, 비만 등이 있으며 연간 비감염성질환으로 인한 사망자 수는 3천 800만 명에 달한다. 또한 비감염성질환 사망자 3/4은 저소득 및 중간소득 국가에서 발생한다.

최근 연구에서는 KOICA 사업 개발 추진시 개발도상국 내에서 간호인력과 비보건인력을 적극 활용할 필요성이 있음이 발표되었다. 즉, 일차보건의료 기관에서 보건교육사와 마을보건요원을 활용하는 비감염성질환 예방 관리 모형이 제시되었다.*

* 출처: 송진성, 개발도상국 비감염성질환 개발협력 프로그램 모델 개발(2017), 연세대학교 대학원 보건행정학과 박사학위논문

◉ KOICA 비감염성 질병 프로그램

[목표] 비감염성질환으로 발생하는 장애, 유발질병의 감소로 사회경제적 비용을 감소시킨다.

[기존 프로그램] KOICA는 비감염성질환 관리를 위하여 건강한 행동습관 캠페인, 비감염성질환의 조기진단 및 적정관리, 비감염성질환으로 인한 장애 예방 및 치료활동을 지원하고 있다.

- 페루 리마 및 까야오 지역 건강증진 프로그램(2013-2017)
- 파라과이 센트럴주 림삐오시 보건의료체계 형성 및 일차의료 강화 프로그램(2016-2020)

[주요활동] 고혈압, 당뇨, 비만, 정신보건 교육, 예방, 일차 의료 기능 강화

4. 보건의료시스템 향상

① 양질의 보건의료(Quality health program)

Q-health 프로그램이란 양질의 보건의료 서비스를 제공하기 위하여 국내 기관과 매칭하여 개발도상국 보건의료 기관의 경영, 의료 기술, 연구능력을 종합적으로 향상시키는 역량강화 프로그램이다. 건강한 삶을 위해서는 질 높은 보건의료 서비스 제공이 필수적이며 이를 위해서 양질의 보건의료 서비스를 제공하기 위한 보건의료 전문기관이 필요하다.

◉ KOICA Q-health 프로그램

[목표] 양질의 보건의료 서비스를 제공하기 위해서 보건의료 기관의 역량강화에 기여한다.

[기존 프로그램] KOICA는 보건의료 기관의 역량강화를 위해서 개발도상국 보건의료 기관과 한국의 관련 기관을 매칭하여 기관 간 전문가 교류, 역량강화 프로그램 진행 등 역량강화 활동을 지원한다.

- 베트남 후에 병원 Q-health 프로그램(2013-2017)
- 베트남 꽝남성 종합병원 Q-health 프로그램(2012-2017)
- 캄보디아 안과전문병원 설립 사업(2011-2015)

[주요활동] 보건의료 연구, 진단, 검사, 치료, 재활 기관이 양질의 보건의료 서비스를 제공할 수 있도록 국내 보건의료기관과 매칭하여 기관 경영, 인력 역량강화, 시스템 강화 등 종합적인 기관 역량강화 활동과 지속적인 연계 활동 지원

② 보건의료 인적역량강화(Health workforce program)

보건의료 인력 부족은 개발도상국에서 보건사업을 시행할 때 발생하는 가장 큰 어려움으로 보건의료 사업의 재원 부족을 제치고 가장 큰 장애요인으로 등장하고 있다. 특히, 병원에서 의료서비스를 제공하는 전문의료 인력뿐만 아니라, 지역에서 활동할 기초 보건의료인력 부족이 심각함에 따라 이러한 인력을

강화하기 위한 프로그램이 필요하다.

◉ KOICA m-health 프로그램

[목표] 보건의료 인력(보건의료 정책, 전문의료인력, 기초보건인력)의 양성, 고용, 재교육, 동기부여를 통해 양질의 보건의료 서비스 제공에 기여한다.

[기존 프로그램] KOICA는 보건의료 기관의 역량강화를 위해서 개발도상국 보건의료 기관과 한국의 관련 기관을 매칭 하여 기관 간 전문가 교류, 역량강화 프로그램 진행 등 역량강화 활동을 지원한다.

- 방글라데시 간호전문 대학원 설립사업('12-'18/1,375만불)
- KOICA 보건분야 역량강화 프로그램
- KOICA 보건분야 봉사단 파견 프로그램

[주요활동] 보건의료 정책 기획 및 관리인력 양성 및 역량강화, 의료전문인력 양성 및 역량강화, 기초보건의료인력 양성 및 교육시스템 지원

③ 건강을 위한 과학기술(Science, Technology, Information for health)

과학기술 발달에 따라 새로운 의약품이 개발되고, 새로운 진단법에 의해서 질병이 더 빨리 더 쉽게 진단될 수 있고, 보건의료 서비스 제공자와 주민들 사이에 더 쉽게 의사소통이 가능해지고 있으며, 보건의료 인력의 교육과 정보교류가 더 손쉽게 일어나고 있다. 이러한 혁신적인 과학기술 방법이 도입되어 확산됨에 따라 보다 효과적이고 효율적으로 양질의 보건의료 서비스를 제공할 수 있는 가능성이 높아지고 있다.

④ KOICA 과학, 기술, 정보 프로그램

[목표] 과학, 기술, 정보의 발전을 효율적인 보건의료 시스템 구축에 활용하여 양질의 보건의료 서비스 제공에 기여한다.

[기존 프로그램] KOICA는 혁신적인 과학기술 아이디어를 발굴, 도입, 확산하기 위하여 창의적 과학기술 프로그램을 운영하고 있으며, 휴대전화를 활용한 보건의료 정보시스템 강화 프로그램을 지원하고 있다.

- 르완다 UNICEF M-health 프로그램(2013-2015)
- Grand Challenge for Development Saving live at birth(2015-2019)

◉ KOICA CTS 프로그램

[주요활동] 혁신적인 방법의 보건의료 서비스 파일럿 프로그램 지원, M-health 프로그램, 보건의료 정보체계 개선, 혁신적인 보건의료서비스 개선을 위한 아이디어 공모

2. 보건복지부의 국제보건사업

1) 한국국제보건의료재단의 국제보건사업[12)]

(1) 개요 및 조직도

한국국제보건의료재단(KOFIH)는 보건의료분야 국제협력 증진과 인도주의 정신을 구현하는 개발도상국, 북한, 재외동포 및 외국인 근로자, 해외 재난 등의 정부차원의 보건의료지원사업을 수행하는 보건복지부 산하 공공기관이다.

• 조직도

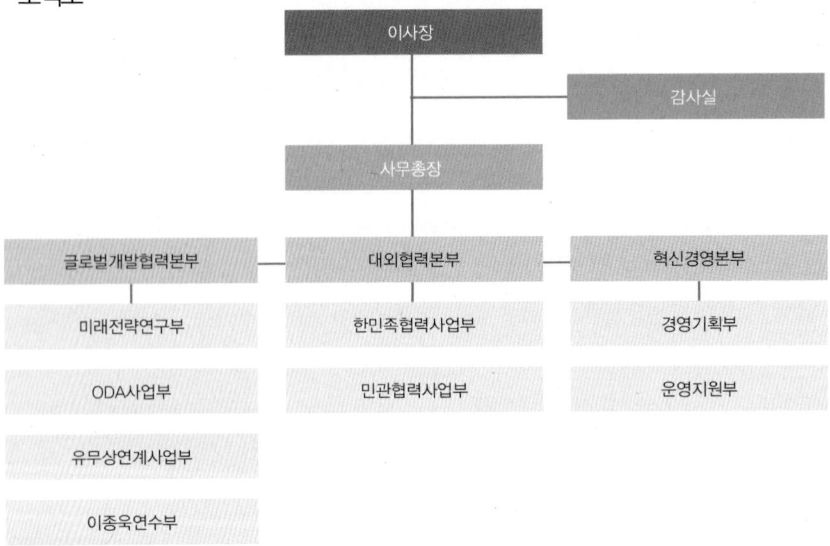

그림 5-1 한국국제보건의료재단 조직도(2022.4.1)

(2) 국제보건사업 사례

[탄자니아 의료기기지원사업 사후관리 및 지속가능성 제고사업(프와니)]

프와니 주는 탄자니아 다레살렘에서 40km 가량 떨어진 수도권 지역으로 인구수

---

12) 출처: 한국국제보건의료재단 홈페이지(http://www.kofih.org)

및 유동인구 대비 보건의료 기반이 많이 부족하다. 재단은 2009년 탄자니아 프와니 지역 정부로부터 보건분야 지원요청 서한을 수신한 후, 지역 내 모자보건증진에 기여하고자 툼비병원 모자보건센터 신축 및 개보수, 응급이송 차량 및 의료인력 교육 등의 다양한 지원 사업을 추진했다. 이후 2012년부터 현재까지 기 지원 사업의 지속성 제고를 위해 툼비병원, 보건소 및 보건지소 수술실, 세탁실 등 시설보완, 소각로 준공 및 의료기기, 보건의료인력 역량강화 교육 및 컨설팅 등 추가지원을 진행하고 있다.

[탄자니아 의료시설 건립운영 유무상 연계사업]

한국수출입은행의 대외경제협력기금(EDCF)을 통해 탄자니아 무힘빌리 의과대학의 부속병원이 건립 중에 있다. 유무상연계사업의 일환으로 병원기획 및 운영계획수립(medical planning)과 관련해 현지 병원건립추진단에 대한 자문, 의료행정인력 등에 대한 역량강화 필요성이 제기되었다. 이에 따라, 재단은 이에 필요한 자문 및 교육훈련을 제공하여 향후 효과적인 병원운영의 기반을 마련할 것이다.

[에티오피아 모자보건 증진 및 건강보험제도 협력사업(아디스아바바)]

에티오피아는 아프리카 동부에 위치하며 정식명칭은 에티오피아 연방 민주공화국이다. 우리에게는 '커피의 나라'로 잘 알려져 있다. 국토면적은 한반도의 약 5배이며, 인구는 약 9천만이다. 2010년 기준 GDP는 297.2억 달러, 인구 1,000명당 사망률은 10명, 유아사망률 68명/1000명, 빈곤선이하 인구는 전체 인구의 28.2%('09년)에 이른다. 특히 모성사망률은 출산아 10만 명당 350명('10년)으로 아프리카 평균에 비해 높으며, 숙련된 보건의료인력에 의한 출산율이 매우 저조한 국가이다('11년 기준 10%). 재단은 2013년부터 에티오피아 정부와의 지속적인 협의 및 현지 조사를 통해 우선 과제를 선정, 모자보건 증진 및 건강보험 정책협력제도 협력사업을 추진하고 있다. 2014년 현지 직원 파견을 통해 에티오피아 및 짐마 지역의 보건의료인력 및 조산사 역량강화, 기자재 지원, 건강보험제도 정책협력 컨설팅 등의 사업을 진행하고 있다.

[남수단 모자보건 증진, 결핵관리 및 의과대학병원 지원사업(주바, 루이, 보르)]

남수단은 모성사망비(Maternal Mortality Ratio) 10만명 출생 당 2,054명(세계 최고수준)이며, 5세 미만 사망률 역시 출생아 1,000명 당 121명(WHO, 2011)로 높고, 숙련된 인력에 의한 출산비율은 단지 10%밖에 안 되는 등 전반적으로 보건의료시스템이 취약하고 및 숙련된 보건의료인력이 부족하다. 또한 결핵 발생률(146명/10만명), 결핵 유병률(267명/10만 명), 결핵 사망률(29명/10만 명)으로 결핵 고부담 국가로 분류된다. 이에 재단은 남수단 정부의 보건개발계획 우선순위에 따라 모자보건 및 인적자원 개발 사업을 추진하고 있다.

* 보건개발계획(Health Sector Development Plan, 2012~2016): 모자 보건 서비스, 인적 자원 개발 등을 우선순위로 강조

[가나 모자보건 증진 및 건강보험제도 협력사업(호호이, 크라치)]

가나 정부는 보건부분 중기개발 계획에 따라 MDGs 달성을 위해 노력하고 있으며 이 중 신생아 및 아동 사망률, 모성 사망률 및 모성건강 분야의 달성에 있어 어려움을 겪고 있다. 지난 2012년 재단은 가나 보건부로부터 이에 대한 지원을 요청하는 공식 서한을 수령하고 사업개발에 착수하였다. 이후 2013년 사업형성조사를 통해 모자보건 증진 및 건강보험 정책협력 사업에 대한 MOU를 체결하였다. 2014년 가나 보건부 산하 GHS 내 재단 현장사무실 개소, 현지직원 파견을 통해 볼타지역 조산사 인력강화, 기자재 지원, 건강보험 정책협력 및 기초조사 등의 사업을 진행하고 있다.

[의료시설 건립운영 유무상 연계사업(잠베지아 주 켈리만 시)]

한국수출입은행의 대외경제협력기금(EDCF)을 통해 모잠비크 잠베지아 주 켈리만 시에 중앙병원이 건립 중이다(2016년 초 완공예정). 유무상연계사업의 일환으로

병원기획 및 운영계획수립(medical planning)과 관련해 병원건립추진단에 대한 자문, 의료행정인력 등에 대한 역량강화 필요성이 제기되었다. 이에 따라, 재단은 이에 필요한 자문 및 교육훈련을 제공하여 향후 효과적인 병원운영의 기반을 마련할 것이다.

[라오스 통합모자보건증진 전략사업]

• 추진배경

KOFIH는 WHO와 함께 국가적 모자보건 전략 수행을 지원함과 동시에 라오스 내 다른 기관의 성공사례(시바보울리 지방에서 세이브더칠드런호주, 비엔티안과 사반나켓 지방에서 벨기에 개발기구, BTC)를 본받아 일부 지방을 시범적으로 선택, 집중 실시함으로써 라오스 보건부의 모자보건서비스 패키지를 지원하고 있다. 라오스 국가전략 수립 시점에서 라오스 정부와 WHO는 동 사업 계획에 KOFIH의 참여를 요청하였으며, KOFIH는 한국의 보건복지부와 사업추진을 검토한 후, 시앙쿠앙 도(Province) 7개 군지역과 후아판 도(Province) 3개 군지역을 지원하기로 결정하였다. 현지사업은 재단과 WHO/WPRO 협약체결(2010년 5월)을 기점으로 시작되었다. 본 사업은 수원국인 라오스 입장에서도 그간 일부 질병에 집중되었던 지원방식이 갖는 한계를 동 사업을 통해 보다 포괄적인 접근으로 극복할 수 있다는 점에서 사업의 의의가 있었다. 모자보건은 특수 질병퇴치 · 근절 및 병원 개보수 등의 사업과 달리 여성과 아동이라는 '사람'을 대상으로 하고 있는 사업으로, 보다 포괄적인 접근이 요구되었다.

• 비전, 목표 및 기대효과

전반적인 모자보건 증진사업의 비전은 2015년까지 라오스 내 MDG 4와 5를 달성하는 것이었다. 2009년 2015년 모자보건 서비스를 위한 통합패키지 전략 및 계획 프레임 워크를 실시를 목적으로 2011년 4월까지 시범지역 내 모자보건

서비스 패키지 이행, 전략 실시 상황을 다른 지역에 적시에 전달하기 위해 모자보건 서비스 패키지 계획, 실시, 모니터하는 중앙, 지방, 지역 담당자의 역량 개선, 이에 필요한 실질적 가이드라인과 수단을 채택하고 개발 하는데 목표를 두었다.

KOFIH의 1차년도 주요 목표는 국가전략의 전국 확대를 위한 시범 실시를 지원하여 한국의 경험전수를 통한 사업의 효과성을 확보하는 데 있었다. 특히 라오스 보건부의 통합모자보건 증진전략 이행을 위해 라오스 정부가 시범 실시를 통한 실질적 경험을 쌓고 다른 지역에 실시 과정을 적시에 알리며 MDG 4와 5의 달성을 위해 진전속도를 높일 수 있도록 전체적인 지원을 했다. 이를 통해 사업지역 내 국가전략 실시를 지원하는 동시에 모자보건 전략의 전국적 실시를 지속적으로 지원하는 것을 목표로 하였다. 이러한 사업을 통하여 숙련된 분만개조자 훈련, 보건재무 개혁 등 전반적인 시스템적 접근과 통합적인 지리적 접근을 동시에 적용함으로써 모자보건 전략의 시행 속도를 높이는 것을 기대할 수 있었다. 특히, KOFIH의 사업전략으로 모자보건 증진을 위한 라오스 정부의 적극적 의지에 부합한 지원을 제공하고, 모자보건 통합패키지 전략(2009~2015)이 제시한 국제기준에 따라 지원하며, 모자사망률을 획기적으로 낮추는 데 기여한 한국의 1960~1970년대 모자보건 경험 전수를 목적으로 하였다.

• 추진체계

라오스 보건부와 WHO 라오스 사무소가 2009년도에 수립한 라오스 모자보건 통합전략(2009~2015) 이행을 위한 사업지원을 KOFIH에 요청하였던 바, KOFIH는 국제사회의 MDGs 달성 노력에 기여하고, 한국의 국제개발협력 기조에 맞춰 라오스 보건부, WHO 라오스 사무소와 공동으로 사업 협의를 거쳐 2010년도부터 모자보건사업을 지원하고 있다. 이 사업은 수원국의 모자보건전략 달성 이행을 위한 통합적인 지원사업의 일환으로 수원국의 보건분야 거버넌스를 지원하는 전략적인 사업이다. KOFIH에서 추진하는 사업은 프로그램 형태의 사업으로 사업구조는 WHO 라오스 사무소에 전문가(소아과 의사)를 파견해 라오스 보건부의 '통합 모자보건증진전략'을 지원하는 형태이다. 이를 위해 사업 발굴단계에서부터 WHO 라오스 사무소와 검토회의를 실시하였으며, 사업의 사전조사에는 외부전문가와 본 사업의 담당자가 참여하는 방식으로 진행되었다. 사업 추진체계와 역할은 다음과 같다(보건복지부, 2010).

▶ **KOFIH 소속 파견 직원**

- KOFIH은 중장기 프로그램 사업추진 관련 역량 강화 및 모니터링을 통한 사업 효과성 제고를 위해 KOFIH 직원(소아과 전문의 1명, 행정직 1명)을 라오스(WHO 사무소)에 파견
- 전문가 주요 업무
  ① 모자보건사업 수행 감독, 모니터링
  ② 모자보건사업수행을 위한 인적역량강화 기술 자문
  ③ 효과적인 사업 추진을 위한 보건분야 공여국 회의 참석을 통한 의견 수렴
  ④ 국가전략 지원을 위한 기술 및 사업수행 개발 지원
  ⑤ WHO와 KOFIH간 재정 및 기술 지원 등을 위한 KOFIH 사무소 역할
- 행정직 주요 업무
  ① KOFIH가 파견한 전문가와 협력, 모자보건패키지 사업 모니터링
  ② 라오스 사업개발을 위한 현지 보건 현황 등 자료수집
  ③ 기타 KOFIH의 라오스 사업수행에 필요한 현지 업무 지원

▶ **KOFIH 기술자문단**

- KOFIH는 사업 예산감독 및 전체 모니터링을 실시
- 우리경험 전수 등을 위해 자문단을 활용한 기술자문을 실시 (자문단은 현지의 요청사항에 따라 자문을 하고, 필요시 현장에 단기 파견되어 기술자문을 실시함)

▶ **WHO 라오스 사무소**

- 현지 전체 프로젝트 관리 및 기술지원을 하고 있으며, KOFIH와 함께 라오스 정부 및 타 공여기관 업무의 협의 등 조율

▶ **라오스 보건부**

- KOFIH와 WHO의 기술자문을 받아 실제 사업을 수행
  ① 중앙단위에서는 라오스 도 및 군 단위 사업 수행 기술지원

② 도, 군, 보건소 단위 보건관계자는 모자보건사업에 대한 연간 세부 활동 계획을 수립하고 계획에 따라 사업을 수행

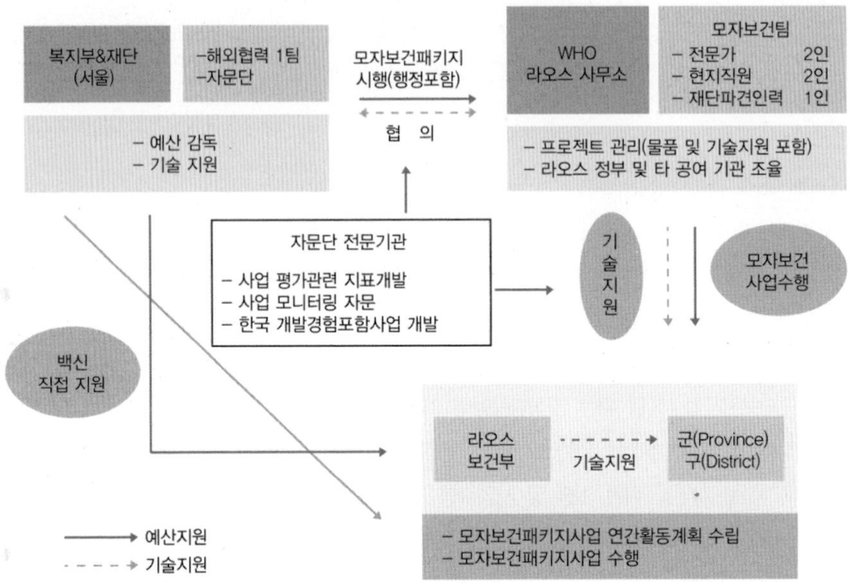

그림 5-2 라오스 모자보건사업 수행 체계(1)[13)]

한편, 동 사업의 성과 제고를 위해 국내 전문가로 자문위원단을 구성하여 사업평가 지표개발을 위한 조사사업 실시, 사업 모니터링 자문, 우리나라 모자보건 증진 경험 전수내용 발굴 등을 실시하였다. 세부적으로 마을 보건요원 매뉴얼 제작에 참여하였고, 라오스 보건부 10명을 초청하여 우리나라의 국가단위 접근법과 지역단위에서의 접근법 및 관련분야 정책 소개 등의 한국의 경험전수를 위한 워크샵을 실시하였다. 이러한 추진체계는 수직적 접근이 아닌 포괄적 접근이 요구되는 모자보건증진사업의 특징상 다양한 접근을 시도한 것으로 평가된다.

---

13) 출처: 한국국제보건의료재단, '11년도 라오스 모자보건증진사업 합동연구 종합보고서, 2011

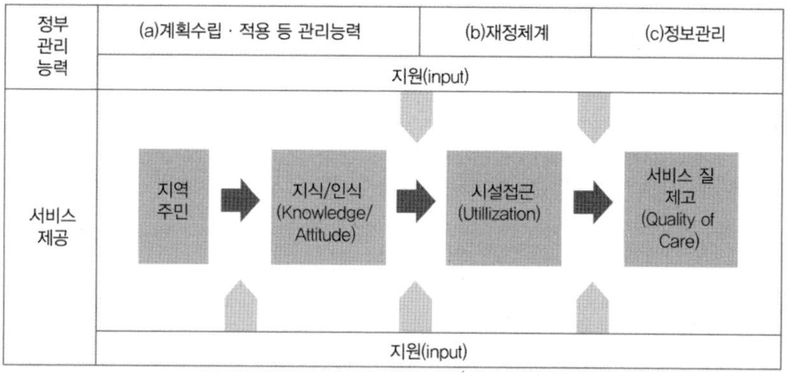

그림 5-3 라오스 모자보건사업 수행 체계(2)[14)]

• 사업내용

KOFIH는 라오스 보건부가 시행하는 국가차원의 모자보건 전략을 지원하였고, 전문가를 선발, WHO 라오스 사무소에 파견하여 라오스 10개 군지역에 대한 사업을 실시하도록 하였다. 세부적인 활동 내용으로 프로그램 실시를 위한 라오스 보건부의 리더십, 거버넌스 관련능력 강화, 보건의료서비스 제공의 효율성과 질 강화, 모자보건을 위한 개인, 가족, 지역사회 참여확대를 목표로 사업을 수행하였다〈그림 5-3〉.

KOFIH와 서울의대 의료관리학교실의 합동연구보고서(2011년)에 의하면 재구성된 국가전략 내에서 실제 KOFIH 사업으로 지원되고 있는 서비스 제공영역을 다음과 같다.

- 영역 1: 마을의 이장과 보건요원을 활용하여 정보를 제공하고 있고, 이를 위해 두 달에 1회 정기적인 모임을 실시하고 있다.
- 영역 2: 보건소 등 시설방문이 어려운 지역주민의 경우 보건소 직원이 연 4회의 직접방문 서비스를 실시하고 있으며, 구체적인 응급의료 지원은 제공되

14) 출처: 한국국제보건의료재단, '11년도 라오스 모자보건증진사업 합동연구 종합보고서, 2011

고 있지 않은 것으로 확인되었다.

- 영역 3: 일종의 재정지원으로 바우처 등을 통해 지역주민이 시설이용이 가능하도록 지원하고 있다.
- 영역 4: 군병원 및 보건소에 최소한의 의료기기 및 의약품을 제공하고 있다.
- 영역 5: 군 단위 모임(1회/1분기), 보건소 단위 모임(1회/2월) 및 모니터링 지원 등을 통해 관리감독을 지원하고 있으며, 모자보건과 관련된 산전 기초교육, 응급진료 교육, 산후관리 교육을 실시하며 보건소 직원에게 모자보건 관련 기초교육을 제공하고 있다.

〈그림 5-3〉에서 제시한 사업관리 등 정부 관리능력 강화 영역은 다음과 같다.

① 계획수립 · 적용 등 관리능력정부 영역 (a)에서는 이미 국가전략과 함께 모자보건 사업에 필요한 계획 등이 마련되어 있는 상태이며, 마을보건요원 매뉴얼에 대해서는 KOFIH에서 우리 전문가 파견 등을 통해 계획수립을 지원하였다.

② 재정과 관련된 부분 (b)에서는 바우처 시스템을 도입하여 제공하고 재정체계를 지원하고 있다.

③ 보건정보관리 영역 (c)에서는 사망사례 검토, 마을보건요원을 통해 수집한 마을단위 보건의료 정보 수집 등을 지원하고 있다.

사업 추진 내용은 정부의 역량강화, 모자보건서비스 개선, 지역사회 참여 확대를 목표로 계획에 따라 이행 중이며, 1차년도 사업은 국가전략 이행을 위한 초기단계인 정부 역량강화 및 매뉴얼 개발에 초점을 맞추어 진행되었다. 2011년 현재 동 사업을 통해 보건소 단위 모자보건 세부계획 수립(100%, 61개), 정보 수집을 위한 마을보건요원 훈련(100%, 699개 마을 중 699개 마을), 보건소 직원 모자보건 서비스 훈련(77%, 61개 보건소 중 47개), 모자보건 서비스개선을 위한 필수장비

지원(100%, 10개군 중 10개) 등이 이루어졌으며, 기타 지역사회 참여를 위한 주요자료가 개발되었다.

추가적으로 한국의 경험을 활용하여 국가전략 지원을 위한 보건소 지원 방식의 모델 보건소 사업을 2011년부터 신규 추진하였다. 지원목적은 시설 개보수 지원 및 국내전문가(자원봉사자) 등을 활용한 보건소 인력 역량강화 추진을 통한 서비스의 질 개선, 지역사회 내 보건소 기능에 관한 인식을 높이고 시설이용률을 높이고자 하였다. 이 사업은 단순히 보건소 시설을 개보수하는데 초점을 맞추지 않고, 지역주민이 보건소 시설을 개보수하고 환경을 개선하는 활동에 직접 참여하도록 하였다. 이를 통해 지역주민의 보건소에 대한 인식 제고를 고취시키는 지역주민 참여 형태의 사업으로 평가되었다. 더불어 KOFIH에서는 보건소의 환경위생 개선을 위해 식수 등 환경위생 개선사업을 진행하였다. 이것은 산모의 기관시설 이용률을 높이고자 하는 모자보건사업의 주요 성과목표 중 하나이기 때문에, 중요한 지원 사업으로 평가된다.

• 사업 평가

보건복지부의 2010년 라오스 모자보건증진사업 중간평가 보고서에서 평가한 내용은 다음과 같다. KOFIH의 라오스 모자보건증진사업은 기존에 추진되지 않았던 프로그램 형태의 협력 사업으로, 수원국인 라오스 정부의 정책 우선순위를 반영하고, 국제기구와 협력을 통해 근거에 기반을 둔 사업으로 수행되었다. 또한, 우리나라 모자보건 증진 경험 전수를 통해 보다 효과적, 효율적으로 라오스 MDGs 달성에 기여하고자 기획된 사업이다.

KOFIH는 보건의료인력 역량강화를 위한 중장기 연수사업(이종욱-서울프로젝트), 소아마비백신 지원, 식수사업 등을 연계하여, 라오스 모자보건증진을 위한 포괄적인 패키지 사업을 실시하였다. KOFIH의 사업은 라오스 보건부의 보건관리능력 개선을 위한 중앙 · 도 · 군 · 단위 보건계획 수립과 모자보건, 출산 및 사망 등 정보관리를 위한 공무원 등 핵심요원 교육이 주요 사업으로, 서비스 질 개선을 위한 간호사 · 조산사 보수교육, 군병원 · 보건소 필수장비 및 물자지원을 포함하여 지역단위 보건사업 기능의 강화를 시도하고 있다.

그간 라오스 국가 내 여러 원조 공여 국제기구들이 분절적으로 사업을 시행하여 모자보건 수준의 향상이 어려웠던 점을 고려하여 라오스 국가전략을 지원하고, 현지 보건의료 전문 국제기구인 WHO 라오스사무소를 적절히 활용하여 사업초기 단계에 발생될 수 있는 위험요소를 최소화하였고, 실제 모자보건 상황의 개선이 가능한 접근이라는 점에서 매우 적절하였다고 평가할 수 있다. 즉, 라오스 보건부의 주인의식이 고취되고 한국의 보건복지부(KOFIH), 라오스 보건부, 국제기구(WHO)간 파트너십이 잘 형성된 모자보건 ODA 사업이라 평가할 수 있다(룩셈부르크 등 라오스에서 활동하는 타 공여국들이 모범사업으로 평가하여 KOFIH 사업을 벤치마킹하여 동일한 사업을 수행하려고 계획 중임). 더 나아가 KOFIH의 한국의 경험 전수 전략은 경험의 이식이 아닌 현지사정 등을 고려한 접근이라는 측면에서, 파리선언 등에서 제시하고 있는 원조의 조화(Harmonization), 조율(Alignment) 등에 부합되며 라오스의 주인의식(Owenrship)을 강조한 사업이라고 평가할 수 있다.

한편, 한국의 경우 강력한 정부 리더십과 함께 일선 지역단위에서의 적극적인 참여가 성과 제고요인이었음을 고려할 때, KOFIH는 수용 가능한 범위 내에서 지속적으로 라오스 지역주민의 참여활동을 강화할 수 있는 수단이나 전략을 개발할 필요가 있다고 보겠다.

• 시사점

KOFIH를 포함한 보건 분야 ODA 사업 수행 기관 간 비교우위에 따른 역할 분담 불명확에 따른 기관별 사업형태 중복 문제가 지속적으로 제기되고 있다. 일례로, 모자보건 분야의 관계부처인 외교통상부(KOICA), 기획재정부(EDCF), 보건복지부(KOFIH) 간에 비교우위가 정리되지 않아, 모자보건 ODA 사업 수행에 있어서 정책자문, 프로젝트, 초청연수 및 전문가 파견 등을 개별적으로 진행하고 있는 실정이다. 이에 정부는 관계기관 간 협의를 통해 모자보건 ODA 사업모델의 추진방향을 '통합 추진전략의 수립, 패키지형 시범사업을 통한 성공사례 정립, 기관별 비교우위에 따른 협력방안 마련' 등 세 주제를 골자로 설정하는 절차를 수립 중에 있다.

모자보건 ODA 사업모델 추진 상에서의 기관별 역할분담은 사업에 대한 해당기관의 전문성, 사업경험 노하우, 네트워크 등의 대한 양적 · 질적 비교우위를 통해 결정된다. 다만, 이와 같은 비교우위 개념은 사업의 목적과 특성에 따라 변화하므로 사업의 목적을 명확하게 설정하고 기관간 심층 협의를 통해 적절하게 해당 사업에서의 수행영역을 조율하는 것이 중요하다. 특히 원조 방식의 하드웨어와 소프트웨어의 측면에서 모자보건 ODA 사업의 원조효율성을 약화시키고 있기에 기관간 비교우위에 따른 역할분담을 통해 유기적으로 협력하여야 한다. 또한 원조사업의 추진 시, 사업내용 및 대상지역에 대한 부처간 사전 협의를 통해 중복을 방지하고 연계를 강화하는 절차적 체계가 구축될 필요가 있다(황나미, 2011).

2) 국민건강보험공단의 국제보건사업[15)]

(1) 개요 및 사업

국민건강보험공단은 건강보험과 노인장기요양보험을 관리운영하고 4대 사회보험 징수업무를 수행하는 기관이다. 국민건강보험법에 따라 국민의 질병, 부상에 대한 예방, 진단, 치료, 재활과 출산, 사망 및 건강증진에 대하여 보험급여를 실시함으로써 국민보건 향상과 사회보장 증진에 기여하며 노인장기요양보험법에

15) 출처: 국민건강보험공단 홈페이지(http://www.nhis.or.kr/)

따라 일상생활을 혼자서 수행하기 어려운 노인에게 신체활동 또는 가사활동 지원 등의 요양급여를 실시함으로써 노후의 건강증진과 생활안정 도모로 국민의 삶의 질 향상을 위해 노력하고 있다.

(2) 수행업무

① **건강보험 사업**

- 가입자 및 피부양자의 자격관리
- 보험료 기타 국민건강보험법에 의한 징수금의 부과 · 징수
- 보험급여의 관리
- 가입자 및 피부양자의 건강의 유지 · 증진을 위하여 필요한 예방사업
- 보험급여비용의 지급
- 자산의 관리 · 운영 및 증식사업
- 의료시설의 운영
- 건강보험에 관한 교육훈련 및 홍보
- 건강보험에 관한 조사연구 및 국제협력
- 국민건강보험법 또는 다른 법령에 의하여 위탁받은 업무
- 기타 건강보험과 관련하여 보건복지부장관이 필요하다고 인정한 업무

② **장기요양 사업**

- 장기요양보험가입자 및 그 피부양자와 의료급여수급권자의 자격관리
- 장기요양보험료 등의 부과 · 징수
- 신청인에 대한 조사
- 등급판정위원회의 운영 및 장기요양등급 판정
- 장기요양인정서의 작성 및 표준장기요양이용계획서의 제공
- 장기요양급여의 관리 및 평가

- 수급자에 대한 정보제공 · 안내 · 상담 등 장기요양급여 관련 이용지원에 관한 사항
- 재가 및 시설 급여비용의 심사 및 지급과 특별현금급여의 지급
- 장기요양급여 제공내용 확인
- 장기요양사업에 관한 조사 · 연구 및 홍보
- 노인성질환예방사업
- 자산의 관리 · 운영 및 증식사업
- 그 밖에 장기요양사업과 관련하여 보건복지부장관이 위탁한 업무

(3) 국제보건사업

국민건강보험공단의 국제보건사업 업무 담당부서는 글로벌협력단으로서 아래와 같은 업무를 주로 수행하고 있다.

[가나 건강보험 연수]

국민건강보험공단은 가나에서 방문하는 건강보험청 직원을 대상으로 맞춤형 '건강보험 연수과정'을 운영했다. 가나 정부는 건강보험 가입률 60% 이상을 목표로 삼고 오는 6월부터 지역 가입자 확대 시범사업 추진을 계획하고 있다. 이를 위해 그동안 한국의 지원을 받아 인적역량강화에 힘써 왔다. 공단은 2013년부터 가나 건강보험 협력사업으로 해마다 건강보험 연수과정을 운영하면서 우리의 건강보험 제도운영 경험과 노하우를 전수해 왔다. 2014년부터는 시범사업 기초조사 공동 연구에 이어 공단을 비롯한 한국의 전문가들이 가나 현지를 방문해 가입자 확대 방안 등에 대한 전략적 지원으로 2016년도에 시범사업 출범을 앞두고 있다. 연수과정 프로그램은 가나에서 요청하는 맞춤형으로 제도 도입초기 운영경험, ICT 시스템, 건강보험 통계분석, 빅데이터 분석기법 등을 중점적으로 하고 공단이 직영하는 일산병원과 심평원 등 현장방문도 곁들여 역량 강화에

실질적으로 도움이 되도록 구성했다.

[에티오피아 역량강화사업 및 연수]

에티오피아에 대한 건강보험 정책협력사업은 에티오피아 건강보험공단 직원들의 업무 역량 강화와 2016년도 예정인 직장 건강보험 도입 지원에 초점을 맞추고 있다. 에티오피아는 2014년부터 매년 공단을 방문해 연수를 받으면서 인적 역량 강화를 도모하고 한국 건강보험 운영 경험에서 시사점을 찾으려 하고 있다.

[기타 사업]

건강보험과 관련되는 국내 · 외 요청사업에 대하여 타당성 검토, 기술지원 등의 업무를 담당하고 있다.

3) 건강보험심사평가원의 국제보건사업[16)]

(1) 개요

건강보험심사평가원은 다보험자 방식일 때 의료보험연합회의 심사업무를 승계하고, 진료비의 적정성평가 기능을 추가하여 2000년 7월 1일 국민건강보험법에 따라 설립된 공공법인이다.

(2) 수행업무

① 진료비 청구/심사 운영: 병원 혹은 의원(=의료공급자)이 진료비를 청구하면 국민건강보험법 등에서 정한 기준에 의해 진료비와 진료 내역이 올바르게 청구되었는지 확인하는 업무

② 의료 질 평가 운영: 진찰, 수술, 의약품 사용 등 의료서비스에 대해 의약학적

16) 출처: 건강보험심사평가원 홈페이지(http://www.hira.or.kr/)

측면과 비용, 효과적인 측면에서 적정하게 행하였는지를 평가하는 업무

③ 의약품 안심서비스(DUR): 의사 및 약사에게 의약품 처방·조제 시 금기 등 의약품 안전성과 관련된 정보를 실시간으로 제공하여 부적절한 약물사용을 사전에 점검할 수 있도록 지원하는 업무

④ 보건의료 Big Data 분석: 국민 진료정보, 급여기준정보(의료행위·치료재료·의약품), 의료자원정보(인력, 시설, 장비) 등이 집약된 Big Data를 이용하여 국가 보건의료 정책 결정과 건강보험제도 운영 관련 산업의 발전 및 준거중심의료의 보편화 등에 필요한 정보(데이터)를 분석·제공하는 업무

⑤ 의약품유통정보관리: 국내에서 유통되는 모든 의약품에 대해 국가 표준코드를 부여하고 생산·수입·공급·소비 실적을 수집하여 관리하는 업무

⑥ 의료행위관리, 치료재료관리, 현지조사, 의약품관리, 의료자원관리, 환자분류체계 개발 등이 있다.

(3) 국제보건사업

건강보험심사평가원의 국제보건사업 업무 담당부서는 국제협력단으로 아래의 업무를 담당하고 있다.

[국제보건의료교육]

보편적 건강보장(UHC)[17]을 달성하고자 하는 국제연합(UN), 세계보건기구(WHO) 등 국제기구, 세계 각국의 건강보장기관들과 함께 국가별 건강보장 시스템 운영 경험과 노하우를 공유하고 학습하는 세미나를 개최했다. 특히 국제의료심사평가전문가 교육, 건강보험국제연수과정, 가나·에티오피아 대상 건강보험 초청연수, 이란 건강보험청 교류, 국제심포지엄 및 워크숍 등 다양한 국제 보건의료

17) 보편적 건강보장(Universal Health Coverage): 모든 사람들이 경제적 부담 없이 필요한 건강서비스에 접근할 수 있는 상태를 지칭하는 표현으로, 유엔은 2015년 UHC를 지속개발목표(SDGs: Sustainable Development Goals) 중 하나로 설정했다.

교육을 진행하고 있다.

4) 한국건강관리협회의 국제보건사업[18)]

(1) 한국건강관리협회 개요

한국건강관리협회는 1964년 국민의 건강증진과 삶의 질 향상을 목표로 설립된 공익의료기관이다. 고객중심의 의료서비스를 실천하기 위해 의료 인력을 보강하고 첨단장비를 도입하며 다양한 맞춤형 검진프로그램을 개발하고, 전국 주요 시 · 도에 위치한 16개의 건강증진의원을 중심으로 질병의 조기발견을 위한 건강검진, 질병예방을 위한 건강생활실천상담 및 보건교육 등의 건강증진 서비스를 제공하고 있다. 또한 어려운 이웃에 대한 다양한 보건의료 활동 및 자원봉사활동, 북한을 비롯한 캄보디아 등의 개발도상국, 아프리카 수단에 보건의료를 지원하는 등의 활동을 하고 있다.

(2) 국제보건사업

[중국 기생충관리사업]

- 협력기관: 위생부, 질병예방통제센터(CDC), 상해기생충병연구소
- 기생충관리사업: KOICA NGO사업 및 무상원조사업, 1995-2004년
- 주요 사업 현황
  - 기생충 검사실 검사장비 및 기자재, 구충약품 등 지원
  - 중국 기생충관리 프로그램 운영을 위한 기술 전수 및 인프라 구축
  - 한국 전문가 파견, 중국 보건관계자 국내연수를 통한 기술전수 및 학술교류

18) 출처: 한국건강관리협회 홈페이지(http://www.kahp.or.kr/)

[라오스 기생충관리사업]

- 협력기관: 보건부 예방위생국
- 기생충퇴치 및 보건의료협력 사업: KOICA NGO사업, 2000-2005년
- 주요 사업 현황
  - 기생충관리 프로그램 정착을 위한 검사 전문인력 양성 교육
  - 기생충 검사실 검사장비 및 기자재, 구충약품, 시약 등 지원
  - 한국 전문가 파견, 라오스 보건관계자 국내연수를 통한 기술전수 및 학술 교류

[몽골 학생 건강증진사업]

- 협력기관: 보건부, 국립 보건국(DOH)
- 건강증진사업: 교과부 UNDP 국가사업 및 행정안전부 민간단체 공익사업
- 주요 사업 현황
  - 건강관리 가이드라인 제언을 위한 학생 및 주민 건강검진 및 보건계몽 교육사업 지원
  - 보건실 구급의약품 키트 및 장비, 기자재 등 지원
  - 한국 전문가 파견, 몽골 보건관계자 국내연수를 통한 기술전수 및 학술 교류

[캄보디아 건강증진사업]

- 협력기관: 보건부, 국립 기생충증관리센터(CNM)
- 기생충관리사업: KOICA NGO사업, 2006-2011년
- 주요 사업 현황
  - 기생충관리 프로그램 정착을 위한 검사 전문인력 양성 교육
  - 기생충 검사실 검사장비 및 기자재, 구충약품 등 지원
  - 한국 전문가 파견, 캄보디아 보건관계자 국내연수를 통한 기술전수 및 학술 교류

[수단 주혈흡충 퇴치사업]

- 협력기관: 보건부, 국립 주혈흡충관리센터
- 주혈흡충 퇴치사업: 외교통상부 국제빈곤퇴치기여금사업 2009-2011년
- 주요 사업 현황
  - 주혈흡충 감염률 실태조사 및 구충약품 투약, 보건교육 사업
  - 사업관리(PM) 현지 파견을 통한 주혈흡충 실험실 운영 지원
  - 주혈흡충 감염 예방을 위한 식수공급정수시설 지원 및 주혈흡충 가이드라인 개발

5) 대한결핵협회의 국제보건사업[19)]

(1) 개요

대한결핵협회는 결핵 예방, 조기발견, 결핵균 검사 연구는 물론 치료까지, 결핵퇴치 사업 최고의 전문기관으로 특히 결핵연구원의 전문성 및 연구기능 강화를 통해 국가결핵사업에 이바지하는 기관이다. 국내는 물론 북한 결핵사업, 개발도상국 결핵퇴치 사업을 지원하고 있다.

(2)국제결핵퇴치사업

① 공적개발원조

- 동티모르

동티모르 결핵진단 및 관리 역량강화사업[2014-2015]은 한국국제협력단(KOICA) 공적개발원조사업(ODA)의 일환으로 동티모르에서 현재 도말검사에 불과한 결핵검사를 배양, 감수성검사, 분자생물학검사 등 최첨단 검사까지 실시할

19) 출처: 대한결핵협회 홈페이지(http://www.knta.or.kr/)

수 있도록 국립결핵표준검사실(National Tuberculosis Reference Lab)을 설립하고 이를 통해 동티모르의 결핵진단 및 관리 역량을 강화함으로써 결핵유병률 및 사망률을 감소시키는 것을 목적으로 하고 있다.

◉ 국가배경

가) 결핵은 동티모르가 직면하고 있는 주요 공중보건 문제의 하나로서 2011년 세계보건기구 발표에 따르면 결핵발생률은 인구 10만 명당 498명으로 동남아뿐만 아니라 세계적으로도 최고 수준의 결핵부담을 갖고 있음.

나) 주재국 보건전략 상 2015년 결핵유병률 및 사망률 목표치는 각 인구 10만 명당 376명, 인구 10만 명당 47명임.

◉ 사업구성

가) 건축: 배양과 약제감수성 검사가 가능한 국가결핵표준검사실 건립을 통해 국가검사실 네트워크의 기능을 강화함

나) 연수교육

- 초청연수: 동티모르 현지 결핵검사 및 관리요원들을 대상으로 결핵관리 정책 수립 및 결핵검사실 관리 역량강화

- 현지연수: 동티모르 전국 66개 보건소 결핵 검사요원들을 대상으로 역량강화 및 기술지원

다) 기자재: 국립결핵표준검사실 수행을 위한 검사실 필요 기자재 공급

◉ 기대효과

가) 표준결핵검사실 확립

나) 결핵진단검사 요원 능력 배양

다) 결핵관리 체계 개선

라) 환자발견율 및 치료성공률 제고

마) 질환발생률, 유병률 및 사망률 감소

• 에티오피아

에티오피아 결핵퇴치 및 예방사업[2012-2014]은 한국국제협력단(KOICA) 공적개발원조사업(ODA)의 일환으로, 에티오피아 아디스아바바시내 결핵감염을 예방하고, 결핵 유병률과 사망률의 감소를 목표로 하여 에티오피아 아디스아바바시(市) 3개 구(Arada, Lideta, Addis Ketema)를 대상으로 환자 발견율 및 치료성공률 향상에 목적을 두고 있다.

② 민간기업 지원 원조

• 몽골

몽골의 결핵 유병율과 사망률은 2013년 기준 인구 10만 명당 각각 380명, 7.2명으로, 이는 서태평양 지역 국가 중 4번째로 심각한 수준이다. 약 20%에 달하는 결핵 환자가 발견되지 못하고 있어 감염에 대한 심각한 위험이 초래될 수 있으며, 주민들의 의료접근성 역시 떨어지는 편이다. 그러나 몽골 정부는 결핵관리예산의 부족으로 효과적인 결핵예방 및 관리에 어려움을 겪고 있는 상황이다. 이에 대한결핵협회는 STOP-TB파트너십 코리아의 저개발국 지원 사업의 일환으로, '한국-몽골 간 상호협력을 통한 울란바토르 지역 결핵퇴치사업'을 현대차정몽구재단, ㈜씨젠, 씨젠의료재단과 함께 기획하였으며, 각 기관의 고유역량을 활용하여 몽골 지역의 결핵관리역량을 강화하기 위해 노력하고 있다.

◉ 사업기간

2015년 1월 ~ 2017년 12월 (3개년 계획)

◉ 사업구성 및 목표

- 이동검진차량을 활용한 적극적인 결핵환자 발견
- 최신 PCR장비를 활용한 현지 결핵균 검사역량 강화
- 치료성공률 향상을 위한 결핵환자 직접복약확인

- 지역사회의 결핵인식 개선 및 지식향상을 위한 교육/홍보
- 국내/현지연수를 통한 역량강화 및 양국 관계자 간 교류 증진

◉ 참여기관 및 역할

- 대한결핵협회(결핵연구원): 사업총괄기획 및 운영관리, 기술지원
- 현대차정몽구재단: 이동검진 특장차량 제공 및 사업운영지원
- 몽골결핵협회: 현지 사업지원 및 모니터링
- 몽골 국가결핵관리 프로그램: 검사실 구축 협조 및 발견환자 약제 지원 등

3. 기획재정부의 국제보건사업

1) 수출입은행의 대외협력기금(EDCF)[20]

(1) 수출입은행 개요

기획재정부가 주관하는 국제보건사업 담당은 대회경제협력기금에서 담당하고 있다. 대외경제협력기금(Economic Development Cooperation Fund)은 개발도상국의 산업화 및 경제발전을 지원하고 우리나라와 이들 국가와의 경제교류를 증진하기 위하여 1987년 설립된 정책기금으로, 공적개발원조 중 유상원조에 해당한다. 1987년 설치된 이후 2016년 말까지 세계 53개 개발도상국의 375개 개발사업에 대해 총 15조 1,957억원의 원조자금을 지원(승인)하였고, 개발도상국의 경제사회 개발과 복지 증진 그리고 우리나라와의 경제교류 확대에 기여해오고 있다. 우리나라의 총수출에서 개발도상국 시장이 차지하는 비중이 70%에 육박하고 있어 이들 국가와의 협력관계를 증진하는데 기여하는 EDCF의 역할은 더욱 중요해지고 있다.

20) 수출입은행의 대외경제협력기금(EDCF) 홈페이지(https://www.edcfkorea.go.kr)

표 5-1 EDCF 지원 실적

(단위: 억원)

구분	1987~2012	2013	2014	2015	2016	누계
금액(승인)	90,099	14,095	15,438	14,865	17,460	151,957
금액(집행)	38,216	6,148	6,308	7,343	7,454	65,469

출처: 2017 대한민국 ODA 백서, 국제개발협력위원회

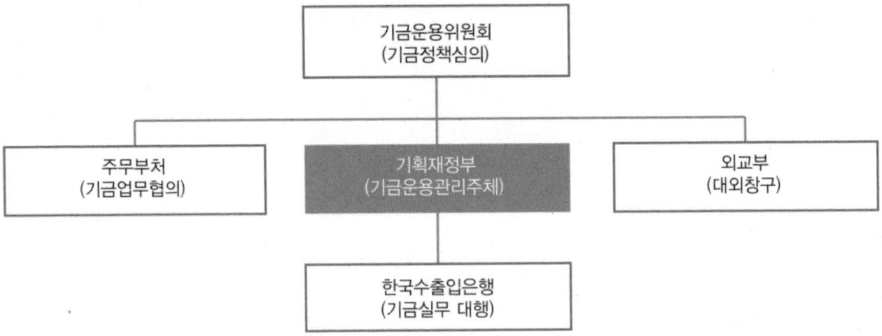

그림 5-4 기금관리 체계도

(2) 기금관리체계

◉ **운용조직**

EDCF 운용에 관한 중요사항들은 8개 정부부처 장관 등 13명으로 구성된 기금운용위원회에서 심의되며, 외교통상부는 경제 협력사업의 대외창구로서 정부간 협정 체결 및 지원요청 사업의 접수와 지원방침 통보 등의 업무를 담당하고 있다〈그림 5-4〉.

(3) 주요 보건사업

EDCF는 개발도상국에 도로, 철도, 병원, 학교, 상하수도 등을 구축하여 개발도상국의 경제개발과 빈곤감소를 지원하고 있다. 짧은 기간 동안 눈부신 경제성장을 이룩한 우리나라는, 국제적 위상에 걸맞게 개발도상국의 경제발전을 위해 다각적인 지원 노력을 기울이고 있으며, 1987년 설립된 EDCF는 2016년 말까지 세계

53개국 375개 사업에 대해 총 15조 1,957억 원의 자금을 지원하고 있다.

표 5-2 지원 대상 국가 및 지원분야

지원대상국가	• '14년 기준 1인당 국민총소득이 연간 약 12,735달러 이하인 국가(세계은행 분류 상위중소득국 이하)중에서 GDP, 인구 규모가 적어 경협 잠재력이 미미한 국가 및 원리금 상환능력이 매우 취약한 국가 등을 제외한 대부분의 국가 • 또한 이들 국가들을 경협잠재력을 기준으로 중점국가와 일반국가로 분류하여 중점국가 중심으로 지원추진
지원분야	• 개도국의 경제개발에 기여도가 높은 경제 · 사회 인프라부문 • 인간의 기초적 삶의 조건(Basic Human Needs)과 관련 있는 보건, 교육, 환경 등의 분야가 주요대상 • 우리나라 입장에서 수출효과가 크고 시장 파급효과가 높은 분야를 중점지원 • 인도주의적 차원에서 지진 등 천재지변으로 어려움을 겪고 있는 국가는 최우선적으로 현지 필요에 맞는 사업을 선정하여 지원

◉ 우선추진사업

우선 지원분야 사업	기후변화, 식량위기 등 글로벌 이슈 해결에 기여할 수 있는 사업
중점국가 추진사업	중점지원국가에서 추진되는 경제개발 계획상 우선 순위의 사업
협조융자사업	아시아 개발은행(ADB) 등 국제기구와 협조하는 사업
혼합신용 공여사업	수출입은행의 수출자금과 혼합하여 지원하는 사업으로 수출경쟁력을 제고하고 기금의 가용성을 증대하는 사업
중소기업 추진사업	중소기업이 전문분야에서 원조관련분야 사업을 추진하는 경우 등

자료: https://www.edcfkorea.go.kr

[온두라스 아틀란티다 병원건설 사업 사례]

아틀란티다 병원이 건립되는 라 세비아시는 온두라스 북부에 있는 도시로서, 최근 의료수요가 급격히 증가하였음에도 불구하고 의료시설에 대한 투자가 전무하여 지역주민의 약 25%가 의료혜택을 받지 못하는 상황이었다. 또한 기존 동 자리에 있던 오래된 병원은 1920년대에 설립되어 건물 및 의료기자재가 대부분 노후화되어 폐기대상인 상태였으므로, 외부 자금 투입을 통한 정상화가 시급한 상태였다. 이에, EDCF는 온두라스 정부의 요청에 따라 24백만불을 지원하여 신규병원을 설립하고 CT, 초음파, 생화학 분석기 등의 의료기자재를 공급하였으며, 향후 동 지역의 의료 수준을 한 단계 높여 주민들의 복지를 증진하고, 낙후된 중남미 지역의 보건의료수준을 향상시키기 위한 시범사업이 될 것으로 기대된다. 특히, 2011년 1월에 개최된 아틀란티다 병원 개원식에는 온두라스 대통령을 비롯하여 보건부 장관, 건설부 장관, 대법원장 등 약 300여명의 인사가 참석하였으며, 온두라스 대통령은 축사를 통해 아틀란티다 병원 개원이 La Ceiba 지역 주민보건향상에 크게 기여하는 중요 사업임을 언급하면서, 한국 정부와 국민에 대해 깊이 감사한다고 말했다.

| 참고문헌 |

- 2011년도 라오스 모자보건증진사업 합동연구 종합보고서(2011), 한국국제보건의료재단
- 2017 대한민국 ODA 백서, 국제개발협력위원회
- 건강보험심사평가원 홈페이지: http://www.hira.or.kr/main.do
- 국민건강보험공단 홈페이지: http://www.nhis.or.kr/retrieveHomeMain.xx
- 대외경제협력기금 홈페이지: https://www.edcfkorea.go.kr/site/main/index004
- 대한결핵협회 홈페이지: http://www.knta.or.kr/
- 송진성, 개발도상국 비감염성질환 개발협력 프로그램 모델 개발(2017), 연세대학교 대학원 보건행정학과 박사학위논문
- 수출입은행 홈페이지: https://www.koreaexim.go.kr/site/main/index001
- 한국건강관리협회 홈페이지: http://www.kahp.or.kr/
- 한국국제보건의료재단 홈페이지: http://www.kofih.org/
- 한국국제협력단 홈페이지: http://www.koica.go.kr/
- 황나미, 모자보건 ODA사업 모형 개발(2011), 한국보건사회연구원

6

Chapter

SDGs 시대의 보건분야 ODA 방향

학습목표

- MDGs 및 SDGs의 설립 배경을 이해할 수 있어야 한다.
- MDGs를 검토하고 SDG 목표와 SDG 3 보건목표에 대해 이해할 수 있어야 한다.
- SDGs 3의 주요 목표에 대해 이해할 수 있어야 한다.
- SDGs의 건강관련 세부목표와 주요 지표 현황에 대해 이해할 수 있어야 한다.
- SDGs의 향후과제에 대해 이해하고 고찰할 수 있어야 한다.

1. 배경

지금까지의 국제보건의료 협력 패러다임이 2015년 9월 이후로 바뀌게 되었다. 그 이유는 193개 국가 정상들이 2030 지속가능개발(Sustainable Development Goals, SDGs)이라는 새로운 아젠다에 대하여 UN(United Nation) 본부에서 서명을 하였기 때문이다. 국제연합이 주도한 지속가능개발 목표는 17개 항목으로 구성되어 있고, 빈곤의 종식, 건강과 웰빙의 증진, 지구 보호 등의 대 주제에 기반을 두고 있다(UN, 2015 a).

그 중에서 보건 분야가 많이 언급되어 있는 SDG 3은 '모든 연령의 건강한 삶 보장과 웰빙 증진을 위한다'라는 목표가 설정되어 있다(SDG 3 focused on health: 'Ensure healthy lives and promote well-being for all at all ages'). 즉, 2016년도부터 2030년도까지는 국제보건의료협력의 지향점이 변경됨을 의미한다. 그간 국제보건 사업의 지향점이던 MDG(Millenium Development Goal)에서 추구하던 영아사망률 감소, 모성보건 증진, HIV/AIDS, 말라리아 및 기타 질병 퇴치 등이 지속적으로 수행됨은 물론이고, 비감염성질환(NCD, Non Communicable Disease) 및 보편적건강보장(UHC, Universal Health Coverage)사업 등이 추가되게 된 것이다. 따라서 이러한 목표를 달성하기 위하여 국제보건사업 내용과 연구 방향의 전환이 필요하게 되었다.

UN은 그간 SDGs 개발 이외에도 인류의 건강증진을 위하여 몇 가지 노력을 해 왔다. 첫째로는 보편적 건강보장(UHC)을 위한 44개국 경제학자들의 노력이 있어 왔다. 이 경제학자들은 2030년까지 지속가능한 발전을 실현하기 위해서는 재정 투자를 극대화 하는 것 등에 대한 사항과 보편적 건강보장이 개발의 주축이 되어야 한다는 서명을 Lancet지에 발표하였다(Lawrence et al, Lancet, 2015). 둘째로는 사업관리 효율을 높이기 위해서 사업 목표를 설정하였다. UN SDGs 개발위원회에서는 사망률 감소 등에 대해 2030년까지 측정 가능하도록 할 것을 제안하고 있다(김인, 2015).

이와 같은 제안이 나온 배경은 여러 개발도상국가에서 모성사망률, 유아사망률 등의 측정이 어렵기 때문이다. 연세대학교 Yonsei Global Health Center가 한국국제협력단(KOICA, Korea International Cooperation Agency) 콩고민주공화국 모자건강증진사업을 추진하면서 알게 된 사실 중의 하나는 사업지역 모성 및 어린이 사망 통계가 없거나 자료가 부정확하여 사업 전후의 성과 측정이 어려운 실정이라는 것이다(남은우 외, 2015). 이러한 이유 때문에 UN의 SDG 개발위원회의 권고는 중요한 의미를 갖고 있다.

지속가능한 개발과 건강을 증진시키기 위한 보건의료서비스는 서로가 원인이자 결과의 관계를 보인다. 지속가능한 개발은 인간이 다음 세대에도 행복한 삶을 살기 위해 필요한 활동을 충분히 하는 것을 의미한다. 이러한 지속가능성과 인간을 건강하게 살도록 하는 보건의료 활동은 지속가능개발의 3대 축인 환경, 사회, 경제적인 측면에서 모두 밀접하게 연결되어 있다. 환경적인 측면에서 보면, 취약계층이 밀집해 있는 열대병 위험지역이 기후변화 때문에 점차 확산되고 있기 때문이다. 기후변화로 인해서 기존에 유행하던 감염병의 유행양상이 변화하고 있으며, 활발해진 국제교류로 지구촌이 동일한 감염병에 동시에 노출되는 경우도 빈번해지고 있기 때문이다. 뿐만 아니라 보건 문제도 지속가능한 환경에 크게 영향을 미치고 있다. 2017년 2월 1일 현재 세계 인구는 74억 8130만이다(http://www.worldometers.info/kr/). 경제적인 측면에서 보아도 빈곤은 지속가능한 삶을 저해하는 중요한 건강결정요인 중의 하나가 된다. 왜냐하면, 빈곤한 삶은 임산부가 보건소에서 건강하게 출산하는 것을 어렵게 만들고, 아이들의 건강한 성장에 필수적인 예방접종을 받지 못하게 하기 때문이다. 또한, 건강한 가정을 경제적으로 빈곤에 빠뜨리는 많은 원인중 하나가 질병이기 때문이기도 하다(오충현, 2015). 따라서 SDG 11에서 제시되고 있는 '회복력 있고 지속가능한 도시와 거주지 조성; makes cities and human settlements in inclusive, safe, resilient and sustainable'과 융합된 새로운 형태의 보건사업을 개발하여야 한다. 즉, 건강과 관련성이 큰 안전, 주거, 도로, 환경, 기후변화 등을 고려하여야 하며 빈곤층과 취약계층 및 여성, 아동, 노인, 장애인을 대상으로 한 건강한 마을, 건강한 도시 만들기 사업과 같은 종합적인 접근성 강화 사업을 개발하여야 할 것이다(남은우, 2015).

2. MDGs 검토 및 SDGs 목표와 SDG 3 보건목표

1) MDGs 성과에 대한 개요

가. MDGs에서 SDGs로

SDG는 빈곤 퇴치와 보건, 교육, 식량 안보, 영양과 같은 우선순위를 유지하되 경제, 사회, 환경과 같은 넓은 범위를 포함해 보다 평화롭고 포괄적인 사회의 전망을 제공한다. 전반적으로 빈곤 감소, 교육 개선 및 안전한 음용수 접근증가를 포함한 MDG의 진전은 놀라웠다. 전 세계적으로 HIV, 결핵, 말라리아와 같은 감염병은 MDG 세부목표가 미흡했음에도 불구하고 크게 호전되어 유아 사망률과 모성 사망률이 현저히 감소하였다(1990년 이후 각각 53%와 44%).

MDG 기간 동안 많은 호전된 기록이 발표되었는데, MDG는 세계에 관하여 우리가 생각하고 말하는 방식을 변화시켰고 개발에 대한 국제 담론과 논쟁을 형성하는데 도움을 주며 개발 원조 증가에 크게 기여했다. 그러나 집중이 제한적이라는 MDG의 몇몇 한계점이 드러났다. 그 결과, 보건과 질병 프로그램에 관한 수직적 결합, 보건 시스템의 강화 부족, 획일적인 개발 계획 접근 방식에 대한 강조, 순수 가치보다 총액에 집중 등이 나타났다.

그래서, UN은 2015년도에 새로운 개발의제인 SDGs를 발표 하였다. SDGs는 13개의 세부 목표를 가진 하나의 특정 목표를 포함하여 17개의 목표와 169개의 세부목표의 새로운 개발의제를 포함하고 있는데, 이는 사람과 행복, 번영, 평화와 협력 속에서 지속 가능한 발전의 통합을 시도하고 있다. SDGs는 빈곤 퇴치, 기본적인 인권으로서의 건강, 교육, 식량 안보와 영양 등을 우선순위로 유지하되 경제, 사회, 환경의 광범위한 범위에서 보다 평화롭고 폭넓은 사회를 만들기 위한 약속을 포함한다.

나. MDGs 수행 과정

2000년 9월, UN 총회는 2015년까지 달성할 8가지의 자발적 개발 목표에 전념할 수 있는 국제협력과 개발 파트너를 구축하며 밀레니엄 선언을 채택했다. 이 MDGs 에서는 다음의 조치를 촉구하였다. (1) 극심한 빈곤과 기아 근절 (2) 보편적 초등 교육 달성 (3) 양성 평등촉진 및 여성인권 부여 (4) 아동 사망률 감소 (5) 산모 건강 향상 (6) HIV/AIDS, 말라리아 및 기타 질병 방지 (7) 환경적 지속 가능성 보장 (8) 개발을 위한 국제협력 개발 등의 여덟 가지 MDGs의 요소 중에 세 가지는 보건에 초점을 맞추고 있는데, 보건은 또한 다른 여러 MDGs의 요소(영양, 물, 위생)가 된다.

MDG 관련 활동을 하는데 있어서 세계적, 국가적 발전에 걸친 전례 없던 자원 동원이 있었고, 개발공동체는 그 진전 정도를 평가하기 위해 정기적으로 소집되었다.

그간의 MDGs와 관련된 주요 활동들은 다음과 같다.

감염병에 맞서 국제적인 활동을 강화하기 위해 소집되었던 2001년, 2011년 HIV/AIDS UN 특별 세션, 밀레니엄 선언에 대한 약속을 다시 확인하는 계기가 되었던 2005년 세계 정상 회의, MDGs의 진행을 가속화하기 위해 소집했던 2008년 UN 고위급회담, 국제행동 계획을 채택하고 모자보건사업 진행을 가속화하기 위하여 빈곤, 기아, 질병에 맞선 계획을 발표한 2010년 밀레니엄 개발목표 정상회의 등이 있다. 그리고 2013년에는 MDG 관련 결과를 확인하는 UN 위원회가 있었다. 그간 MDGs는 개발원조에 많은 기여를 했고, 그 증거로 공적개발원조(ODA)가 2000년에서 2014년까지 66%나 성장을 했는데 이는 전례 없는 금액인 1350억 US 달러에 다다른다. 또한 국내 기반 개발 금융의 증가를 보완하기 위해 더 가난한 나라에 대한 교육과 공중 보건에 많은 도움이 행해졌다.

그간 MDGs(특히 MDG 6)는 2002년에 만들어진 AIDS, 결핵 및 말라리아 (글로벌 펀드) 퇴치를 위한 국제 기금 정책 형성에 필수 고려 사항이었다〈표 6-1〉.

표 6-1 건강과 관련된 MDGs의 세계 및 WHO 지역별 상태

		2015 목표	전체 성과	AFR	AMR	SEAR	EUR	EMR	WPR
목표 1.C 1990년에서 2015년 사이, 배고픔을 겪은 인구를 반으로 줄인다.	5세 미만 아동의 저체중 인구 비율 감소 (1990년-2015년)	50	44	35	63	49	85	39	82
목표 4.A 1990년에서 2015년 사이 5세 미만 아동 사망률을 2/3로 줄인다.	5세 미만 아동사망률 비율 감소 (1990년-2015년)	67	53	54	65	64	65	48	74
	1살 신생아의 홍역예방접종범위a (%), 2014	90	85	73	92	84	94	77	97
목표 5.A 1990년에서 2015년 사이 모성사망비율을 3/4까지 감소시킨다.	모성사망비율 감소 (1990년-2015년)	75	44	44	49	69	63	54	64
	숙련된 의료 인력이 출산에 참여한 비율b(%), 2013	90	73	54	96	59	99	67	95
목표 5.B 2015년까지 생식건강에 대한 보편적인 접근을 달성한다.	산전관리범위 (%): 적어도 1번 방문, 2013	100	88	81	99	84	99	79	95
	가족계획에 대한 미충족 욕구(%), 2015	0	24	55	19	27	28	42	10
목표 6.A 2015년까지 HIV/AIDS의 확산을 막고 줄인다.	HIV 발생 감소비율 (2000년-2014년)	>0	45	59	28	50	-16	<-50	27
목표 6.C 2015년까지 말라리아와 다른 주요 질병들의 확산을 막고 줄인다.	말라리아 발생 감소비율 (2000년-2015년)	>0	37	42	78	49	100	70	65
	결핵 발생 감소비율 (1990년-2014년)	>0	17	1	49	17	14	12	48
목표 7.C 2015년까지 안전한 식수에 지속가능한 접근이 어려운 인구를 반으로 줄인다.	개선된 식수자원에 대한 접근이 어려운 인구의 감소 비율 (1990년-2015년)	50	62	38	62	74	67	39	84
	개선된 위생에 대한 접근이 어려운 인구의 감소 비율 (1990년-2015년)	50	31	7	47	32	28	54	54

AFR, 아프리카 지역; AMR, 아메리카 지역; SEAR, 동남아시아 지역; EUR, 유럽지역; EMR, 동부 지중해 지역; WPR, 서태평양 지역을 의미한다. 진한 파랑: 달성, 연한 파랑: 진행 중, 회색: 불충분함

a: 홍역 예방 접종 범위의 목표는 세계 보건 총회에서 설정되었다.

b: 숙련된 의료 인력이 참석한 출생의 목표는 국제 인구 개발 회의에서 설정되었다.

자료: 남은우 외, SDG 지속가능보건개발, 계축문화사, 2016 p.6

MDGs의 진행 과정을 추적하는데 있어서 8개의 MDGs 및 21 목표를 모니터링을 하는데 사용된 60개의 주요 지표 측정에 상당한 투자가 있었다. 2008년도에 개최된 세계보건총회는 정기적인 보건 MDGs 진전 모니터링을 제안해 정기적인 발표를 해왔다. 지난 15년간 진행된 MDGs 성과 발표 자료를 보면 다음과 같다〈표 6-1〉.

목표 1.C '1990년에서 2015년 사이, 기아로 고통 받는 인구를 반으로 줄인다.'는 목표에서 5세 미만 아동의 저체중 인구비율 감소를 지켜본 결과 2015년까지 달성 목표가 50%였는데 전 세계적으로 44%를 달성해 진행 중인 상태이다.

목표 4.A '1990년에서 2015년 사이 5세 미만 아동 사망률을 2/3로 줄인다.'는 목표에서는 아동사망률 비율 감소를 지켜본 결과 서태평양 지역은 목표치인 67%를 초과달성한 74%를 보였으며 다른 지역들 또한 진행 중인 상태이다. 그러나 1살 신생아의 홍역 예방접종범위는 달성 목표 90%에 대해 아메리카, 유럽, 서태평양 지역은 초과 달성한 반면 아프리카, 동남아시아, 동부 지중해 지역은 달성하지 못하였다.

목표 5.A '1990년에서 2015년 사이 모성사망비율을 3/4까지 감소시킨다.'는 목표에 대해서는 모성사망비율 감소를 살펴본 결과 달성목표 75%에 대해 대부분 지역이 달성 진행 중인 상태이다. 숙련된 의료 인력이 출산에 참여한 비율은 목표 90%에 대해 아메리카 지역, 유럽 지역, 서태평양 지역은 초과 달성했지만 아프리카 지역, 동남아시아 지역, 동부 지중해 지역이 목표에 비해 턱없이 부족해 전체적으로 달성하지 못한 상태이다.

목표5.B '2015년까지 생식건강에 대한 보편적 접근을 달성한다.'는 목표에 대해 산전관리 범위를 조사한 결과 달성목표 100%에 대해 대부분의 지역이 달성하거나 달성 진행 중인 상태였는데 동부 지중해 지역만 목표달성에 불충분한 수치였다. 또한 가족계획에 대한 미충족 욕구에 대한 조사에서는 2015년까지 0%로 줄이겠다는 목표는 서태평양 지역을 제외한 모든 지역이 목표 달성에 미달된 상태였다.

목표6.A '2015년까지 HIV/AIDS의 확산을 막고 줄인다.'에서는 HIV 발생 비율을 감소시키겠다는 목표에 대해서 유럽 지역과 동부 지중해 지역을 제외한 모든 지역에서는 감소하는 추세를 보여 달성 진행 중에 있다.

목표6.C '2015년까지 말라리아와 다른 주요 질병들의 확산을 막고 줄인다.'의 말라리아 발생 비율 감소, 결핵 발생 비율 감소에 대한 목표는 모든 지역의 비율이 감소해 목표를 달성한 것을 알 수 있다.

목표7.C '2015년까지 안전한 식수에 지속가능한 접근이 어려운 인구를 반으로 줄인다.'는 달성 목표 50%를 대부분의 지역에서 초과 달성하였으며 아프리카 지역과 동부 지중해 지역은 달성 진행 중인 상태이다. 개선된 위생에 대한 접근이 어려운 인구를 50%로 줄이겠다는 목표는 대부분의 지역이 초과달성하거나 달성에 진행 중인 반면 아프리카 지역만 불충분한 상태이다.

다. MDGs 성과

MDGs의 진전은 전반적으로 큰 것으로 평가된다(WHO, 2015). 극심한 기아 상황으로 보았을 때, 하루에 1.25 US 달러 이하로 살아가던 사람들의 수는 1990년 19억 명에서 2015년 8억 3600만으로 반 이상 넘게 줄었다. 마찬가지로, 개발도상국에서 영양 결핍인 사람들의 비율은 1990-1992년 23%에서 2014-2016년에 13%로 줄었다. 영양 결핍된 아이들에 대한 목표 지수는 거의 달성되었다.

15년 전보다 더 많은 소녀들이 학교를 다닐 수 있게 되었으며 이는 1, 2, 3차 교육과정에서 성별에 따른 차별을 줄인다는 목표를 이루게 된 것이다. 이는 또한 모자보건에 이로운 영향이 될 수 있는 기회이기도 하다. 또한 감염병이 전파되는데 막대한 영향을 끼쳤던 물과 위생 관련 진전도 이루어졌다. 2015년 91%의 지구촌 사람들은 개선된 식수 근원지를 이용한다. 이는 1990년 76%에서 많이 진전된 것이며 MDG 목표를 달성했다. 또한 야외 배변을 하는 사람들의 비율 역시 거의 반이 줄었다. 세계적으로, 147개의 국가가 식수 관련 목표를 달성했고, 95개의 나라가 위생 관련 목표를 달성하였으며 77개의 나라는 두 개의 목표 모두 달성하였다.

특정 건강 관련 목표 및 세부 목표, MDG4, MDG5, MDG6 또한 진전이 있었다. 전 세계적으로 HIV, 결핵 및 말라리아의 경우 MDG의 목표를 충족시키고 있다. 전 세계적으로 아동 사망률도 53%, 모성 사망률도 43%로 떨어졌으나, 이는 MDG 목표를 충족시키는 수치는 아니다. 지역적 성과에서도 평등하지 않은 결과가 나타났으며 이는 〈표 6-1〉에서 보는 것처럼 지역, 국가 간에 큰 불평등을 보여주고 있다.

WHO 발표에 의하면 MDGs 목표 중 MDG 5.A인 모성사망률 감소 목표를 달성한 국가로는 부탄, 카보 베르디, 캄보디아, 이란, 라오스, 몰디브, 몽골리아, 르완다, 동티모르가 있다〈그림 6-1〉. MDG 5A 달성 국가는 1990년도에 비해 2015년도에 모성 사망률의 3/4이 감소한 국가를 말한다.

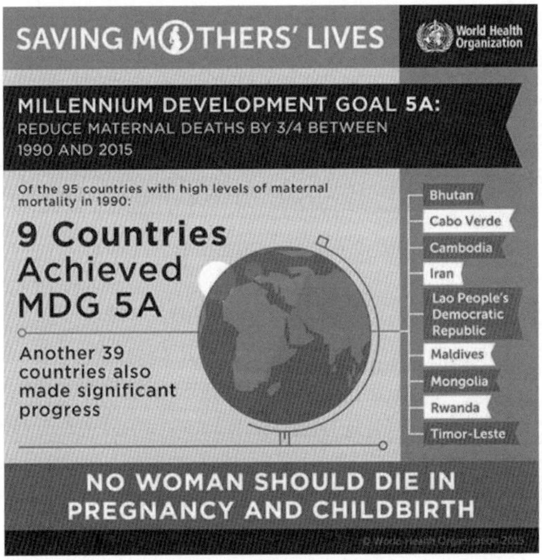
SAVING MOTHERS' LIVES
World Health Organization
MILLENNIUM DEVELOPMENT GOAL 5A:
REDUCE MATERNAL DEATHS BY 3/4 BETWEEN 1990 AND 2015
Of the 95 countries with high levels of maternal mortality in 1990:
9 Countries Achieved MDG 5A
Another 39 countries also made significant progress
Bhutan
Cabo Verde
Cambodia
Iran
Lao People's Democratic Republic
Maldives
Mongolia
Rwanda
Timor-Leste
NO WOMAN SHOULD DIE IN PREGNANCY AND CHILDBIRTH

그림 6-1 MDG 5A 성과

라. MDG의 장점과 한계

MDGs는 개발 분야의 국제 목표 설정에 있어서 다른 시도보다 영향력이 더 컸다. 2000년 이후부터 빈곤 감소, 성과 보건교육에 대한 국제적 진전은 가속화되었는데, 특히 2005년 이후부터 보여진 양상은 MDGs의 큰 장점 중의 하나였다. 2003년과 2014년 사이에 공식 MDG 지표의 하위 집합에 대한 국가 데이터 가용성의 향상이 그 좋은 예이다. 개발 파트너는 국민 건강 조사, 특히 유엔 아동 기금(UNICEF)과 미국 국제 개발처(USAID)에 대한 장기적인 지원을 제공함으로써 가장 성공적으로 모니터링 능력을 강화하는 데 중요한 역할을 했다.

그러나 MDG가 거의 독점적으로 집계 목표와 지표들을 이용하면서 빈곤층에 집중했음에도 불구하고 국가 내 불평등에 대해서는 간과했다고 지적된다. 그것 때문에 빈곤 인구를 위한 상황을 개선하는 노력들이 반감되었다. MDG의 체계는 타인의 비용으로 특정한 목표를 달성시키는데 자원을 집중한다고 비판을 받고 있기도 하다. 이는 물론 집중의 특성이지만 그럼에도 불구하고 이러한 비판은 중요한 문제를 제기하고 있다. 이를 극복하기 위해서는 지속가능한 보건 사업을 개발하여야 할 것이고, MDG 사업에서 나타난 단점은 post MDG 사업인 SDG 사업에서도 극복해야 할 과제일 것이다.

2) SDG의 개요 및 목표

UN 주관의 2015년도 9월 개발정상회담에서 합의한 2030 개발의제는 17개 목표(goal)가 설정되어 있다. 2030 개발의제 서문에 언급된 5P는 'People, Planet, Prosperity, Peace, Partnership'으로서, 이 중 인간(People)이 가장 먼저 언급되어 있다. SDG 이행 수단에 대하여 SDG는 '인간의, 인간에 의한, 인간을 위한' 의제라고 강조하고 있기도 하다(이태주, 2015).

표 6-2 SDGs의 목표와 연계되는 목표 현황

SDGs 목표	연계되는 SDGs 목표	연계 목표수
1. 모든 곳에서 모든 형태의 빈곤을 종결시킴	2,3,5,6,7,8,10,11,12,13	10
2. 기아를 근절하고 식품안전성 확보 및 영양개선, 지속가능한 농업 강화	1,3,5,8,10,12,13,15	8
3. 모든 연령대에서 건강한 삶과 웰빙 보장	1,2,4,5,6,10,11,12	8
4. 평등하고 질 높은 교육보장 및 평생학습기회 증진	3,5,8,10,12,13,16	7
5. 양성평등 및 모든 여성과 여아의 권익 실현	1,2,3,4,6,10,12,16	8
6. 깨끗한 물 공급과 위생관리	1,3,5,10,11,12,15	7
7. 지속가능한 에너지 구매력 확보	1,10,12	3
8. 생산성 있고 좋은 일자리보급 및 지속가능한 경제성장 증진	1,2,4,9,10,12,13,14,15,16	10
9. 지속가능한 산업과 혁신을 양성하는 인프라 확보	8,10,12	3
10. 국내 및 국가 간 불평등 감소	1,2,3,4,5,6,7,8,9,11,15,16	12
11. 안전하고 재생가능하며 지속가능한 도시 및 주거지역 조성	1,3,6,10,12,16	6
12. 지속가능한 소비와 생산 패턴 추진	1,2,3,4,5,6,7,8,9,11,13,14,15,16	14
13. 기후변화 대응 조치	1,2,4,8,12,15	6
14. 바다와 해양자원 보호 및 지속가능한 개발	8,12	2
15. 육상 생태계보호 및 지속가능한 개발	2,6,8,10,11,12	6
16. 평화롭고, 정의롭고, 신뢰할 수 있는 법제도에 대한 접근성 강화	4,5,8,10,11,12	6
17. 목표 달성을 위하여 지속가능한 이행수단과 글로벌 파트너십구축	모든 SDGs목표의 달성을 위해서 연계됨.	

자료: Le Banc, D.(2015) Towards integration at last The sustainable development goals as a network of targets, United Nations Department of Economic and Social Affairs 보고서, p.6.
권율, 이상미, 송지혜, 유애라(2015) Post-2015 개발어젠다의 주요 특징과 이행과제, KIEP 오늘의 세계경제, 15권 27호(2015. 10. 27) p.4.에서 일부 재작성

2016년부터 시작하게 된 새로운 SDG 목표 17가지는 지속가능한 발전을 위한 세 가지 차원(경제, 사회, 환경)을 사람과 지구, 번영, 평화, 파트너십과 통합하는 데 초점을 두고 개발되었다. 이 17가지의 목표 중 보건을 대표하는 목표는 한 가지이지만, 다른 목표들도 직간접적으로 건강에 영향을 주는 요인이라는 것을 세계보건기구에서는 강조하고 있다. 즉, 이와 관련된 연구에 의하면 SDGs의

목표는 총 17개이며 서로 연관되는 목표들이 있다〈표 6-2〉. 이 중 SDGs 목표 17은 모든 목표에 연계되는 목표이고, 이를 제외하면 목표 12의 연계 목표가 14개로 다른 목표들과 가장 많은 연계성을 가지고 있는 것으로 분석되었다[21].

새로운 2030 개발 의제의 17개 목표는 인간, 지구, 번영, 평화, 협력을 둘러싼 지속 가능한 개발(경제, 사회, 환경)의 3가지 측면을 통합한다. SDGs는 모든 인권에 초점을 맞추고, 빈곤과 기아에 맞서며 양성 평등을 추구하기 위한 일환으로 여성과 소녀들의 인권을 중요시 하고 있다. 또한 MDG 시대에 '끝내지 못한 사업'을 해결하기 위해 MDGs를 기반으로 확장하였다. SDGs는 기아와 불평등을 근절하고 포괄적인 경제 성장을 창조하며 불가분의 관계인 지구와 인간의 건강을 보존하며 이러한 요소들의 관계가 역동적이고 상호적이란 것을 인식하고 있다. 예를 들어, 보건과 관련하여 기본적인 SDGs의 내용은 건강은 주요한 기여 인자이며 지속가능한 개발 정책의 수혜자라는 것이다. 세계 연대 정신을 기반으로 하며, 명확하고 측정 가능한 목표를 가이드로 삼아 지속가능한 개발을 위한 국제 보건의료 협력은 특히 가장 가난한 취약 계층의 필요에 기반을 둔 SDGs 의제를 구현하기 위하여 그 중요성이 커질 것이다.

3) SDG 3의 개요

지속가능한 개발목표 3(SDG 3, Sustainable Development Goal 3)은 '모든 연령의 건강한 삶의 보장과 웰빙의 증진: ensuring healthy lives and promoting well-being for all at all ages'이다. 이 SDG 3은 MDGs에서의 아동사망 감소, 모성건강 향상, 감염성 질병 감소와 같이 보건의 특정한 목표를 제시하기 보다는 건강한 삶을 보장한다고 하는 포괄적인 개념을 제시하고 있다. 이는 MDGs에서

21) WHO(2015). Health in 2015: from MDGs to SDGs, Geneva. p.4

제시되었던 보건 문제 이외의 다양한 건강결정요인들이 추가된 것이다. 기존의 MDGs에서는 특정화된 인구집단을 명시했던 것에 반해 SDG 3에서는 모든 연령이 대상으로 확대되면서 건강한 삶을 모든 인간의 보편적인 권리로서 보장하겠다는 강한 의지가 담겨져 있는 것이다. 그러나 모든 연령대를 포함시키다 보니 건강한 삶을 누리기에 상대적으로 더 취약한 그룹에 대한 관심이 적어 질 수 있는 위험성을 내포하고 있기도 하다. 따라서 한정된 자원(인력, 예산, 시설, 정보 등)을 가지고 사업대상 집단에 어떻게 투자 하느냐의 우선순위 설정 문제가 대두되었다.

3. SDG 3의 주요 목표

SDG 3에서 제시된 주요 항목은 모성보건, 신생아 및 아동 보건, AIDS, 결핵, 말라리아, 열대풍토성 소외질환, 간염, 수인성 질병과 다른 감염성 질병, 정신건강 증진과 비감염성 질병 예방과 치료, 마약과 알코올, 교통사고, 성·생식, 의료비, 양질의 의료, 환경오염, WHO 담배규제기본협약, 의약품, 보건의료인력 교육훈련, 보건위험관리 등이다〈표 6-3〉.

광범위한 보건 목표를 뒷받침하는 13개의 세부 목표를 보면 〈표 6-3〉와 같다. 모성 사망(3.1)과 아동 사망(3.2), 감염성 질병(3.3)의 MDG 목표는 SDG에서도 유지되고 있으며 새롭고 더 야심찬 SDGs 2030을 위한 세부 목표들이 늘어났고, 신생아 사망률과 감염과 수인성 감염병과 같은 더 많은 감염성 질환이 포함되었다. 성 및 생식 보건 서비스(3.7)와 백신과 의약품에 대한 접근(3.b)과 같은 세부목표는 MDG 세부 목표와 연관이 있다. SDGs는 NCDs와 정신건강(3.4), 약물 남용(3.5), 손상(3.6), 유해 화학물질과 물, 토양 및 기타 오염으로 인한 건강에 미치는 영향(3.9), 담배 규제에 관한 WHO 기본 협약(WHO FCTC)(3.a)이라는 새로운 목표들이 추가되었다. 3.d는 국가적이고 세계적인 건강 위험의 감소를 목표로 하며 3.c 목표는 개발 중인 작은 섬 국가 혹은 최빈개도국에서 일어나는 보건재정 및 보건인력 문제를 다룬다. UHC는 또한 모든 나라의 광대하고 야심찬 의제의 실행을 위하여 전반적인 체계를 제공하는 새로운 세부목표(3.8)이다. UHC는 또한 모든 보건 목표에 영향을 미치는 유일한 세부목표로 다른 목표에 있는 보건 관련 세부목표와 관련성이 있으며, 향후 그 중요성이 더 커질 것으로 예상된다.

표 6-3 SDG 3에서의 보건 목표

3.1	2030년까지 전 세계 모성사망비를 출생아 10만 명당 70명으로 감소시킨다.
3.2	2030년까지 신생아와 아동의 예방 가능한 죽음을 종식시키며 신생아 사망률을 1000명당 12명 이하로, 5세 이하 아동사망률을 출생아 1000명당 25명 이하로 감소시킨다.
3.3	2030년까지 AIDS, 결핵, 말라리아, 소외성열대 질병의 유행을 종식시키고 간염, 수인성질병과 다른 감염성 질병의 확산을 방지한다.
3.4	2030년까지 정신건강 증진과 비감염성질병의 예방과 치료로 비감염성질병으로 인한 조기사망을 1/3로 감소시킨다.
3.5	마약과 알코올을 포함한 약물남용의 예방과 치료를 강화한다.
3.6	2030년까지 교통사고로 인한 전 세계의 사망과 상해를 1/2 이하로 감소시킨다.
3.7	2030년까지 가족계획을 포함한 성생식 보건서비스에 대한 보편적 접근을 보장하고, 생식보건의 국가전략 및 프로그램을 통합한다.
3.8	의료비의 재정위험으로부터 보호, 양질의 필수의료서비스의 접근, 안전하고 효과적이며 양질의 비용지불가능한 필수의약품 및 백신 접근 등 보편적인 건강보장을 달성한다.
3.9	2030년까지 유해물질, 공기, 물, 토양의 공해와 오염으로 기인한 사망과 질병을 감소시킨다.
3.a	모든 국가에서 WHO의 담배규제기본협약의 이행을 강화한다.
3.b	개발도상국에 영향을 주는 감염성, 비감염성 질병을 위한 백신과 약품의 개발과 연구 지원, 무역 관련 지적재산권 협정과 공중보건에 관한 도하선언에 따라 값싼 의약품과 백신에 대한 접근을 제공한다.
3.c	개발도상국 의료 인력의 고용, 발전, 훈련, 유지를 위한 보건재정을 확충한다.
3.d	국가적, 국제적 보건 위험 관리, 위험감소, 조기 경보를 위한 모든 국가의 역량을 강화한다.

자료: WHO, Health in 2015: from MDG to SDG", Geneva, p.8

보건 분야는 많은 비 보건적인 목표와 연관되어 있으며, 보건에 영향을 미치는 요인을 반영하고, 다양한 경제와 사회, 환경적 결정 요인에 영향을 받는다. 보건의 발전은 경제, 사회, 환경의 발전에 영향을 받는다. 12개가 훨씬 넘는 다른 목표들의 세부 목표들은 보건과 관련된 것으로 고려될 수 있으며 모니터링 과정에서 보건 목표를 성취하기 위하여 만든 전략, 정책, 계획들에 특별한 주의를 기울여야 한다. SDGs의 한 가지 장점은 수용의 폭이 넓다는 것인데, 이는 감염성 질환, NCDs, 손상뿐 아니라 나날이 증가하는 도시화와 오염, 기후변화와 같은 건강결정 요인이 포함된 점이다.

SDG 의제는 보건과 지속가능한 개발의 밀접한 관계를 강조하고 있다. 모든 부문에서 만들어진 정책은 인구의 건강과 의료 형평성에 영향을 미칠 수 있다. 사람의 건강은 전적으로 보건 부문만의 책임은 아니다. 그것은 교통, 농업, 주택, 무역, 외교 정책 등의 문제에 의해 영향을 받는다. 건강결정요인의 다양한 특성을 다루기 위하여 정부 전체가 참여하는 정책적 의지가 필요하다. 보건 부문은 '모든 정책에 건강을' 이라는 개념이 포함되도록 노력해야 하고 건강결정요인을 체계적으로 고려하며 시너지 효과를 추구해야 한다. 또한 인구의 건강과 의료 형평성을 개선하기 위해 건강에 해로운 영향을 피하며 건강의 사회적 결정 요인을 다루는 정부정책의 접근방식으로 발전시켜야 한다〈표 6-4〉.

따라서, SDG 3를 둘러싼 관련 목표들은 상호 연관이 있는데, 보건 분야 목표 달성을 위해서는 관련 분야와의 협력, 지속가능한 도시 개발(예: 브라질의 꾸리찌바시) 및 주거 개선을 통한 오염 감소 및 수해 예방 등을 위한 건강도시 사업과 같은 종합적인 사업이 필요할 것이다.

표 6-4 SDG 3와 관련된 다른 목표들의 예

1.3	국가적으로 모두를 위한 사회적 보호 시스템과 대안을 이행하고, 2030년까지 빈곤 및 취약 계층에 대한 서비스를 달성한다.
2.2	2030년 까지 영양실조의 모든 형태를 종결하며 2025년 까지 5세 미만 아동에 대한 성장 저해와 낭비에 따른 국제적으로 합의된 목표 성취도를 포함하며, 여성 청소년, 임산부, 모유수유 산모, 노인에게 필요한 영양을 해결한다.
4.2	2030년 까지 초등 교육이 준비 될 수 있도록 모든 소년, 소녀가 이른 유아기 발달에 우수하게 도달할 것을 보장한다.
4.a	아이, 장애인의 교육 시설을 건축하고 향상시키며, 모두를 위한 안전하고, 비폭력적이며 포괄적이고 효율적인 학습 환경을 제공한다.
5.2	마약, 성, 다른 종류의 착취를 포함하여 민간 및 공공 기관에서 모든 여성과 소녀를 보호하는 차원으로 모든 종류의 폭력을 제거한다.
5.3	조혼과 강제결혼과 여성 할례를 강요하는 유해한 행위를 제거한다.
5.6	인구와 개발에 따른 국제회의의 활동 프로그램과 검토회의의 결과 보고서와 활동에 대한 베이징 발표에 따라 합의된 성, 생식건강과 생식권의 접근을 보장한다.
6.1	2030년 까지 모두를 위한 안전하고 알맞은 식수로의 국제적이고 공정한 접근을 달성한다.
6.2	2030년 까지 모두를 위한 적절하고 공정한 보건과 위생 접근을 달성, 야외 배변 활동을 없애고 취약한 환경의 여성과 소녀들에게 필요한 관심을 가진다.
6.3	2030년 까지 미처리 하수와 지속적으로 증가하는 재활용의 비율을 절반으로 하며 국제적으로 안전한 재사용을 하고 오염감소, 쓰레기 제거, 유해 화학물질 유출 최소화에 따라 수질을 개선시킨다.
10.4	정책, 특히 재정 정책과 임금, 사회적 안정 정책을 채택하며 점진적으로 더 큰 평등을 달성한다.
11.5	2030년 까지 수많은 사망을 상당히 감소하고 취약한 환경의 빈곤과 사람들을 보호하는데 중점을 두며 물과 관련된 재난을 포함한 재해에 의해 야기된 GDP와 관련된 경제적 손실을 지속적으로 감소시킨다.
16.1	곳곳의 사망률과 관련되고 폭력의 모든 형태를 상당히 감소시킨다.
16.2	학대, 착취, 인신 매매, 아동 학대에 대한 모든 형태의 폭력을 종식시킨다.
16.6	모든 수준에서의 효과적이고 책임 있고 투명한 제도를 개발 한다.
16.9	2030년 까지 모두에게 출생신고를 포함한 법적 ID를 제공한다.
17.18	2020년까지 성별, 연령, 인종, 민족, 이주상태, 장애, 지리와 다른 특성에 따라 세분화된 데이터를 증가시키기 위해 최빈개도국과 도서지역의 개발도상국의 역량구축을 증진시킨다.

자료: WHO, Health in 2015: from MDG to SDG, Geneva, p. 9.

4. SDGs의 건강관련 세부목표와 주요 지표 현황

전 세계의 보건 현황에서 지역별, 국가별로 중요한 보건지표인 모성사망, 신생아 및 아동 청소년의 사망 비중을 볼 때, OECD 국가 상태가 더 나은 것을 알 수 있다. 이들 지표는 국가의 경제적 수준에 따라 격차가 큰 것을 알 수 있다〈그림 6-2〉.

세계보건기구에서는 SDGs와 관련한 주요 분야의 정책 개발을 지원하기 위한 핵심지표를 개발하였다(WHO, 2015). 모두 100가지의 보건지표를 선정하여 보건지표의 경향을 파악하고, 성과를 분석하여, 영향 요인을 제시하였다. 예를 들면, 건강 수준의 향상을 위해서는 재난과 안전을 위한 보건의료비용의 확보가 필요하며, 이를 위해 보건의료정보체계의 구축 등이 필요하다는 개념이다〈그림 6-3〉.

WHO 총회에서 이미 설정된 바 있는 2014-2019년 사업계획에 의하면, SDG의 보건관련 목표들과 밀접하게 관련된 지표들을 볼 수 있다. 예를 들면 SDG 목표 3.4의 만성질환을 2030년까지 감소시키는 목표는 2030년에 WHO에서 설정한 예방 가능한 만성질환 감소목표와 밀접한 관련이 있다. 또한 WHO에서는 SDG의 보건 관련 목표들을 위한 사업 추진을 지속적으로 관리하는 중요한 역할을 담당하

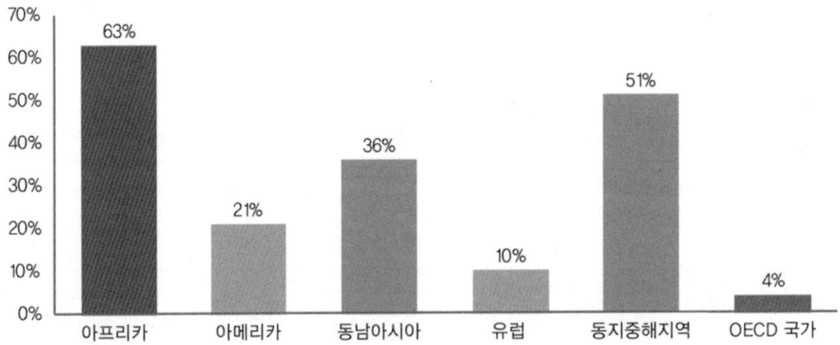

자료: WHO(2015). Health in 2015: from MDGs to SDGs, p.72

그림 6-2 지역별 모성, 신생아, 영유아, 15세 미만 청소년 등의 사망 비중 비교

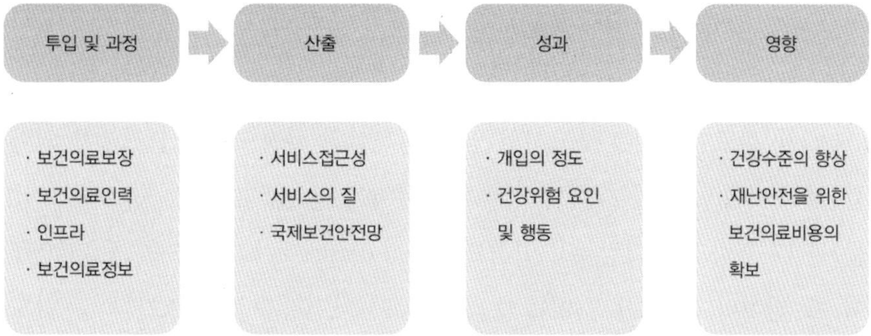

자료: WHO(2015). 2015 Global Reference List of 100 Core Health Indicators, p. 20. 자료: WHO(2015). Health in 2015: from MDGs to SDGs, p.72

그림 6-3 주요 핵심 보건지표의 인과 관계망

고 있다. 이러한 역할과 관련된 가장 큰 도전은 성과를 측정할 수 있는 자료의 확보이다. 그러나 개도국이나 저개발국가에서는 이와 관련된 데이터를 확보하는 데 여러 가지의 어려움이 많다. 따라서 WHO에서는 2016년에 보건정보 협력사업을 추진하여 여러 국가들이 더 나은 보건정보시스템을 마련하도록 지원할 계획이다. 최근에 100가지의 주요 지표집을 출간한 것은 이러한 계획의 일환이다. 또한 2016년부터 2030년까지 15년 간 SDG 관련 보건목표들의 달성과 관련된 보고서를 매년 출간할 계획이다.

SDG를 달성하기 위해서는 보건분야의 투자가 확대되어야 한다. 보건분야에 대한 투자를 늘리기 위한 WHO 제시 100대 핵심 지표는 네 가지 그룹으로 나뉘어져 있다: 건강수준, 위험요인, 서비스 범위, 보건체계 등이다. 〈표 6-5〉에서는 주요 지표를 영역별로 소개하고 있다. 이전보다 더 많이 확대되고 분화된 SDGs의 건강부문의 목표달성은 단지 저개발국가의 과제만이 아니라 선진국에서도 각 국가의 맥락 안에서 적용해야 할 부분이 있다. 왜냐하면 우리나라와 같이 선진화된 사회에서도 건강격차가 심화되는 것을 감안할 때 국제수준의 개발목표와 건강목표를 감안한 사회정책의 추진이 필요하다. 예를 들면 우리나라는 전국민

건강보험의 틀이 마련되어 있지만 국제적으로 요구되는 방향에 맞추어 보장성 확대를 재설정할 필요가 있다.

SDG를 검토한 WHO 보고서의 방향은 건강의 결정요인이 보건부문 안에만 있는 것이 아니고, 다른 사회적 경제개발 분야에 더 많다는 것을 강조하고 있다. 이를 볼 때 건강의 사회경제적 결정요인(social determinant of health)을 좀 더 연구하여야 할 것이다. 다양한 기회를 통해 예방적인 건강증진을 추진할 수 있도록 지역사회에서 지원할 필요가 있다(최은진, 2016). 또한 건강수준에 영향을 주는 사회적 요인인 양성평등, 인권문제, 폭력으로부터의 보호, 재난 시 위기관리 등을 보다 더 적극적으로 관리하기 위해서는 개인 대상의 보건교육과 인프라 구축 등 정책적인 다양한 지원을 강화할 필요가 있다.

표 6-5 주요 핵심영역별 지표

〈건강수준 지표〉

구분	지표	
성별, 연령별 사망률	출생시 기대수명 15~60세 성인사망률 5세 미만 아동사망률	영아사망률 주산기 사망률 사산률
사망원인	모성사망비 결핵사망률 에이즈 관련 사망률 말라리아 사망률	30세~70세의 만성질환으로 인한 사망률(심장병, 암, 당뇨병, 만성호흡기 질환) 자살률 교통사고로 인한 사망률
출산율	청소년출산율	총출산율
주요 질병의 유병률	백신으로 예방가능한 질병의 유병률 국제보건규제가 필요한 질병의 유병률 인간면역결핍바이러스(HIV) 발생률/유병률 B형간염항원 보급률	성병발생률 결핵발생률/보고율/유병률 생후 6개월~59개월 아동의 말라리아 원충감염률 말라리아 발생률 암 종류별 발생률

〈건강위험요인 지표〉

구분	지표	
영양	생후 0~5개월 완전모유수유율 모유수유의 시작시기 신생아 저체중률	5세미만 발육부진 아동의 비율 /건강취약아동의 비율 아동의 빈혈률 가임기 여성의 빈혈 유병률
감염	고위험파트너 콘돔 사용률	
환경위험요인	– 안전한 식수 공급률 위생서비스 수혜율	현대식 연료사용 인구 비율 도시의 대기오염수준
만성질환	15세 이상 1인당 알코올 소비량 18세 이상 담배사용자 비율 아동 및 성인의 비만율	성인 고혈압 유병률 성인 당뇨병 유병률 소금 섭취량 아동 및 성인의 운동 부족률
상해	파트너 폭력 경험률	

〈서비스 수혜정도에 관한 지표〉

구분	지표	
모성, 신생아, 아동	현대식 가족계획 수요자 비율 피임 보급률 주산기관리 수혜율 보건의료인의 조력하에 출산하는 비율	산후관리 수혜율 폐렴증상의 관리율 설사증 아동의 치료율 비타민A 보급률
면역	국가별 정책에 의한 국민예방접종률	
HIV	HIV 진단인구 비율 모자수직감염 유병률 HIV 관리율	
결핵	결핵환자비율	결핵진단율
말라리아		
검진	자궁경부암검진	
정신건강	심한 정신건강장애를 위한 서비스 수혜율	

〈보건시스템 관련 지표〉

구분	지표	
질관리	수술주기 모성사망 유산관련 산부인과 입원 모성사망비 Maternal death review	Antiretroviral therapy retention rate 결핵치료성공률 서비스의 가용성
접근성	서비스 활용도 서비스 접근성	병원침상밀도 필수의약품의 가용성
보건의료인력	의료인력밀도 및 분포	산출관련 훈련기관의 존재
보건의료정보	출생등록의 정도 사망등록의 정도	시설별 보고의 완성도
보건의료보장	보건의료비의 규모 정부의 보건의료예산비중 및 지출규모 보건의료비의 자기부담률	보건의료비 관련 외부비용 국민 1인당 재난의료예산의 규모 미충족보건의료비용의 규모
국제보건안전망	국제보건규제역량지표(International Health Regulations(IHR) core capacity index)	

자료: WHO(2015) Global Reference List of 100 Core Health Indicators.

5. 요약 및 향후 과제

1) 요약

UN 개발 정상회담에서 발표된 지속가능한 개발(sustainable development)과 그 후 세계보건기구(WHO)에 의해서 발표된 지속가능한 개발과 보건과의 관련성 및 향 후 과제 그리고 일본 정부의 SDG에 대한 국가보건전략을 분석해 보았다. 주요 내용은 다음과 같다.

첫째, UN의 SDG 2030 개발의제는 17개 목표로 설정되어 있고, 이 중 인간대상 목표는 SDG 1~5, 지구대상 목표는 SDG 6. 12~15, 번영목표는 SDG 7~11, 평화관련 목표는 SDG 16, 그리고 파트너쉽 관련 목표는 SDG 17에 해당된다. 또한 SDG 2016-2030 개발의제 참여 방법은 과거의 MDG가 정부 중심이었다면,

SDG에서는 정부, 시민사회, 민간기업 등 모든 이해관계자가 참여할 것을 권장하고 있다. 또한, 기존의 MDG 보건영역에서 확대되어, 비감염성질환(NCD), 보편적건강보장(UHC) 및 보건안전보장 등을 실현하기 위해서는 다학문적인 접근이 요망되며 특히, U-health등 IT와의 융합적인 개발 사업이 필요하게 되었다.

둘째, 개발도상국의 주요사망 원인인 감염성 질병뿐만 아니라 증가하는 질병부담인 비감염성 질병에도 적극적으로 대비할 필요성이 대두되었다. 먼저 감염성 질병에 대해서는 기존에 추진하고 있던 결핵, 말라리아, 열대풍토성 소외질환 프로그램이 확대되게 된다. 그 뿐만 아니라 국내 유입가능성이 있는 열대병에 대한 충분한 대비를 위해서 감염성 질병 관리를 위한 지역보건 네트워크 구축 및 참여에 힘써야 할 것이다. 아울러 비감염성질병(NCD) 관리에 적극적인 관심을 보일 필요가 있다.

셋째, MDGs에 포함되지 않았던 약물남용과 교통사고로 인한 손상 및 사망 감소 분야에서 그동안 KOICA의 ODA 활동은 미미하였다. 그러나 이러한 사업 수요는 특히 중남미 등에서 사고가 사망원인의 우선순위로 높은 국가에 적용이 가능한 사업이 될 수 있을 것이다.

넷째, 성·생식 보건은 가족계획이 중심 사업인데, 한국도 그간 여러 나라에서의 사업 경험이 있으므로 이 중 성공 사업 모형을 발굴해 필요로 하는 나라에 적용하도록 하여야 할 것이다. 또한, 보편적 건강보장의 경우는 그간 KOICA를 중심으로 실시된 네팔, 캄보디아에서의 보편적 건강보장 활동을 모형으로 분석하여 한국형 보편적 건강보장 사업을 구상할 수 있을 것이다. 이는 우리나라의 전 국민 의료보험의 역사적 경험을 사례로 정리하여 우리나라의 전국민 의료보험의 역사적 경험을 정리하여 그 교훈을 공유할 수 있을 것이다.

다섯째, KOICA 보건 프로그램 뿐만 아니라 기후환경 프로그램과 연계하여 유해물질 및 오염의 감소가 보건에 미치는 영향을 체계적으로 성과관리 할 수 있는 시스템을 구축하여야 할 것이다. 지금까지는 KOICA나 KOFIH에서 이 분야

관련 사업 발굴이 많지 않아 향후 새로운 국제보건협력 분야가 될 수 있을 것이다.

2) 향후 과제

첫째, 다양한 국제보건과제에 한국의 ODA 경험, 기술, 지식을 최대한 활용하여 공헌하기 위해서는 외교부, 보건복지부 등 관계부처 및 산하기관(한국국제협력단, 국제보건의료재단, 보건복지인력개발원, 보건산업진흥원, 건강보험공단, 보건사회연구원, 질병관리본부 등) 및 관련 학회(국제개발협력학회, 국제보건의료학회 등)와의 긴밀한 협력이 요청된다. 이를 위하여 총리실 또는 외교부내에 국제보건정책실을 설립 운영하거나, 가칭 'SDG 국제보건 위원회'를 설립 운영할 필요가 있을 것이다. 이는 한국이 보건 분야의 다양한 보건개발활동을 분절적으로 추진하는 것을 방지하고 일원화된 사업 추진을 할 수 있게 해, 국제보건외교정책수립에 중요한 자문 역할을 할 수 있을 것이다. 또한 보건 분야의 협력은 민간분야가 가진 우수한 경험, 기술 및 지식이 세계의 보건문제 해결에 도움이 되도록 하기 위함이며, 경제활동을 확대하기 위한 촉매로서의 기능을 할 수 있도록 하여야 할 것이다. ODA 주체기관은 기업, 보건의료기관, 지방자치단체, 대학 및 연구기관과 연계하여 국제보건인력양성, 법 및 제도 정비 및 정보공유를 하여야 할 것이다.

둘째, 독자적 전문성, 중립성 및 네트워크를 보유한 국제기관, 지역기관과의 협력 및 이러한 기관을 통한 보건 분야로의 지원을 지속함과 동시에 양자 간 협력을 통한 지원의 상승효과를 꾀한다. 또한 국제기관 및 국제사회와 연계하여 UHC의 추진 및 SDG3의 지속적인 보완에 기여를 하여야 할 것이다. 아울러, 외교적인 점을 포함하여, 한국은 계속하여 다른 국가의 공여기관, 신흥국과의 국제보건협력에서의 협조를 추진해야 한다. 또한 국제보건정책의 실시에 이어서 그간의 국제보건협력을 통해 상대국에 축적된 경험, 기술, 지식, 인적자원, 네트워크를 유용하게 활용하여야 할 것이다. 또한, 신흥국 등과의 연계를 통한 삼각협력 보건사업을 지속적으로 개발 추진하여야 할 것이다.

셋째, 산 · 관 · 학(産官學)이 하나가 되어 정부(외교부, 보건복지부 등), 정부 관계기관(KOICA 및 KOFIH 등)을 포함하여, 대학이나 학생, 민간기업, NGO 및 CSO(Civil Society Organization) 등의 국제보건 전문성을 가진 국제보건 인재의 양성을 활성화하여 이러한 인재가 국내외에서 활약할 수 있는 기회의 확대, 제도 및 체제를 정비토록 한다. 특히 기동성 강화, 전문성의 심화, 지식의 축적, 조사, 연구능력의 향상, 인재육성 및 응급인도지원체계를 정비하여야 한다. 이를 위하여 지속적인 국제보건사업개발을 추진하기 위해 보건의료분야 대학 교육 과정에 SDG와 SDG 3에 대한 교육 과정을 개발할 필요가 있고, 이에 대하여 한국국제협력단이 지원하는 대학 교육과정 지원사업이 확대될 필요가 있을 것이다.

넷째, 개발도상국에서 여전히 큰 문제인 모자보건과 감염병 문제뿐만 아니라 모든 국가에서 큰 위협요소인 비감염성질병, 담배, 약물남용, 교통사고 등을 포함한 국제보건의 이슈를 적절히 찾아내야 한다. 향후 ODA 보건사업은 단일사업으로 국한되어 기획 추진되기 보다는 건강의 사회적 결정요인을 고려한 종합적인 보건사업 방향으로 설계될 필요가 있다.

다섯째, 공중보건 위험 및 재해 등 외적요인에 대한 보건안전보장체계를 확립하여야 한다. 공중위생상의 위험, 재해 등이 발생한 경우에는 건강피해를 최소화하고 다른 통상 보건서비스를 지속시켜 경제사회적 영향을 최소화시키면서 조기회복·복구에 기여하는 것이 중요하다. 아프리카에서의 에볼라 출혈열 사태 시 글로벌 헬스 거버넌스가 충분히 기능하지 않았으며, 해당국의 보건시스템이 취약하기 때문에 감염이 확대되었다. 또한, 2015년도의 메르스 발현 시에도 한국 정부 글로벌 헬스 거버넌스가 충분히 기능하지 않았으며, 국민들에게 큰 불안감을 주는 등 보건시스템이 취약한 점이 발견되었다. 이러한 교훈을 바탕으로 해당국 정부, 관계 국제기관, 공여기관, 민간기업, NGO 등의 연계를 촉진하여 각자가 가진 전문성을 최대한 살려 공중위생 위기에 대응할 수 있도록 글로벌한 보건 거버넌스 강화가 필요하다는 인식을 가지고 국내 보건기관과의 연계뿐만 아니라, UN, WHO등에서 활동할 국내 전문가를 양성하여야 할 것이다(남은우, 2015).

이는 글로벌한 보건 거버넌스 구축에 있어 한국의 주도적인 역할을 기대할 수 있게 된다. 응급 상황 발생 시에도 지원자금 체계 개발에 적극적으로 협력한다. 각 국가 수준에서는 국제기관과의 연계 하에 감염병 예방을 강화함과 동시에 장기적인 시야를 가지고 강력한 보건시스템 구축을 지원한다.

여섯째, 전 생애에 걸친 기본적 보건서비스체제를 확립하여야 한다. 모든 사람이 생애에 걸쳐 기본적 보건 서비스를 필요로 할 때 부담 가능한 비용으로 받을 수 있도록 하는 UHC의 실현을 목표로 한다. 제공되는 서비스에는 영양개선, 모자보건, 성과 생식 보건, 에이즈 · 말라리아 · 결핵 · 소아마비 등의 감염병 대책, 비감염성 질환 대책, 고령자의 의료서비스, 구강보건 등 다양한 기초적 보건서비스를 포함한다. 이러한 기초적 보건 서비스 공급을 위해 '리더십과 거버넌스', '보건정보', '보건인재', '의약품과 의료기기' 각각의 보건시스템 요소를 강화하여 기본적인 보건 서비스 내용의 확대, 서비스대상자의 확대, 서비스 이용 시 비용부담의 경감이라는 3개 항목을 달성하여야 한다.

일곱째, 보건 시스템 강화에 노력하여야 한다. 다양한 국제보건문제에 대응하기 위하여 국제보건인재와 관련 지식을 활용하여 수원국의 보건시스템을 강화시킨다. 또한 각 국가 중앙정부나 지방의 다양한 수준에서 보건정책의 입안 및 집행이 가능한 인재가 기용하는 것이 필요하기 때문에 개도국의 요청을 바탕으로 국내외 인재육성, 능력강화 및 인력 파견체제의 조정을 통해 국제보건협력체제를 구축하여야 한다. 이를 위해, 원격의료 및 U-health 등 정보통신기술의 적극적인 활용이 필요하다. 이러한 활동을 통해 수원국 경제발전에 기여하는 새로운 생산 활동을 창출하여, 개도국 의료의 질 향상에도 기여함과 동시에 경제 성장과 의료산업 발전에도 기여할 수 있을 것이다.

본 장은 연세대학교 빈곤문제국제개발연구원에서 발간한 "MDGs의 성과와 SDGs의 미래(교보문고, 2016)"에 게재된 남은우와 오충현 공동연구 원고의 내용을 일부 수정 보완한 내용이다.

| 참고문헌 |

- 권율, 이상미, 송지혜, 유애라(2015) Post-2015 개발어젠다의 주요 특징과 이행과제, KIEP 오늘의 세계경제, 15권 27호(2015.10.27.) p.4
- 김인, "국내이행 세부목표와 지표 설정 방향", 2030 개발의제 시대의 지속가능발전 목표(SDGs)와 이행전략 세미나 자료집, 국회입법조사처 및 국제개발협력학회, 2015, 10.8. 서울, 국회의사당, pp.69-70
- 남은우 역. SDG 지속가능보건개발, 계축문화사, 2016
- 남은우, UN의 2030 아젠다와 국제사회에 공헌하는 보건학교육의 새로운 방향, 보건학교육학회지, 1권 1호, 2015, p.8
- 남은우, 오창석 역, 국제보건학, 계축문화사, 2015
- 남은우, 일본의료 연구 - JICA 활동 요약, 계축문화사, 1995. pp.186-187
- 남은우 외, DR콩고 모자보건 향상을 위한 Kwango 지역 보건역량강화사업 중간보고서, KOICA-연세대학교 Yonsei Global Health Center, 2015.12
- 이재완, " SDG 의 의미와 수리과정에서 한국정부의 역할", 2030 개발의제 시대의 지속가능발전 목표(SDGs)와 이행전략 세미나 자료집, 국회입법조사처 및 국제개발협력학회, 2015.10.8. 서울 국회의사당, p.13
- 이태주, " SDG 이행수단과 이행 책무성 메카니즘 및 글로벌 파트너쉽", 2030 개발의제 시대의 지속가능발전 목표(SDGs)와 이행전략 세미나 자료집, 국회입법조사처 및 국제개발협력학회, 2015.10.8. 서울 국회의사당, p.20
- 오충현, "Goal 3 건강한 삶의 보장과 모든 세대에 복지 증진", 지속가능개발목표(SDGs) 수립현황과 대응방안, 2015.7, KOICA, pp.41-60
- 최은진, 2030년대 까지 지속가능발전 목표 추진을 위한 세계보건기구의 대응과 시사점, 보건복지포럼, 2016.2, pp.65-67
- 한상태, 김한중, 남은우. 국제보건학, 고려의학, 2013
- 日本健康医療戦略推進本部, 平和と健康のための基本方針, 2015年 9月 11日
- Copenhagen Consensus Center, Preliminary Benefit-Cost Assesment of the Final OWG Outcome(http://www.copenhagenconsensus.com/sites/default/files/owg_ccc_ preliminary_cost-benefit_final_assessment.pdf)
- Lawrence H Summers et al, Economists' declaration on universal health coverage, Vol 386, No 1008, Lancet 2015)
- Le Banc, D.(2015) Towards integration at last The sustainable development

goals as a network of targets, United Nations Department of Economic and Social Affairs
- Institute for Health Metrics and Evaluation (IHME). 2013. GBD Compare. Seattle, WA: University of Washington.
- UN, 2015. https://sustainabledevelopment.un.org/sdgs
- WHO, 2015. Health in 2015 from MDGs to SDGs.
- WHO, Case studies of healthy, sustainable cities, (http://www.who.int/sustainable-development/cities/case-studies/en/)
- WHO. (http://globalhealth2035.org/sites/default/files/policy-briefs/overview-english.pdf)
- Ministry of Foreign Affairs, Japan. (http://www.mofa.go.jp/mofaj/press/release/press6_000224.html)
- Prime Minister of Japan and His Cabinet. (https://www.kantei.go.jp/jp/singi/kenkouiryou/)
- http://www.worldometers.info/kr/
- http://miyatak.hatenablog.com/entry/2016/05/27/234126
- http://www.jica.go.jp/aboutoda/sdgs/index.html

PART

02

국제보건사업 개발 관리

7

Chapter

국제보건정보수집 및 연수

학습목표

- 국제보건정보의 개념을 이해하고 자료 수집방법을 알아야 한다.
- 국제보건 활동의 관리 사이클을 알아야 한다.
- 차창 밖 조사를 알아야 한다.
- Logical Framework Approach와 PDM작성에 대하여 알아야 한다.
- 비용편익분석 및 SWOT분석에 대하여 알아야 한다.
- 국내연수방법에 대해 학습한다.
- 국제기구로의 취업 방법에 대하여 알아야 한다.

1. 국제보건활동의 사이클

국제보건활동은 국제보건 정보를 수집한 후 사정(assessment)을 거치고, 계획을 입안(planning)하여 국제보건활동을 실시(implement) 후 평가(evaluation)하는 일련의 과정을 가지고 있다. 이와 동시에 국제보건활동에 대한 모니터링도 함께 진행된다.

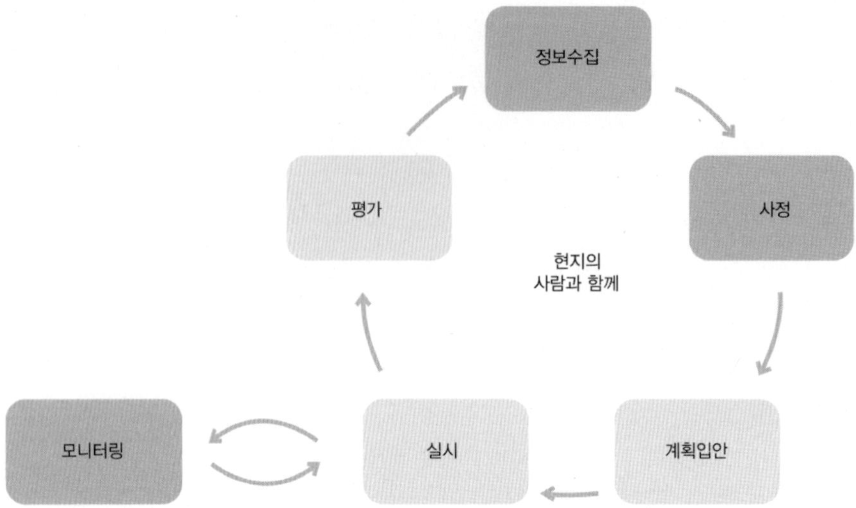

그림 7-1 국제보건활동의 사이클

2. 국제보건정보 개념 및 자료수집방법

1) 국제보건정보 수집

가. 사업대상국가의 일반적인 정보 수집

사업대상 국가의 일반적인 정보(profile)를 수집 · 분석한다. 즉 지형, 기후, 인구 및 인구구성, 민족, 종교, 역사, 경제, 정치, 교육, 행정단위 등의 정보를 입수한다. 이에 대한 정보 수집은 WHO, UNDP, UNICEF, USAID, CIA 등의 통계정보 및 해당국가의 홈페이지를 조사하면 최신 정보 입수가 가능하다.

나. 보건에 관한 정보 수집

다음으로 건강과 관련된 정보를 수집한다. 평균수명, 유아사망률, 주요 사인, 주요 입원질환, 주요 외래수진질환, 정부의 보건정책, 보건의료제공의 시스템

등 이외에 활동분야나 활동내용에 관련된 정보를 수집한다. 이들 정보는 정부가 발행하는 연보나 통계자료 등의 간행물을 통해 입수할 수가 있으며, WHO 국가 정보, UNICEF등의 홈페이지에서도 가능하다.

다. 현지에서의 정보 수집

일반적인 보건지표는 한국에서도 수집이 가능하나, 사업이 시행될 지역의 정보는 직접 현지를 방문하여 조사하여야 한다. 이때 지역 통계를 수집해야 하지만 현지 자료들이 부정확하거나 없는 경우가 많다. 직접 조사를 실시하기 전에 해당지역에서 활동 하는 WHO 등의 국제기구나 다른 공여국의 정보를 알아 본 후, 부족한 정보에 대하여 직접 조사를 하여야 한다. 주로 두 가지 방법이 사용되는데, 첫째, 차창 밖 조사를 통하여 사업지역의 개황적인 조사를 한다. 둘째, 필요한 설문지를 작성하여 가구 조사를 실시하도록 한다. 이 조사를 우리는 기초선(baseline survey)조사라 한다. 기초선 조사를 실시할 시에는 KOICA 발간 기초선 조사 가이드라인을 활용하는 것이 좋다.

2) 사정(Assessment)

이 단계는 수집된 다양한 정보를 바탕으로 수행하여야 할 과제와 우선순위를 결정하는 단계이다. 인간을 둘러싸고 있는 상황을 이해하고 사람들이 요구하는 것이 무엇인가를 현지 사업 파트너와 수혜자(주로 주민이 됨)와 함께 생각하며 구체적인 활동을 결정한다.

가. 사업과제의 설정

수행해야 할 과제에 대해 현지 사람들이 요구하고 있는 것이 무엇인지 현지 사람들과 함께 생각하는 단계이다. 이 단계에서는 수혜자가 바라는 것이 무엇인지,

국가의 보건정책 방향과 일치하는지, 실시 조직의 권한 내에 있는 과제인지, 기술적 · 경제적으로 목적달성 가능성은 있는지, 종료 후에 자립적인 지속이 가능한지 등을 검토하여 정하게 된다.

나. 우선순위의 결정

수행과제가 정해지면 사업의 우선순위를 결정해야 한다. 사업 시행자 입장에서는 실시 용이성보다는 수혜자가 개선을 바라고 있는 점에 초점을 두는 것이 성과를 내기 쉽다. 또한 현지 시스템에 착안하여 사업을 개발하는 것이 좋다. 기존 시스템을 자원으로서 이용하는 것이 나은 경우와 시스템을 개선하지 않으면 성과를 얻을 수 없는 경우가 있기 때문에 주의하여야 한다. 이러한 점을 고려하여 사업의 우선순위를 정하면 좋다. 우선순위 결정 방법은 다음의 공식을 사용하는 것도 바람직하다(배상수, 2015).

(1) BPRS(Basic Priority Rating System)

John Hanlon과 George Pickett이 개발하였기 때문에 Halon/Pickett Method라고도 불린다. 이 방법 역시 보건사업의 우선순위 결정에서 널리 활용되고 있다. 다음의 공식을 통해 건강문제의 우선순위를 평가하기 위한 점수를 계산하게 된다.

$$\text{BPRS} = (A + 2B) \times C$$

- A: 문제의 크기
- B: 문제의 심각도
- C: 사업의 추정 효과

BPRS 방식에서 사용하는 건강문제의 평가기준은 Bryant의 우선순위 결정기준에서 주민의 관심사를 제외한 나머지 3개인 것처럼 보이나, 실제 내용을 살펴보면 문제의 심각도의 세부 평가항목에 주민의 관심사가 포함되어져 있다. BPRS 방식이 다른 우선순위 결정방식과 상이한 점은 각 평가항목을 점수화하는 기준을 제시하고 있어, PATCH나 Bryant방법보다 우선순위 결정에 있어 자의적인 판단 여지를 줄이려고 노력한다는 점이다.

■ 건강문제의 크기: 만성질환은 유병률, 급성질환은 발생률의 크기를 이용하여 점수화한다.

표 7-1 BPRS방식에서 건강문제의 크기 계산

건강문제를 지닌 인구의 크기	평점
25% 이상	9 혹은 10
10.0% ~ 24.9%	7 혹은 8
1.0% ~ 9.99%	5 혹은 6
0.10% ~ 0.9%	3 혹은 4
0.01% ~ 0.09%	1 혹은 2
0.01% 미만	0

■ 건강문제의 심각성: 다음과 같은 4가지 세부항목을 고려하여 평가한다.

○ 긴급성: 문제가 긴급한 정도, 주민입장에서의 상대적 중요도

○ 경중도: 조기 사망률, 잠재수명손실연수, 장애정도

○ 경제적 손실

○ 타인에의 영향: 집단 혹은 가정에 대한 잠재적 영향

표 7-2 BPRS방식에서 건강문제의 심각성 계산

문제의 심각도	평점
매우 심각함	9 혹은 10
심각함	6, 7, 8
다소 심각함	3, 4, 5
심각하지 않음	0, 1, 2

■ 사업의 효과: 사업의 효과는 정확한 추정이 어렵다. 사업의 최대 효과와 최소 효과를 추정하여 아래 표에 있는 점수를 부여한다.

표 7-3 BPRS방식에서 사업의 효과 계산

건강문제 해결을 위한 사업효과	평점
매우 효과적	9 혹은 10
상대적으로 효과적	7 혹은 8
효과적	5 혹은 6
다소 효과적	3 혹은 4
상대적으로 비효과적	1 혹은 2
거의 전적으로 비효과적	0

- BPRS 점수 계산을 위한 작업지: 아래와 같은 표에 건강문제별로 평가항목별 점수를 기재하고, BPRS 계산 공식에 의해 최종 점수를 계산하게 된다. 계산된 BPRS 점수의 크기에 따라 우선순위를 매긴다.

표 7-4 BPRS방식 작업지

건강 문제	요소			BPRS (A+2B)×C	순위
	A(0–10)	B(0–10)	C(0–10)		

일견 보기에는 BPRS 방식이 점수 부여가 계량화 되어 있어 객관적인 것처럼 보인다. 그러나 건강문제의 심각성이나 사업의 효과 판정에 대한 점수부여는 여전히 기획가의 주관적 판단에 의존하고 있어 오히려 세분화된 점수부여가 객관성을 더 훼손할 수도 있다. BPRS 방식을 적용하는데 있어 더 큰 문제는 BPRS 점수의 계산 공식이다. BPRS 방식에서는 우선순위 결정에 사용하는 기준이 모두 동일한 중요성을 가지고 있다고 생각하지 않는다. **BPRS = (A+2B) × C** 라는 공식에 의해 계산되므로 건강문제의 크기보다는 건강문제의 심각성이 BPRS 점수에 더 큰 영향을 미치게 된다. 그리고 건강문제의 크기나 심각성 보다는

보건사업의 효과가 결정적 영향을 미치도록 계산공식이 만들어져 있다. 효과없는 사업을 시행하는 것은 예산의 낭비이므로 3가지 기준 중 사업의 효과를 더 중시하여야 한다는 견해는 합리적이다. 그러나 객관적 자료가 가장 부족한 사업의 효과가 BPRS 점수에 가장 큰 영향을 미친다는 것은 오히려 이 공식에 의해 산출된 점수의 타당성을 저해할 위험이 크다.

3) 계획입안

계획입안 프로세스에는 도달목표의 설정과 목표에 도달하기 위한 구체적인 활동계획이 포함되어야 한다. 이 단계를 관리학 분야에서는 계획(planning)단계라고 한다. 이 단계에서는 도달 목표를 실현가능한 최고의 상태로 평가되거나 누가 평가하는지 등도 설정하도록 한다. 기술협력을 효과적이고 효율적으로 수행하기 위해서는 기술협력 전문가 파견 및 연수 프로그램 운영의 두 가지 방법을 병행하는 것이 좋다. 이 단계에서는 사업관리원칙(Project Management Technic)에 의거 PDM(Project Design Matrix)을 작성하여야 한다. PDM은 추후 기술하도록 하겠다.

4) 실시 · 평가

우선순위 사업이 정해지면 실행전략을 수립한 후 사업을 추진하게 된다. 이 단계를 관리 분야에서는 추진단계(implementation)라 한다. 또한, 계획전체가 수익자의 니즈에 적합한지 항상 모니터링하고 한번 결정된 활동이라 해도 상황변화에 따라 유연하게 수정하며 실시할 필요가 있다. 왜냐하면, 개발도상국 사업을 추진하다 보면 다양한 장애 요인이 등장하기 때문이다. 따라서 사업이 계획대로 진행되고 있지 않다고 판단이 내려지면 활동방법을 변경하거나 목표를 수정할 필요가 있다.

평가를 위한 활동을 모니터링 활동이라 부르는데, 이는 일상적으로 그리고 계속적으로 업무의 진척상황을 확인하는 보고 과정이다. 이 보고 내용은 사업관리자가 의사결정을 하는데 중요한 정보원으로 활용된다. 사업 모니터링에 필요한 중요 자료원은 기초선 자료와 PDM에서 설정한 목표 수치(target)이다. 목표 수치는 월별로 분기별로 반기별로 그리고 연간 변화값을 측정 · 평가하여야 한다.

3. 차창 밖 조사

1) 차창 밖 조사(Community Windshield Survey)

표 7-5 차창 밖 조사 내용

항목	조 사 내 용
주거	수명, 공사중 인가, 상태, 주거 형태(아파트, 단독), 마당 등
환경	녹지수준, 지형, 안전위험요소, 소음, 악취, 대기, 수질상태, 오염원
이송수단	형태(자가용, 기차, 버스, 도보 등), 도로 및 골목 상태, 가까이에 있는 고속도로, 이용가능 한 공공 교통수단 및 이용 요금, 특별히 필요한 경우 이용할 수 있는 교통수단 및 이용가능성과 요금
쇼핑/공공장소	상점의 형태, 주민들이 이용하는 쇼핑 장소 및 이송수단, 타 지역과의 가격비교, 주로 사람들이 모여 있는 장소 및 시간, 모이는 대상들
거리	낮 동안 거리에 주로 어떤 사람들이 다니는가, 집 없는 사람들, 동물들, 오래된 지역인가, 신흥지역인가
인종	인종
문화	먹는 장소, 언어, 사설학교, 종교적 건물, 형태 등
안전시설	이용 가능한 안전시설(소방서, 경찰서), 위치, 응답시간
건강	의료시설, 의료서비스 수준 및 형태, 비용, 가까운 응급시설 및 서비스, 비용, 사회복지시설, 여가시설 및 이용료
의사소통	이용 가능한 TV 및 라디오 방송국, 신문종류, 지역신문
교육	공공 및 사립 교육 시설, 비용, 이동 수단, 평생 교육 등

출처: Anderson, McFarlane(1994), Community as partner: Theory and practice in nursing(2nd. ed.), Philadelphia: Lippincott-Raven Publishers

차창 밖 조사는 사업지역을 처음 방문 시 자동차로 이동하면서 지역사회를 관찰하고, 사진촬영 후 분석하고, 지역대표와 인터뷰를 하며 사업지역의 물리적 환경, 사회적 환경을 조사하는 것이다. 주요 조사항목은 주거, 환경, 이동수단, 쇼핑, 거리, 인종, 문화, 안전시설, 건강상태, 의사소통, 교육시설 등이 해당된다〈표 7-5〉. 아래의 내용은 DR콩고 사업의 차창 밖 조사의 내용을 일부 소개한 것이다. DR콩고 사업팀은 사업지역인 Kenge ZS의 지역사회 수준과 현황을 파악하고자 '차창 밖 조사'방법을 활용하여 다음 11가지 항목을 중점적으로 살펴보았다.

◉ 사업지역 현황

마을과 시장은 1번 국도를 중심으로 양편에 위치하고 있으며, 대부분의 도로는 저지대인 강 주변 보다는 능선에 따라 형성되어 있다. 주거 마을은 구릉지대 정상 능선을 따라 형성되어 있다. 강이 있어 물은 많으나 수원지로부터 멀리 떨어져 살고 있어 식수를 얻거나 생활용수를 구하는데 접근성 측면에서 상당한 어려움이 있다.

시장과 행정기관들이 밀집한 중심지역(이하 '중심지역'이라 명명)에는 시멘트 가옥이 도로변을 중심으로 형성되어 있으며, 이외 대다수의 지역은 흙벽돌 또는 나무뼈대에 진흙을 붙인 벽면에 얇은 양철 또는 지푸라기 지붕 형태의 집이나 나무로 만든 집들이 대다수이다. 상수도 시설, 전기시설은 없으며, 주거 지역 주변 환경은 비위생적이고 집 내부는 어둡다. 중심지역 가구들은 마당과 울타리가 있지만, 촌락(마을)에는 울타리가 없다.

시골 마을의 주거구조는 직사각형 모양의 30~40㎡(10평) 정도의 공간으로 지어져있고 내부는 2-3개의 방으로 나누어져 있다. 대부분이 흙바닥에 대나무 자리 또는 대나무 침대를 사용하고 있으며 그 외 가구는 찾아보기 힘들다. 주거 공간과 별도로 그늘 집 모양으로 지어진 부엌 역할을 하는 공간을 갖고 있으며 절구와 숯불 화로를 이용하여 취사를 하고 있다. 또한 일부 마을에서는 단층 연립 주택

형태의 주거구조를 가지고 있으며, 내부 공간은 1개 또는 2개의 공간으로 나누어져 있다. 건물 형태는 시멘트로 건축되어 있으며, 대부분 집 밖에 부엌역할을 하는 간이 움막이 있다.

주식은 카사바 뿌리를 말려 빻은 가루로 만든 푸푸(fufu)이며, 대체로 카사바 잎을 익혀서 만든 폰두(pondu)를 곁들여서 먹는다. 단백질 공급은 육류 및 생선류, 콩, 애벌레 등을 통해 섭취하고 있다. 일 년 내내 바나나, 옥수수, 땅콩을 수확할 수 있어 이를 지속적으로 섭취하며, 시기에 따라서 1-3월에는 레몬, 4-7월에는 자몽을, 9-12월에는 망고를 섭취하고 있다. 식사는 하루 2끼-3끼 정도를 먹는데 아침에는 간단한 빵과 차를 마시며, 저녁 식사는 푸푸(fufu)와 고기, 야채를 곁들여서 먹는다. 보통 저녁은 어두워지기 전인 5시-6시 사이에 먹는 것을 볼 수 있다.

사업지역인 DR콩고의 Kwango 지형은 완만한 구릉으로 이루어져 있고 지질은 돌이 전혀 없는 사양토로 물 빠짐이 매우 좋은 모래땅에 가까운 토질이다. 수분을 유지하기 어렵고 거름기가 없어 곡식을 재배하기에는 적합하지 않아 구근류를 주로 재배하고 있으며 화전으로 일군 곳에는 주로 옥수수를 심고 있다.

◉ 사업개발에 응용

이상의 조사 자료는 지역보건계획, 주민교육 자료 개발, 의료시설 건축, 접근성 파악, 환경위생 계획 등에 활용될 수 있다.

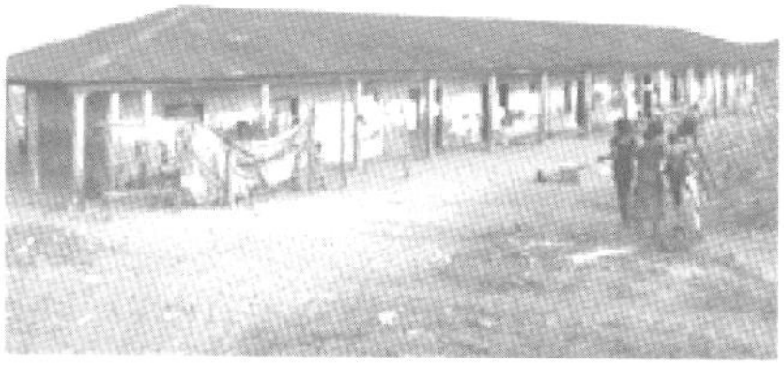

Kenge 지역 주거 건물 형태

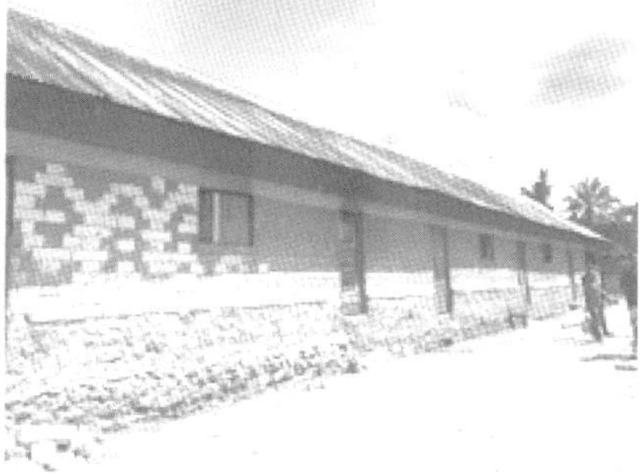

Kenge 지역 건물 형태

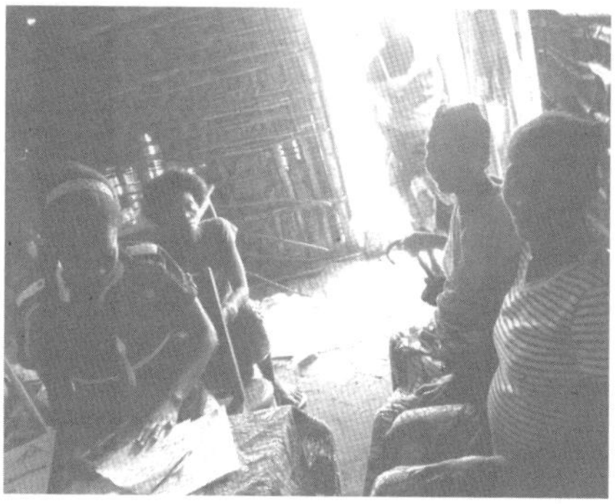

Kenge 지역 주거 건물 내부

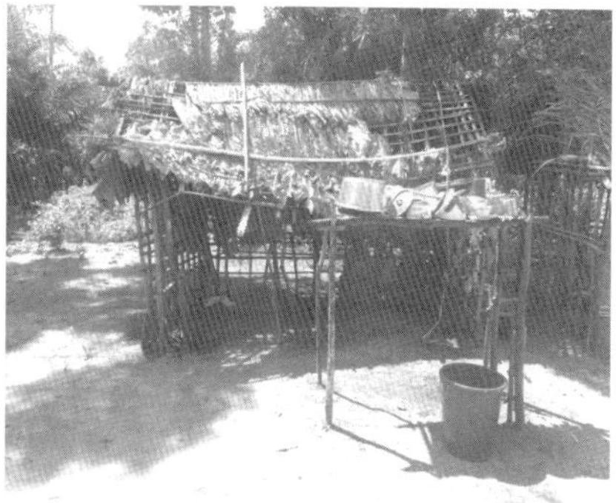

Kenge 지역 건물 구조 형태

4. Logical Framework Approach와 PDM 작성

1) 개요

(1) Logical Framework 개요

프로젝트의 모니터링과 평가를 공적으로 수행한다면 사업효과를 고취하고 새로운 지식을 창출하여 사업수행방식의 끊임없는 발전이 가능해진다. 이를 위해서 프로젝트의 발굴과 기획 단계부터 모니터링과 평가를 고려한 사업관리가

표 7-6 PDM의 구조와 내용

Narrative Summary	Objectively Verifiable indicators (OVI)	Means of Verification(MOV)	Assumptions
Impacts(영향) 프로젝트가 기여하는 섹터 수준 또는 국가수준의 장기적 개발목표 ▶ 작성방법: 장기에 걸쳐 이미 성취된 것처럼 과거시제 동사로 시작	상위수준 파급효과 즉 목표수준을 측정하기 위한 질문이나 지표 등의 방법 (수량, 질, 시간 포함)	필요정보 수집 방법: 데이터 수집 주체, 빈도, 정보 수집원(Source) 기입	프로젝트의 장기적 지속가능성을 위해 충족되어야 할 가정
Outcomes(성과) 프로젝트의 직접적 목적, 프로젝트의 직접적 결과에 의한 (수혜자그룹의) 행동, 태도, 지원 등의 측면의 통합적이며 측정가능한 변화 ▶ 작성방법: 이미 성취된 것처럼 과거 또는 현재 시제 동사로 시작	각각의 목적달성도를 측정하기 위한 질문이나 지표 등의 방법 (수량, 질, 시간 포함)	필요정보 수집 방법: 데이터 수집 주체, 빈도, 정보 수집원(Source) 기입	목적에서 목표로 연계되기 위해 충족되어야 할 가정
Outputs(산출물) 목적달성을 위해 프로젝트가 산출해야 하는 결과물, 서비스 또는 생산물 ▶ 작성방법: 이미 성취된 것처럼 과거 또는 현재 시제 동사로 시작	산출물 생산 정도를 측정하기 위한 질문이나 지표 등의 방법, 일반적으로 개발행위의 결과물(수량, 질 시간 포함)	필요정보 수집 방법: 데이터 수집 주체, 빈도, 정보 수집원(Source) 기입	산출물에서 목적으로 연계되기 위해 충족되어야 할 가정
Activities(사업구성요소/개발활동) 산출물 생산을 위해 프로젝트가 해야하는 활동들 ▶ 작성방법: 생산해야하는 것을 명사형으로 표현	Inputs(투입/투입자원) 개발행위의 결과는 산출물 수준에서 측정되므로 이 칸에는 투입요소를 기입		개발행위에서 산출물로 연계되기 위해 충족되어야 할 가정

자료: KOICA 국제개발협력용어집, 2016

필요하다.

즉, 발굴 및 기획단계에서 프로젝트 내용이 개발목표와 부합하는지를 고려하여 사업집행계획을 수립하고 계획대비 프로젝트의 실제 결과를 측정할 지표를 설정하여 모니터링 및 평가계획을 수립한다. 실행단계에서는 이러한 계획에 따라 모니터링을 통해 사업진행상황을 점검한다. 이후 평가를 통해 프로젝트의 원래 목표와 실제 결과에 대한 비교분석을 수행하고 다음 사업에 활용가능한 귀중한 지식을 생산하게 되는 것이다. 이런 성과중심관리를 가능하게 하면서 프로젝트의 기획과 집행, 모니터링과 평가를 연계시키는 프로젝트관리기법 중 가장 대표적인 방법이 바로 논리모형접근법(Logical Framework Approach,LFA)이다.(한국국제협력단, 2009)

(2) Logical Framework Approach(LFA)의 역사

1970년대 당시 공적개발원조의 효과에 대한 대내외적인 비판이 일어났다. 이에 보다 과학적이고 체계적인 계획 수립을 통한 원조의 중립성과 투명성 확보를 위해 각 원조기관들은 지원체계의 변화를 모색하게 되었다. 이러한 흐름 속에서 USAID는 Logical Framework Approach를 고안했고 이는 많은 원조기관의 프로젝트 기획에 활용되어 이후 여러 원조기관의 프로젝트 기획방법으로 채택되었다.

1983년 독일의 원조기관인 GTZ(German Agency for Technical Cooperation)은 ZOPP(Objectives-Oriented Project Planning)을 개발했다. ZOPP는 Logical Framework를 이용한 프로젝트 기획에 참여 계획(Participatory Planning/수원국관계자 등 프로젝트의 이해관계자 모두가 참여하는 방식)을 추가한 것으로, 이후 핀란드의 FINNIDA, 노르웨이의 NORAD 등 주요 원조기관은 ZOPP방식을 받아들였다.

LFA는 많은 단점을 갖고 있다. 그러나 LFA를 사용하지 않는 원조기관들도 LFA의 수직적 논리체계를 활용하여 사업을 기획하고 있다. 특히 성과중심 관리체제의 대두와 더불어 사업 계획과 평가를 일목요연하게 관리할 수 있어서 개발협력사업 수행에서 Logical Framework의 논리와 구조를 이해하는 것을 매우 중요하다.

2) PDM 또는 Logical Framework

(1) 프로젝트기획매트릭스(PDM)의 구성

PDM은 논리모형접근법(LFA)의 산출물로서, 4*4, 16칸의 1장짜리 프로젝트 기획문서를 의미한다. PDM은 겉으로 보기에는 매우 단순해 보인다. 그러나 PDM작성은 많은 정보를 바탕으로 수많은 질문과 가정을 통한 논리 분석을 요구하는 매우 복잡하고 어려운 절차다. PDM은 프로젝트의 수행 과정에서 계획변화에 따라 계속 수정된다.

실제 활용되는 PDM은 매트릭스 윗부분에 프로젝트 명, 수혜자그룹(target group), 대상지역(target area), PDM업데이트 버전 번호(version number), 작성날짜와 같은 사항이 기록된다.

3) PDM 작성

(1) PDM 작성

원칙적으로 PDM은 다양한 이해관계자간의 워크샵 등을 통한 참여과정을 거쳐 수립한다. 또한, PDM은 결과자체도 중요하지만 작성을 위해 다양한 이해관계자가 활발한 토론과 협의를 거쳐 결과를 도출해내는 과정을 통해 학습과 상호이해를 증진하는 경험 축적을 중요시한다.

원칙적으로 PDM은 열별로 나누어 Narrative Summary, Assumptions, Indicators, MoV의 순서로 작성한다. Narrative Summary의 작성이 가장 어려운데 일반적으로 수원기관을 포함하여 가능한 많은 이해관계자가 참여한 가운데 워크샵을 통해 이해관계자 분석, 문제 분석, 목표 분석을 거쳐 완성한다. Narrative Summary가 완성되면 각 단계에 맞는 Assumptions를 작성한다. Indicators와 MoV는 동시에 작성하는 경우가 많다.

이해관계자분석 (stakeholder analysis)

↓

문제분석 (problem analysis)

↓

목표분석 (objective analysis)

↓

전략도출 (selection of a implementation strategy)

그림 7-2 PDM 작성 순서

그러나 PDM을 도출하는 방법은 한 가지로 정형화 되어있지 않으며 원조기관별로 다양하다. 또한 PDM 작성을 위한 일련의 단계들도 처음부터 끝까지 단 한번 순차적으로 수행하는 것이 아니다. 각 단계의 업무가 종료된 뒤 전 단계로 돌아가 분석의 정확성을 재확인하는 방식으로 순환적, 점진적으로 발전하며 PDM은 완성된다. PDM의 작성순서는 〈그림 7-2〉와 같다.

(2) 원칙적인 Narrative Summary 작성법

PDM을 작성하기 위해서는 사전에 프로젝트를 둘러싼 제반환경에 대한 분석을 통해 프로젝트가 해결해야 할 문제점과 해결방안을 도출하는 일련의 분석 작업이 필요하다. 원칙적으로 분석 작업은 이해관계자분석, 문제분석, 목표분석, 전략도출의 4단계로 아래와 같이 구분된다.

PDM을 제작하기 위해서는 프로젝트의 수혜자그룹, 수원국의 사업수행기관, 정부기관, 관련 NGO, 공여국 원조기관 등 프로젝트와 관련된 모든 이해당사자(Stakeholders)가 참여하는 워크샵 등을 통해 프로젝트 주변 상황, 이해당사자, 프로젝트가 해결해야 하는 문제 등에 대한 논리적인 분석을 수행한다. 보통

JICA의 경우 프로젝트 기획을 위한 Version No.1 PDM 형성에 대략 6개월 정도 소요되며, 전문가 2-3명과 프로젝트 담당자로 구성되는 조사단이 약 2-3주간의 현지조사를 통해 현지 워크샵을 수행하고, PDM을 작성한 뒤, 귀국하여 계속 PDM을 수정하는 방식으로 운영한다.

(3) 이해관계자분석(Stakeholder analysis)

이해관계자란 말 그대로 이해관계를 갖고 있는 개인 또는 집단을 말한다. 따라서 이해관계자분석은 프로젝트에 다양한 이해관계를 갖고 있는 집단 및 개인의 특성과 상호간의 관계를 분석하여 프로젝트 기획의 타당성을 향상하고 수혜자집단을 도출하는 것을 주목적으로 한다. 이해관계자 분석을 통해 프로젝트와 관련된 서로 다른 집단 간의 이해관계를 확인하고, 그들이 갖고 있는 문제해결에 도움이 되는 역량을 점검하여 프로젝트의 제도적 역량, 분배문제, 사회문제 등을 적절히 고려해서 기획할 수 있다.

한편, 이해관계자분석은 "누구의 문제인가?" 또는 "누가 혜택을 받게 되나?"와 같은 질문에 답을 찾는 과정이다. 예를 들어, 초등학교 건립사업을 기획 할 때는 초등학교 취학 시 남, 여 아동이 모두 취학에 불이익이 없는지 이해관계자분석이 필요하며, 비료 보급사업이라고 한다면 비료보급의 혜택을 교통수단을 보유한 상대적으로 부유한 중농이상의 농민이 독점하게 되는지, 하층 빈농들이 혜택을 받을 수 있을지 빈곤의 권력관계를 고려한다. 이해관계자분석은 또한 확인된 개발문제를 해결하고 개발목표를 달성하기 위해 누가 업무 방식을 변화시켜야 하는가에 대한 답을 제시하여 능력배양활동의 대상자 결정에 도움이 된다. 즉, 지역개발사업에서 마을주민의 자체적인 사업계획수립을 통해 사업결과에 대해 주인의식을 고취하고 협동역량을 강화하고자 한다면, 자치활동 중인 기존의 마을개발주민위원회 등의 기구가 있는지 확인하고 동 위원회 위원들에 대한 역량강화 연수 필요여부를 점검한다.

이해관계자분석의 주요과정은 다음과 같다.

① 브레인스토밍(brainstorming)을 통해 주요이해관계자들을 확인한다.

② 이해관계자 분석 매트릭스(Stakeholder analysis matrix) 등을 활용하여 각 이해관계자의 역할, 이해관계, 상대적인 권력, 프로젝트 참여 능력 등을 조사한다.

③ 이해관계자 간의 협력 또는 갈등 관계 정도를 분석한다.

④ 분석결과를 토대로 해당프로젝트의 수혜자 집단을 도출하고 각 이해관계자들이 프로젝트에 미치는 영향의 정도에 따라 대응 계획을 프로젝트 계획에 반영한다.

이해관계자분석 매트릭스 작성 시 우선 프로젝트의 특성을 분석한다. 각 특성별로 조사가 필요한 항목들을 정리한 뒤 각 이해관계자별로 해당 사항을 조사, 정리하면 매트릭스는 완성된다. 매트릭스는 매우 유연하며, 프로젝트별로 조사사항을 추가하거나 삭제할 수 있다. 이해관계자 분석 시에는 특히 프로젝트가 각 이해관계자 그룹에게 미치게 될 잠재적 혜택과 비용을 조사하는데 주의를 기울인다.

(4) 문제분석

프로젝트는 일반적으로 개발환경분석을 통해 도출된 문제점을 줄이기 위해 시작된다. 비감염성질환을 줄이기 위해 건강증진사업을 도입하고, 높은 영아사망률과 산모사망률을 줄이기 위해 보건사업을 실시한다. 문제분석은 수원국의 개발환경 분석을 통해 경제사회개발상의 주요 문제점을 도출하고 문제점 간의 인과관계를 분석하여 인과관계나무(problem tree)를 도출하는 과정으로 이루어진다. 문제분석을 통해 근원문제(core problem)를 도출하고 이를 해결할 수 있는 개발활동들이 프로젝트로 발전되도록 계획한다. 문제분석은 다음과 같이 진행된다.

① **주요 문제점 확인 및 나열**

이해관계자들을 소집하여 문제분석과정의 목적과 배경(예를 들어 비감염성질환 발생원인 등)을 설명한다. 또한 문제분석과정의 진행방법과 참가자들이 수행할 활동을 설명한다. 시작 전에 인과관계의 예시를 제공하고 동 과정의 최종목표는 근원문제 도출임을 강조한다. 브레인스토밍을 통해 각 그룹별로 문제점들을 도출하여 카드에 적어 제출하도록 한다. 제출된 모든 문제점을 참여자가 모두 볼 수 있도록 게시한다.

② **인과관계 분석**

도출된 문제점들은 인과관계(cause-effect relationships)에 따라 결과 아래에 원인의 순서가 되도록 정렬한다. 예를 들어, "보건교육사가 부족하다"와 "교육시설이 부족하다"는 문제점은 "교육혜택을 받지 못한다"는 문제점의 원인이 된다. 만약 2개 이상의 원인이 존재한다면 결과 아래 나란히 배치한다. 인과관계를 찾지 못한 카드는 판의 한쪽에 붙여둔다. 인과관계가 정리되면 참여자들의 의견을 물어서 추가적인 원인이 있는지 확인하고 정리된 인과관계의 논리를 검토한다. 인과관계 논리 1차 검토 후에는 참여자들의 의견을 물어서 추가적인 결과나 영향이 있는지 확인하고 정리된 인과관계의 논리는 재검토한다. 만약 한 개의 원인이 2개 이상의 결과로 이어진다면 원인 위에 결과들을 나란히 배치한다.

③ **근원문제(Core Problem) 도출**

Cause-Effect 관계에 따라 카드를 붙여 여러 문제점들의 공통적인 결과가 되는 카드가 바로 Core Problem이 된다. 만약 기존에 찾아낸 문제점들 중에서는 Core Problem이 될 만한 것이 없다면, Core Problem이 될 만한 새로운 카드를 만든다. 이 때, Core Problem은 제시된 문제점들의 공통적인 결과이면서도 논리적인 비약이 없는 것이어야만 한다.

④ **논리관계 확인**

각 단계에서 참여자들은 카드를 이동시키거나 인과관계를 확인하는데 적극적으로 참여해야 한다. 모든 카드가 정리되면 모든 인과관계가 적정하게 연결되었는지 확인한다. 최상단의 Core Problem부터 "무엇이 이 문제를 일으켰는가?" 라는 질문을 통해, 역으로 논리관계를 확인할 수 있다.

⑤ Problem Tree 작성

카드의 인과관계를 표시하도록 수직선으로 카드를 연결한다. 공통된 원인이나 결과는 수평선으로 연결한다. 완성된 Problem Tree를 종이에 옮기고 참여자들의 의견을 확인한다.

⑥ **제약조건과 문제점의 구별**

문제분석을 통해 도출되는 문제점 중에는 앞으로 수행할 프로젝트를 통해 대처할 수 없는 문제도 나타날 수 있다. 이러한 문제점은 Problem Tree에서 제거하여 프로젝트의 제약조건으로 구분한다. 예를 들어, 수원국정부의 예산부족, 높은 인구밀도, 제도화된 부패문제 등은 제약조건으로 구분되어 Risk Assessment나 Sustainability Anaylsis 등을 통해 별도로 대응한다.

(5) 목표분석

목표분석은 Problem Tree에서 도출된 모든 문제가 해결된 미래상황을 서술한다. 문제분석을 통해 도출된 모든 부정적 상황을 실현가능한 바람직하고 긍정적 상태로 재구성하는 방식으로 수행한다. 즉, 문제분석의 결과물인 Problem Tree의 각 문제 상황을 문제가 해결된 상황으로 다시 기술하여 수단과 방법(Means and End)의 형식의 목표나무로 해결책을 형상화 한다. Objective Tree에서 이전의 Core Problem은 이제 Core Objective, 즉, 프로그램의 목표가 된다.

목표분석의 순서는 다음과 같다.

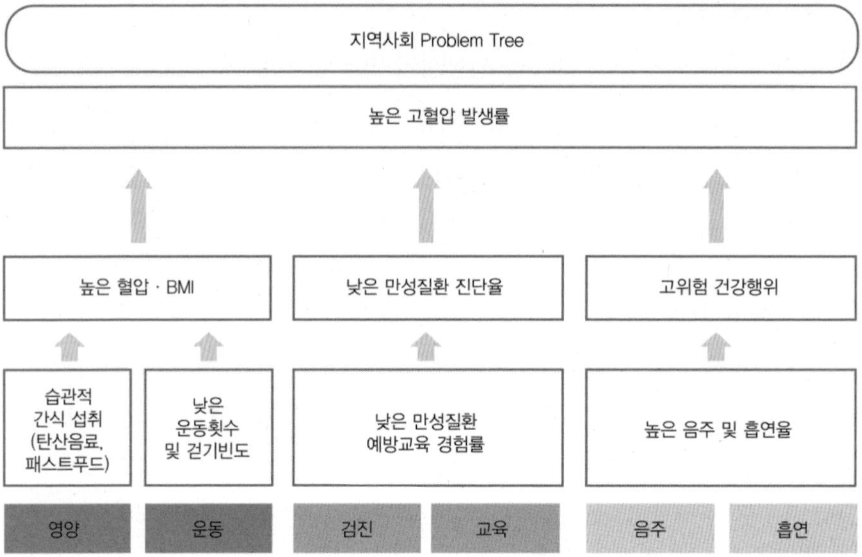

자료: 남은우 외, KOICA 페루 건강증진사업(2014)

그림 7-3 Problem Tree 예시

① Problem Tree의 문제점들 옆에 문제점이 해결된 이상적인 상태의 긍정문으로 서술한 목표카드를 붙인다.

② Problem Tree의 모든 문제점을 목표카드로 대체하면 이 카드들을 문제분석을 위한 새로운 판으로 옮겨 Objective Tree를 만든다.

③ Objective Tree의 논리구조를 확인한 뒤, Core Objective를 확인한다.

(6) 전략도출

문제분석부터 목표분석까지 일련의 과정을 통해 도출된 Objective Tree는 여러 개의 가지를 갖는다. 일반적으로 Core Objective를 달성하기 위해서는 그 아래의 모든 가지들을 포함하는 개발활동을 수행해야 한다. 이는 대규모의 예산과 장기간을 소용하는 프로그램 원조를 의미한다. 일반적으로 KOICA에는

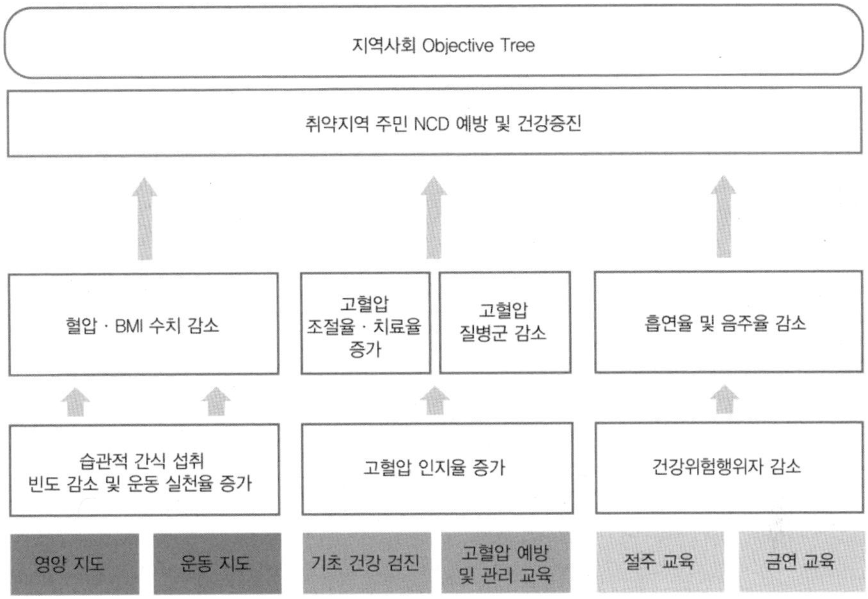

자료: 남은우 외, KOICA 페루 건강증진사업(2014)

그림 7-4 Objective Tree 예시

Core Objective의 바로 아래 단계의 Objective 중 하나의 목적으로 하는 프로젝트를 수행하며 이 경우 Core Objective의 아래 수단(Means)들이 Output으로, 그 아래의 수단들은 Activities들이 되어 Objective Tree는 PDM의 Narrative Summary로 발전된다.

여러 Objective의 가지 중에서 프로젝트를 도출할 때는 예산, 적절성, KOICA의 우선순위 등을 기준으로 심사를 통해 가능한 프로젝트들에 대해 순위 또는 점수를 부과하여 최종적으로 프로젝트를 선택한다. 이렇게 프로젝트가 선정되면 프로젝트를 수행할 최적의 전략을 수립하기 위해 PDM을 작성하고 사업집행계획을 수립하게 된다.

지금까지 문제분석부터 프로젝트 선택까지 일련의 상황을 살펴보았다. 이

표 7-7 간이 Narrative Summary 작성순서

프로젝트 범위와 프레임 결정	- 프로젝트 프레임 정리 - 프로젝트 Activities 확인 - 프로젝트 Input 도출
상황분석(Situation Analysis) 수행	- 상황분석 실시 - Core Problem 확인 - 목적(Purpose) 도출 - 목적과 Activties를 연결하는 Output 도출 - 프로젝트 프레임과 범위 점검을 통해 프로젝트 수행 타당성 재확인
Narrative Summary 개발	- Goal 결정 - Narrative Summary의 논리구조 확인

과정은 일차원적이며 기계적으로 움직이는 단선 프로세스가 아니다. 최종적으로 프로젝트가 선택될 때까지 각 과정으로 되돌아가 다양한 분석을 통해 최적의 프로젝트가 선택될 수 있도록 한다. 또한, 프로젝트 선택을 위해서는 위에서 언급된 분석기법 이외의 다양한 기법을 추가적으로 보완하여 사용할 수 있다.

4) 간소화된 Narrative Summary 작성법

앞에서 살펴본 Narrative Summary 작성법은 KOICA의 프로젝트 기획수립에 즉각 활용하기에는 일정 및 용역관리 등에서 현실적인 제약이 많이 있다. 또한 대부분의 경우 KOICA 프로젝트 수행 시 수원국이 제출하는 프로젝트 요청서 등이나 문헌 조사 등을 통해 문제분석이나 이해관계자 분석의 내용을 접수할 수도 있다.

① 프레임 결정 및 프로젝트 범위 설정

Narrative Summary를 작성하는 첫 번째 단계는 프로젝트 추진을 위한 제반 조건을 이해하고 프로젝트의 범위를 설정하는 것이다. 수원국이 제출하는 프로젝

트 요청서, 인터넷 검색, 수원국에 관련 정보 추가 요청 등을 통해 프로젝트의 프레임을 설정한다. 프로젝트 프레임은 대상지역, 프로젝트 예산, 프로젝트 수행기간, 잠재적 수혜자그룹을 포함한다.

프로젝트 프레임이 완성되면, 프로젝트가 예산과 기간, 수혜자집단 등을 고려시 프로젝트 요청서에서 제시된 목적 달성을 위해 수행할 활동들을 정리하여 프로젝트 범위를 정하고, 같은 활동을 수행하기 위해 각 이해관계자별로 투입해야 할 자원을 기록한다. 만약 이 단계에서 프레임(예산이나 기간) 대비 Activities나 Input이 너무 과다하거나 현실성이 없다고 판단되면, 프레임을 변경하거나 Activities, Input을 적절히 조정한다.

② 상황분석 수행

1차적인 정보수집이 완료되면 기존의 문제분석, 목표분석, 이해관계자분석을 모두 포함하는 상황분석을 수행한다. 상황분석은 프로젝트 수행과 관련된 제반환경에 대한 정보를 수집, 분석하는 활동을 모두 의미한다. 이 단계에서 가능한 많은 정보를 수집하고 분석하는 것이 프로젝트 수행 시의 시행착오를 줄일 수 있다.

상황분석에서 가장 중요한 업무는 프로젝트가 해결하고자 하는 개발상의 문제점이 무엇인지 파악하여 프로젝트의 Purpose와 Output을 정하고 이를 활동과 연결하여 Narrative Summary를 완성하는 것이다. 대부분의 경우 수원국의 프로젝트 요청서에 프로젝트의 목적이 이미 정해져 있다. 따라서 이전 단계에서 정해진 활동이 요청서 상의 목적과 부합하는지 확인한 뒤, 아래사항을 참고하여 목적을 보다 구체화한다.

목적과 활동이 설정되면 이 둘을 이어줄 Output을 설정한다. Output은 Activities를 모두 생산하였을 때 나타나는 수혜자그룹의 태도, 행동, 업무방식의 변화에 대한 설명을 서술하여 나타낸다. Output은 목적과 활동 사이에서 중간정도의

표 7-8 Narrative Summary 점검 질문

수준	논리 확인 질문
Goal(목표)	- 목표는 프로젝트가 기여하는 미래의 바람직한 상태나 상위 수준의 영향력을 표현하고 있는가? - 목표가 해당 프로젝트를 더 넓은 범위의 개발환경에 포함되도록 도와주는가? - 목표는 관련 이해당사자간에 공유되는가?
Purpose(목적)	- 목적은 프로젝트가 통합적으로 달성하는 것을 명료하게 표현하는가? - 주어진 자원, 일정, 프로젝트의 제반환경을 고려시 목적은 현실적으로 달성가능한가? - 목적은 프로젝트가 현실적으로 책임성을 가질 수 있는 최대 수준의 성취정도를 표현하고 있는가? - 목적을 달성하기 위한 실질적인 행동이 프로젝트에 포함되어 있는가?
Outputs(산출물)	- 산출물을 모두 생산하면 목적을 달성하게 되는가? - 목적달성에 불필요하거나 이 프로젝트의 목적이 아닌 다른 목적 달성에 기여하는 산출물이 포함되어 있는가? - 산출물은 프로젝트 기한 내에 모두 생산 가능한가? - 각각의 산출물 생산을 위한 실질적인 행동이 프로젝트에 포함되어 있는가?
Activities (개발행위)	- 각각의 산출물에 속하는 개발행위들은 산출물 생산에 필수적인가? - 산출물 생산에 불필요하거나 이 프로젝트의 산출물이 아닌 다른 산출물 생산에 기여하는 행위가 포함되어 있는가? - 다른 산출물 아래에 재배치 되거나 둘 이상으로 분리되어야 할 개발행위가 있는가? - 모든 개발행위는 유사한 수준의 행위들인가? 즉 다른 개발 행위들이 업무수준일 때 산출물수준에 더 가까운 개발행위가 있는가? - 개발행위의 숫자나 규모는 모두 관리가능한가?
공통	- 모든 수준이 이해관계자들이 이해 가능하도록 평이하고 명료하게 표현되었나? - 불필요하게 포함된 내용은 없는가? - 산출물, 개발행위의 각 항목들이 최대 3~4개를 넘지 않는가?

자료: 한국국제협력단, 프로젝트 기획 · 모니터링 및 평가 방법론(2009)

상황을 설명할 수 있도록 작성한다. 지나치게 목적이나 활동 어느 한 쪽으로 치우쳐져 작성되지 않도록 주의한다.

최종적으로는 상황분석결과를 정리, 검토하여 프로젝트가 해결하고자 하는 개발의 문제점이 타당하다. 프로젝트를 통해 문제가 해결될 수 있는지 프로젝트 수행의 타당성을 재점검한다.

③ **프로젝트 목표체계 개발**

상황분석을 통해 Purpose, Output이 설정되면 Narrative Summary를 정리한다. 이 단계에서는 Purpose의 상위목표인 Goal을 정한다. Goal이 정해지면 논리적 타당성을 점검하여 Narrative Summary를 완성한다. Goal은 프로젝트 수행을 통해 기여하게 될 프로젝트의 상위목표로서 프로젝트 관리 범위 밖에 있다. 일반적으로 Goal은 프로젝트와 관련된 KOICA CPS(Country Partnership Strategy)상의 목표, 섹터지원전략의 목표 또는 수원국 개발전략상의 연관된 목표 등을 인용하여 정한다. 앞서 말한 바와 같이 Narrative Summary의 각 항목들을 짧은 문장에 서술하는 것은 매우 어려운 작업이다. 표 7-8을 활용하여 각 항목의 유효성을 점검한다.

5) 가정(Assumptions)

가정(Assumptions)이란 프로젝트가 통제하기 않기로 결정한, 또는 통제할 수 없는 요인 또는 조건을 의미한다. 가정은 프로젝트의 책임소재 밖에 있으며 "프로젝트의 외부논리(external logic of the project)"라고 불리기도 한다.

즉 가정은, 프로젝트에 영향을 끼치며, 통제범위밖에 있다. 또한 같은 레벨의 Narrative Summary와 함께 "만약/그렇다면"의 논리검사를 했을 때, 상위 레벨의 목표를 충족할 수 있게 한다.

앞서 말한 바와 같이 가정은 Narrative Summary와 함께 PDM의 수평적 논리를 이룬다. 가정은 Narrative Summary의 각 단계에서 "만약/그렇다면" 논리를 완성하며 상위단계로 가기위해 필요한 또는 충분한 조건들을 서술한다. 가정을 작성하기 위해서는 아래와 같은 작업을 수행한다.

◉ **가정 작성 순서**

① 프로젝트의 수직논리에 필수불가결한 중요한 가정들을 긍정문의 형식으로 작성한다.

② Indicators를 참고하여 각 가정들을 구체화한다.

③ 각 가정의 발생가능성과 발생 시 프로젝트에 대한 영향정도를 분석한다.

④ 프로젝트 실행 여부를 결정한다.

(1) 주요 가정 도출 및 구체화

프로젝트에 영향을 미치는 주요 가정을 도출하기 위해서는 필요/충분 규칙을 사용한 뒤, 도출된 가정을 만약-그렇다면 논리로 시험한다. 지나치게 비현실적이거나 프로젝트 기획에 중요도가 떨어지는 가정은 제외한다.

가정들이 도출되면, 각 가정을 양, 질, 시간 등을 추가하여 가능한 구체화한 뒤, 이를 프로젝트가 성공하기 위해 반드시 실현되어야 할 조건의 긍정문으로 기술한다.

(2) 가정의 발생가능성과 영향정도 분석

도출된 가정의 발생확률과 발생 시 프로젝트에 미치는 위험도를 측정하여 Killer Assumptions을 확인하여 프로젝트 수행 여부를 재점검한다. 가정에 대한 발생확률 및 위험도 분석은 향후 프로젝트 계획문서의 위험관리계획과 연계한다. 가정에 대한 분석 시, 가정매트릭스를 활용하여 가정의 발생가능성과 발생 시 프로젝트에 대한 위험도를 분석할 수 있다. 분석된 결과를 백분율이나 등급방식 등을 사용하여 각 가정들의 위험도를 수치화 할 수 있다. 발생확률이 높고 위험도도 높은 가정은 Killer Assumptions로 구분한다. Killer Assumptions는 발생 시 프로젝트 수행 자체를 어렵게 할 수 있기 때문에 주의하여 관리해야 한다. 발생확률은 프로젝트 수행과정에서 변화할 수 있다. 프로젝트 기획 당시에는 발생확률이 낮다 해도 시간에 따라 확률은 변화 가능한 바, 위험도가 높고 확률이 낮은 가정은 프로젝트 수행 시 지속적으로 모니터링을 한다.

(3) 프로젝트 실행여부 점검

위의 분석을 통해 Killer Assumptions가 도출되면, Killer Assumptions에 대한 검토를 통해 프로젝트 실행 타당성을 재점검한다. Killer Assumptions은 발생가능성이 높고 발생하면 프로젝트를 중단하게 할, 말 그대로 Killer가 되는 바, Killer Assumptions가 많이 존재하고 확률도 높으면 프로젝트 실행을 취소하거나 계획을 수정하여 Killer Assumptions의 위험을 피한다.

6) 성과지표

PDM의 두 번째와 세 번째 열인 지표와 정보입수수단은 PDM 항목 중에서도 특히 모니터링과 평가와 연관이 높다. 성과지표는 프로젝트 관리자가 프로젝트의 산출물을 모니터링하고 목적의 달성정도를 평가하도록 하여, 프로젝트의 질적 수준을 정의한다. PDM의 성과지표는 동일 수준의 Narrative들을 정의하고 측정하며, 각 Narrative들의 성공적인 성취여부를 확인할 수 있도록 해준다. PDM의 성과지표는 주로 Narrative Summary의 각 항목들을 성공적으로 달성했을 때의 상황, 즉 Target을 계량적 지표로 나타낸다.

성과지표는 작성 시 각 지표와 프로젝트 결과 사이에 어떠한 직접적인 인과관계도 존재하지 않는다는 사실에 주의한다. 성과지표는 단순히 PDM 첫 번째 열의 Narrative들의 성과를 측정하는 방법을 알려줄 뿐이다.

(1) 지표의 선택

PDM의 성과지표는 Narrative 최하단부터 각각 차상위 레벨의 프로젝트 목표를 달성하기 위해 필요한 정도의 성과를 표현하도록 작성한다. 또한 Narrative 각각의 성취정도를 측정할 수 있는 정도의 성과지표만을 개발하며 지나치게 많은 지표를 넣지 않도록 주의한다. 일반적으로 성과지표의 수는 적을수록 바람직하다. 성과지표는 새롭게 개발하기 어려운 경우가 많이 때문에 기존의 지표를 사용할 수 있는 경우 최대한 활용한다.

(2) QQT Targeting

Narrative의 각 행별로 지표를 사용할 지수를 선정한 뒤에는 각각의 지표가 수량, 품질, 시간의 측면에서 측정가능해지도록 구체화한다. 때로는 지역을 지정하거나 예산을 추가하여 구체화할 수 있다. 이렇게 수량, 품질, 시간으로 지수를 구체화하는 작업을 QQT Targeting이라 한다. QQT Targeting은 주로 4단계에 걸쳐 이루어진다.

표 7-9 QQT Targeting의 예시

1단계: 지수선정 (농업) 소농주민의 쌀 생산 증대 (보건) 주민의 혈압관리
↓
2단계: (얼마나 많이) 수량 추가 (농업) 소농주민의 쌀 생산량이 X kg 증가 (보건) 고혈압 환자수 X 명 감소
↓
3단계: (어떤 종류의 변화인가) 질적 변화 추가 (농업) (3 헥터 이하 토지를 보유한) 소농주민의 (20XX년 수확과 동일한 질의) 쌀생산량이 X kg증가 (보건) (사업지역 내) 고혈압 환자의 (사업 전년도 실적과 동일한 질의) 환자수 X 명 감소
↓
4단계: (언제까지) 시간 추가 (농업) (3헥터 이하 토지를 보유한) 소농주민의 (20XX년 수확과 동일한 질의) 쌀 생산량이 20XX년 수확부터 연간 X kg 증가 (보건) (사업지역 내) 고혈압 환자의 20XX년부터 연간 X 명 감소

성과지표는 반드시 사용이 용이하며, 쉽게 구할 수 있고, 측정하려는 각 Narrative에 귀속성을 가져야 한다. 성과지표 개발 시에는 "프로젝트 관리자가 선정될 지표를 수집할 방법과 전문성을 갖추고 있는가?", "만약 성과지표 측정을 위해 데이터 수집 시, 복잡한 분석이 필요하다면 KOICA가 이를 수행할 수 있는가?", "지표는 프로젝트가 성취하려는 목표를 잘 설명하고 있는가?" 와 같은 질문을 반복하여 설정된 지표를 점검함으로써 합리적이며 활용가능한 지표가 설정되도록 한다.

성과지표 선정 시에는 성과지표가 설명하는 각 수준의 목적들과 인과관계를 갖지 않고 단순히 목적별 달성 상태를 측정하도록 설정한다.

(3) 각 목표의 성과지표 선택

Goal은 프로젝트 추진만으로는 달성이 어려운 목표로서 주로 프로젝트가 속한 섹터수준의 수원국 개발목표나, CPS의 해당 섹터 목표 등을 활용하여 개발한다. 프로젝트 Goal에 대한 성과지표는 따라서 CPS수준이나 섹터수준으로 정의된 Goal과 관련된 지표를 선정한 뒤, QQT Targeting을 통해 프로젝트와 연관성을 좀 더 강화할 수 있도록 지역이나 시간 등을 구체화하여 개발한다.

Output은 Activities의 수행결과이다. 따라서 Output의 성과지표를 통해 Activities를 측정할 수 있으며, Activities는 별도의 성과지표를 갖지 않는다.

(4) 성과지표의 종류

① 선행지표(Leading indicator)

어떤 프로젝트는 프로젝트 종료 후 일정기간이 지난 뒤에야 효과를 보인다. 한편, 장기프로젝트의 경우, 프로젝트 관리자는 Output이 정말로 프로젝트 목표 또는 목적과 연결되는지 측정할 수 없을 정도로 오래 기다릴 수 없는 경우도 있다. 영향평가라는 별도의 평가를 통해 프로젝트 종료 후 효과를 측정할 수도 있다. 그러나 성과관리와 평가의 중요성이 점차 고조되면서 즉각적인 평가를 요구하는 경우가 많아져, 이런 경우에는 선행지표를 활용한다. 선행지표는 우리가 의도한 효과를 직접적으로 측정하지는 않는다. 그러나 프로젝트관리자가 추진 중인 개발활동이 의도한 효과를 나타낼 수 있는 방향으로 가고 있는지 확인하여 간접적으로 향후 효과를 예측할 수 있게 한다.

② 대리지표(Proxy Indicator)

잠재적인 성과지표 수집 및 활용이 너무 어렵거나 지나치게 많은 비용을 소요할 수 있다. 예를 들어 농촌 가구 실질소득수준 조사는 매우 어렵고 비용이 많이 든다. 이런 경우, 마을 자전거 숫자, 마을 TV 숫자와 같은 대리지표를 활용하는 것이 보다 현실적이다. 대리지표는 현장에 대한 깊은 이해가 필요하여 수원국 관련자를 통해 실제 상황에 적절하게 선정한다.

7) 검증수단 (Means of Verification)

각 목표수준별로 성과지표 설정이 완료되면 설정될 지표를 수집하는 방법과 시기를 결정한다. 이 책에서는 지표설정과 검증수단을 별도로 설명하고 있으나, 실제적으로는 거의 동시에 작업이 이루어진다. 검증수단은 아래와 같은 사항에 대한 답변이 될 수 있어야 한다.

- 성과지표를 위한 증빙자료를 어떻게 구할 것인가?
- 어떤 자료가 수집가능하며 어떤 자료를 관리할 것인가?
- 누가 자료를 수집, 분석, 기록 할 것인가?
- 누가 비용을 부담하나?
- 얼마나 많은 데이터를 수집해야 하는가?
- 어떤 형식으로 데이터를 수집해야 하는가?

(1) PDM의 확인수단 작성 시 유의사항

① 수집방법: 정보수집 방법 예) 샘플조사, 행정문서기록, 수원국 국가 통계, 워크샵, 포커스 그룹, 관찰, 참여적 농촌/간이심사(Participatory Rural/Rapid Appraisal) 등

② 정보출처: 정보수집에 가장 적절한 출처 예) 인터뷰대상은? 해당 통계청은 이미 정보를 수집했는가? 정보출처는 믿을만한가?

③ 수집책임: 정보를 수집할 사람 예) 외부인력, 제3자 팀, 관리자 등

④ 시기와 빈도: 얼마나 자주 수집해야하는지? 분석과 리포팅 시기는? 예) 월별, 연간, 계절별

⑤ 형식: 데이터 수집 및 기록 형식

성과지표와 함께 확인수단은 향후 프로젝트 모니터링과 평가의 기초자료로 활용된다. 모니터링과 평가 계획의 주요 첨부물인 모니터링과 평가매트릭스 수립 시 PDM의 이 두 항목은 기본 자료로 활용된다. 단순하게 말하면 PDM 성과지표의 변화 상황을 확인수단에 나타난 방법을 활용하여 프로젝트 추진 과정 내에 정기적으로 추적하는 것을 모니터링이라고 한다.

확인수단은 비용-편익적이며 현실적이어야 한다. 모니터링 및 평가를 위해 데이터를 수집할 때 지나치게 어렵거나 비용이 많이 들지 않도록 유의하며, 가능한 쉽게 얻을 수 있는 기존의 보고서나 기록들을 활용한다. 주요 확인수단의 출처를 명시해야 한다. PDM은 간단한 표처럼 보이나 실제 작성은 매우 어려우며 많은 경험과 노하우가 필요하다. 충분한 정보조사와 수원기관 등 이해관계자와의 긴밀한 협력을 통해 실제 활용이 되는 PDM을 만들도록 노력한다. 〈그림 7-5〉을 통해 PDM작성 순서를 알 수 있다.

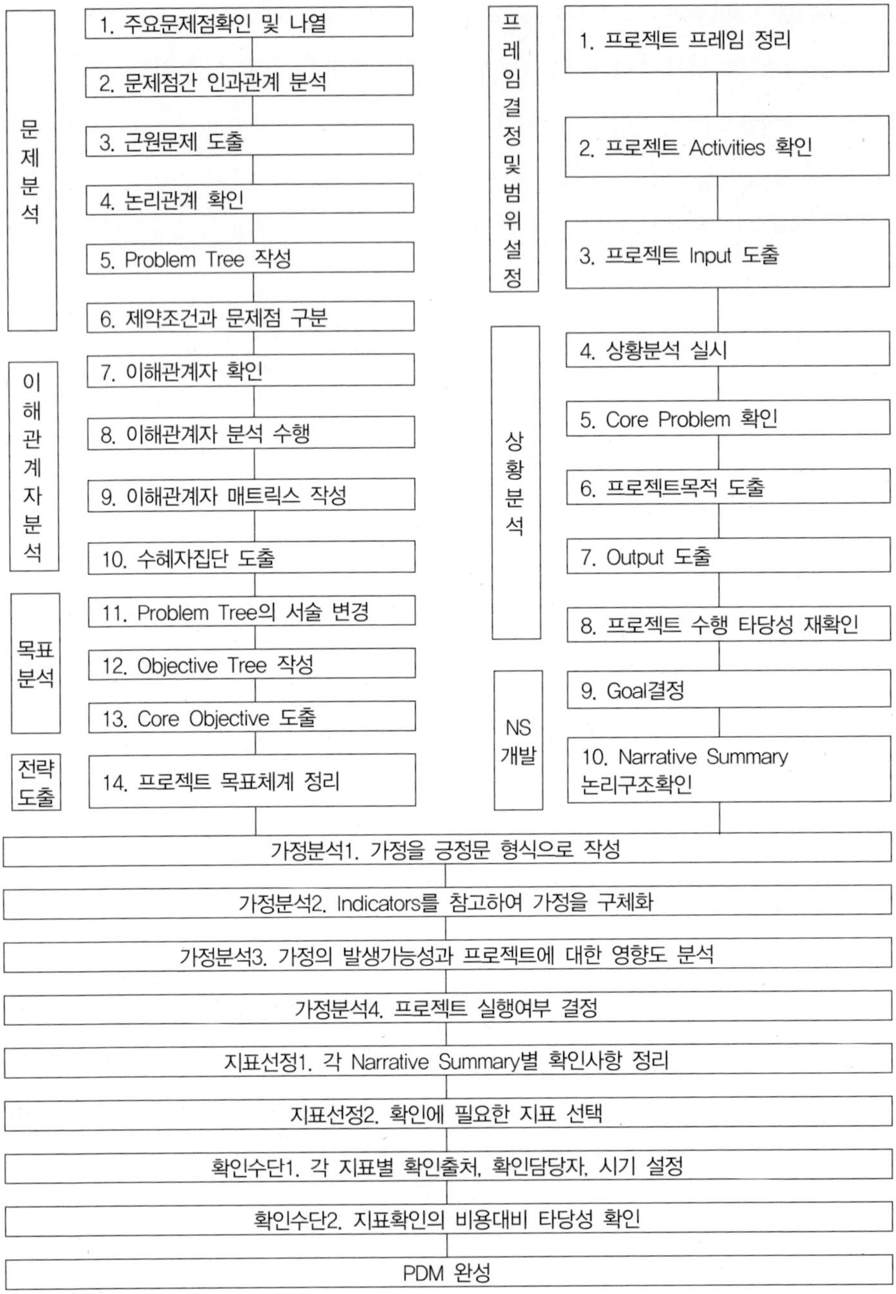

자료: 한국국제협력단, 프로젝트 기획 · 모니터링 및 평가 방법론(2009)

그림 7-5 PDM작성 순서도

8) PDM 페루 사례

사업명	페루 건강증진 사업 / 보건소 고혈압
사업대상지역	페루 리마 북부 및 까야오
기간	2015.5 - 2017.12
타겟그룹	18세 이상 성인 고혈압 사업 참여자
작성일	2015. 03.
수정일	2016. 01.
PDM version	4.0

표 7-10 Project Design Matrix(PDM) 페루 사업 사례-연세대 2017-

프로그램 요약 (Narrative Summary)	객관적 검증지표 (OVI: Objectively Verifiable Indicators)	지표입증수단 (MOV: Means of Verification)	외부조건 (Important Assumption)
상위목표 (Overall Goal) ㅇ 페루 고혈압 관리 향상	1-1 고혈압으로 인한 사망률	1-1 보건부 통계자료	ㅇ 사업 수행 관련 수원국 측 자료공유가 중요하다.
사업목표 (longterm Outcome) 1. 고혈압 합병증 감소	1-1 고혈압으로 인한 급성 관상동맥증후군(심근경색, 불안정 협심증) 발생율 1-2 고혈압으로 인한 만성신부전 발생율 1-3 고혈압으로 인한 뇌졸중 발생율	1-1 보건부 통계자료 1-2 보건부 통계자료 1-3 보건부 통계자료	ㅇ 사업 수행 관련 수원국 측 자료공유가 중요하다.
사업목표 (Immediate Outcome) 1-a. 고혈압 인지율 향상 1-b. 고혈압 조절율 향상 1-c. 고혈압 전단계 대상자의 고혈압 이행율 감소	1-a 고혈압 인지율 1-b 고혈압 조절율 1-c 고혈압 이행율	1-a 직접 조사 2-a 직접 조사 3-a 직접 조사	ㅇ 사업 수행 관련 지역 보건청, 보건소 등 수원국 측 정부(관계 기관)와 유기적 협조관계를 구축한다. ㅇ 지역주민의 적극적인 참여와 협력이 있다.
성과 (Outputs) 1-a-1 정기적 혈압측정율 증가 1-b-1 복약 순응도 향상 1-b-2 고혈압 환자의 중등도 이상의 신체활동 증가	1-a-1-1 정기적 혈압측정율 1-b-1-1 복약 순응도 1-b-2-1 신체활동율 1-b-2-2 중등도 신체활동 실천율 1-b-3-1 건강 식행동 실천율 1-b-4-1 고위험 음주율 1-b-5-1 WHO 고혈압 지식 측정도 pass율	1-a-1-1 직접 조사 1-b-1-1 직접 조사 1-b-2-1 직접 조사 1-b-2-2 직접 조사 1-b-3-1 직접 조사 1-b-4-1 직접 조사 1-b-5-1 직접 조사	ㅇ 매월 일정 숫자 이상의 관리 대상자가 발생한다. ㅇ 지원물품이 보건소에 적시에 배포된다. ㅇ 영양 및 운동 교육을 지속적으로 실시할 장소를 확보한다. ㅇ 지역주민의 사업에 대한 이해 및 관심을 이끈다.

프로그램 요약 (Narrative Summary)	객관적 검증지표 (OVI: Objectively Verifiable Indicators)	지표입증수단 (MOV: Means of Verification)	외부조건 (Important Assumption)
1-b-3 고혈압 환자의 식이습관 개선 1-b-4 고혈압 환자의 음주습관 개선 1-b-5 고혈압에 대한 지식 증가 1-c-1 고혈압 전단계 대상자의 중등도 이상의 신체활동 증가 1-c-2 고혈압 전단계 대상자의 식이습관 개선 1-c-3 고혈압 전단계 대상자의 음주습관 개선 1-c-4 고혈압 전단계에 대한 지식 증가	1-c-1-1 신체활동율 1-c-1-2 중등도 신체활동 실천율 1-c-2-1 건강 식행동 실천율 1-c-3-1 고위험 음주율 1-c-4-1 WHO 고혈압 지식 측정도 pass율	1-c-1-1 직접 조사 1-c-1-2 직접 조사 1-c-2-1 직접 조사 1-c-3-1 직접 조사	ㅇ 페루 보건부의 항고혈압제 배포가 적시에 이루어진다. ㅇ 보건부의 보건전략이 건강증진과 NCD 예방에 중점을 둔다.

활동 (Activities)	투입(INPUT)	전제조건 (Pre-conditions)
1-a-1-1 캠페인을 통한 active detection 1-a-1-2 고혈압 팜플렛 제작 배포 1-a-1-3 고혈압 현수막 제작 설치 1-a-1-4 고혈압 포스터 제작 배포 1-a-1-5 라디오 방송을 통한 혈압 측정 유도 1-a-1-6 소식지, 보도자료를 통한 혈압 측정 유도 1-a-1-7 SMS를 통한 혈압 측정 유도 1-a-1-8 보건소 직원 대상 건강증진역량강화 교육 1-b-1-1 고혈압 환자 임상경로 개발 및 적용 1-b-1-2 고혈압 환자 고혈압 관리 프로그램 등록 1-b-1-3 고혈압 환자 요구사정 1-b-1-4 고혈압 환자 수첩 제공 1-b-1-5 고혈압 전단계 대상자 고혈압 관리 프로그램 등록 1-b-1-6 고혈압 전단계 대상자 요구사정 1-b-1-7 고혈압 전단계 대상자 관리 수첩 제공	ㅇ전문가 파견 - 프로젝트 점검 - 프로젝트 관련 사항 협의 ㅇ현지 직원 채용 - 현지 직원 역량강화를 통한 사업 운영 - 현지 직원 인건비에 대한 페루 정부의 단계별 자부담 비율 증가 ㅇ의료기자재 제공 - Santaluzmila II 신축 보건소에 대한 의료기자재 자문 - 고혈압 사업에 필요한 의료기자재 및 교육기자재 제공 ㅇ교육 프로그램 - 고혈압 관리 대상자 등록 프로그램 구축 - 교육자료 개발 - 운동/식사일지 및 고혈압 수첩 제작 및 제공 - 고혈압 전단계 대상자 및 환자 등록 및 교육 실시 - 고혈압 환자에 대한 복약 지도 및 F/U ㅇ홍보 - Community Health Promoter 역량 강화 교육 - 지역사회 생활터별 아웃리치 캠페인 - 고혈압 관련 팜플렛, 현수막 및 포스터 제작 및 배포	ㅇ 사업지역 주민들의 건강에 대한 관심이 높고, 건강한 생활습관을 실천하고자 하는 의지가 있다. ㅇ 페루 보건부, 보건국 및 보건소와 협조관계가 유지된다. ㅇ 적격 사업 참여 인력 및 기관을 확보한다. ㅇ 지방정부가 사업에 관심을 가지고 적극적으로 참여한다.

프로그램 요약 (Narrative Summary)	객관적 검증지표 (OVI: Objectively Verifiable Indicators)	지표입증수단 (MOV: Means of Verification)	외부조건 (Important Assumption)
1-b-2-1 고혈압 환자 운동일지 제작 1-b-2-2 고혈압 환자 운동일지 제공 1-b-3-1/1-b-4-1 고혈압 환자 식사일지 제작 1-b-3-2/1-b-4-2 고혈압 환자 식사일지 제공 1-b-5-1 고혈압 환자 교육자료 개발 1-b-5-2 고혈압 환자 교육 1-b-5-3 고혈압 환자 상담 (4개월 간 8회) 1-b-5-4 고혈압 환자 F/U (6개월 간 3회) 1-b-5-5 보건소 직원 대상 건강증진 역량강화 교육 1-c-1-4 고혈압 전단계 대상자 운동일지 제작 1-c-1-5 고혈압 전단계 대상자 운동일지 제공 1-c-2-1/1-c-3-1 고혈압 전단계 대상자 식사일지 제작 1-c-2-2/1-c-3-2 고혈압 전단계 대상자 식사일지 제공 1-c-4-1 고혈압 전단계 대상자 교육자료 개발 1-c-4-2 고혈압 전단계 대상자 교육 1-c-4-3 고혈압 전단계 대상자 상담 (4개월 간 8회) 1-c-4-4 고혈압 전단계 대상자 F/U (6개월 간 3회) 1-c-4-5 보건소 직원 대상 건강증진 역량강화 교육	- 라디오 방송 등 언론 매체를 통한 혈압 측정 홍보 - SNS를 활용한 홍보 ㅇ모니터링 및 평가 - 사업지역 모니터링 활동비 지원 - 월별 사업 수행 대장 작성 - MINSA, IGSS, RED 등 이해관계자와 정기적 테크니컬 회의 개최 - 유사 사업 수행 타 기관 벤치 마킹 - 설문조사 결과 분석 및 연구 논문 발간을 통한 Evidence 구축 - Baseline, Midline(2회), Endline survey		

5. 비용편익분석(Cost Benefit Analysis, CBA)

1) 개념 및 목적

프로젝트 계획 당시 프로젝트에 소요되는 비용과 예상되는 편익을 분석하여 프로젝트 수행여부를 결정할 때 주로 활용된다. 모니터링과 평가에서 비용편익분석은 원칙적으로 프로젝트 계획 시 계산된 비용과 편익을 실제 프로젝트의 최종 비용 및 편익과 비교하는 방식으로 활용된다. 또는 비슷한 서비스나 물품을 생산한 다른 프로젝트와의 비용과 편익을 비교하는 방식으로 이루어 질 수도 있다. 또 다른 사용 방식으로는 프로젝트의 특정 활동이나 요소의 비용과 편익을 평가(Assess)하는데 활용된다.

2) 방법

① 비용과 편익 계산을 위해 할인(discounting), 한계수익분석(marginal return analysis) 등의 다양한 공식을 사용하기 때문에 CBA 분야를 공부한 경제학자 혹은 전문가의 도움이 필요하다.

② 프로젝트 기간 동안 필요할 수 있는 모든 프로젝트 비용을 계산한다(예: 임금, 원자재비, 교통비 등). 비용편익분석의 비용과 편익은 조사자가 계획당시 정의한 비용과 편익만을 포함한다. 따라서 사회적/환경적 비용과 편익의 포함 여부를 계획 당시에 명확하게 해야 한다. 사회적/환경적 비용과 편익을 포함하는 것은 더욱 많은 노력을 필요로 하지만 비용편익분석을 좀 더 포괄적으로 만든다.

③ 개별 프로젝트 활동마다 발생하게 될 편익을 추정한다. 이 때 프로젝트 기간을 넘어선(예: 10~30년) 기간 동안 계속해서 발생하게 될 모든 편익을 포함한다. 이 단계는 이전 3단계 보다 더욱 어렵고 몇몇 특정 통계 공식에

대한 연구와 도움이 필요하다.

(1) 프로젝트별 비교를 위해 프로젝트 전체의 비용편익을 분석하는 방법

A. 재할인율공식을 이용하여 프로젝트의 비용과 편익을 총합한다. 컴퓨터로 처리되는 Spreadsheet를 사용하면 더욱 쉽게 정리 가능하다.

B. 매년도별로 편익에서 비용을 공제함으로써 연간순편익(annual net benefit)을 계산한다.

C. 내부수익률(IRR)을 계산한다. 만약 Spreadsheet 프로그램을 사용한다면 자동으로 IRR을 계산하는 함수기능을 활용한다.

D. 특정 비율(예: 10% 혹은 20%)로 비용과 편익을 증가시켜 민감도분석(sensitivity analysis)을 실시하고 내부수익률에 대한 영향을 점검한다. 만약 비용이 증가하고 편익이 감소할 때도 내부수익률이 시장수익률(market rate of return)보다 더 크다면 그 프로젝트는 보통 경제적으로 건실하다고 생각할 수 있다.

(2) 프로젝트 내의 Activities간의 비용편익을 분석하는 방법

A. 서로 다른 대안을 비교하고 그 사이에서 선택하기 위해 각각의 프로젝트 활동에 대한 비용과 편익을 계산한다.

B. 동일한 활동에 대한 서로 다른 대안별 잠재적 비용과 편익을 분석하여 개별 활동별 각 대안의 (잠재적) 한계수익률(marginal rate of return)을 계산한다.

C. 이전 단계의 계산 결과를 활동 선택항의 사회적, 제도적, 환경적 특성에 더한다.

D. 의사결정과정을 지원하기 위하여 주요이해관계자들의 토론과 분석을 위해 결과를 제출한다.

3) 유의점

적절하게 시행되었을 때, CBA는 다음과 같은 몇 가지 장점을 갖는다. CBA는 프로젝트의 비용과 편익을 체계적으로 연관시켜주는 포괄적인 틀을 제공한다. 또한 프로젝트의 관계자들이 프로젝트의 세부 사항을 생각해볼 수 있도록 도와주며 프로젝트의 현금 흐름이 어떻게 움직이는가에 대한 명확한 그림을 제공해 준다.

그러나 CBA는 공정하고 정당한 방법으로 프로젝트의 모든 가능 비용과 편익을 계산하는 것이 어렵다는 이유로 비판을 받고 있다. 사회적 환경적 비용(예: 기회비용)과 같이 무형적이거나, 금융적이지 않은 특정 비용과 편익은 측정하기가 매우 어렵다는 것이 그 이유다. 비용감소를 위한 소득증대를 위해 유전자 변형이 된 종자를 사용하는 것에 대한 장기적인 보건적 환경적 영향을 어떻게 측정할 수 있을 것인가, 또한, CBA에 포함된 항목은 분석자가 누구인가에 따라서 Bias가 되고, 그에 따라 CBA의 질과 적용 범위는 매우 크게 달라진다. 더군다나 아직 알려지지 않은 미래의 영향이나 오랜 시간이 흐른 후에만 편익이 발생하는 프로젝트에 대해서 Bias가 존재한다.

이러한 복잡성으로 인해서 CBA는 보통 다른 주요이해관계자(primary stakeholder)는 관여하지 않은 상태에서 프로젝트 기획자나 경제학자들에 의해 시행된다. 다만, 결과 분석 시에 다른 이해관계자들을 포함시킴으로써 더욱 참여적 방법이 가능해진다.

4) 비용 효과 분석 사례

보건사업에 대한 비용-효과 분석과 관련해서는 에티오피아에서의 2년간 대학역량강화사업에 대한 비용-효과 분석 사례가 있다. (본 서의 제 10 장 3. 에티오피아 보건사업 비용효과 분석에서 상세히 설명한다.)

한국국제협력단(KOICA)은 대학의 ODA사업 역량 강화를 위하여 대학에 재정적인 지원을 하여 오고 있다. 다음 사례는 2013년도에 지원을 받은 연세대학교 미래캠퍼스의 대학역량강화 사업인 에티오피아의 모자보건 사업 비용 효과성을 분석하였다. 연구대상은 에티오피아 오로미아주 홀레타 지역의 가임기 여성 및 임산부 2,156명이다. 비용은 1차년도 사업비 5억원을 투입비용 집행항목별로 분류 · 분석하였다.

이 연구는 계량경제학적 가정아래 기존 연구 결과물을 참고하여 산전관리를 받지 못했다면 사망할 수 있었던 영 · 유아 약 1,120명에 대한 효과를 추정하였다. 인명 가치의 경우, 영 · 유아 1명의 사망을 예방한 것은 에티오피아의 가치가 있으며 산전관리로 인한 영 · 유아 사망률의 감소는 약 186억 원의 화폐 가치를 갖는 것으로 추정된다. 주식인 teff 제공에 따른 영양상태 개선 및 성인 노동소득 증가로 인하여 총 12억 원의 화폐가치를 갖는 것으로 추정되었다. 또한, 학생으로 구성된 국내 인적 자원을 현지에 파견, ODA사업을 운영 및 진행하게 함으로써, 국제보건 사업 개발 경험을 쌓는 효과가 있었다. 결론적으로, 다음 사례는 한국국제협력단에서 연세대학교 원주캠퍼스 모자보건사업팀을 통하여 5억 원을 투입해 수원국가인 에티오피아에는 최소 198억 원 이상의 경제적인 효과 유발과 더불어 대학의 국제보건개발 역량을 강화시킨 사업으로 평가된다(정다운 · 남은우 외, 2013).

6. SWOT 분석 (SWOT Analysis)

1) 개념 및 목적

프로젝트나 조직, 그룹의 강점(Strength), 약점(Weakness), 기회(Opportunity), 위협(Threat)을 도출하는데 활용된다. 주기적으로 실시한다면 이러한 결과의 시간상의 변화를 확인할 수도 있다. 프로젝트 기획단계에서 프로젝트를 둘러싼 환경과 프로젝트 조직을 분석하여 보다 명확한 계획을 수립하기 위해 활용된다. 모니터링 및 평가에서 SWOT분석은 프로젝트 결과, 프로젝트 관계자와 수행기관, 대상지역 주민, 프로젝트 팀 사이의 관계를 질적으로 평가할 때 유용하게 활용된다.

2) 방법

① 분석대상이 정해지면 SWOT의 4항목에 따라 가능한 한 많은 요소들을 토론을 통해 분류하여 기록한다. Strength와 Weakness는 프로젝트 조직이나, 대상지역, 활동 등 내부적인 측면을 가리킨다. Opportunity와 Threat은 그것에 영향을 주는 내부 혹은 외부적인 요소들이다.

② 하나의 그룹이나 조직에 대해 하나가 아닌 여러 개의 SWOT분석을 실시할 수 있다. 즉, SWOT분석을 위해 이해관계자를 소집하여 워크샵을 실시할 때 워크샵 참여자들을 하위그룹으로 나누어 각 하위그룹들은 그들 자신만의 SWOT분석을 실시할 수 있다. 서로 다른 SWOT분석 결과를 비교하는 것은 각기 다른 경험, 차이점과 유사점에 대하여 좋은 논의를 할 수 있는 기회를 제공한다.

③ SWOT분석 결과를 토대로 어떠한 활동(Action)이 필요로 할지에 대해 토론한다.

3) 유의점

SWOT분석은 다양하게 적용이 가능한 융통성 있는 조사기법이다. 또한 SWOT 분석은 관련자들이 공동 활동(joint action)을 취할 수 있도록 촉진한다.

예를 들면, 전략적 계획 수립 등과 같은 작업에서 많은 사람들에게 가능한 해결책이나 제약(constraint)을 생각하도록 하여 지원(input)을 촉진할 때 유용하다.

SWOT분석은 또한 과거의 오류나 약점을 건설적인 학습으로 전환시킨다. 또한 복잡한 문제를 짧은 시간 내에 처리할 수 있도록 한다. 그리고 SWOT분석은 그룹의 자체평가(self-evaluation)를 위해 유용한 시작점이 될 수 있다.

SWOT분석은 소규모 그룹이나 워크샵과 같은 환경에서는 Brainstorming의 기능을 할 수 있음은 물론, 다른 정보를 분석하고 종합하는 기능을 하기도 한다.

표 7-11 DR콩고 모자보건사업 SWOT분석표 사례

Strength(강점)	Weakness(약점)
• DRC 보건부의 행정절차 준수를 통한 지역 정부(보건국, 보건소)의 역량강화 및 지속가능성 도모 • 지역 주민 대상 모자 보건 인식 향상 활동 • 조산사 교육, RECO 및 보건의료인력 교육 등 인적자원 역량강화를 통한 사업의 지속가능성 확보 • DRC 현지 대학(Univ. of Kinshasa)과의 기술적 협력 관계 유지 • UNICEF를 비롯한 타 공여기관과의 원활한 협력관계 유지 • 정기적 모니터링 위원회 및 평가회를 통한 사업 활동 공유 및 사업 운영 논의	• 지역의 모자보건 관련 기초 통계 자료부족 • 의료 전문 인력의 낮은 역량 • 전기 및 수도시설의 미비로 인한 의료기관의 낮은 역량 • 의료기관의 의료 장비의 낙후 및 관리능력 부족 • 의료 활동을 위한 필수 의료장비 설치 미비 • 지역주민의 취약한 의료기관 접근성(도로, 교통 등) • 지방 보건국 및 보건소의 리더십 부족 • 잦은 실무 인력 교체로 인한 안정적 사업 실시 어려움
Opportunity(기회)	**Threat(위기)**
• MDG4, 5 달성을 위한 DRC 정부의 PBF 정책 선정 • DRC 정부의 모자보건 개선 의지 및 노력 • WB, UNICEF 지원으로 DRC 보건부에서 시행하는 PBF를 통해 지역주민의 의료비지불 부담감소 • Monitoring Committee의 정기적 회의 • 지역 내 타 공여기관과의 협업(워크샵 개최) • 국제 공여기관의 관심 및 관련 사업 확대	• 감염병 유행으로 인한 지역 내 보건위기 발생 가능 • 대조군 지역의 유사 간접사업으로 인한 사업의 효과 비교 어려움 • 광범위한 사업지역(서울면적 9배) • 오프로드 등으로 인한 사업관리의 어려움 • 교육을 받은 보건의료인력의 이탈 가능 • 내란사태 가능

출처: 남은우 외, KOICA DR콩고 모자보건향상을 위한 Kwango지역 보건역량강화 사업 Midline Survey 결과 보고서(2015)

표 7-12 DR콩고 모자보건사업 SWOT분석 결과에 따른 전략

SO 전략	WO 전략
1. 다양한 매체를 활용한 지역주민의 사업 참여 유도 2. Monitoring Committee 및 이해관계 그룹과의 지속적 협의를 통한 사업운영 3. DRC 보건부와 지속적인 모자보건 사업의 성과 평가 및 결과 공유 4. 지속적 지원을 통한 안정적 사업 운영(영양물품, 의약품, 모니터링 비용지원 등)	1. 지역 내 모자보건 관련 기초통계 자료 구축 기반을 형성하고 관련 내용을 이해관계 그룹과 공유함 2. Monitoring Committee를 통해 모자보건 사업 관리의 역할을 명확히 하며, 적극적 관리활동 도모 3. 인력 개발을 위한 지속적 역량강화 교육 4. 적극적 추진이 필요한 사업에 대한 계획 수립(응급의료후송서비스, MNU 설치 등)
ST 전략	**WT 전략**
1. 대조군 지역 내 보건환경 및 현재 시행중인 보건 사업에 대한 분석을 통하여 사업 효과 감소 가능성 대비 2. 지방보건국과 협의를 통한 사업 수혜 보건 의료인력의 이탈 가능성을 고려한 인력관리 방안 모색 3. 지역정부 및 WHO와의 유기적 협력관계를 통해 지역 내 보건의료환경 변화에 대한 정보를 신속히 수집함(질병발생 등) 4. 정기적 회의를 통한 이해관계기관들과의 사업진행 현황 공유 및 사업관리에 대한 책임의식 고취	1. 사업 지역 보건소의 모니터링 활동을 통한 지속적 성과 관리 활동 2. 지방 보건국과의 협의를 통한 본 사업의 활동에 대한 현지화 전략 수립

출처: 남은우 외, KOICA DR콩고 모자보건향상을 위한 Kwango지역 보건역량강화 사업 Midline Survey 결과 보고서(2015)

7. 국제보건활동의 전문가 파견과 국내연수

1) 기술협력 전문가 파견과 국내연수

기술협력 전문가 파견이란 한국의 보건 전문가를 개발도상국으로 파견하여 현지의 요원에게 그 나라의 실정에 맞는 기술을 지도하고 제언하는 것을 말한다. 전문가의 파견에 의한 기술지도는 외국인이라는 영향력과 대상자를 비교적 많이 설정 가능하다는 점에서 우수한 연수효과가 기대된다. 그러나 문화적 배경이나 언어장벽, 환경 등의 차이에서 지도하고자 하는 기술내용이 상대방에 전달되기 어려운 경우도 있다.

국내 연수란 개발도상국의 기술자 등을 한국에 초대하여 보건소 및 병원 등의 현장에서 한국의 전문 지식이나 기술을 전하고 각국의 과제해결에서 유용하게 쓸 수 있도록 하는 사업이다. 연수생이 실제로 한국에서 경험한 일은 귀국 후, 그 국가의 시스템을 고려하며 근무처 상사나 동료에게 모국어로 전달되기 때문에 연수생의 제안이 받아들이게 될 가능성이 높다. 또한 한국에서의 연수는 한국인과의 접촉을 통해 한국의 기술이나 행동 배경에 있는 문화나 정서를 접하게 되므로 이를 통해 행동변화가 용이해 지며 장시간 동안 현지에서 지속적으로 이어질 수 있는 장점이 있는 반면, 연수생이 귀국 후 다른 분야로 전환 배치되는 경우에는 해당 사업에의 효과가 감소하는 등의 단점이 있기에 연수 후 3-5년간은 해당 업무에 종사한다는 단서 조항을 받고 연수생을 받는 방법을 권장한다.

2) 청년 연수 사례

한국도 KOICA등에 다양한 연수 프로그램이 있고, 연수를 담당하는 부서도 있다. 여기에서는 일본 JICA(국제협력기구)의 사례를 설명하고자 한다. JICA는 전문분야에 종사하는 개발도상국의 청년(35세 이하)을 대상으로 일본의 경험 · 기술을 이해시키는 기초적인 연수(청년연수) 과정이 있는데, 이 청년연수의 경우, 청년연수 기간은 18일간이며 그 내역은 프로그램 3일간, 분야별 프로그램 13일간 및 귀국프로그램 2일간이다. 삿포로시립대학에서는 이 청년연수를 수탁하여 상기의 프로그램 중 분야별 프로그램으로써 「감염증대책」을 13일간 실시하였다. 대상은 말레이시아의 의료종사자 12명 (의사 3명, 간호사 9명)이다.

〈일본 JICA의 청년 연수 사례〉

◎ 연수목적
일본의 감염증관리에 관한 행정정책, 실행에 대해 이해한다.

◎ 연수코스 대상자
말레이시아인 12명(간호관리자, 간호종사자, 의사)

◎ 수탁기관
삿포로시립대학

◎ 연수기간
전 일정 2009년 10월 25일 – 11월 11일 중 분야별 프로그램은 10월 28일 – 11월 9일의 13일간 실시

◎ 연수내용
강의, 시찰 및 의견교환 등
① 일본에 있어서의 사람들의 건강상태와 과제
② 홋카이도 삿포로시의 감염증 대책 현상과 과제
③ 병원에서의 감염관리의 실제(강의와 병원견학)
④ 기타 관련사업의 견학 등(결핵검진, 의료폐기물처리장 등)
⑤ 연수생 해당국 레포트 발표

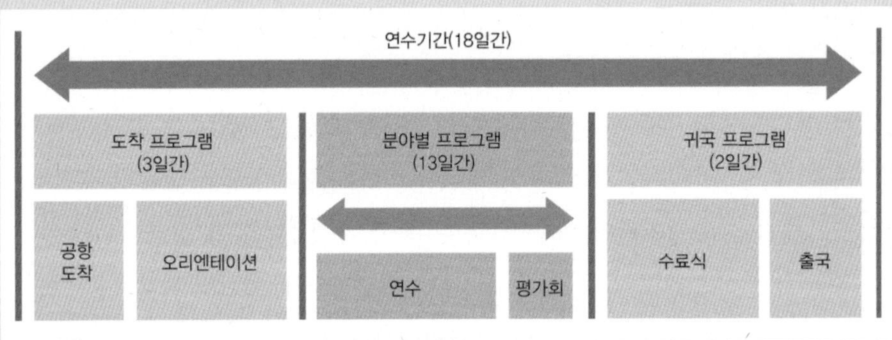

그림 7-6 JICA 청년연수사업: 말레이시아 보건의료「감염증대책」코스개요

가. 연수의 계획 · 실시
말레이시아정부는 보건정책 등을 참고로 하면서 내용을 검토하고 강의 · 연습 17건, 시설견학 4건, 숙박연수 1건, 이문화교류 프로그램 3건을 계획하였다. 연수 프로그램 중 숙박연수와 문화교류 프로그램에 대해 소개한다.

나. 숙박 연수
숙박연수는 말레이시아의 연수생 12명과 일본의 간호학부 학생 15명이 참여하여 삿포로시 교외에서 1박 2일로 진행되었다. 프로그램은 감염증에 관한 강의와 그룹워크 및 발표로 구성되었다. 연수생과 일본인 학생으로 그룹을 편성하여 각 그룹에 「열대감염증(말레이시아에서는 큰 건강문제의 하나. 세계적으로도 말라리아는

결핵, AIDS와 함께 세계 3대 감염증)」「AIDS(후천성면역부전증후군)」「원내감염」등 세 가지의 주제를 부여하였다. 그룹 활동에서는 맡은 주제에 대해 일본인 학생이 사전에 준비한 자료「일본의 현상과 과제」를 읽으며 그것에 대해 연수생이 질문을 하거나 말레이시아의 상황을 설명했다. 예를 들어, 말라리아나 뎅기열 등의 열대감염증에 대해서는 혈액검사 등에 의해 치료방침이 결정될 모양이나, 치료가 지연된 경우의 사망에 이르기까지의 경과, 또한 질병을 매개하는 모기의 서식(棲息)을 생활 속에서 관리하여 질병의 전파를 예방하는 것의 중요성과 어려움 등의 이야기였다.

다. 연수기획에 있어서의 유의점

◎ 안전대책

연수 중 숙박처는 계약하는 호텔 중에서 선정하였다. 연수 동안에 마이크로버스로 연수생 전원이 동시에 이동함으로써 당 대학으로의 접근이 좋고, 버스를 안전하게 주차하기 쉬운 호텔을 선정하도록 한다.

◎ 건강관리

연수생의 질병이나 사고는 어떻게 해서든지 피해야 한다. 그러나 연수생은 자국에서의 일을 급하게 처리하고 연수에 참여하기 때문에 이동의 피로나 기후의 차이 등으로 몸 상태가 나빠질 가능성이 많다. 연수기간 중, 연수생 중 질병이 발생한 경우에는 계약 의료기관으로 신속히 이동시켜야 한다. 이를 위한 보험은 사전에 가입되어야 한다.

◎ 문화에 대한 배려

연수생에게는 종교에 의한 식사 제한이 있는 경우가 있다. 일본에 오기 전부터 연수에서의 최대의 걱정거리는 음식이라고 말하는 경우도 있다. 종교적으로 못 먹는 식사를 일본에 체재하는 동안 피할 수 있는지가 불안하다는 의미이다. 이러한 발언은 종교에 따른 식사를 하는 것이 그들에게 있어서 중요한 사항이라는 것을 나타낸다. 세상에는 여러 가지 음식문화가 있다. 일본 사람이 안 먹는 것을 일상적으로 먹는 사람들이 있거나 일본에서는 일반적으로 먹는 것을 안 먹는 지역도 있다. 연수 이전에 관련 음식 정보를 수집 제공토록 한다. 아울러, 연수생의 종교를 존중해 주는 배려도 필요할 것이다.

3) 평가

연수성과를 확인하는 평가회를 개최하도록 한다. 아울러, 연수에 대한 만족도 조사 및 향후 개선 방안에 대하여 조사하도록 한다.

4) 해외 체험 활동

가. 해외봉사활동

여행과는 다른 형태로 현지의 문화를 경험할 수 있는 것이 해외봉사 활동이다.

이것에 참여함으로써 현지의 병원 등에서 의료의 생생한 상황을 실제로 보고 배울 수 있다. 단기간이라 하더라도 의료현장의 견학이나 현지의 사람들과의 교류는 자극적이며 때로는 인생을 다시 한 번 잘 생각하게 되는 체험 기회가 된다. 개발도상국은 한국과 비교하면 더럽고 불편하고 치안이 나쁜 경우도 있으나 자기 몸을 그곳에 두는 것으로서 거기서 체재체험을 즐길 수 있는지, 자기의 신체에 적응하는지를 알 수가 있으며 적성을 생각하는 기회가 된다. 해외 봉사활동 기회는 KOICA의 봉사단원이나, 인턴 그리고 NGOs에 소속되어 파견되는 경우 및 소속 대학 지도교수 프로젝트 기회로 참여 하는 등의 기회가 있을 수 있다.

나. 유학

해외생활 체험에는 유학을 통하는 방법이 있다. 단기 어학연수, 교환 학생 기회, 해외 대학원 진학 기회 등이 있을 수 있다.

다. NGO 활동 및 학회 참여

NGO보고회나 학회 참여를 통해 아프리카, 아시아, 중남미 등, 다양한 국가의 현상과 활동 관련 실제 상황을 듣고 볼 수 있을 것이다. 개발도상국가의 의료현장에는 각각의 국가나 지역에 특유한 과제가 있는 한편 개발도상국에 공통된 문제가 있다는 것을 알게 될 지도 모른다. 실제로 현장에서 활동하는 사람이 무엇을 어떻게 보고 있는지를 알게 되는 것은 자신의 세계를 넓히는 기회가 될 것이다. 또한, 국제보건의료학회(www.globalhealthkorea.co.kr)에 학생 회원으로 가입하여 최신 정보를 입수 할 수 있고, KOSAC이라는 국제보건학생연맹 활동을 통하여 좋은 정보를 얻을 수 있을 것이다.

라. 어학의 필요성

이러한 체험을 하는 가운데 자신에게 부족한 능력을 알게 될 것이다. 보건의료

분야 전문성을 살리면서 국제적으로 활약하려면 일반적으로 영어 또는 기타 국제 언어를 읽기 쓰기를 포함해서 할 수 있어야 한다. 국제연합의 공용어는 영어, 프랑스어, 러시아어, 중국어, 스페인어, 아랍어 6개이며, 국제보건 사업현장에는 더 많은 현지어가 있기도 한다.

마. 출국 시 안전대책

한국은 세계에서 가장 안전한 국가 중의 하나이다. 그러나 국제보건 사업 대상 국가는 한국에 비하여 위험, 즉 질병이나 사고, 사건, 테러, 지진 등의 문제가 많다. 따라서 여행 중의 위험 가능성을 잘 알아야 하고, 예방하는데 노력하여야 한다. 외국이 왜 위험한지에 대해서는 다음과 같이 설명할 수 있다.

〈외국의 위험요소〉

◎ 여행에 수반되는 위험

우선 항공기로의 이동 그 자체에 수반되는 위험이 있다. 장시간의 운동의 제한이나 야간비행으로 인한 휴식부족은 건강 외의 트러블의 원인으로 되기 쉽다. 시차가 큰 지역으로 이동하면 발생하는 시차 적응 문제가 있다.

◎ 물리적 환경

외국에서 흔히 발생하는 문제는 사람에 의한 교통사고이다. 개발도상국은 아직 교통법규의 미정비나 표지판 설명이 불충분하기 때문에 특히 주의가 필요하다. 다음은 기온 차나 온도, 자외선, 대기오염, 홍수, 지진 등도 건강 문제 발생의 원인이 될 수 있으니 주의가 요망된다.

◎ 생물학적 환경

기후나 지형에 따라서는 한국에는 없는 해충이나 해수(害獸)가 있는 경우가 있다. 또한 개발도상국에서는 불충분한 위생상태로 인해 설사 등의 감염증에 걸리기 쉽기 때문에 주의한다.

◎ 사회적 환경

당연한 일이지만 여행지는 그 나라의 법률이 있다. 각국의 법률은 그 나라의 종교나 문화 등과도 밀접하게 관련되어 있어 한국에서는 비교적 가벼운 범죄가 되는 행위라도 국가에 따라서는 무거운 범죄에 해당될 수 있다. 체재처의 법률을 지키고 풍속이나 습관을 배려하는 신중한 행동을 취하도록 유의하여야 한다.

◎ 안전대책

이와 같이 외국에는 한국에는 없는 위험이 있기 때문에 「자기 몸은 자기가 지킨다」라는 마음가짐을 가지고 출국 목적에 맞는 정보수집이나 안전대책에 힘쓸 필요가 있다. 외국에서의 안전대책에 관해서는 많은 정보가 있으나 그에 더해 외교부 「해외안전홈페이지」에서도 정보를 수집 하면 좋다.

5) 페루 초청연수 사례: Yonsei Global Health Center 사례

◎ **연수개요**

가. 사업명: 페루 리마 및 까야오 건강증진 프로그램 PMC 용역

나. 참가인원: 20명

다. 소요예산: 00,000,000원

라. 선정조건(안)

- ☐ 수원국 정부로부터 KOICA의 연수 참가승인을 득한 자
- ☐ 각 기관 해당 직책 1년 이상 근무한 자
- ☐ 연수 후 1년 이상 동일 업무 근무 가능 자
- ☐ KOICA 국내 초청 연수 취지에 부합하는 자
- ☐ 연수단 파견 전 현지 사전 교육에 의무 참여가능한 자
- ☐ 연수 후 발표회에 의무 참석하여 발표 가능한 자

마. 대상자 선정은 수원국 정부와 협의 하여 코이카 사무소에서 결정

◎ **연수목표 및 기본방향**

가. 연수목표

1) 페루 건강증진 프로그램 관계자의 건강증진 정책 개발 및 실행 역량 강화

2) 향후 페루 건강증진 프로그램 실행에 필요한 정책입안자, 프로그램 관리자, 관련 전문인력의 역량강화

- 한국 건강증진사업의 중앙정부-지방정부간 역할 분담 및 실행 체계 이해
- 운동, 영양, 식이, 건강증진학교 등 건강증진 세부 프로그램 관련하여 한국의 경험을 공유하고 페루에 적용할 수 있는 방향 모색

나. 연수과정 기본 방향

1) 한국 건강증진정책 및 보건의료시스템에 대한 소개

2) 한국 건강증진사업의 시 · 도 및 시 · 군 · 구 단위에서 실행 체계

3) 한국 건강증진 프로그램의 수행에 대한 이해
- 보건소: 고혈압, 운동, 영양, 모성보건 사업, 생애주기별/ 지역사회 통합건강증진 사업, 주민 자조 그룹
- 학교: 건강증진학교 사업

4) 연수대상자는 사업과의 연관성 및 향후 지속적으로 근무할 자 우선으로 선정

5) 연수 내용은 정책 및 사업 개발, 귀국 후 적용 가능한 내용으로 구성

◎ **연수추진 운영 체계**

가. 운영주체: Yonsei Global Health Center

나. 연수내용:

연수목적의 달성을 위해 기대효과별로 연수 중점을 설정하고 관련 우선순위에 따라 시간 배분

건강증진정책 (20%)	건강증진 프로그램 기획 · 운영 및 평가(40%)	유관기관 견학 (40%)
▷ 건강증진 개념 ▷ 건강증진 법과 제도 ▷ 건강증진 정책 추진 체계	▷ 한국의 건강증진 프로그램 유형 ▷ 보건프로그램 개발 및 평가 ▷ 지역사회보건사업 ▷ 생애주기별 · 인구집단별 보건사업	1. 중앙정부 단위 ▷ 보건복지부 건강증진과 ▷ 질병관리본부 만성질환관리과 ▷ 한국건강증진개발원 ▷ 국민건강보험공단 건강관리실 2. 지방정부 단위 ▷ 원주시청 ▷ 원주시 보건소, 영월군 보건소 ▷ 고혈압 · 당뇨병 등록교육 센터 ▷ 연세대학교 건강증진센터 ▷ 건강증진 모델학교 ▷ 청소년 상담센터 등

연수분야별로 이론 강의와 현장학습, 토론을 적절히 안배하고 한국에 대한 신뢰도 향상을 위한 산업시찰, 한국문화체험 포함 및 만족도 향상을 위한 특별행사 시행

분야	비율		기대효과		목표
이론 강의 및 계획서 작성 실습	50%	⇨	사업수행 능력 및 기술력 향상	⇨	사업의 성공적 수행과 한국 위상 강화
현장학습 및 토의	50%	⇨	효율적 현장학습	⇨	
문화체험, 특별행사	일과외	⇨	한국에 대한 신뢰도 및 만족도 제고	⇨	

다. 추진일정

구 분	일정																	
	3					4				5				6				
	1	2	3	4	5	1	2	3	4	1	2	3	4	1	2	3	4	5
1) 연수 추진팀 구성	■																	
2) 프로그램 구성																		
- 프로그램 기획	■	■																
- 방문 기관 접촉			■	■														
- 프로그램 확정				■	■													
- 숙박 및 부대 사항			■	■														
- 일과 외 행사				■	■													
3) 대상자 선정																		
- 리스트 초안 작성		■	■															
- 대상자 선정 협의		■	■	■	■													
- 대상자 최종 선정						■												
4) 사전 교육																		
- 교육 계획 수립				■	■													
- 사전 교육 준비						■												
- 사전 교육 실시								■	■									
- 파견 전 OT									■									
5) 연수 실시											■	■	■					
6) 연수결과 발표회																		
- 발표회 준비														■	■	■		
- 발표회 실시																	■	
7) KOICA-PMC 회의	■	■	■	■	■	■	■	■	■	■	■	■	■	■	■	■	■	■

- 국내초청연수를 위해 KOICA 본부, 사무소, 페루 정부, PMC 간 상세 협의
- 연수 추진 팀 및 파견단 간 비상연락망을 통해 안전한 연수 실시

마. 액션플랜 수립 및 발표

- 일시: 2017.6.8.(목) 13:30 - 17:00
- 참석대상: 연수대상자 20명
- 장소: 연세대학교 미래캠퍼스 국제회의실
- 주요내용: 건강증진 프로그램 액션플랜 수립 및 발표

단계	주제
1단계. 건강증진사업 분석	한국과 페루 사례비교를 통한 건강증진사업 분석 적합한 분석 툴(tool) 이용
2단계. 지표작성	건강증진사업 지표작성 및 토론
3단계. 액션플랜 수립	건강증진사업 정책수립 및 실천을 위한 액션플랜 수립
4단계. 액션플랜 발표	액션플랜 발표 및 전문가 피드백

바. 수료식 및 연수 평가

- 일시: 2017.6.8.(목) 17:00 - 18:00
- 참석대상: 연수대상자 20명
- 장소: 연세대학교 미래캠퍼스 국제회의실
- 주요내용: 연수평가서 작성, 환송사, 답례사, 연수활동 동영상 시청, 기념촬영 등

◎ **모니터링 및 평가**

가. 모니터링 계획(안)

1) 모니터링 및 평가 내용

○ 연수생에 의한 평가

- Contents 적합도, 연수진행 방안, 연수내용 만족도

○ 진행자 및 강의자에 의한 평가

- 연수 계획의 적절성, 연수 실행과정, 연수 결과

2) 모니터링 및 평가 방법

○ 기관 연수과정 전담자가 연수 전일정(강의 및 현장견학)을 동행 모니터링 실시

○ 기존 KOICA 연수설문평가 및 연수기관에서 운영 중인 설문지 및 모니터링으로 연수 중간 및 종료시 평가

○ 강의 및 현장실습 모니터링

번호	구분	모니터링 내용
1	매 강의	강의 만족도 평가 – 강의시간, 강의내용, 강의방법
2	기관견학	기관견학 만족도 평가 – 방문기관 장소 – 방문기관 내용 – 기관방문 시 인상 깊었던 점
3	연수 말	연수진행 방안 및 내용에 대한 적절성 평가

○ 평가회 개최

- 개최일정: 연수 종료 후
- 참가자: 연수책임자 및 전담자 등
- 주요 평가내용: 연수기획 및 실시내용에 대한 종합평가

3) 사후 관리 방안

○ 연수생들과의 지속적인 네트워크 구축을 통한 상호 정보교환을 유도

○ 건강증진사업의 이론과 실제의 차이점 및 현장 적용의 어려움들을 논의하는 현지 역량강화교육 및 세미나 개최

4) 귀국 후 릴레이 교육 및 해산

○ 연수생들은 귀국 후 해당 직장에서 연수 보고회를 개최토록 함.

○ 코이카 현지 사무소와 협의 하여, 연수 발표회를 개최하고 해산토록 함.

8. 국제보건분야로의 취업

1) 해외 취업이 가능한 분야

국제보건분야 중 해외 취업이 가능한 분야는 다음과 같다. 국제협력을 행할 조직은 크게 GO(정부기관), NGO(비정부기관), 국제기구 등의 세 가지가 있다.

첫째, GO에서는 KOICA봉사단원 등의 제도를 통해 많은 인력이 전 세계로 파견되어 있다. 개발도상국의 공적 기관 등에 소속하며 지도나 조언, 조사를 통해 개발도상국의 인재육성을 도모하고 있다. 둘째, 보건의료 분야에서 국제적인 지원활동을 하고 있는 NGO는 많다. NGO는 개발도상국의 도서벽지에서 주민에게 보건의료를 직접 제공하고 있다. 셋째, 국제기구에서 맨 처음 가능한 직종은 UNV(국제봉사계획)이다. UNV는 세계평화와 개발을 지원하기 위해 자원봉사주의를 추진하는 국제기관이며 개발도상국을 포함한 세계 160개국의 사람들이 농업, 통신, 토목, 보건의료 등 많은 분야에서의 봉사에 참여하고 있다. 개발도상국에서의 일이나 생활의 이미지가 떠오르며 고생이 있어도 해보고 싶다고 느낄 수 있으면 응모해 보면 좋다. 이를 위한 필요한 지식을 습득하기 위해서는 국내 · 외에서 공중보건학, 국제보건학, 열대의학 등의 연수를 받는 것도 도움이 된다.

2) 국제기구 개발협력관련 채용

국제기구에서는 개발협력관련 채용 공고를 수시로 내고 있다. 외교부 국제기구 인사센터에서는 전문 인력들의 국제기구 진출을 돕기 위해 국제기구 채용 공고를 게시하고 있다. 관심 분야별로 채용공고를 확인할 수 있으며 홈페이지 회원 가입 시 개발협력 관련 공고 메일링 서비스를 신청해 놓으면 해당 분야의 공고를 메일을 통해 알려준다.

외교부 국제기구 인사센터: http://unrecruit.mofa.go.kr/index.jsp

3) 연세대학교 보건행정학과 사례

연세대학교 보건행정학과 졸업생의 국제보건분야 취업진로는 다양하다.

표 7-13 국제보건분야 진출기관명

기관명
WHO 인턴, 스위스 적십자사
KOICA-Yonsei 페루 건강증진사업 현지 Project Manager
KOICA-Yonsei DR콩고 Kwango지역 모자보건 역량강화 사업 현지 Project Manager
건강보험심사평가원 국제협력단
대한결핵협회 몽골지사
독일기술협력공사(GIZ) 네팔 사무소
한국국제협력단(KOICA) 보건 담당 전문관
한국국제협력단(KOICA) 일반직 직원
한국국제협력단(KOICA) ODA 교육원 직원
보건복지부 해외의료담당

자료: 남은우, 국제개발협력을 위한 보건학교육 및 국제사업활동, 한국보건학교육학회 학술대회, 2017.6.9. pp.1-3.

| 참고문헌 |

- 남은우, 국제개발협력을 위한 보건학교육 및 국제사업활동 한국보건학교육학회 학술대회, 2017.6.9. pp.1-3
- 남은우 외, KOICA DR콩고 모자보건향상을 위한 Kwango지역 보건역량강화 사업 Midline Survey 결과 보고서, 2015
- 남은우 외, KOICA 페루 건강증진사업, 2014
- 남은우 외, KOICA 페루 건강증진사업 국내초청연수계획서, 2017
- 南 裕子, 국제간호학(글로벌너싱으로의 전개), 2013, 中山書店
- 배상수, 보건사업기획, 2015, 계축문화사
- 외교부 국제기구 인사센터: http://unrecruit.mofa.go.kr
- 연세대학교 Yonsei Global Health Center, KOICA 페루 건강증진사업 결과 보고서, 2016
- 정다운·남은우 외, KOICA-연세대학교 에티오피아 모자보건 협력 사업의 비용 효과 분석, 2013
- 한국국제협력단, 프로젝트 기획, 모니터링, 및 평가 방법론, 2009
- 한국국제협력단, 국제개발협력용어집, 2016
- Anderson, McFarlane(1994), Community as partner: Theory and practice in nursing(2nd. ed.), Philadelphia: Lippincott-Raven Publishers
- JICA 청년연수사업: 말레이시아 보건의료「감염증대책」코스

8

Chapter

KOICA 주요 보건 사업

학습목표

- KOICA의 설립목적과 연혁을 알아야 한다.
- KOICA의 주요 보건사업을 알아야 한다.
- KOICA의 채용 절차 및 인턴제도 등을 이해한다.
- KOICA의 사업절차 및 사업형태를 알아야 한다.
- KOICA의 모니터링 및 평가방법을 알아야 한다.

1. KOICA 기관 소개

1) 설립 목적

한국국제협력단(Korea International Cooperation Agency)은 1991년 4월 정부출연기관으로 설립되었다. 한국국제협력단은 정부차원의 대외무상협력사업을 전담 실시하는 기관으로서 우리나라와 개발도상국가와의 우호협력관계 및 상호교류를 증진하고 이들 국가들의 경제사회 발전을 지원함으로써 국제개발협력을 증진하는 것을 그 목적으로 하고 있다.

이러한 목적을 달성하기 위하여 프로젝트사업, 국내초청연수, 해외 봉사단 파견, 해외재난긴급구호, 인도적 지원 사업, 민관협력사업, 국제기구를 통한 지원 사업 등 다양한 형태의 사업을 실시하고 있다.

2) 연혁 및 조직도

표 8-1 KOICA 연혁

1991	프로젝트형 사업 시작 한국국제협력단 창립 한국국제협력단법 제정(법률 제 4313호 14일)
1995	민간원조단체(NGOs)지원(1월) 국제협력요원 파견제도 시행(1월) 해외이주사업 외교통상부 이관 및 해외취업사업 종료(12월)
1999	국제협력연수센터(ICTC) 개원(3월)
2000	ASEAN 특별연수사업 시작
2001	IT 지원사업 확대 강화
2002	아프가니스탄 지원사업 시작
2003	이라크 지원사업 시작
2004	한국해외봉사단 파견인력 확대
2005 2005	「선택과 집중」 원칙에 따라 협력대상국 127개에서 59개로 축소(12월) 시니어 해외봉사단 연령상한선 철폐(11월)
2006	2007~2009 대외무상원조 중기전략 수립(11월) 제 1회 대한민국 해외봉사상 시상식 개최(9월)
2007	2008~2010 대외무상원조 중기전략 수립(10월) 국제빈곤퇴치기여금제도 시행(9월) 해외긴급구호에 관한 법률 제정(3월)
2008	국내 최초 ODA 개론서인 '국제개발협력의 이해' 발간(12월) 신 청사 이전(5월)
2009	대한민국 정부파견 해외봉사단 단일브랜드 "World Friends Korea"출범
2010	KOICA 지구촌체험관 개관(6월) KOICA ODA 교육원 개원(3월)
2011	부처별 WFK사업 KOICA로 예산통합 ODA청년인턴사업 시작
2012	대학과의 파트너쉽을 통한 개발협력사업 시작
2013	글로벌 청년인재 양성사업 및 지구촌 새마을운동사업 시작
2015	혁신기술 기반의 창의적 가치창출 프로그램 도입
2016	기타공공기관에서 준정부기관으로 변경지정(2월)

자료: www.koica.go.kr(2017.1.23.)

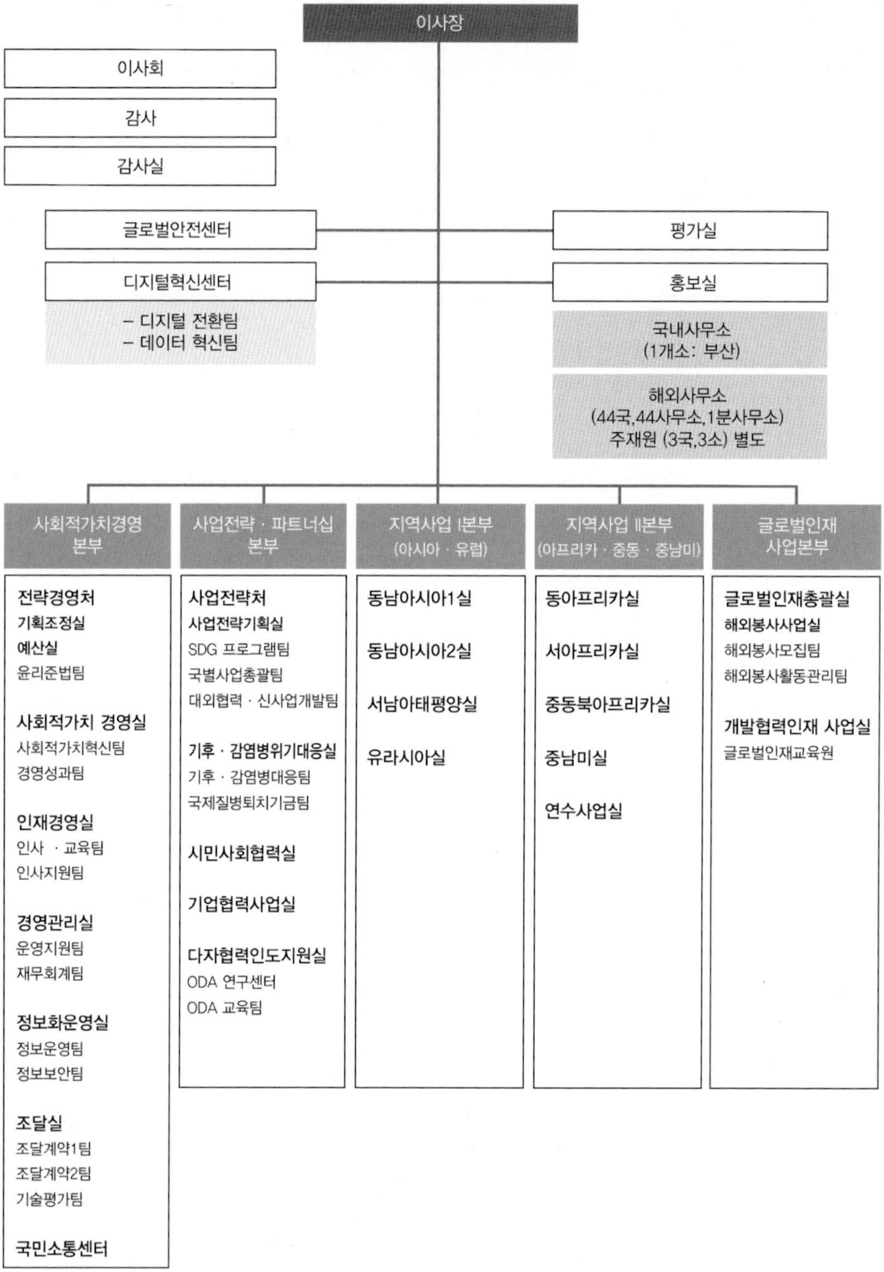

그림 8–1 KOICA 조직도(2022.4.1.)

3) 주요사업

한국국제협력단은 세계적인 선진원조기관으로 도약하기 위해 "ODA 전략적 활용을 위한 상생의 플랫폼 역할 확대", "한국의 경험과 장점을 담은 한국형 ODA 사업 확대", "전략적 ODA 및 취약국 지원 균형 확대", "KOICA 역량 선진화", "對국민 ODA 교육 강화"를 전략목표로 선정하고 보다 효과적이고 효율적인 무상원조사업 수행에 힘쓰고 있다. 국제사회가 우리나라에 요구하고 있는 우리나라의 경제발전 경험을 효과적으로 개도국에 전파하여 이들의 빈곤퇴치에 최적의 기여가 될 수 있는 방향으로 사업을 전개하고 있다.

(1) 국별협력사업 (프로젝트/프로그램)

개도국의 특정 개발목표 달성 및 정부의 지역외교 전략에 부응하고자, 각 협력 대상국별 개발정책에 부합하는 중장기 지원전략을 바탕으로, 물적·기술적 협력사업을 유기적으로 연계하여 종합적으로 지원하는 사업

(2) WFK(해외봉사단)

개도국의 주민들과 함께 생활하며 그들의 경제사회 발전에 실질적인 기여를 목적으로 교육 및 직업훈련, 농수산업, 보건위생, 농촌개발, 정보통신 등 분야에서의 봉사활동에 우리의 청, 장년들이 참여하는 사업

(3) 국제개발협력 인재양성

국제 감각과 실무경험을 겸비한 글로벌 청년인재의 국제기구 및 국제개발협력 분야 해외진출을 전략적으로 지원하는 사업, 나아가 KOICA와 협력사업을 진행중인 국제기구에 우리 인력을 참여시킴으로써 사업 모니터링 및 평가, 국제기구와 상시 네트워크 구축을 통한 사업 효과성을 제고하는 사업

(4) 글로벌연수사업

개도국의 지속가능한 개발에 필요한 기술습득과 역량개발을 지원하기 위해 협력대상국의 기술인력, 연구원, 공무원 등을 초청하여 우리의 개발경험 및 기술을 전수하는 등의 인적자원 개발 사업

(5) 국제기구협력사업

양자로 직접 지원이 어려운 사업에 대하여 국제기구를 통해 지원함으로써 원조효과를 제고하고, 국제기구와의 협력을 통하여 우리 원조의 가시성을 제고하는 사업

(6) 민간협력사업

개도국의 빈곤완화와 복지증진을 위해 활동하고 있는 국내 기업 및 민간단체의 해외원조사업을 지원하고, 민간부문의 전문성과 경험, 개도국 지역사회와의 유대관계 등을 활용하여, 정부차원의 공적개발원조 사업을 보완하고 국민의식・국제화에 기여하는 국민참여형 개발원조사업

(7) Development Action Program(DAP) 사업

국내외 다양한 파트너기관과 대등한 협업 관계를 통해 파트너기관과의 창조적 기술 및 아이디어와 ODA 사업을 결합하여 추진하는 새로운 파트너십 프로그램

※ DAP 사업의 주요 세부내용:

- 과학적 성과를 포함한 창의적 개발모델 발굴 및 신기술, 적정기술의 ODA 적용을 도모하는 "창의적 가치창출 프로그램"
- 기업의 CSR 재원, 포용적 비즈니스 모델 등을 활용, 개도국 경제활성화를 지원하는 "사회투자 파트너십"
- 분야별, 지역별 개발이슈 해결을 위한 글로벌 프로그램 및 해외 민간부문과의

협력을 도모하는 “해외파트너십”으로 구성

(8) 해외긴급구호사업

해외에서 발생하는 자연재해 즉 지진, 태풍, 쓰나미 등의 긴급재난에 대해 현지 인력파견, 긴급 구호 물자 제공, 구호금 지원, NGO활동지원 등을 통해 피해국 및 국민들의 피해복구 노력을 지원하는 사업

4) 사업추진방향

한국국제협력단은 〈그림 8-2〉에서 볼 수 있듯 미션과 비전을 기본으로 5가지의 핵심가치와 4개의 전략목표와 전략과제를 수립하여 사업을 추진해 나가고 있다.

5) KOICA 채용

(1) KOICA 인재상

1991년 이래 한국 정부의 대개도국 무상원조 실시를 담당해 온 한국국제협력단은 개도국의 사회, 경제 발전 기여를 통해 세계 빈곤 감소와 평화구축에 이바지하고자 하는 비전을 가진 인재를 찾고 있다〈그림 8-2〉.

○ 인재상

- 인류공영에 기여하는 KOICA인
- 정의로운 지성을 가진 KOICA인
- 낮은 자세로 감사하는 KOICA인

○ 공통역량

전문성, 열정, 도덕성, 개방성, 글로벌파트너십

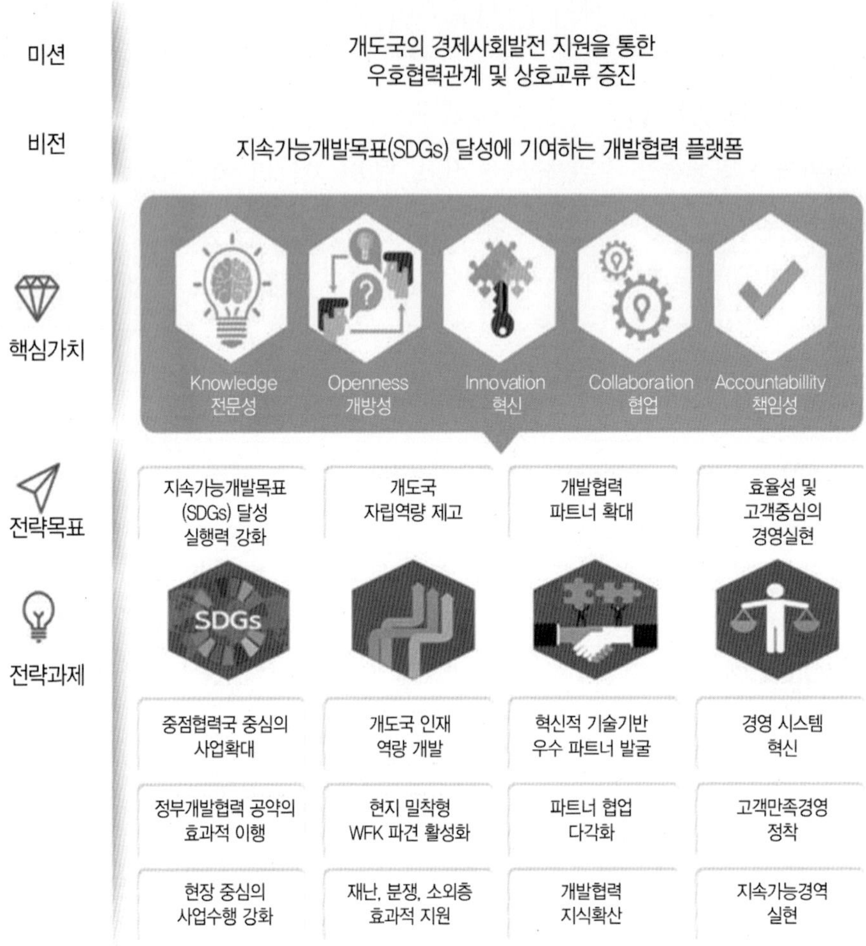
미션
개도국의 경제사회발전 지원을 통한
우호협력관계 및 상호교류 증진
비전
지속가능개발목표(SDGs) 달성에 기여하는 개발협력 플랫폼
핵심가치
Knowledge
전문성
Openness
개방성
Innovation
혁신
Collaboration
협업
Accountability
책임성
전략목표
지속가능개발목표
(SDGs) 달성
실행력 강화
개도국
자립역량 제고
개발협력
파트너 확대
효율성 및
고객중심의
경영실현
전략과제
SDGs
중점협력국 중심의
사업확대
개도국 인재
역량 개발
혁신적 기술기반
우수 파트너 발굴
경영 시스템
혁신
정부개발협력 공약의
효과적 이행
현지 밀착형
WFK 파견 활성화
파트너 협업
다각화
고객만족경영
정착
현장 중심의
사업수행 강화
재난, 분쟁, 소외층
효과적 지원
개발협력
지식확산
지속가능경역
실현

자료: www.koica.go.kr

그림 8-2 KOICA 사업추진 방향과 전략

인 재 개 발

개발목표	2. 인재육성	3. 기본교육	4. 전문교육
개발원조 핵심역량 강화를 통한 전문가 육성	인재 양성을 위한 역량 및 경력개발 모델 구축	직급별 리더쉽 교육 및 직무교육	해외대학원 석사과정
원조센터 및 지역, 원조 이슈별 전문성 개발	문제 해결을 위한 학습 주의 교육 정책 시행	국제 커뮤니케이션 교육	국내야간대학원 석사과정
국제 커뮤니케이션 능력 강화(다문화 이해)	성과중심 교육을 위한 학습 마일리지 제도 시행	학습 동아리지원, 멘토링 제도 운영 등	국제회의 전문요원과정
조직운영 및 행정능력 강화			최고경영자 과정
지식기반 사회에 부응하는 학습능력 강화			

자료: www.koica.go.kr

그림 8-3 KOICA 인재개발 목표

(2) 채용 및 모집

한국국제협력단 홈페이지(www.koica.go.kr)에서 채용에 관한 정보를 상시 확인할 수 있다.

표 8-1 채용안내 및 근무

채용	공개경쟁 채용 시험
	∨
보직	순환보직: 본인의 희망과 적성을 반영(2~3년) 근무지: 본부 및 46개국 해외 사무소
	∨
승진	직급: 직원(5급 이하) 〉 대리(5급) 〉 과장(4급) 〉 차장(3급) 〉 부장(1~2급) 승진 최소소요 연한: 3년
	∨
평가 및 보상	역량평가와 업적평가 병행 전 임직원 연봉제 실시

자료: www.koica.go.kr

① KOICA-UNV 프로그램

KOICA는 국제기구와 다자외교, 비정부기구의 역할, 젠더와 국제개발협력 등 국제개발협력 프로그램을 개발했다. 이 과정은 선발에 합격한 후 심화 교육 과정을 이수한 자에 한하여 파견하는 제도이다. 코이카는 2017년 1월 25일에 월드프렌즈 서울교육원에서 제 2기 KOICA-UNV 대학생봉사단 28명의 발단식을 개최했다. 발단식에 참석한 KOICA-UNV 대학생봉사단원들은 교육 이후 1월 말부터 18개국에 파견되어 공공행정, 홍보, 식품, M&E 등 8개의 분야에서 6개월간 활동하게 된다. KOICA-UNV 대학생봉사단은 코이카와 UN 산하기구(UNV)와 협력하여 18-29세 대학(원)생 청년인재들의 국제기구 진출 및 글로벌 경쟁력 강화를 목적으로 하는 6개월 파견 해외봉사 프로그램이다.

② NGO 취업 사례

한국에서 활동하는 NGO로는 아프리카 미래재단, Medipeace, Global care, 비전 케어 등이 있다. 이중 비전케어는 빛을 보지 못하는 전세계 소외된 사람들에게 신분, 형편, 인종, 종교와 국가를 초월한 무조건적인 인술로 새 삶의 희망을 전하는 국제실명구호기구이다. 비전케어에서 활동하는 한 인력의 직무 사례는 〈표 8-3〉과 같다.

(3) 국제개발협력인턴십

KOICA에서는 개발원조에 대한 이해증진과 대학(원)생 커리어 개발 기회 제고를 위하여 방학기간을 이용한 국제개발협력 인턴십 제도를 운영하고 있다.

○ 프로그램 개요

- 프로그램명: 국제개발협력인턴십
- 목적: 개발원조에 대한 이해 증진 및 대학(원)생 커리어 개발
- 기간: 8주 (하계/동계 방학기간)

표 8-3 해외사업팀 팀장 모집요건 사례

해외사업팀 팀장 (1명)	담당업무	- 해외 사업장 사업 및 직원관리 - 국제 협력사업 기획 및 관리 운영(해외 사업 디자인, 모니터링, 평가) - 국내외 주요 네트워킹 구축 및 유지
	자격요건	- 국제협력분야 5년 이상 경력자 - ODA사업 경력자 및 보건분야 사업 경험자 우대 - 해당분야관련 전공자 및 현장 경험자 우대 - 해외협력국과의 뛰어난 커뮤니케이션 가능자 - 기획력과 적응력이 뛰어난 자 - 영어로 원활한 의사소통 및 업무수행이 가능한 자 - 해외출장에 결격사유가 없는 자
	근무조건	정규직 급여: 내부규정에 따라 지급(경력에 따라 차등적용) 4대 보험, 퇴직연금, 활동비지급 입사 후 수습기간 1~3개월 (급여의 70%지급)

출처: http://www.vcs2020.org/bbs/board.php?bo_table=B41&wr_id=1016

- 주요 업무: 각 팀별 수요조사에 의함

  예) 인사운영팀: 인사업무 지원 등

  제도혁신팀: 교육훈련 및 포상업무, 직무교육 주제별 동향 조사 등

  평가심사실: 평가연보 작성 지원 및 자료 조사, 평가보고서 교정 등

  중동중앙아시아팀: 지역 개황 및 KOICA 사업 실적 · 현황 리서치 등

○ 인턴 선발

- 인원: 각 팀별 수요조사에 의함
- 선발시기: 6월, 12월
- 자격요건 (세부요건 모집공고 참조)
- 대한민국 국민인 자
- 국내 · 외 대학(원) 재학생 (기 졸업자 지원불가)
- 기타 자격요건은 팀별 상이 (어학 및 경력 등)

  ※ KOICA 유사인턴 경험자 제외(KOICA 영프로페셔널(구.ODA청년인턴), 국제

개발협력 인턴, 연수 모니터링 코디네이터 등)

- 선발절차: 서류전형 + 면접전형

(4) ODA 영프로페셔널

KOICA에서는 청년 일자리를 창출하고, ODA 전문인력 양성기반 마련을 위하여 2011년부터 ODA 영프로페셔널을 시행하고 있다.

○ 사업목적

- 국제개발협력 사업 현장 실무경험을 통한 청년들의 글로벌경쟁력 및 ODA 전문성 제고
- KOICA 해외사무소 영프로페셔널 및 ODA 사업수행기관 영프로페셔널 채용을 통한 청년 일자리 창출 기여

○ 사업내용

- KOICA 해외사무소 영프로페셔널

  근 무 지: KOICA 해외사무소 설치국가

  근무기간: 6개월 근무 후 근무평가에 따라 6개월 연장 가능(최대 12개월)

  활동내용: 국별 지원전략수립을 위한 ODA 관련 자료조사, 프로젝트 및 민간단체 지원사업 모니터링, 연수생 동창회 활동지원 등

  지원내역: ODA교육 및 글로벌 소양교육, 현지 직무교육, 파견지원, 수당, 주거 지원, 취업지원 등

- ODA 사업수행기관 영프로페셔널

  근 무 지: KOICA협력사업 수행기관, 민간단체, 대학(원) 및 ODA 유관기관 등 근무기간: 6개월 근무 후 KOICA-기관 간 약정에 따라 6개월 연장 가능

  활동내용: ODA 사업수행기관이 수행하는 협력사업 및 ODA 유관업무 실무 업무 수행

지원내역: ODA 교육 및 글로벌 소양교육, 기관별 직무교육, 인건비 등

○ 자격요건 및 선발시기

- 공통 자격요건

만 18세 이상 미취업자

남자의 경우 군필자 또는 면제자

재학생·휴학생 및 취업이 결정된 자 제외

대학원생의 경우 휴학 중인 미취업자 또는 마지막 학기에 재학 중인 졸업예정자 에 한하여 참여 가능

- 우대사항: 장애인, 저소득층, 차상위계층, 국가보훈대상자, 지방인재, 6개월 이상 장기실업자, 여성, 여성가장, 북한이탈주민, 결혼이주자 등 취약계층

- 선발시기

KOICA 해외사무소 영프로페셔널: 연 3회(3월, 7월, 11월)

ODA 사업수행기관 영프로페셔널: 연 2회(6월, 12월)

※ 모집공고 및 세부 자격요건은 상단의 사업별 홈페이지에서 확인 가능

2. KOICA 보건 분야 사업

1) 사업 현황

전 세계 5세 미만 아동사망의 95% 및 모성사망의 99%이상이 개도국에서 발생하며, HIV/AIDS, 말라리아, 폐렴 등과 같은 질병의 발병률 역시 개도국에 집중되고 있다. 절대빈곤은 개인의 건강과 생명에 가장 위협적인 요인이며, 개인의 건강을 통해서만 인간다운 삶과 지속가능한 발전이 가능하다는 점에서 보건 분야는 개발협력의 핵심 분야 중 하나라고 할 수 있다.

2) 보건 사업 추진전략

(1) 문제 정의 및 국제적 동향

건강한 삶은 모든 인류의 기본 권리이다. MDGs의 성과로 아동과 모성의 사망은 1990년에 비해 56%와 45% 감소했고, HIV/AIDS, 결핵, 말라리아의 확산을 감소세로 돌려놓았다. 하지만 그 성과는 지역별, 국가별, 성별, 교육수준에 따라서 불평등하게 돌아갔다. 현재 연간 590만 명의 5세 미만 아동과 27만여 명의 모성이 예방 가능한 질병으로 목숨을 잃고 있으며, 17억 명 이상이 열대풍토성 소외질환으로 고통 받고 있다. 전 세계 약 24억 명과 7억 명이 적절한 위생시설과 깨끗한 물 없이 살고 있어 폐렴, 콜레라, 주혈흡충증 등 수많은 질병에 노출되어 있다.

지속가능한 개발목표(SDGs)의 건강불평등은 해결 가능한 사회현상이며, 동시에 모든 사람들의 건강권을 위해 반드시 해결해야 할 과제로 설정하고 보편적 건강보장을 강화하고자 한다. 또한 국제사회는 빈곤층의 건강을 개선하는 것이 빈곤감소의 관건임을 인식하고, 아동, 여성, 청소년, 장애인, 난민 등의 취약계층과 저소득층을 주요 대상 집단으로 선정하고 있다.

개발도상국이 직면한 다양한 보건이슈들 중 한국의 개발경험, 보건사업 규모와 투입 대비 성과를 바탕으로 핵심프로그램과 일반프로그램 각각 3가지를 선정하여 집중 지원하고자 한다. 특히 향후 5년간 KOICA 보건사업의 70%를 핵심프로그램으로 구성하고자 한다.

(2) 지원성과(2011~2015)

KOICA 보건중기전략(2011-2015)은 아동과 여성을 수혜계층으로 한 사업 증가, 보건 분야 비교우위 프로그램 제시, 과학적 성과관리 기틀마련, 프로그램형 보건사업 장려 등 보건사업의 효과성 제고에 기여해 왔다. 다만, 실제 프로젝트 개발기여의 한계, 국가 특성에 적합한 프로그램 제시 미흡, 기관차원 보건성과 미 제시

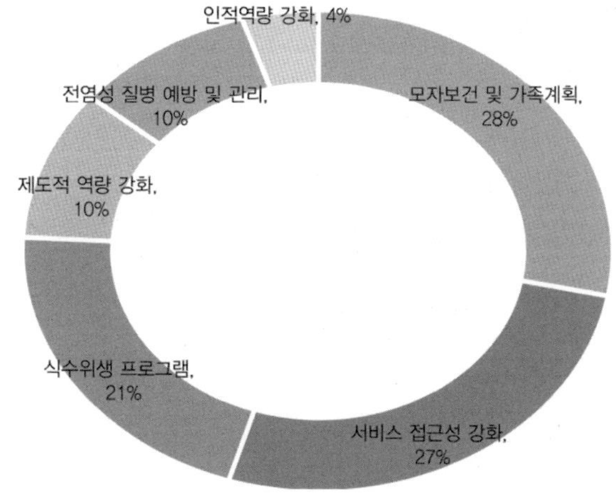

그림 8-4 KOICA 보건프로그램 지원현황(2010-2015)

등이 전략 목표의 불명확성 및 효과성 저하요인으로 평가된다.

KOICA는 전체 사업지원 규모 중 약 16%를 보건분야에 사용해왔으며, 최근 6년간 총 31개 국가에서 87개 보건사업을 진행하였다. KOICA 보건중기전략(2011-2015)의 전략목표에 따라 모자보건 및 가족계획 22건, 서비스 접근성 강화 21건, 식수위생 프로그램 16건, 제도적 역량 강화 8건, 감염성 질병 예방 및 관리 8건, 인적역량 강화 3건을 진행하였다.

(3) KOICA 보건 중기전략(2016-2020)

개발도상국이 직면한 다양한 보건이슈들 중 한국의 개발경험, 보건사업 규모와 투입 대비 성과를 바탕으로 핵심프로그램과 일반프로그램 각각 3가지를 선정하여 집중 지원한다〈표 8-4〉.

- 비전: 양질의 교육을 통한 포용적 발전
- 미션: 협력국 교육시스템 강화 및 교육주체 참여 제고를 통해 모든 인간의 교육권 향상에 기여한다.

- 전략목표: 5년 단위의 중기전략으로 설정하며 핵심 프로그램과 일반 프로그램으로 나누어 실시한다.

표 8-4 보건 중기전략 전략목표 (2016-2020)

<table>
<tr><th>전략목표</th><th colspan="3">프로그램</th></tr>
<tr><td rowspan="10">식수위생 향상 및 포괄적 영양서비스의 접근성 개선
(SDG 2.1, 2.2, 6.1, 6.2, 6.4)</td><td rowspan="4">핵심 프로그램</td><td colspan="2">식수위생: 안전한 식수와 위생적인 화장실을 사용하는 사람 수를 늘리며, 아동 사망의 주원인인 설사 발생률 감소 기여</td></tr>
<tr><td colspan="2">▶ 주요 프로그램</td></tr>
<tr><td>안정적인 식수공급</td><td>위생적 행동변화 촉진</td></tr>
<tr><td>위생적인 화장실 보급</td><td>Community Approach Total Sanitation</td></tr>
<tr><td rowspan="4">일반 프로그램</td><td colspan="2">영양: 영양섭취가 인간의 기본적인 권리임을 인지하고 안정적인 영양섭취 기회 확대와 지역사회 내 자원을 활용한 영양분 공급 지원</td></tr>
<tr><td colspan="2">▶ 주요 프로그램</td></tr>
<tr><td>급성영양실조 예방 및 치료</td><td>임산부 및 소아 필수미량 영양소 공급</td></tr>
<tr><td>지역사회 영양공급 프로그램</td><td>완전모유수유</td></tr>
<tr><td rowspan="9">양질의 필수 모자청소년보건 서비스 제공
(SDG 3.1, 3.2, 3.7, 3.8, 3.b, 5.2, 5.3)</td><td rowspan="5">핵심 프로그램</td><td colspan="2">성생식모자청소년보건: 여성 및 청소년들의 올바른 성인식 함양과 그들의 성생식권을 보장하고, 모성과 아동의 예방가능한 사망 감소</td></tr>
<tr><td colspan="2">▶ 주요 프로그램</td></tr>
<tr><td>가족계획 상담 및 서비스</td><td>피임도구, 서비스 제공</td></tr>
<tr><td>조산사 및 지역사회 보건인력 양성</td><td>산전/출산/산후 관리 서비스</td></tr>
<tr><td colspan="2">소녀의 보다 나은 삶 이니셔티브</td></tr>
<tr><td rowspan="4">일반 프로그램</td><td colspan="2">백신과 예방접종: 필수 예방접종을 통해 아동 사망을 감소</td></tr>
<tr><td colspan="2">▶ 주요 프로그램</td></tr>
<tr><td>예방접종 서비스 역량강화</td><td>예방접종 캠페인</td></tr>
<tr><td colspan="2">백신 냉장관리 시스템(Cold Chain) 구축</td></tr>
<tr><td rowspan="8">질병 예방 및 치료서비스 제공
(SDG 3.3, 3.4, 3.d)</td><td rowspan="4">핵심 프로그램</td><td colspan="2">감염병 및 소외열대질환: 한국의 질병관리 역량을 전 세계와 공유하고 개도국의 질병 예방, 탐지, 대응 능력을 강화할 수 있도록 지원</td></tr>
<tr><td colspan="2">▶ 주요 프로그램</td></tr>
<tr><td colspan="2">소외열대질환 역학조사, 교육, 예방, 진단, 치료 프로그램</td></tr>
<tr><td colspan="2">모두를 위한 안전한 삶 이니셔티브</td></tr>
<tr><td rowspan="4">일반 프로그램</td><td colspan="2">비감염성질환: 건강한 생활습관 확산과 비감염성질환으로 인한 장애와 사회경제적 비용 감소</td></tr>
<tr><td colspan="2">▶ 주요 프로그램</td></tr>
<tr><td colspan="2">고혈압/당뇨/비만/정신질병 교육, 예방, 치료, 재활 프로그램 제공</td></tr>
<tr><td colspan="2">건강행태 교육 및 건강습관 인지</td></tr>
</table>

자료: www.koica.go.kr

(4) 성과 프레임워크

KOICA 보건사업의 주요 성과로는 식수 위생, 영양 관리, 모자 보건, 질병 치료 및 예방 등이 있으며, 이는 개도국의 지속가능한 성장과 개발을 촉진시키는데 기여하고 있다〈표 8-5〉.

표 8-5 성과 프레임워크

<table>
<tr><th>전략목표</th><th>중간성과</th><th>주요 성과지표</th></tr>
<tr><td rowspan="8">SO1
개선된 식수위생 및 포괄적 영양서비스의 접근성 향상</td><td rowspan="3">IR 1.1
5세 미만 아동 설사 발생률</td><td>개선된 식수원 이용률</td></tr>
<tr><td>개선된 위생시설 이용률</td></tr>
<tr><td>가정에서 비누를 활용한 손씻기 비율</td></tr>
<tr><td rowspan="5">IR 1.2
5세 미만 아동 저체중 비율</td><td>6개월 미만 완전모유수유 비율</td></tr>
<tr><td>5세 미만 저체중, 소모증, 발육저하 아동 비율</td></tr>
<tr><td>5세 미만 아동 및 임산부 빈혈 유병률</td></tr>
<tr><td>적절한 보충식이를 하는 아동비율(6-24개월)</td></tr>
<tr><td>미량영상소 결핍 임신비율</td></tr>
<tr><td rowspan="10">SO2
양질의 필수 모자청소년 보건서비스 제공</td><td rowspan="3">IR 2.1
가족계획 실천율</td><td>현대적 피임실천율</td></tr>
<tr><td>합계출산율</td></tr>
<tr><td>청소년 출산율</td></tr>
<tr><td rowspan="7">IR 2.2
모성사망비

IR 2.3
신생아 및 5세 미만 아동 사망률</td><td>산전 관리 진찰율(1, 4회 이상)</td></tr>
<tr><td>시설 분만율</td></tr>
<tr><td>전문 인력에 의한 출산율</td></tr>
<tr><td>산후 관리율</td></tr>
<tr><td>고위험 산모 전원 비율</td></tr>
<tr><td>필수 예방 접종률</td></tr>
<tr><td>홍역 예방 접종률</td></tr>
<tr><td rowspan="5">SO3
질병예방 및 치료서비스 제공과 근본원인 차단</td><td rowspan="3">IR 3.1
감염병 및 소외열대질환 발생률</td><td>소외열대질환 유병률/발생률/치료율</td></tr>
<tr><td>개도국 국가실험실의 검사가능한 병원체 수</td></tr>
<tr><td>감염병 관리 훈련을 받은 보건인력 수</td></tr>
<tr><td rowspan="2">IR 3.2
비감염성질병 발생률</td><td>보건교육을 통해 건강행동 변화를 보인 인구비율</td></tr>
<tr><td>고혈압 비율/당뇨 비율/비만 비율</td></tr>
</table>

자료: www.koica.go.kr

3) 사업 시행 절차

(1) 사업시행절차 주요내용

○ 전략수립

- 수원국 국가협력전략(CPS, Country Partnership Strategy), 국별 중점 지원분야, 중기전략 등 확정

○ 사업발굴

- 해외사무소와 수원국 정부와의 정책 · 실무 협의, 현지 기초조사 및 현황 분석을 통 하여 개발 수요 확인 및 우수사업 형성(Alignment & Harmonization)
- 재외공관, 사업발굴협의단, 주요외교행사 계기 등 현지 발굴 및 정부부처 사업제안 활용

○ 사업제안

- 수원국과의 협의결과가 반영된 수원국 사업제안서(PCP, Project Concept Paper) 접수
- 접수된 사업제안서에 대한 1차 검토를 통해 현지조사(예비조사) 대상사업 선정

○ 예비조사

- 사업 현지조사를 통해 사업의 타당성 확인 및 사업기본계획 수립

○ 사업심사

- 관계부서 및 외부전문가로 구성된 사업심사위원회를 통해 신규후보사업 선정
- 수원국 국가협력전략, 국가개발계획 등 부합 여부 정책심사 후 정책심사 통과 사업은 예산규모, 기간, 사업범위, 기술적 타당성, 사업 파급효과 등 종합 심사
- 외교부 시행계획 심의(분야별/지역별 분과협의회를 실시하여 무상원조 시행계획

검토) 및 국무조정실 심사(부처 간 사업 중복 방지 및 연계 등 검토) 실시

○ 예산심의

- 기획재정부 예산심의(6~9월) 및 국회 예산심의(9~12월)

○ 기획조사 및 RD체결

- 기획재정부 예산심의 완료 후, 현지 기획조사 실시(사업예산, 기간, 사업범위, 양국 부담사항 및 협의의사록(RD, Record of Discussion) 문안확정 및 사업심층기획서, PDM, M&E 추진계획 작성)
- 당해 연도 사업들에 대한 정부 간 합의문 교환
- 사업시행 기관 간 협의의사록(RD) 체결

○ 집행계획 수립

- 사업 세부실시계획 수립(사업계획, 초청연수, 전문가파견, 기자재 사양조사, 소요예산 산출, 입찰계획서 포함)

○ 사업시행자 선정 및 사업수행

- 입찰공고(KOICA), 입찰제안서 제출(응찰업체), 기술평가(KOICA 및 외부심사위원), 가격평가(KOICA) 후 계약체결 및 본 사업 실시

○ 모니터링 및 평가

- 계획수립, 진행 및 성과에 대한 사업 모니터링, 중간점검 및 종료평가 실시

○ 사후관리

- 종료 사업에 대한 사후관리

표 8-6 사업추진절차

전략수립	수원국 국가협력전략(CPS), 국별 중점 지원 분야, 중기전략 등 확정
▼	
사업발굴	우수사업 형성(Alignment&Harmonization) 현지 발굴 및 정부부처 사업제안 활용
▼	
사업제안	수원국 사업제안서(PCP) 접수, 1차 검토를 통해 예비조사 대상사업 선정
▼	
예비조사	사업 현지조사를 통해 사업의 타당성 확인 및 사업 기본계획 수립
▼	
사업심사	관계부서 및 외부전문가로 구성된 사업심의위원회를 통해 신규후보사업 선중 후 외교부 시행계획 심의 및 국무조정실 심사
▼	
예산심의	기획재정부 및 국회 예산심의
▼	
기획조사 및 RD 체결	현지 기획조사 실시, 당해연도 사업들에 대한 정부 간 합의문 교환 및 사업시행 기관 간 협의의사록(RD) 체결
▼	
집행계획 수립	사업 세부실시계획 수립
▼	
사업시행자 선정 및 사업 수행	입찰공고(KOICA), 입찰제안서 제출(응찰 업체), 기술평가(KOICA 및 외부심사위원), 가격평가(KOICA), 계약체결 및 본사업 실시
▼	
모니터링 및 평가	사업 모니터링, 중간 점검 및 종료평가
▼	
사후관리	종료 사업에 대한 사후관리

자료: www.koica.go.kr

4) 사업 지역

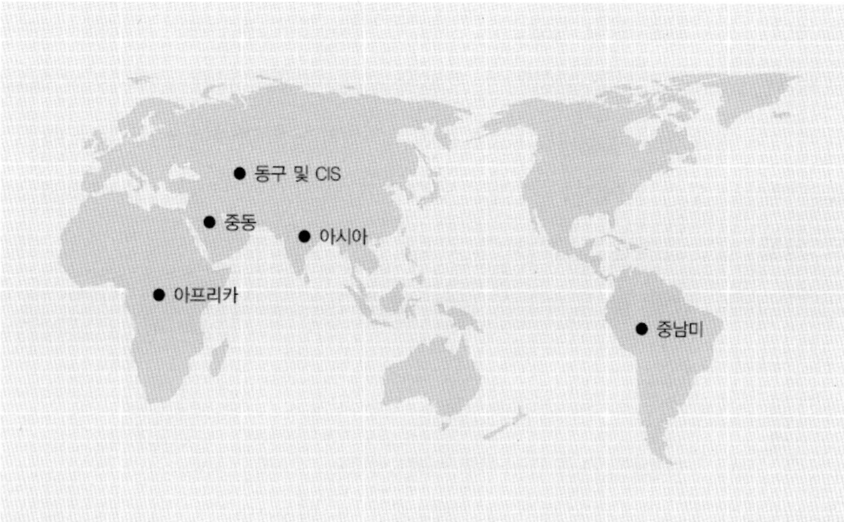

자료: www.koica.go.kr

그림 8-5 KOICA 보건사업 지역

(1) 아시아, 태평양: 지리적 근접성, 문화적 친밀성, 경제협력 관계 등을 고려하여 최우선 중점지원 기조 유지, 소득수준 및 개발이슈에 따라 사업 수행 형식 다변화

(2) 아프리카: 아프리카의 MDGs 달성에 기여하기 위해 최빈국이 집중되어 있는 동아프리카 지역에 대한 지원 규모 점진 확대

(3) 중남미: 중남미의 사회적 불평등 해소를 위해서 빈곤층을 위한 성장전략에 기반을 둔 사회 인프라 지원 확대

(4) 중동, CIS: 이라크, 팔레스타인 등 전후 취약국가 및 CIS 체제전환국에 대한 재건지원과 정부역량 강화 등 국가별 특수성을 고려한 지원

5) 추진 사업

(1) 보건 분야 지원 실적 개괄

KOICA는 MDGs 달성을 포함하여, 개도국 보건 향상을 위한 국제사회의 노력에 적극적으로 동참해오고 있다. 지난 1991-2013년간 KOICA 전체 예산 대비 약 19%의 예산을 보건 분야에 지원하고 있으며, OECD/DAC 기준으로 KOICA 보건 프로그램을 세부 분야별로 살펴보면, 기초보건 및 의료부분을 52%로 중점 지원하고, 식수 18%, 인구 및 생식보건 15%, 말라리아, 결핵 등 전염병 분야에 8% 등 지원하였다.

(2) 추진사업 (2015년 기준 신규 및 지속 사업)

총 5가지의 목표를 설정하고 이를 달성하기 위한 추진사업을 정리해 놓은 표이다.

표 8-7 목표 1: 보건의료 서비스 접근성 강화

국가	사업
방글라데시	안질환 예방 및 치료역량강화사업(2014-2020/ 750만불)
필리핀	일로일로주 지역보건 역량강화사업(2012-2015/ 700만불)
캄보디아	국립소아병원 기능개선사업(2013-2015/ 500만불)
파푸아뉴기니	지역보건 의료체계 강화 지원사업(2010-2015/ 550만불)
DR콩고	반둔두주 5개 보건구역 말라리아 퇴치 및 역량강화사업(2012-2015/ 400만불)
볼리비아	오루로 보건의료 시스템 향상 및 의료인력 역량강화사업(2010-2016/ 400만불)
볼리비아	엘알또 한국병원 3차 지원사업(증축 및 기자재 지원)(2013-2016/ 840만 불)
볼리비아	베니주 3차 병원건립 및 1,2차 보건의료시스템 강화사업 (2014-2020/ 1,500만불)
에콰도르	과야스주 보건의료센터 건립 및 의료인력 역량강화사업 (2014-2017/ 500만불)
엘살바도르	한-엘 우정병원 건립사업(2013-2015/ 300만불)
콜롬비아	한-콜 우호 재활센터 건립사업(2007-2015/ 1,150만불)

파라과이	산빠블로 모자병원 역량강화사업(2013–2016/ 688만불)
페루	쿠스코 국립대학 치과 역량강화 및 쿠스코 취약계층 건강증진 지원사업(2010–2015/ 200만불)
페루	리마 및 까야오 건강증진 프로그램(2013–2017/ 750만불)
페루	찬차마요 보건의료 역량강화사업(2013–2016/ 426만불)
요르단	4개 지역 보건소 건립사업(2014–2016/ 426만불)
팔레스타인	국립 약물중독 치료센터 건립사업(2013–2016/ 500만불)
아프가니스탄	이브니시나 병원 병동 신축 및 ICU 설립사업(2014–2017/ 1,500만불)
카자흐스탄	동카자흐스탄 응급의료체계 강화사업(2014–2016/ 100만불)

자료: www.koica.go.kr

표 8-8 목표 2: 보건의료 인적 역량강화

방글라데시	간호전문 대학원 설립사업(2012–2018/ 1,375만불)

자료: www.koica.go.kr

표 8-9 목표 3: 보건의료 제도적 역량강화

네팔	무구지역 모자보건환경개선사업(2013–2018/ 500만불)
네팔	의료보험제도 구축 지원 사업(2013–2017/ 450만불)
캄보디아	보건분야프로그램(HSSP) 지원사업(2014–2015/ 500만불)
필리핀	통합의료정보체계 구축사업(2014–2018/ 500만불)
이라크	의료정보시스템 구축사업(2013–2015/ 300만불)
베트남	중부지방 병원 Q-Health 사업(2015–2018/ 700만불)
우즈베키스탄	아동병원 의료인력 역량강화사업(2015–2019/ 700만불)
베트남	의료보험 및 E-Health 역량강화 사업 (2015–2018/ 1300만불)
세네갈	중부지역 식수개발 2차 사업(2015–2017/ 500만불)
수단	주혈흡충퇴치 3차 사업(2015–2018/600만불)

자료: www.koica.go.kr

표 8-10 목표 4: 모자보건 및 가족계획

라오스	소아과 의료인력 교육, 지역보건소 역량강화사업(2013-2007/ 950만불)
가나	볼타지역 모자보건 개선사업(2013-2017/ 600만불)
에티오피아	인구 및 생식보건 인식개선 캠페인 지원 사업(2013-2016/ 650만불)
DR 콩고	모자보건 향상을 위한 Kwango 지역 모자보건 향상 역량강화 사업(2013-2016/ 600만불)
코트디부아르	UNFPA 중북부-서부지역 누관치료 사업(2010-2015/ 170만불)
탄자니아	다레살람 진단능력, 모자보건 역량강화 2차사업(2014-2017/ 400만불)
과테말라	웨웨떼낭고주 국립병원 모자보건 역량강화사업(2010-2015/ 270만 불)
동티모르	아이나로 및 코발리마주 모자보건 역량강화사업(2015-2017/ 465만 불)
동티모르	WFP 모자보건 증진 및 지역의료인 역량강화사업(2015-2017/360만 불)
방글라데시	유니세프 모자보건 2차 사업(2015-2019/ 1000만 불)
솔로몬군도	모자보건 증진 및 지역의료인 역량강화사업(2015-2017/ 500만불)
에티오피아	오로미아주 모자보건 증진사업(2015-2019/ 750만 불)
에티오피아	통합보건 역량강화사업(USAID 공동협력)(2015-2019/ 500만불)
필리핀	다바오 지역 모자보건개선을 위한 의료보건 서비스 개선사업/국제기구 협력사업(WHO)(2015-2018/ 300만 불)

자료: www.koica.go.kr

표 8-11 목표 5: 감염성 질병관리

동티모르	국립보건연구소 결핵진단 및 퇴치역량 강화사업(2013-2015/ 210 만불)
DR콩고	말라리아 퇴치 및 보건소 역량강화사업(2012-2015/ 400만불)
우즈베키스탄	감염성 질병 관리역량강화 2차 사업(2013-2017/ 600만불)

자료: www.koica.go.kr

6) 사업 형태

(1) 국별협력

개도국의 교육훈련, 보건, 농업능력 향상 등 특정개발목표 달성을 위해 건물,

시설물, 장비, 기자재의 물적 협력수단과 연수생초청, 전문가 파견 등의 인적협력수단을 패키지화하여 다년간(2~5년 등) 지원하는 사업으로 사업의 발굴, 계획수립 및 심사, 실시, 평가에 이르기까지 각 요소를 하나의 사업으로 통합하여 종합적으로 지원하는 사업이다.

(2) 글로벌연수

연수사업은 개도국의 지속가능한 개발에 필요한 기술 습득과 역량개발을 지원하기 위해 개발도상국의 기술인력, 연구원, 공무원 등을 대상으로 우리의 개발경험 및 기술을 공유하는 사업으로서, 선진국과 개발도상국 간의 지식 격차를 좁히는데 중요한 인적자원개발에 초점을 맞추고 있다.

(3) 해외봉사단파견

개발도상국에 파견된 우리 국민들이 현지 주민들과 함께 생활하며 개발도상국의 경제사회 발전에 실질적으로 기여하는 사업이다. 이를 통해 우리의 청, 장년들이 교육 및 직업훈련, 보건의료, 농촌개발 등의 다양한 분야에서 개발도상국의 인력 양성 및 기술이전에 참여하고 있다.

(4) 인도적 지원

KOICA는 해외에서 발생한 자연재해, 대형사고, 분쟁 및 만성적, 복합적 재난으로부터 생명을 구조하고 고통을 경감시키며 인간의 존엄성을 유지 및 보호하고, 이러한 재난발생을 예방하고 대응능력을 강화시키는 지원활동을 수행하고 있다.

(5) 민간협력

KOICA는 개도국의 빈곤완화와 복지증진을 위해 활동하고 있는 국내외 민간단체의 해외원조사업을 지원해 주고 있다. 민간단체를 통한 원조는 민간부문의 전문성과 경험, 개도국 지역사회와의 유대관계 등을 활용하여, 정부차원의 공적개발원조 사업을 보완할 수 있으며, 국민의식 및 국제화에 기여하는 국민참여형 개발 원조 사업이다.

(6) 국제기구협력

KOICA는 우리의 원조 인프라 경험이 부족하여, 양자로 직접 지원이 어려운 사업에 대하여 양자 간 무상원조사업을 보완하는 차원에서 국제기구를 통해 지원함으로써 원조효과를 제고하고 있다. 아울러, 국제기구와의 협력을 통하여 우리 원조의 가시성을 제고하고 있다.

(7) 국제질병퇴치기금

국내에서 출발하는 국제선 항공기 탑승객(내, 외국인)에 대해 1,000원을 부과하는 기금으로 조성된 기금은 개발도상국의 질병 예방 및 퇴치를 위해 사용된다.(2007년부터 도입, 운영되어 오던 국제빈곤퇴치기여금이 2017년 1월부터 「국제질병퇴치기금법」 제정 및 시행에 따라 「국제질병퇴치기금」으로 전환됨.)

7) 사업 평가

(1) 평가원칙

ODA 사업의 평가 원칙 5가지는 파트너십, 공정성, 객관성, 투명성 및 신뢰성이다〈표 8-12〉.

표 8-12 사업 평가 원칙 5가지

원칙	내용
파트너쉽 (Partnership)	평가실시기관은 협력 대상국 및 타공여국개발협력 파트너의 참여를 장려하며, 공동평가의 가능성과 적정성을 확인
공정성 (Impartiality)	평가에서 서로 다른 이해당사자의 입장차이를 고려하여 평가를 수행
객관성 (Objectivity)	객관적으로 믿을만한 관찰과 추론에 기초하여 평가를 수행
투명성 (Transparency)	평가보고서에서는 평가조사 및 분석기법을 명확하게 보고서에 기술하며, 가치판단과 제언, 그리고 사실 확인과 결론을 명확히 구분
신뢰성 (Credibility)	평가의 신뢰성을 위해 평가참가자들이 신의성실의 원칙에 따라 평가를 수행

(2) 평가기준

ODA 보건사업의 평가 기준은 적절성, 효과성, 효율성, 영향력, 지속가능성, 범분야 이슈 등이 있다〈표 8-13〉.

표 8-13 보건 사업 평가기준

기준	내용
적절성(Relevance)	개발사업의 목표가 수혜자 및 수원국의 필요(needs)와 우선순위를 충족하고 수혜국과 공여국의 정책에 일치하는 정도
효과성(Effectiveness)	사업의 목적이나 목표의 달성 정도
효율성(Efficiency)	다른 대안을 감안할 때 개발사업으로 인한 비용이 얼마나 합리화 될 수 있는가, 즉 여러 투입물이 경제적으로 사용되어 산출물 및 성과로 전환된 정도
영향력(Impact)	개발사업의 긍정적 또는 부정적, 의도한 또는 의도하지 않은 효과의 전체적인 결과
지속가능성 (Sustainability)	평가대상 정책 시행 후 또는 사업종료 후 긍정적 효과가 장기적으로 지속될 수 있는 정도
범분야 이슈 (Cross-cutting issues)	젠더(성주류화) 혹은 수원국 환경문제 고려여부 평가

(3) 평가 종류

표 8-14 목적, 시기, 대상, 평가자에 따른 평가 분류

구분	평가 분류
목적	형성평가(Process Evaluation) 총괄평가(Summative Evaluation)
시기	사전평가 (Ex-ante Evaluation) 중간평가 (Interim Evaluation) 종료평가 (End-of-project Evaluation) 사후평가 (Ex-post Evalutaion)
대상	프로젝트평가(Project Evaluation) 프로그램평가(Program Evaluation) 분야별평가(Sector Evaluation) 주제별평가(Thematic Evaluation) 국별평가(Country Evaluation)
평가자	내부평가(Internal Evaluation) 외부평가(External Evaluation) 공동평가(Joint Evaluation)

자료: www.koica.go.kr

가. 평가 목적에 따른 분류

평가 목적에 따른 분류는 형성평가, 총괄평가가 있다〈표 8-15〉.

표 8-15 평가목적에 따른 분류

구분	내용
형성평가	사업 결과 향상을 목적으로, 프로젝트/프로그램 수행 과정 중 이루어지는 목표지향 평가
	결과나 성과보다 사업 목적을 달성할 수 있는가를 점검하고 이를 위한 개선점 도출
총괄평가	개발 활동 종료 후, 예상 목표 달성 정도 및 사업 성과를 점검하고 가치 확보를 위해 수행
	평가를 통해 얻은 교훈은 유사 사업 및 정책에 반영하여 사업 개선 및 효과성 제고에 활용

자료: www.koica.go.kr

표 8-16 평가시기에 따른 분류

사전평가	사업 수행 이전에 시행, 사업 심사라고도 함
	사업 기획 단계에서부터 성과 목표 수립 및 성과 점검 지표를 개발하여 사업성과 제고를 위한 토대 구축
중간평가	사업과정 중간 시점에서 수행
	사업 전 과정 중에서 평가 시점까지의 진행도 및 사업 목표 달성 부합 여부를 점검하고, 사업 완수를 위한 필요 사항 확인
종료평가	사업 종료 후 수행
	종료 사업의 수행 과정을 점검하고, 사업의 단 · 중기적 성과를 확인하며, 사업성과의 지속성 확보를 위한 필요 사항 확인
사후평가	사업 종료 후 2년 경과 시점에서 수행
	사업의 중장기 성과 및 파급 영향력을 점검하며, 사업 성과의 지속적 유지를 위한 필요 사항 확인 사업 기획부터 종료 후 영향력 창출 단계까지 전반적인 점검을 통한 전략적 교훈 도출

자료: www.koica.go.kr

나. 평가시기에 따른 분류

평가 활동은 아래와 같이 개발 사업 수행 시기에 따라 이루어진다. 평가시기에 따른 분류로는 사전평가, 중간평가, 종료평가, 사후평가가 있다〈표 8-16〉.

다. 평가단계에 따른 분류

평가 활동은 아래와 같이 개발 사업 수행 단계에 따라 이루어진다〈표 8-17〉.

표 8-17 평가단계에 따른 분류

사전평가	사업 수행 이전에 시행, 사업 심사라고도 함
	사업 기획 단계에서부터 성과 목표 수립 및 성과 점검 지표를 개발하여 사업성과 제고를 위한 토대 구축
중간평가	사업과정 중간 시점에서 수행
	사업 전 과정 중에서 평가 시점까지의 진행도 및 사업 목표 달성 부합 여부를 점검하고, 사업 완수를 위한 필요 사항 확인
종료평가	사업 종료 후 수행
	종료 사업의 수행 과정을 점검하고, 사업의 단 · 중기적 성과를 확인하며, 사업성과의 지속성 확보를 위한 필요 사항 확인
사후평가	사업 종료 후 2년 경과 시점에서 수행
	사업의 중장기 성과 및 파급 영향력을 점검하며, 사업 성과의 지속적 유지를 위한 필요 사항 확인 사업 기획부터 종료 후 영향력 창출 단계까지 전반적인 점검을 통한 전략적 교훈 도출

자료: www.koica.go.kr

라. 평가대상에 따른 분류

평가 대상에 따른 분류로는 프로젝트/프로그램 평가, 분야별 평가, 국별 평가, 주제별 평가 등이 있다〈표 8-18〉.

표 8-18 평가대상에 따른 분류

프로젝트/프로그램 평가	개발 사업의 제도적, 사회적, 경제적, 문화적, 환경적 성과에 기여도 평가
분야별 평가	개발 사업 중 특정 분야 특성에 따른 성과 점검 및 교훈 도출
국별 평가	국별 지원 전략에 따라 수행된 사업 평가
주제별 평가	특정 개발 관련 주제를 선정하여 평가

자료: www.koica.go.kr

마. 평가자에 따른 분류

평가자에 따른 분류로는 내부평가, 외부평가, 공동평가가 있다〈표 8-19〉.

표 8-19 평가자에 따른 분류

내부평가	평가 대상 관련 기관의 내부 인력이 수행 자체평가(Self-evaluation)와 유사
외부평가	제 3의 외부기관 또는 전문 인력이 수행
공동평가	타 공여국/협력국이 참여한 개발 사업에 대해 하나의 평가 방식에 따라 공동으로 수행

자료: www.koica.go.kr

(4) 평가 절차

평가의 객관성과 공정성을 위해 아래와 같은 절차에 따라 평가를 실시하게 된다〈그림 8-6〉.

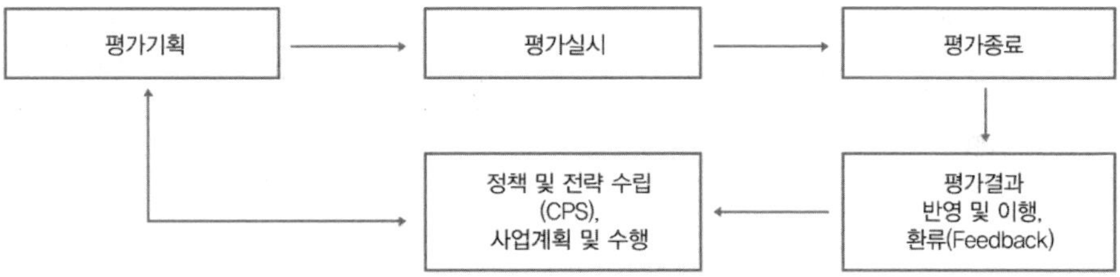

자료: www.koica.go.kr

그림 8-6 사업 평가 절차

(5) 평가 시스템

KOICA의 ODA 평가 시스템은 〈그림 8-7〉과 같다.

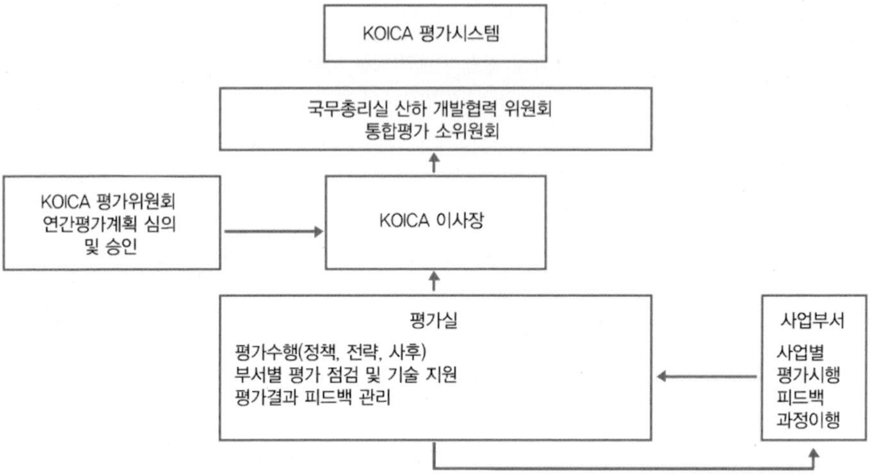

그림 8-7 KOICA 평가시스템

2010년도부터 우리 정부는 국제개발협력사업을 시행하는 중앙행정기관, 공공기관의 국제개발협력사업 통합평가 수행에 관한 기본적인 사항을 정하여, 국제개발협력 정책, 전략, 프로그램/프로젝트 등의 효과성과 효율성 제고 및 책임 있는 국제개발협력 사업 이행을 통한 국민 지지 확보를 목적으로 개발협력사업 통합평가를 수행하고 있다. 통합평가란, 국제개발협력 통합 평가소위원회(국무총리실)가 무·유상 원조 사업을 포괄하는 관점에서 국제개발협력 정책, 전략, 프로젝트 등에 대한 체계적이고 객관적인 심사를 의미한다〈그림 8-7〉.

○ 환류과정(Feedback)

KOICA는 2009년부터 국내 원조기관 중 최초로 평가결과를 사업에 효과적으로 반영해 사업을 개선할 수 있도록 평가결과 환류(Feedback)시스템을 운영하고 있다.

환류과정은 아래와 같다.

1) 평가심사실에서 평가보고서 도출 제언 정리

2) 해당 사업부서와 협의, 제언의 타당성을 검토 후 최종 반영과제 선정

3) 부서별 피드백 계획 수립

4) 과제의 이행여부를 주기적으로 모니터링

○ 프로젝트 사후평가 선정절차

프로젝트 사후평가는, 직전연도 하반기에 차년도 평가대상사업을 선정합니다. 이 때, 종료평가 수행 후 2~4년 경과한 사업 중 '평가성 사정(Evaluability Assessment)'을 실시하여 최종 사후평가 대상사업을 선정한다.

'평가성 사정(Evaluability Assessment)'이란, 프로젝트 사업이 전제하고 있는 가정들(assumptions)의 합리성을 평가하고, 프로그램 활동들이 정책목표 달성에 적절하고 기술적으로 가능한지 등을 평가하는 절차이다.

KOICA는 평가성 사정을 통해 사업개입논리의 명확성, 사업설계의 성과지향성, 사업성과의 측정가능성, 사업성과 도출, 평가결과 활용의 유용성 등을 점검하고, 최종 사후평가 대상사업을 선정하고 있다〈표 8-20〉.

표 8-20 사후평가 신청절차 및 과정

단계	내용
1차	전년도 사후평가 대상사업 리스트 작성
2차	평가성 사정(Evaluability Assessment) 실시
3차	평가성 사정 결과를 바탕으로 대상사업 확정
4차	평가위원회 심의
5차	국제개발협력위원회 심의 및 확정

자료: www.koica.go.kr

(5) KOICA 발간물 및 평가 보고서

「**기초선조사 가이드라인 2016 개정**」이 대표적인 발간물이며, 연도별 평가연보와 평가 가이드 라인 등의 발간물이 PDF 파일로 개제되어 있다. 영문과 국문의 2개의 버전으로 번역되어 있다. 한국국제개발협력단 홈페이지(www.koica.go.kr)에서 확인 할 수 있다.

(6) 국제 개발 평가 논의 동향

1980년대 개발원조사업 효과성에 대한 회의와 함께, 공여국들은 원조피로(Aid fatigue) 및 원조 규모 감소를 경험하였다. 이에 따라 원조 기관들은 개발사업 평가를 강화하여 사업 경험상의 교훈을 배우고 개발 활동에 대한 책임성 확보(공여국 및 수원국 국민들에게 원조 사업의 효과성 인식 제고)에 대한 중요성을 인식하게 되었다. 이와 같은 맥락에서 1991년 OECD/DAC은 개발원조평가원칙 (Principles for Evaluation of Development Assistance)을 채택하여, 공여국이 명확한 평가 정책과 기준을 갖고 독립적이며 투명한 평가를 시행하도록 권고하였다. 아울러, 원조 및 개발 사업의 이해관계자가 정부, 시민사회 및 민간기업 등으로 확대되면서, 다양한 이해관계자들로부터 원조 사업의 효과성, 즉 실질적인 성과 확인을 위한 모니터링 및 평가에 대한 관심과 요구가 높아짐에 따라 성과중심관리 및 평가(Result-Based Management and Evaluation) 체제가 정착되었다.

KOICA는 2010년 OECD/DAC 가입을 계기로 DAC 개발평가네트워크 (DAC Network on Development Evaluation: Evalnet)에 참여하여 활동하고 있다. EvalNet에서는 DAC회원국 및 개발협력기관의 평가담당자가 모여 각자의 평가 경험과 새로운 평가방법론을 공유하고, 평가 파트너십 확대를 논의하고 있다. 최근 EvalNet을 비롯한 국제사회의 평가 커뮤니티에서는 아래와 같은 주제로 활발한 논의가 이루어지고 있다.

○ 국제 개발 평가 동향

- 공동평가
- 수원국의 평가역량 강화
- 파리선언 이행현황 제2단계 평가
- 다자원조평가(MOPAN 포함)
- 영향력 평가
- 평가의 질 확보

(7) 국제 개발 평가 소식

OECD 개발평가 네트워크(DAC Evaluation network)는 매년 정기회의를 개최하여, 각 회원국들의 평가시스템 및 현황을 점검하고, 새로운 평가방법 및 모범사례를 공유하고 있다.

○ 제14차 OECD/DAC평가네트워크(EvalNet) 정기회의 (2012.11.27-28/파리 OECD 사무국)

- **(최신 동향 공유)** 체계적 평가(systematic review) 방법에 대한 선진 평가 사례, 개발평가의 12가지 교훈(안), 최근 각국의 성과중심 관리 체계 평가 결과, 취약국 평화구축활동 평가 가이드라인, 예산지원(budget support)에 대한 평가 등을 공유하고 관심 있는 회원국들의 참여를 독려함.
- **(체계적 분석(systematic review))** 영국(DFID)의 체계적 분석 및 평가 통합(evaluation synthesis) 활용 결과, 활용 가능한 데이터를 축적하기 위하여 장기 간의 지원이 필요하며 이를 위한 내외부 역량강화가 필수적인 것으로 나타남.
- **(성과중심 관리(result based management))** EvalNet 평가 전문가 및 핀란드, 아시아 개발은행, 노르웨이는 각 성과중심관리시스템의 평가결과를 공유

한 바, 성과중심관리가 개발사업의 효과적인 결과를 위하여 필요한 제도임에도 불구하고 이에 대한 정책적 의지, 평가 역량, 실제 적용할 수 있는 기술적 툴 부족 등 어려움이 있으며 이를 개선하기 위하여 정책 차원의 성과중심관리, 평가역량강화, 방법론 지원 등이 필요한 것으로 나타남.

- **(평가 역량 강화)** 금번 회의에서는 지속적으로 공여국 및 수원국 모두의 평가 역량 강화가 반복적으로 언급되었음. 일부 회원국은 단계적 학습 모듈 개발, 인센티브 부여 등을 통하여 내부 평가 역량을 강화하고 있으며 EvalNet은 수원국의 평가 역량 강화를 위한 평가역량개발(evaluation capacity development) Team을 신설하는 등 구체적인 노력을 시작하였음.

○ 제15차 OECD/DAC평가네트워크(Evalnet) 정기회의 (2013.6.18-19/파리 OECD 사무국)

- **(민간분야 개발 지원 평가 워크샵)** 민간분야 개발에 대한 민간기업의 관점과 평가자의 관점에 대한 논의와 DFID, EIB, IEG의 개도국 중소기업(SMEs) 지원 평가결과 및 네덜란드, ADB의 민관파트너십(PPPs)에 대한 평가 결과 발표가 있었음.
- **(평가 문화 형성)** ▲ USAID는 평가 역량 강화 차원에서 Program NET, Learning Lab 등 대학과 연계한 평가 사이트를 운영하고 있으며, ▲ AfDB는 우수 평가 및 사업에 대한 시상제도 등을 통해 내부 평가역량을 강화하고 있으며, 평가 피드백 워크샵 개최, 평가 주간(evaluation week) 설정 등 평가 문화 확산을 위해 다양한 시도를 하고 있음. ▲ AusAID는 평가의 신뢰성 제고를 위해 내·외부 평가전문가로 구성된 독립평가위원회를 신설했으며, 금년 최초로 평가 연차 보고서를 발간, 분야별 주제별 평가 교훈의 공유를 통해 기관내 평가 문화를 확산시키고 있음.
- **(성평등 및 인권 이슈 평가)** Evalnet 회원들은 성평등 및 인권이슈를 개별평가

또는 주제별평가 등을 통해 평가에 반영하고자 노력하고 있으나 41%의 회원만이 성평등 등 범분야 이슈(Cross-cutting issue)에 대한 자체 평가역량을 갖추었고 대부분은 타기관의 가이드라인에 의존하고 있는 것으로 분석됨.

- **(평가역량 개발 지원, (Evaluation Capacity Development))** EvalNet 산하 평가역량개발 task team은 개도국의 투명하고 근거에 기반한 정책수립, 평가 활동의 일관성, 개도국의 평가시스템 활용 강화를 위한 업무를 진행하고 있으며, 작년 성과 및 향후 방향에 대해 설명함. ECD팀의 주요 활동은 개도국과의 네트워크를 통한 평가역량 개발 수요 파악, 효과적 ECD 지원을 위한 가이드라인 개발, 협력대상국과 공동평가 및 참여정도를 평가하는 매트릭스 공동개발, 공동재정 지원, 학계 및 재단 등의 참여 확대, 협력대상국내 평가환경 조성 등임.
- **(EvalNet 창립 30주년)** EvalNet은 1983년-2013년간의 주요 업적을 정리하고 앞으로도 급변하는 개발환경에 부합하도록 개발평가의 선도적 역할을 할 것을 다짐하고 "개발평가의 12가지 교훈"책자를 배포함.

○ 제16차 OECD/DAC평가네트워크(EvalNet) 정기회의 (2014.2.12-13/파리 OECD 사무국)

- **(인권 및 젠더이슈를 고려한 평가)** 국제원조사회에서 범분야(cross-cutting issues) 평가의 중요성이 커지고 있음에도 불구하고 인권 및 젠더이슈를 반영한 평가는 그 방법론이 아직 명확하지 않고, 협력대상국의 경제 및 외교 등 다양한 분야에도 연관되어 민감한 주제이며 정보수집이 어려운 특징이 있어 현재 다양한 평가 관련 논의가 진행 중임.
- **(내부 평가인력 및 외부전문가를 활용한 평가관리)** 내부 평가인력을 활용한 평가와 외부 전문가를 활용한 평가, 내외부 인력 평가팀 구성을 통한 평가, 외부 평가용역업체를 활용한 평가 등 다양한 평가 수행방안에 대한

장단점이 논의되었으며, 대부분의 기관들이 내외부 평가를 병행하고 있고 일부 기관은 외부 평가만을 또는 내부 평가만을 수행하는 등 평가 수행방식이 다양한 것으로 나타남.

- (post-2015 개발의제 설정과 관련한 평가이슈 논의) 향후 주요 평가이슈 논의 결과 (개도국) 민간분야 개발 평가, 무역을 위한 원조, 기후변화 펀드 평가, 다양한 평가기법 및 역량개발, 외교정책과 개발정책의 일치문제 등이 주요 공통 이슈로 나타남.

○ 제17차 OECD/DAC 평가네트워크(EvalNet) 정기회의 (2014.11.19-20/파리 OECD 사무 국)

- (기관별 주요 평가 분야) 회원기관들은 다자기구 평가, 예산지원 평가, 수원국과의 공동평가 및 수원국 평가역량 강화 등을 주요 이슈로 제시하였으며, EvalNet을 통한 기관별 정보공유와 활발한 참여를 희망함.
- (외부 평가전문가를 활용한 평가의 관리) 평가의 독립성에 대한 요구를 고려하여 외부 평가전문가를 활용한 평가가 활발히 시행되고 있으나, 제언사항의 적절성이 낮은 문제점이 있으며 이 경우 평가결과 환류상의 문제점으로 귀결되는 바, 평가품질관리 강화와 더불어 내부 평가역량 강화가 필요함.
- (기후변화 대응 프로그램의 평가) 기후변화 대응을 위하여 수행된 다양한 프로그램에 대한 평가결과, 공통적으로 기후변화의 특성상 기제가 매우 복잡하여 정량데이터 확보가 어려우며 이해관계자가 다양하고 광범위하여 의사소통이 원활하지 않은 점 등이 문제점으로 나타남.
- (post-2015 개발의제 설정과 관련한 평가이슈 논의) 지속가능한 개발을 위하여 정책/프로그램/결과 및 영향력의 평가에 대한 국제사회의 관심이 점점 높아지고 있으며, 이에 부응하기 위하여 2015년을 "국제 평가의 해 (International Year of Evaluation 2015)로 정하고 다양한 평가세미나와 컨퍼런

스를 개최할 예정임.

○ 제18차 OECD/DAC평가네트워크(EvalNet) 정기회의 (2015.6.15-16/파리 OECD 사무국)

- **(SDGs 시대 평가 방향 논의)** 스위스 개발협력청(SDC)과 네덜란드 외교부 개발협력평가국(IOB)은 거버넌스 분야에 대한 'Jointness light Approach'방식의 협력적 평가를 실시하고 내용을 회원국들과 공유함. 덴마크 개발협력청(DANIDA), 노르웨이 개발협력청(NORAD), 스웨덴 개발협력청(SIDA)은 기관 간 협력적 평가 진행 시 평가역량 제고에 대한 평가를 실시하여 협력적 평가 수행을 위한 교훈 및 시사점을 발표하였음.
- **(SDGs 시대 평가 방향 논의)** 지속가능한 개발목표(SDGs) 하에 개발분야 평가는 기존의 효과성 중심에서 지속가능성을 중시하는 쪽으로 변하고 있으며, 기후변화, 수원국의 주인의식 제고 및 신규 파트너십, 평가의 복잡성, 데이터 관리 및 평가윤리 검토 등 다양한 요건이 요구되고 있는 상황임. 이러한 복합적인 연계 주제에 대해 사무국에서는 향후 평가방향을 위한 주요 이슈를 제시하고 회원들 간 논의를 진행하였음.
- **(평가역량개발 제고를 위한 경험 공유)** 평가역량을 개발하기 위한 국제사회의 관심이 지속적으로 높아지고 있음에 따라, 프랑스 개발협력청(AFD)은 협력적 평가(Collaborative Partner Donor Evaluation: CPDE) 연구와 관련 연구 결과를 발표하고, 그룹 토의를 통해 CPDE 발전 방안에 대한 회원들의 의견을 수렴하였음.

○ 제 19차 OECD DAC 평가네트워크(EvalNet) 정기회의(2016.4.26.~27)

- **(Agenda 2030 시대의 평가)** 2015년 UN에서 합의된 UN의 지속가능개발목표(SDGs)는 목표 자체의 복잡성(complexity)과 국가 주도의 평가체제로 인해 개발협력사업 평가 분야에 있어 기회인 동시에 도전과제임. OECD, UN

기구, WorldBank 그룹 등 국제기구 및 평가 네트워크 회원국들은 SDGs를 평가 관련 정책 및 실무에 전적으로 도입하려는 경향을 보이며, 성공적인 SDGs 이행을 위해 평가 커뮤니티의 일관되고 조화로운 활동이 필요하다는 데 동의, 기존 세계적 · 지역적 · 국가적 차원의 평가 네트워크 및 매커니즘을 최대한 활용하는 것을 우선적으로 고려함.

- **(국제 평가의 해)** 2015년은 세계적으로 개발 분야 평가의 역할과 중요성 · 잠재성에 대한 인식이 확대되는 한 해였음. 다만, 평가가 증거에 기반한 (evidence-based) 정책결정 및 거버넌스의 도구로서 공공의 이익에 기여하기 위해서는 효과적인 평가 방법과 관련 가치의 결합이 필요함. 또한, 평가 시스템의 정착을 위해서는 평가를 가능하게 하는 환경, 정부 및 평가 수행 기관의 역량, 개인의 평가 수행 역량, 이들 간의 결합이 필요함.
- **(모니터링 및 평가의 신기술 활용)** 개발 평가에서 정보통신기술(ICT)의 활용은 한정된 재원의 한계 극복, 데이터 수집 · 분석의 고도화, 다차원적 지표 수립, 현장의 실시간 피드백 수립 등 장점이 있음. 동시에 높은 초기 투자비용, 왜곡된 데이터 수집 가능성, 사생활 침해 등 위험 요소도 내포하는 바, 부작용을 최소화 하면서 기존 평가 방법의 한계를 극복 · 보완 할 수 있는 방식의 적용이 필요한 바, 차기 회의 시 논의를 지속할 예정임.

| 참고문헌 |

- 한국국제협력단 홈페이지「www.koica.co.kr」(2017.03.02)
- http://www.vcs2020.org/bbs/board.php?bo_table=B41&wr_id=1016
- http://odakorea.go.kr/oz.main.ODAMain.do

9

Chapter

기초선 조사

학습목표

- 기초선 조사의 목적을 알아야 한다.
- 실험설계의 종류를 알아야 한다.
- 기초선 조사의 품질관리를 알아야 한다.
- 조사설계 과정을 알아야 한다.
- SMART 원칙을 알아야 한다.
- 정량 및 정성적 조사 방법의 특성을 이해하여야 한다.
- 조사 자료의 입력, 분석과정을 이해하여야 한다.
- 조사보고서 작성 과정 및 유의사항을 이해하여야 한다.

1. 기초선 조사 개요

1) 기초선 조사

▶ 기초선 또는 기준치(Baseline survey) 조사는 사업 착수 이전 사업대상 지역의 상황을 조사하는 기초 자료수집 및 분석활동을 말하며, 이를 통해 수집된 자료는 향후 모니터링 및 평가 시 사업의 진척사항과 성과를 판단하는 근거로 활용된다.

▶ 기초선 자료는 개발사업 수행 이전 사업현장의 주요 상황(성과지표)을 측정한 기준점으로써, 사업 목표 수준별 성과지표의 초기값이 된다.

2) 기초선 조사 목적

▶ 사업 현장에 대한 정확한 이해를 바탕으로 사업의 방향과 전략, 내용을 점검하고 개선함으로써 사업의 효과를 제고한다.

▶ 기초선 자료는 모니터링과 평가를 위해 필수적인 기초자료로서 성과관리의 핵심이다.

- 사업수행 이전의 기초 상황에 대한 정보를 바탕으로 사업시행으로 인한 변화와 영향을 정기적이고 체계적으로 측정하고 목표치 대비 진전사항을 점검한다.
- 기초선 자료를 기반으로 현실적인 목표치를 수립하고, 향후 모니터링을 통해 진전사항에 대한 정보와 데이터를 수집하고 관리함으로써 투명성을 개선한다.

▶ 사업의 성과, 사업 시행을 통한 변화에 대한 정확한 점검과 평가를 가능하게 함으로써 사업 관리자와 시행자에게 성과 달성에 대한 동기부여와 책임성을 강화한다.

▶ 수원기관 및 이해관계자와 해당 사업의 목표, 기초선 자료와 목표치를 공유해 주인의식과 공동의 책임성 함양을 도모한다.

3) 기초선 조사 가이드라인 목적

▶ 기초선 조사의 중요성에 대한 이해 제고를 통해, 성과중심 사업관리 체계를 강화한다.

▶ 기초선 조사 가이드라인과 기준 양식을 도입해, 기초선 조사 결과보고서 및 이를 기반으로 사업 모니터링과 평가 품질을 제고한다.

▶ 기초선 조사 결과의 체계적이고 효율적인 관리 체계를 구축한다.

- 기초선 조사 결과보고서를 기존 사업자료 관리 대상 자료에 추가함으로써 내부 공유를 도모한다.

2. 기초선 조사 운영 개요

1) 대상 사업

▶ 모든 프로젝트형 사업을 대상으로 기초선 조사를 실시하는 것을 원칙으로 한다.

▶ 단, 사업별 성과관리 방안 수립 시, 사업 효과 검증의 중요성에 따라 기초선 조사의 범위와 규모를 결정한다.

- 해당 사업의 효과성에 대한 기존의 연구조사가 제한적인 혁신적 · 창의적인 사업 또는 사업의 예상 효과에 대해 논란의 여지가 있는 사업, 전략적으로 중요도가 높은 사업의 경우, 과학적이고 객관적인 성과의 입증을 위해 실험적 설계와 시행이 필수적이다.
- 성과가 이미 입증되었으나 성과관리를 필요로 하는 일반 사업의 경우, 비교집단을 선정해 실험집단과 비교하는 준실험적 설계 및 시행을 권고한다.
- 인프라 및 기자재 지원 요소가 사업 예산 및 활동의 상당 부분을 차지하더라도, 성과 파악이 중요한 경우 일부 사업내용을 대상으로 과학적 성과관리 방안을 도입할 수 있다.

- 인프라 및 기자재 지원 중심 사업, 개발 컨설팅 사업의 경우, 기존 2차 자료를 통해 기초선 자료 확보가 가능하며, 필요시 직접 조사를 실시한다.

표 9-1 실험설계의 종류

실험설계의 종류
실험설계의 조건, 즉 실험처리의 조작화, 외부발생 변수의 통제, 관찰대상의 무작위 할당 (Randomization) 등에 따라 조사설계 종류는 다음과 같이 구분된다.
(1) 실험적 (Experimental) 설계 • 실험설계의 조건을 모두 충족시키는 과학적인 설계로 그 결과의 타당성이 높음 • 동일한 인구, 즉, 사업의 참여 요건을 충족하고, 참여의지가 동등한 인구 가운데 실험집단 및 통제집단을 무작위로 선정해, 이론적으로 선택편중* (selection bias)에서 자유로움 • 개발사업의 특성상, 수혜 및 비수혜 대상의 무작위 선정과 사업의 효과성 측정을 위해 의도적으로 비수혜 대상을 선정하는 점이 윤리적으로 어려움 – 이는 실험군과 대조군에서 단계적으로 사업을 전개하는 방식 (phased-in)을 활용함으로써 보완할 수 있음
(2) 준실험적 (Quasi-Experimental) 설계 • 실험조건 상 조사대상을 실험 및 통제집단으로 나눌 수 있으나 실험자가 대상자를 무작위로 배정할 수 없는 경우에 이용되며, 실험집단과 유사한 비교집단 (comparison group)을 구성함 • 실험설계보다 개발사업과 그 결과 간의 인과관계 검증이 취약함
(3) 비실험적 (Non-Experimental) 설계 • 비교집단이 없고 연구자가 실험변수를 조작하기 어려움 • 타당성이 취약하나 가설의 검증보다 문제의 도출, 실험설계 전에 시험적으로 실시하는 탐색조사의 성격을 지님 • 단일집단 사후측정 설계, 단일집단 사전-사후측정 설계, 비동질적 집단 사후측정 설계 등이 있음

* 선택편중: 조사 대상으로 선정된 표본의 대표성이 결여되어 발생할 수 있는 편의를 일컫는다. 사업 종료 후 수혜대상과 비수혜대상 두 집단 간의 차이를 확인한 경우, 그 차이를 해당 사업에 의한 결과로 볼 수 있지만 경우에 따라서는 사업을 시행하기 전부터 두 집단이 이질적이었기 때문일 수 있다. 즉, 사업시행 이전에 두 집단이 동질적이라는 증거가 없다면 결과의 차이를 사업수행에 의한 것이라고 단정짓기 어렵다.

2) 실시 시점

▶ PMC 또는 PM 과업의 일부로 기초선 조사를 수행함으로써 사업 모니터링 및 평가시 활용도를 제고한다.

- 사업수행계획서에 성과관리 계획의 일부로 기초선 조사 수행계획을 포함한다.
- 기초선 조사결과를 바탕으로 목표치 (target)를 수립하고, 사업 집행과정에 성과 지표를 중심으로 진척사항을 정기적으로 점검한다.

▶ 사업의 변화이론과 논리모형이 명확히 확립된 이후에 기초선 조사를 수행한다.

- 본격적인 사업 착수에 앞서 시행하도록 하되, 사업관리자와 조사수행기관 모두 사업 내용과 환경에 대한 충분한 이해를 갖춘 시점에 실시한다.
- 수행시기가 늦춰질수록 조사결과의 정확도를 저해할 수 있고, 사업 효과에 대한 저평가 위험이 발생할 수 있음을 감안해 조사시기를 확정해야 한다.

3) 수행 주체

▶ PMC 또는 PM의 과업으로 기초선 조사 실시 예산을 별도 책정한다.

- 기초선 자료를 바탕으로 한 사업계획 개선과 성과관리를 추진하도록 주요 과업의 일부로 하고, 이를 위한 성과관리 예산을 책정한다.
- PMC가 사업현장의 현지 조사전문기관에 위임하거나 또는 주재국 통계청 등 관련 전문기관과의 협력을 통해 실시한다.
- PMC가 부재시 사무소가 주관하여 현지 조사 업체를 통한 용역 조사 가능함.

▶ 중간검토 및 종료평가 시, 동일한 자료 확보를 위해 변화에 대한 분석이 가능하도록 표본추출 방법, 조사방법 및 지표 조사 단위를 구체적으로 명시한다.

▶ 사업 관리자가 기초선 조사 수행에 직접 참여하는 경우, 사업환경의 기초 상황에 대한 이해 증진 및 모니터링 수행이 원활한 장점이 있다.

4) 소요기간

▶ 사업규모 및 범위, 지역에 대한 사전정보 확보 여부, IRB 승인기간 투입 가능한 예산 및 기간에 따라 소요기간은 탄력적으로 운용할 수 있다.

▶ 각 세부 단계별 예상 소요기간 〈표 9-2〉을 참고하되, 사업지역과 투입가능 자원을 고려해 소요기간을 기획한다.

5) 예산규모

▶ 총 사업예산의 최소 3-5%를 모니터링 및 평가활동으로 배정하며, 기초선

표 9-2 설문조사 단계별 업무내용 및 예상 소요기간(예시)

단계	업무	소요기간
준비단계	1. 문헌조사, 대상 사업이해 및 성과지표 확정	2주
설계단계	2. 조사질문 구성 · 번역작업 3. 표본규모 및 추출방법 선정 4. 조사방법 선정 5. IRB 신청 · 승인*	2주 2주 1주 12주
착수단계	6. 현지조사 준비 7. 현지조사 및 1차 자료 수집 (600가구 기준 자료수집 2–3주 소요 예상)	2–4주
분석 및 보고서 작성	8. 자료분석 및 보고서 작성	2주
총계		23–25주

* IRB 신청 및 승인 기간은 수원국 윤리위원회 운영 방식에 차이가 있다.

조사는 모니터링 및 평가 예산의 최대 30%를 할애한다.

- 단, 성과관리 중요성이 높은 사업의 경우, 모니터링 및 평가활동에 대한 예산비중을 전체 예산 중 5-10% 수준까지 확대할 수 있다.
- 해당 사업의 구성과 중간검토 및 종료평가 계획을 감안한 기획이 필요하다.

6) 품질관리

▶ 기초선 자료의 정확도와 품질의 중요성을 감안해, 자료수집의 모든 단계에 대한 품질관리 기준과 방안수립이 필수적이다.

- 외부 조사 기관에 조사수행을 의뢰 시, 조사 기획부터 결과보고에 이르기까지 각 단계별 구체적인 품질관리 방안에 대한 명확한 합의가 필요하다.

▶ 조사결과 품질관리를 위해, PMC 구성원으로 연구조사 방법 또는 통계 전문가를 모니터링 및 평가 관리자로 포함하거나 또는 조사설계에 대한 전문가 자문 수렴을 의무화한다.

▶ 조사결과에 대한 수원국 수혜기관의 검토의견 확인을 의무화한다.

- 필요 시 수혜기관과의 공동 워크숍을 개최해 조사결과를 공유하고 이를 기반으로 사업수행 및 모니터링 계획을 확정할 수 있다.

7) 사업단계별 체크리스트

▶ 사업 관리자는 각 사업 단계별로 기초선 조사와 관련하여 다음 사항을 점검한다.

표 9-3 기초선 조사 사업단계별 체크리스트

사업 단계	기초선 조사 관련 업무	확인
사업형성	• 기초선 조사 수행 필요성 검토 • 기초선 조사 범위 및 규모 검토 • 기초선 조사 예산 배정	√
R/D 체결	• 수원국의 참여 및 지원 필요 시, R/D에 관련사항 포함	
사업집행계획 수립	• 성과관리 계획 수립 – 모니터링 및 평가 활동 예산 배정 • 기초선 조사 수행 계획 수립 – 기초선 조사 예산 적정성 점검 – 기초선 조사 수행시기 및 주체 확인 – 향후 모니터링 시기, 주기 및 주체, 필요 역량 • 기초선 조사 결과 보고체계 및 활용 방안 수립	
PMC 선정/ 사업착수	• 제안요청서 작성 시 사업 모니터링 및 평가 관리자 (사회과학조사 방법 또는 통계전문가) 포함 의무화 – PMC 또는 PM에 전문가 미포함 시, 조사 설계 전문가 자문 의무 • 기초선 조사 수행 및 모니터링을 과업 범위로 포함 – 기술평가 시 성과관리 및 기초선 조사 계획 검토 • 기초선 자료 보고체계 및 활용방안 확정 – 기초선 자료 보고 및 관리 양식 – 모니터링 방안, 시기 및 주기 확정 • 목표치(Target) 수립 – 국내외 유사사업 평가결과, 기초선 자료 참고해 목표치를 수립하고 PMC용역 PM, 수원기관과 공유	

3. 단계별 세부절차 및 유의사항

1) 조사설계

(1) 기초선 조사 필요성 점검

▶ 기초선 조사의 수행 여부를 결정하기 이전에 기초선 자료로 활용 가능한 2차 자료 여부를 확인한다.

- 대상 지역의 센서스, 국제기구 및 기타 공여기관 발간 보고서 및 데이터베이스 등을 점검하고 수원기관과의 협의를 통해 활용 가능한 자료를 파악해 수집함으로써 비용과 시간을 절감할 수 있다.

▶ 활용 가능한 기초선 자료가 이미 존재하는 경우, 사업수행 및 평가기간에도 동일한 방법 및 출처에서 정기적으로 자료를 수집해 기초선 자료 대비 변화를 점검한다.

- 사업 수행기간 및 사후 동일한 방법으로, 필요 시점에 추가 자료수집이 불가한 경우 기초선 자료로 활용이 어렵다.

▶ 기존 2차 자료를 기초선 자료로 활용 시, 해당 자료에 대한 품질 검토가 필수적이다.

표 9-4 2차 자료 활용 시 품질관리 기준

2차 자료 활용 시 품질관리 기준
– 신뢰할 수 있는 출처의 자료: 객관적이고 정확한 자료로 그 활용이 타당해야 함 – 성과지표와의 일치성: 해당 지표에 부합하는 적절한 데이터를 선정해야 함
– 분석단위 (Units)의 일치성: 국가수준에서 수집되는 자료를 특정 지역, 군, 마을 단위에서 집행하는 사업에 직접적으로 적용하는 것은 적절하지 않음

(2) 조사목표 수립

□ **조사의 목표와 중점사항을 확립**

▶ 사업에 대한 충분한 이해를 바탕으로 조사 목표를 수립해야 한다.

- 사업 담당자 및 조사수행기관의 사업에 대한 이해가 부족한 경우, 지표선정과 조사 방법 수립의 적절성, 조사결과 활용도가 크게 저해될 수 있다.

▶ 조사의 세부목표가 명확히 수립되어야 조사범위 및 초점에 맞춰 조사 설계와 방법의 선정이 가능하다.

▶ 논리모형 분석을 통해 제기된 문제와 원인을 모두 포괄해 세부 조사목표를 수립한다.

□ **해당 사업의 성과관리 계획에 따라 변화분석 및 비교방법 틀을 선정**

▶ 객관적인 효과 검증 필요성이 높은 혁신 · 창의적인 사업의 경우, 사업수행 / 비수행 인구 또는 지역 간의 비교 설계가 필수적이다.

- 사업 수혜대상 집단과 그에 상응하는 비교집단을 선정해 사업 전후의 상황을 비교함으로써, 발생한 변화가 해당 사업으로 인한 것인지 (attribution) 여부를 밝힘으로써 사업의 실효성 검증이 가능하다.

표 9-5 변화분석 및 비교방법 틀의 비교

사업수행/비수행 지역 비교 (with & without)	사업수행 전/후 비교 (before & after)
강 점	강 점
•변화의 인과관계 요인 파악 가능 •변화의 정도 파악 가능성 높임	•비용 및 예산 절감 •모니터링과 평가 결합 수행 가능 •참여적 모니터링과 평가를 위한 동기부여
사업수행/비수행 지역 비교 (with & without)	**사업수행 전/후 비교 (before & after)**
약 점	약 점
•생태, 자원, 역량 면에서 유사한 비교 가능한 지역 선정이 어려움 •사업 비수행 지역에서의 여타 공여기관, 지역정부 또는 기관의 유사 활동으로 인한 변화 배제 필요 •고비용 발생 •윤리적 문제 발생 가능	•같은 지역에서 기타 공여기관의 유사사업 진행 시, 해당 사업과 성과와의 인과관계 파악 어려움 •변화가 선형적 형태로 일어난다는 가정에 기반함

출처: AusAid(2005) AusGuideline: 4.2. Baseline Studies.

윤리적 이슈 고려
• 조사설계에 앞서 준비단계에서 윤리적 이슈의 고려가 필요하다. – 조사 대상의 권익보호를 위해 해당 국가 또는 지방정부 연구위원회 (Research Council) 또는 지방정부의 승인 필요 여부를 확인해야 한다. – 보건의료 및 인간행동 관련 연구조사의 경우, 해당 국가 및 기관의 기관생명윤리위원회 (Institutional Review Board)를 통해 연구계획에 대한 승인 취득이 필수적이다. ※ IRB는 연구시작 전 연구대상자 보호, 개인정보 보호, 연구방법의 적정성 등 연구의 과학적 · 윤리적 타당성을 심사하기 위해 인간 대상 연구 등을 수행하는 교육기관, 연구기관, 의료기관 등에 설치하는 심의기구이다. – RCT 기법을 활용한 실험설계의 경우, 국제표준 RCT 사업으로 인증 및 등록을 통해 ISRCTN(국제 RCT 표준번호) 발부가 필요하다. ※ ISRCTN 인증은 2004년 RCT 연구에 대한 관심이 높아짐에 따라 2004년 세계보건장관회담 이후 2005년 국제보건협회에서 모든 실험연구에 대한 등록 결의안이 통과되었다. WHO국제 임상실험등록플랫폼 설립한 이후, 해당 연구 및 사업 ISRCTN 등록을 권고하고 있다. (http://www.isrctn.com)
• 설문조사 및 인터뷰 시행에 앞서 모든 조사대상자의 사전동의 (informed consent) 취득이 필요하다. – 조사 목적과 내용, 조사 진행방법, 조사결과의 활용계획, 결과 보안유지 계획 등에 대해 명확히 설명하고, 참여에 대한 서면동의를 받은 후 시행해야 한다. – 조사 진행 중 언제든지 참여 철회 의사를 밝힐 수 있음을 사전에 공지해야 한다. – 조사 참여로 인해 대상자에게 불이익 또는 피해가 없도록 하며, 특히 종교/인종적 소수그룹, 여성가장 등 취약인구가 포함되는 경우 각별한 주의가 필요하다. – 미성년자가 조사대상에 포함되는 경우, 보호자로부터 사전동의 취득 확인과 보호 방안 마련이 필요하다.
• 조사설계 및 수행, 분석 시 조사수행자는 객관적이고 중립적인 태도를 유지해야 한다. – 조사수행자는 문화의 다양성, 종교적 신념, 사회적 규범, 성 역할, 장애, 연령 등의 사회적 다양성을 고려하고, 특정 그룹에 부담이 되지 않도록 한다. – 조사수행자는 설문조사 및 인터뷰 수행 시 중립적인 태도를 취해야 하며, 조사대상자의 응답결과에 영향을 미치지 않도록 한다.
• 여성 및 사회적 소외인구의 참여 배제 위험에 대한 주의가 필요하다. – 사회적 소외인구가 연구조사 대상으로 참여하는데 제한과 장애가 있는지 특별한 주의가 요구된다.

자료: 김영목 "기초선 조사 가이드라인" 한국국제협력단(2016)

- 많은 시간과 비용이 소요되며, 개발기회 배제로 인한 윤리적 문제가 발생할 수 있으므로 특히 인도적 지원 사업의 경우 사업수행/ 비수행 지역 간의 비교는 지양해야 한다.
- 단, 해당 지역 내 순차적, 단계적 사업의 시행 확대 및 모니터링을 통해 윤리적 문제를 완화할 수 있다.

표 9-6 기초선 조사 수행계획서 구성 (안)

요약	
1. 조사배경 및 목적	- 대상 사업개요(PDM 포함) - 조사 목적
2. 조사설계	- 인터뷰 및 설문조사 질문지 - 표본추출 방법 - 조사방법 - 시범조사 (Pilot Test) 계획안
3. 현지조사	- 조사수행팀 구성 - 현지조사 추진 일정 - 현지조사 결과 품질관리 방안
4. 데이터 분석	- 데이터 입력 및 분석방안
5. 결과보고	- 조사보고서 양식(최종보고서 잠정 목차) - 결과보고 및 활용 방안

자료: 김영목 "기초선 조사 가이드라인" 한국국제협력단(2016)

▶ 사업 전/후 비교분석 틀은 대상 사업의 영향과 성과를 정확히 파악하는데 한계가 있으므로 대안으로 적용해야 한다.

- 비교집단 선정 및 연구조사의 과정이 생략되어 비용과 시간 편의성이 높다.

□ **조사결과 활용체계 수립**

▶ 사업의 시행, 모니터링 및 평가와의 연계성 강화를 위해, 기초선 조사 결과자료의 관리 및 활용체계를 수립한다.

▶ 수원국 관계기관 및 기타 이해관계자와의 기초선 자료 공유 및 활용 방안을 마련한다.

(3) 지표 확정

▶ PDM과 사업 논리모형을 바탕으로 지표를 확정한다.

▶ 성과지표는 사업의 집행을 점검하고 성과를 평가하는 근거가 되는 핵심 정보이며, 기초선 자료는 각 성과지표의 초기값에 해당하는 바, 성과지표의 타당성에 대해 면밀히 검토하고 확정해야 한다.

▶ 지표의 개발과 확정은 모니터링과 평가 계획을 수립하는데 있어서 핵심적인 활동으로써, 이를 기반으로 이후 기초선과 종료선을 비롯한 데이터 수집, 분석, 보고 등이 이루어진다.

▶ 각 수준별 성과지표로 계량적인 지표를 우선적으로 선정하고 정량적인 지표는 보완하는 용도로 추가할 수 있다.

▶ 각 수준별 목표 성과를 측정할 수 있는 최소한의 핵심지표로 하되, 각 수준별로 1-3개를 선정한다.

▶ 대상 지역 인구의 다양한 그룹별 수요와 차별적인 영향을 미칠 수 있는 요인을 파악하기 위해, 각 지표는 성별, 연령, 인종 등으로 분리해 파악한다. 특히, 각 지표는 성별분리 자료로 수집하는 것이 필수적이다.

표 9-7 SMART 원칙과 내용

원칙	내용	확인
Specific	구체적이어야 함	√
Measurable	측정할 수 있는 지표여야 함	
Attainable	합리적인 비용과 노력으로 확보 가능해야 함	
Relevant	사업의 의도한 목표와 내용에 적합해야 함	
Timely	지속적이고 정기적으로 모니터링이 가능하고 시의 적절하게 확보 가능해야 함	

(4) 질문내용 수립

□ **질문지 작성**

▶ 지표선정 후 기초선 조사에 필요한 질문지를 작성한다.

▶ 질적 및 양적 자료 조사 목적에 따라 개별적으로 질문지를 작성한다.

- 질적 자료 수집시 포커스그룹 인터뷰, 심층면접 등 개방형/자유 응답형 질문 (open-ended questions)을 활용해 참여적 접근법을 도입해야 한다.
- 양적 자료 수집 시 폐쇄형/항목 선택형 질문 (close-ended questions)을 활용해 보다 구조화된 질문지를 작성해야 한다.

▶ 질문지 작성 완료 후 연구조사 방법 및 평가전문가 자문이 필요하다.

(5) 표본추출 (Sampling)

□ **표본추출 개념**

▶ 표본추출은 모집단 (population)의 특성을 파악하기 위해 모집단을 대표할 수 있는 일부 그룹을 선정하는 과정이다.

- 전수조사보다 경제적이며 신속하게 다량의 정보를 확보할 수 있다는 장점을 지닌다.
- 표본추출 시 가장 중요한 점은 표본의 전체집단에 대한 대표성의 확보로써, 통계학적 방법론을 적용해 표본조사에서 불가피하게 발생하는 표본오차 발생 가능성을 최소화해 자료결과를 모집단에 대해 일반화할 수 있어야 한다.
- 이를 위해 최적의 방안은 무작위 표본추출로써, 샘플과 모집단 간의 체계적, 구조적 차이점을 제거할 수 있다.

▶ 표본추출은 △표본추출 방법의 선택, △적정 표본규모의 수립, △표본추출의 실행으로 이루어진다.

□ **표본규모 및 단위 수립**

▶ 적정 표본규모의 수립은 조사설계의 중요 단계로서 통계학적 지식과 이해를 바탕으로 이루어져야 한다.

▶ 실험적 설계의 경우, △사업 이전의 상황 (지표), △사업 이후 개선된 상황 (지표), △연구력 (study power), △정밀성 (precision), △변이계수 (집단 간, 집단 내의 차이) 등의 정보를 고려해 표본규모를 계산해야 한다.

□ **표본추출 방법**

▶ 표본추출 방법 및 기준 수립을 위해, 모집단 인구규모 및 구성에 대한 mapping이 선행되어야 한다.

▶ 지리적 인구 분포, 종교 · 언어 · 인종 그룹, 계급 · 부족, 다양한 가계구성 (일부다처, 여성 또는 아동가장 등), 사회경제적 그룹 등 모집단의 구조와 특성에 영향을 미칠 수 있는 요인을 고려해야 한다.

▶ 정량적 조사방법을 활용해 정량자료를 수집 시, 확률 표본추출 방법을 활용한다〈표 9-8〉.

표 9-8 확률 및 비확률 표본추출방법 비교

	확률 표본추출	비확률 표본추출
개념	• 확률이론을 활용해 모집단을 대표할 수 있는 표본을 추출	• 조사자의 주관적 판단 하에 모집단에 대한 대표성을 최대화할 수 있는 표본을 추출
표본 규모	• 통계 공식 활용해 적정 표본 규모 산출	• 적정 표본규모 산출 공식 부재 • 비용합리성과 결과 타당성 고려해 선정 • 대상 지역 및 인구의 구성 및 특성을 균형적으로 대표할 수 있는 표본 선정 필요
조건	• 모집단의 구성과 특성에 대한 정보/표본틀 기확보 필요 – 표본틀 부재 시, 군집표본추출방법 활용	• 모집단에 대한 사전 정보 부재 시 활용
특성	• 표본 분석결과의 일반화가 가능 • 표본오차가 추정 가능 • 시간과 비용 소요가 높음	• 일반화하는데 제약이 따름 • 표본오차 추정 불가능 • 시간과 비용 소요가 낮음
조사 방법	• 정량적 조사방법/정량자료 수집 시 활용	• 정성적 조사방법/정성자료 수집 시 활용

자료: 김영목 "기초선 조사 가이드라인", 한국국제협력단(2016).

표 9-9 정량 및 정성적 조사방법 특성 비교

구분	정량적 방법	정성적 방법
활용	• "who, what, when, where, how much, how many, how often" 등에 대한 정보를 수치로 측정	• "how and why"에 대한 정보를 분석
조사 목적	• 일반적 원리와 법칙 발견 • 인과관계 또는 상관관계 파악	• 특정 현상에 대한 이해 • 특정 현상에 대한 해석이나 의미의 차이 이해
조사 대상	• 대표성을 갖는 많은 수의 표본, 확률적 표집 방법을 주로 활용	• 적은 수의 표본, 비확률적 표집 방법을 주로 사용
연구자와 조사대상과의 관계	• 가치중립적	• 가치개입적, 연구자와 조사대상은 서로 밀접한 관계를 유지
강점	• 해당 문제의 발생상황에 대한 계량적, 구체적 정보 제공 • 문제와 원인에 대한 통계적 관계 검증 가능 • 표본추출 및 조사방법 등이 충분한 경우, 모집단 전체를 대표하는 자료로서 일반적 정보 제시 가능 • 변화에 대한 비교가 용이	• 사회변화 관련 사업 기획 시 유용 • 사업지역 상황에 대한 심층적 이해 가능 • 소규모 표본(조사대상)의 행동, 태도, 믿음, 동기에 대한 정보 제공 • 투입가능 비용과 시간 제한적일 때 유용 • 이해당사자들의 피드백 수집 용이
약점	• 상황/결과가 아닌 의도한 바에 대한 측정이 불가 • 상황의 원인에 대한 설명 불가	• 모집단에 대한 일반화 불가 • 조사수행자, 정보원의 개입 오류 발생 가능
예시	•표준화 관찰, 표준화 면접, 항목 선택형 (close-ended question) 설문조사, 통계분석	• 심층면담, 포커스그룹 토의, 자유 응답형 (open-ended question) 설문, 관찰, 문서분석

출처: UN FPA(2004); 성태제, 시기자(2006)

□ **정성조사 방법 수행 시 표본추출**

▶ 정성조사 방법 시행 시, 조사 대상 관련 여건을 충족하며 양질의 심도 깊은 정보 제공이 가능한 대상을 파악해 선정해야 한다.

▶ 정성조사 표본은 정량조사 표본 규모의 10%를 초과하지 않는 범위 내에서 선정할 수 있다.

(6) 조사방법 선정

□ **조사방법의 종류**

▶ 정량적 조사방법으로는 단순 Counting (예: 직업훈련 과정 이수 여학생 수 및 특정 기간 내 증가율), 직접 관찰이 어려운 태도 및 행동 파악을 위한 표준 설문조사 (예: 지역 내 피임방법 인지 및 활용 여성 비중)가 있다〈표 9-9〉.

▶ 정성적 조사방법으로는 복잡한 이슈와 관계에 대한 태도 파악을 위한 인터뷰, 그룹 구성원의 여론 파악 및 참여적 방법의 Focus Group Discussion, 관련 문헌자료 분석 등이 있다.

□ **조사방법 선정 시 유의사항**

▶ 조사방법 선정 시 최우선적으로 고려해야 하는 기준은 수집 자료의 신뢰도이며, 그 밖에 조사 수행환경, 투입 가능한 시간과 자원, 다양한 조사 방법의 강점과 약점 등을 비교 분석해 선정해야 한다.

- 정량 및 정성적 자료를 함께 수집 및 활용해 보완하는 것이 이상적이다.

▶ 후속 모니터링 및 평가 시 동 조사방법을 활용할 수 있도록, 조사계획서 및 보고서에 조사방법과 선정근거에 대해 구체적으로 명시해야 한다.

□ **정량적 조사방법**

▶ 설문조사 (Structured Survey/Survey using standardized questionnaire)

표 9-10 설문조사의 장단점

	설문조사
활용	– 통계 프로그램을 활용해 빈도, 상관관계, 분포, 평균값 비교, 패턴을 분석
장점	– 사업대상 전체 인구에 대한 대표성을 확보해 그 특성과 현황에 대해 가장 정확한 결론을 내릴 수 있는 방법 – 표준화된 질문에 대한 응답결과를 바탕으로 분석이 용이함 – 다양한 요인 간의 관계와 영향을 파악 가능 – 가설 검정 가능
단점	– 조사준비, 조사시행, 데이터 입력에 많은 노력과 시간이 소요 – 표준화된 질문을 사용하므로 사전에 고려하지 못한 중요한 이슈를 놓칠 수 있음 – 잠재적 동기와 행동 패턴 등의 정보는 파악 불가
유의사항	– 표본추출 방법과 질문의 범위에 따라 다르지만, 질문지 개발부터 현장 조사, 분석 단계까지 많은 노력과 전문성 요구

자료: 김영목(2016), "기초선 조사 가이드라인", 한국국제협력단

◆ 설문조사 활용

- 특정 모집단에서 표본을 추출하여 그들의 사회경제적, 심리적 특성 변수를 측정하고 분석한 후 이를 기초로 전체 모집단에 대해 추론해야 한다.
- 직접적으로 관찰할 수 없는 정보를 파악하는데 유용하며, 표본의 대표성에 따라 조 사결과의 일반화 정도가 결정되므로 추출된 표본이 대표성을 지닐 수 있도록 유의 해야 한다〈표 9-10〉.

표 9-11 설문조사의 단계별 품질관리 방안

단계	품질관리 방안
조사설계	조사설계, 샘플추출방법, 질문지 작성 등에 대한 전문가 자문 수렴
준비단계	• 조사원 고용 절차 감독 – 조사원 선발기준 (학력, 문해력, 현지어 구사능력 등) – 인원, 성별 구성 – 양질의 균일한 인력으로 구성 • 조사요원 교육훈련 실시 – 설문지 내용 및 구성, 조사방법 – 각 질문의 의도, 질문 및 응답 방법 – 강의, role playing, 파일럿 테스트 등 다양한 방법 활용 • 설문지 번역 – 현지어로 번역 후 다시 원어(한국어 또는 영어)로 번역해, 질문의 의미가 명확히 전달되는지 오류 점검 – 설문조사 실시 조사원들이 임의적으로 해석해 질문하지 않도록 현지어로 번역해 활용 • 신뢰도와 타당도 점검 – 대상 사업지 외 지역의 설문조사 대상과 유사 조건의 인력을 섭외해 조사원들이 모의조사(mock interview)를 수행해 설문조사의 신뢰도와 타당도를 점검 – (신뢰도 점검) 여러 조사원이 동일한 응답자를 대상으로 수행하여 답변의 일치 여부를 확인 – (타당도 점검) 조사 감독관이 인터뷰한 결과를 표준결과 (golden standard)로 간주하고, 이를 조사요원의 조사결과와 비교해 정확도를 검증 – 모의 인터뷰 결과를 검토해, 응답의 불일치가 발생하는 문항 중심으로 조사원 재교육 및 계속적인 점검 필요
착수단계	• 현장 감독 – 현장 조사 관리 감독 – 무응답, 불완전 응답에 대한 검토 및 재확인 – 조사요원간 응답 일관성 점검 • 기록 정확도 점검
결과 공유	수원기관과 조사결과 공유하고 이를 기반으로 사업수행 및 모니터링 계획을 개선

자료: 김영목 "기초선 조사 가이드라인", 한국국제협력단(2016).

표 9-12 설문조사 예산 양식

Item	Unit Cost	Quantity	Total Cost
1. 인건비 (Personnel)			
a) 컨설턴트 (Consultant) 컨설턴트 인건비 (Consultant fees) 일 식비 (Daily subsistence allowance) 이동경비 (International and national travel) b) 조사요원 (Enumerators) 인건비 (Stipend) 일 식비 (Daily subsistence allowance) c) 감독관 (Supervisor*, daily subsistence allowance) d) 운전기사 (Drivers) 인건비 (Stipend) 일 식비 (Daily subsistence allowance)			
2. 물품/장비 (Equipment)			
a) 질문지 (Questionnaire sheets) b) 펜 (Pens) c) 클립보드 (Clipboards) d) 기타 (Other measurement equipments)			
3. 교통비 (Local transportation)			
a) 차량 임대료 (If not using project vehicles) b) 유류비 (Fuel and maintenance, all vehicles used)			
총계 (Total)			

* 현장 관리감독관 (Supervisor)의 역할을 사업 관리자가 담당하는 경우 일식비만 지급하나, 외부 전문가로 선정하는 경우 인건비 추가 산정이 필요하다.
자료: 김영목 "기초선 조사 가이드라인", 한국국제협력단(2016).

◆ 설문조사 예산 수립

- 설문조사 대상 규모와 범위, 조사 기간, 조사원 (enumerator) 수, 조사 내용에 따른 필요한 측정도구 등을 고려해 예산을 수립해야 한다.
- 해당 사업지역 및 조사내용에 따라 구체적인 세부내역은 조정이 필요하나 〈표 9-12〉를 참고해 예산을 구성할 수 있다.

표 9-13 직접관찰의 장단점

직접 관찰/Counting	
활용	단순 수치 자료 확보
장점	신뢰할 수 있고 객관적인 데이터를 확보 가능 준비과정과 분석이 간편하고 용이
단점	보다 복잡한 인과관계를 파악하고 해석할 수 없음
유의사항	관찰 유형과 범위에 따라 정도가 다르나 준비 및 결과 분석 과정이 용이

▶ 직접 관찰

- 단순하고 직접적으로 관찰이 가능한 요소와 상황에 대한 조사 (예: 직업훈련원 등록 여학생 비중 증가율)로서 간편하게 객관적인 데이터를 확보할 수 있다.

▶ 정성적 조사방법

- 조사자 (면담자 또는 토의 중재자)의 역할과 기술에 따라 확보할 수 있는 정보의 깊이와 품질이 크게 달라질 수 있으므로, 조사자의 중립적인 태도와 역할에 대한 훈련이 중요하다.
- 무작위 표본추출은 적절하지 않으며 제공할 수 있는 정보의 품질과 심층 깊이를 고려해 적절한 기준에 따라 대상을 선정한다.
- 과학적 정성조사 방법론에 의거해 시행함으로써 조사결과의 신뢰도와 타당성을 제고할 수 있다.
- 면담과 그룹토의의 경우, 기록을 전담하는 인력이 배석해 그 내용을 최대한 구체적이고 완성도 있게 기록하고 그 내용을 여러 조사자가 공동으로 검토해 분석의 객관성을 확보할 수 있도록 한다.

▶ 면담/ 인터뷰 (Interview)

- 면담자/조사자와 피면담자 간의 대화를 통해 정보를 이끌어내기 때문에, 면담자의 자질과 기술이 피면담자로부터 확보할 수 있는 정보의 품질을

좌우한다.

- 복잡한 문제와 이슈에 대한 심층적인 조사와 탐색이 가능하고, 면담내용과 흐름에 따라 질문을 추가하거나 변경할 수 있는 융통성이 있는 반면, 준비와 내용의 분석에 많은 시간과 노동력이 소요된다.
- 피면담자에게 면담의 목적과 내용, 피면담자가 면담 대상으로 선정된 사유, 면담 결과의 활용 계획, 면담 내용이 기밀로 보장되는지 여부, 예상 소요시간 등에 대해 사전에 안내가 필요하다.
- 대상자의 사회문화적 환경에 대해 사전에 파악해 고려해야 한다.
  - 피면담자와의 신체적인 거리, 대화 중 목소리, 머리 끄덕임, 눈맞춤 등의 제스처의 중요성과 의미, 성별 역할 등

▶ 포커스그룹 토의 (Focus Group Discussion, FGD)

- 6-12명의 참가자로 그룹을 구성하고, 중재자 (facilitator)는 개방형 질문을 포함한 매뉴얼에 따라 토론을 이끌며 정보를 수집한다.
- 목적에 따라 그룹을 구성하며, 비슷한 위치의 동질적인 사람들로 구성하며 (소영농인 그룹, 학생그룹 등), 참여자 선정에 편향이 없도록 해야 한다.
- 그룹 토론은 참여자나 중재자가 지치거나 지루해지지 않도록 보통 1-2시간 내로 진행하며, 같은 주제가 반복되거나 새로운 정보가 더 이상 없을 때까지 통상 3-6번의 토론 세션을 진행하면 종료된다.
- 의사소통에 어려움이 있거나, 자유로운 의사표현을 위한 신뢰가 충분히 형성되지 못한 경우, 비밀 유지가 중요한 경우 이 방법의 사용은 부적절하다.

표 9-14 포커스그룹 토의의 장단점

	포커스그룹 토의
활용	- 중재자 (facilitator)의 지도 아래 소규모 그룹이 특정 주제에 대해 토론을 하는 방법
장점	- 참가자들이 다양한 관점을 가지고 대화를 진행하므로 개인을 대상으로 하는 인터뷰보다 많은 정보를 이끌어 낼 수 있음 - 심층 면담이나 일대일 면담보다 적은 노동력과 시간을 투입해 보다 신속하고 용이하게 진행할 수 있음 - 진행 과정과 질문을 추가하고 변경하는데 유연성을 발휘할 수 있음
단점	- 결과의 분석에 시간이 많이 소요될 수 있음 - 참여자들이 모집단을 대표하지 못할 수 있음 - 그룹 토의가 중재자나 해당 그룹의 논의의 주도권을 확보한 일부 구성원에 휘둘릴 위험이 있음
유의사항	- 토의결과 기록에 대한 검토와 분석은 토론 종료 후 최대한 빠른 시일 내에 실시하도록 함 - 각 그룹은 비슷한 위치의 동질적인 사람들로 구성

자료: 김영목 "기초선 조사 가이드라인", 한국국제협력단(2016).

(7) 시범조사 (Pilot Test) 실시

□ **시범조사**

▶ 사업현장에서 질문지와 추출한 표본 일부를 대상으로 시범조사를 실시한다.

- 일반적으로 표본의 5-10% 규모로 대상을 선정한다.

▶ 사전 테스트를 통해 표본선정, 질문지 구성, 조사방법 유효성 등 조사설계의 문제점을 파악해 보완한다.

- 조사 질문지를 현지어로 번역시 발생할 수 있는 오류를 사전에 점검하기 위해, 원어 (한국어 또는 영어)로 다시 번역해 검토한다.
- 의사소통, 인터뷰 또는 관찰기술 미흡, 조사팀 규모 적정성, 불확실성 등 기타 현장에서 발생 가능한 문제를 점검한다.
- 질문과 응답 내용 간의 일관성, 응답하기 곤란한 내용 또는 불명확한 용어, 중복 되거나 '모른다' 응답이 많은 문항 등을 검토한다.

- 설문조사 소요시간 점검해 수정·보완할 필요가 있다. (1인당 소요시간이 45-60분을 초과 하지 않도록 제한한다.)

2) 착수

□ **사업 담당자와 조사수행업체 간의 합의를 바탕으로 작성된 조사수행계획서와 TOR에 따라 조사 착수**

□ **현장 조사인력 (Data Collector/Enumerator) 선정**

▶ 현지 언어에 능통하며, 연구조사 방법 및 현장조사 교육훈련을 이수하고 관련 경력을 겸비해야 한다.

▶ 학력, 경력 등 기본 자질과 환경이 최대한 동일한 그룹으로 구성하며, 남녀 성비를 고려해 선정하도록 한다.

▶ 특히 민감한 주제 또는 질문이 포함된 경우, 또는 해당 문화관습에 따라 남성 또는 여성의 단독 인터뷰가 불가하거나 응답자의 거부감이 있는 경우, 조사인력 선정 시 성별 구성을 고려한다.

표 9-15 기초선 조사 TOR 구성 (안)

1. 요약
2. 대상사업 개요 (PDM 및 성과지표 목록 포함)
3. 조사목적 및 범위
4. 조사 중점분야 및 질문
5. 표본추출방법
6. 조사방법
7. 조사일정
8. 조사수행기관
9. 결과 활용방안 (결과보고서 잠정목차 및 성과관리 보고 양식)

□ **현장 조사인력 교육훈련 내용**

▶ 조사의 배경과 목적

▶ 대상자 선정 기준 및 방법

- 조사 대상 가구, 개인의 선정기준이 있는 경우 (예: 모자보건 사업의 경우, 20세 이상의 가임기 여성 또는 5세 미만 아동이 있는 가구)

▶ 질문지 구성과 형태, 질문 및 답변 방식

- 조사인력은 각 질문의 의도, 순서와 답변 방식에 대해 정확하게 숙지해야 한다.
- 각 조사인력이 임의로 해석해 질문하지 않도록 설문문항을 정확하게 읽어 질문하도록 한다.
- 회상 정보 (recall information)에 대한 질문 시 응답자에게 시간 여유를 두고 재고를 권고하고, 특정 방향의 응답을 유도하지 않도록 중립적인 태도를 유지해야 한다.

▶ 질문지를 통한 질적 자료수집 방법 및 주의점

- 대상자의 응답을 그대로 정확하게 기록하는 것이 중요하다.
- 비언어적인 응답과 반응 역시 기록하고, 필요 시 '강한 동의', '약한 동의' 등 응답의 심층 정도를 기재한다.
- 조사 기간 관련 사항을 구체적으로 기록함으로써 자료의 내용과 출처를 명확히 한다.

▶ 강의 외에도 role playing, mock interview 등 다양한 교육 방식을 활용해 조사 원들의 이해도를 높인다.

- 특히 소요시간, 조사원/응답자의 질문 이해도, 의사소통의 원활함, 답변 표기 불확실성 등을 점검해야 한다.

3) 자료입력 및 분석

□ **자료수집 및 입력**

▶ 현장조사를 통한 자료 수집단계로 질적 조사와 양적 조사가 모두 이루어진다.

- 질적 조사의 경우, 자료수집과 자료분석은 동시에 진행하며, 분석 결과는 다음 대상자와의 면담에 반영해 같은 개념이 나타나는지 확인해야 한다.
- 조사현상에 대한 충분하고 풍부한 설명을 하기 위해 자료가 포화상태에 도달할 때까지 수집해야 한다.

▶ 사진, 지도, 도표 등의 시각자료 역시 중요한 데이터로 활용될 수 있다.

□ **자료분석**

▶ 현장에서 수집된 원 자료 (raw data)를 바탕으로 다양한 통계 · 계량적 방법을 동원해 유의미한 분석결과를 도출해야 한다.

▶ 도출된 조사결과를 바탕으로 사업 관리자, 조사수행기관, 이해관계자들과 사업의 내용 및 추진방향에 대해 협의한다.

표 9-12 자료입력 및 분석단계 유의사항 체크리스트

구분	유의사항	확인
데이터 입력 단계	데이터 입력 체계화	√
	설문조사 응답 변경 및 삭제 금지	√
	데이터 단위 일치 확인	
	데이터 일관성 점검(데이터 누락, 오류, 샘플 통계, 패턴 등)	
데이터 분석 단계	데이터 단순 나열이 아닌 실질적인 분석을 수행	
	일반화 오류 지양	
	증거에 기반한 인과관계 분석	

□ **정성적 자료 분석**

▶ 조사결과의 타당성과 신뢰도 확보 방안이 필수적이다.

- 면담 내용이 누락되지 않도록 참여자의 동의 하에 녹음을 실시하고, 녹음된 내용은 면담 종료 후 즉시 필사한다.
- 기록을 여러 번 읽어 본질적 의미를 추출하며, 두 명 이상의 연구자가 자료를 지속적으로 비교분석하고, 참여자와의 면담을 통해 추출된 결과에 대해 의견을 나누며 확인하는 절차를 통해 신뢰도를 제고해야 한다.
- 조사 대상자, 면담방법 및 과정, 자료 수집과정을 자세히 기술함으로써 추후 반복적인 모니터링과 평가가 가능하도록 일관성을 확보한다.
- 자료에서 의미와 본질을 추출하는 과정에서 편견을 배제하고 중립성을 제고해야 한다.

4) 기초선 조사 보고서 작성

□ **보고서 작성**

▶ 조사결과는 단순 명료하게 제시하도록 한다.

- 조사범위에 따라 결과보고서의 구성과 분량은 달라질 수 있으나, 분량을 5-15 페이지로 제한해 보고서 활용도를 높일 수 있다.
- 단, 샘플 추출방법, 조사방법, 인터뷰 및 FGD 대상선정 기준과 내용, 지표 정의서 등을 부록자료로 첨부하도록 한다.

▶ 조사결과를 바탕으로 사업 방향성과 구성 및 추진전략을 개선한다.

▶ 결과보고서 공유 및 활용 방안을 수립해야 한다.

▶ 사업 모니터링 및 평가단계에서 조사결과를 직접 활용한다.

표 9-12 기초선 조사 보고서 작성 시 유의사항 체크리스트

유의사항	확인
조사 목표를 유념해 단순 명료하게 기술	√
조사결과의 한계점 명시 (샘플 탈락, 인과관계 등)	√
조사결과의 신뢰성 확보	
보고서 구성 및 개요에 대한 사전합의	
전체 구성과 틀, 양보다 품질에 중점	
부록으로 인터뷰 및 설문조사지, 대상 선정 기준, 지표목록 첨부	
원 자료 (raw data), 녹음파일, GPS 자료 등도 접수	

| 참고자료 |

- 김영목 (2016), "기초선 조사 가이드라인", 한국국제협력단
- Ausaid (2005) AusGuidelines: 4.2 Baseline Studies
- 김구 (2008), "사회과학 연구조사 방법론의 이해", B&M Books
- 성태제, 시기자 (2006), "연구 방법론", 학지사
- 이종환 (2011), "맥락으로 읽는 사회과학 조사방법론", 공동체

성과지표 관련 참고자료

▶ JICA (2015) A Standard Indicator Reference for Grant aid Projects
http://www.jica.go.jp/english/our_work/evaluation/indicators/c8h0vm000094yxcx-att/grant_01.pdf

▶ Cida (1997) Guide to Gender-sensitive Indicators
http://www.acdi-cida.gc.ca/inet/images.nsf/vLUImages/Policy/$file/WID-GUID-E.pdf

▶ USAID (2009) Performance Monitoring and Evaluation TIPS: Selecting performance indicators
http://pdf.usaid.gov/pdf_docs/Pnadw106.pdf

▶ USAID (2009) Performance Monitoring and Evaluation TIPS: Data quality standards
http://www.seachangecop.org/sites/default/files/documents/2009%20USAID%20-%20TIPS%2012_Data%20Quality%20Standards.pdf

PART

03

국제보건사업 연구

10

Chapter

국제보건사업 연구방법

학습목표

- 국제보건 이슈에 대해 알고 국제보건의 개념을 이해할 수 있어야 한다.
- 국제보건사업의 주요연구과제에 대해 이해할 수 있어야 한다.
- 국제보건 역학을 이해하고 설명할 수 있어야 한다.
- 국제보건 연구방법 및 연구윤리에 대해 이해할 수 있어야 한다.
- 자료수집 방법과 장 · 단점, 특징에 대해 이해할 수 있어야 한다.
- 통계분석의 필요성, 종류, 장 · 단점에 대해 이해할 수 있어야 한다.

1. 국제보건 이슈

국제보건의 새로운 이슈는 인간의 안전보장과 post-2015이다. 본 장은 보건 분야가 다른 분야와 복잡하게 얽혀져 있는 것을 설명하며, 이를 연구하기 위한 기본 연구방법론을 설명하고자 한다.

넓은 시야에서 건강을 저해하는 요인들을 분석하여 국제적인 협력을 통해 보건 문제를 해결하는 학술적 측면과 실천적 측면을 가진 학문이 국제보건이다. 국제보건학의 기원은 유럽의 식민지 시대(1400~1500년대)까지 거슬러 올라간다. 이 시대에 식민지에서의 노동자의 건강유지를 위해 말라리아 등, 열대병으로부터 예방에 대한 실천적 연구를 기반으로 한 학문이 탄생하였다. 이러한 국제보건 분야 연구를 위해서는 알마아타선언과 오타와헌장을 이해하여야 한다.

국제보건분야 연구를 위해서는 1970년대에 걸쳐 건강은 기본적 인권의 하나라는 인식이 퍼졌음을 알아야 하고, 개발도상국에서도 농촌뿐만이 아니고 도시주민들의 보건의료 즉, 주민이 참여하는 건강 관리체제를 알아야 한다. 이는 1978년 소비에트연방의 알마아타 (현재 카자흐스탄 알마아타)에서 WHO와 UNICEF가 합동으로 개최한 일차보건의료에 관한 회의 내용을 이해하여야 한다. 이 「알마아타선언」의 주된 내용에는 건강의 정의에 사회적 · 경제적 요인도 영향을 미친다는 것, 모든 사람들의 건강을 2000년까지 보장할 것(「Health for all by the year 2000」), PHC(일차보건의료) 개념의 제창 등이 있었다.

그 후 1986년에 캐나다 오타와에서 WHO가 개최한 「제 1회 건강증진에 관한 국제회의」에서 발표한 건강 증진에 관한 3가지 기본전략과 5가지 활동영역을 이해하여야 한다. 이를 오타와 헌장이라고 부르는데, 이 개념이 비감염성질환에 관한 연구를 시행할 때에 기본적인 개념이 된다. 즉, 모든 사람들의 건강을 2000년까지 보장할 행동계획으로써의 국제보건 기본개념이 된다.

1990년대 전반에 동서냉전이 종결되며 세계의 흐름이 단번에 변했다. 이른바 국제화의 파도가 밀려들어 「사람 · 물건 · 돈」, 그리고 서비스가 국경을 넘는 시대가 되었다. 세계화의 파도는 건강문제에도 영향을 미쳤다. 개발도상국의 보건의료인재가 부유한 국가로 유출되는 두뇌유출의 문제, SARS(중증급성호흡기증후군)이나 신종인플루엔자 등의 신흥감염증이 쉽게 국경을 넘어 유해할 위험성의 증대, 이상기후로 인한 질병구조의 변화 등, 이제까지의 「국제 보건」의 틀로는 해결되지 않는 문제가 발생해왔다. 이러한 배경으로 2000년대로 들어와 제창된 개념이 「글로벌보건(Global Health)」이다.

2. 글로벌보건이란

이러한 배경에서 탄생한 글로벌보건 개념은 지구상의 보건의료에 관한 과제의 해결을 위해 국경을 넘어 보건의료의 향상과 격차를 시정하는 것이다. 구체적으로 감염병을 비롯해서 모자 보건, 영양부족문제가 과제로서 거론되며, 특히 사망수가 높은 3대 감염병 (HIV/AIDS(인간면역 결핍바이러스/후천성면역결핍증후군), 결핵, 말라리아) 및 최빈곤층을 괴롭히는 NTD(Neglected Tropical Diseases)의 관리는 글로벌 보건에 있어서 매우 중요한 과제이다.

1) 오타와헌장의 3가지 기본전략과 5가지 활동영역

① 옹호/Advocating

건강적인 생활을 준비하기 위한 정책 형성 등을 촉구할 목적으로 한 활동, 건강한 환경을 조성하는 정책을 제언한다.

② 지원/Enabling

지원이란 건강증진 활동가들이 다른 사람들과 함께 지역사회 내에서 필요로 하는 것을 찾아내고, 네트워크와 자원 등을 개발함으로써 건강증진에 관한 행동을 취하는 것을 의미한다.

③ 중재/Mediating

개인 혹은 지역에서의 이해관계를 조정하는 것과 건강조성에 타협점을 찾아내는 것이다.

| 5가지 활동영역 |

① 건강을 위한 공공정책의 수립

② 건강을 지원하는 환경조성

③ 지역보건활동 강화

④ 개인의 건강관리능력 개발

⑤ 보건의료서비스의 방향전환

2) 환경문제와 국제적 규제

환경문제는 고도경제성장기에서 볼 수 있었던 바와 같은 다양한 환경오염과 그것에 기인하는「공해병」, 지역에서의 하천의 수질오염, 한 지역의 쓰레기문제와 토양오염과 같은 국가 이하의 단위 지역 내에서 발생하여 그 지역의 규칙에 따라 대책이 가능한 것이 있다. 한편 국제적인 환경문제와 건강피해는 중금속이나 유기용제, 농약으로 인한 광범위의 토양오염, 해양오염에 의한 농작물·수산물의 오염 등과 같이 발생원이나 피해지역이 일정지역으로 한정할 수 없는 것, 공장매연에 포함되는 유황산화물·질소산화물로 인한 산성비, 최근 주목 받고 있는 PM2.5(미소립자상물질)와 같은 직접적으로 국경을 넘어 건강에 영향이 파급되는 것, 또한 공업제품이나 식품의 물류를 통해 건강에 영향을 미치는 것 등으로 다양하다.「환경기본법」과 같이 한 국가 내에서 환경보호를 위한 법 정비를 진행해도 그 틀을 가지지 않는 타국에서의 환경파괴행위로 인해 건강피해를 입을 수 있기 때문에 현대의 환경문제는 국제적인 대책이 필요하다. 이러한 현상에 대처하기 위해서는 각국의 공업화에 수반되는 공해, 식림을 수반하지 않는 대규모 산림의 남벌과 기후변동 등, 정치적 문제에도 주시하여 마땅한 행동이나 의사표명을 하는 넓은 시야를 가지는 것과 동시에 개개인의 환경오염과 그 건강영향에 대한 지식을 얻어 적절한 활동을 할 수 있도록 노력하여야 할 것이다.

3) 주요 연구과제

① 생식보건 (reproductive health)

1994년의 카이로 ICPD(국제인구개발회의)에서 이미 많은 사람들이 인구를 안정시키고 빈곤을 없애기 위한 최선의 해결책은 「각국의 여성의 보건과 교육에 투자하는 것」이라고 인식하고 있었다. 그 결과 「2015년까지 생식보건 서비스를 완전히 보급시킨다」는 목표가 채택되었다. 그러나 그 후의 각국에서의 활동은 결코 충분하다고 평가할 수 없었다. 그렇기 때문에 2002년의 「세계인구의 날」의 주제는 「빈곤감소-생식보건의 개선」으로 결정되었다.

1994년의 카이로 ICPD에서 채택된 「카이로행동계획」에서 정의된 생식보건이란, 인간의 생식시스템, 그 기능과 활동과정의 모든 측면에서 단지 질병, 장애가 없을 뿐만 아니라 신체적, 정신적, 사회적으로 완전히 양호한 상태인 것으로 정의되어 있다. 즉 안전하고 충분히 만족할 만한 성생활을 영위할 수 있으며 생식능력을 가져 아이를 가질지 안 가질지, 언제 가질지, 몇 명 가질지를 결정할 자유를 가지는 것을 의미한다. 즉 생식보건이란 「성과 생식에 관한 건강」이라는 말로 번역되어 「인간의 생애에 걸친 건강의 보장」이라고 해석하는 것이 이해하기 쉽다.

이는 WHO(세계보건기구)에 의한 건강의 정의」(1948년)에 기술되어 있다. 이 정의는 생식 연령에 있는 남녀뿐만 아니라 사춘기 이후, 생애에 걸친 성과 생식에 관한 건강을 의미하며 아이를 가지지 않는 라이프스타일을 선택한 사람도 포함한 모든 개인에게 보장되어야 할 건강개념이다. 구체적으로 청소년 보건, 생식연령에 있는 커플을 대상으로 한 가족계획과 모자보건, 인공임신중절, 임산부의 건강, HIV/AIDS(인간면역바이러스/후천성면역결핍증후군)을 포함한 성감염증, 불임, 성에 근거한 폭력 등을 포함한다. 또한 이 정의는 오늘의 인구문제대책의 기본이념으로 그치는 것이 아니라 인구정책의 초점을 이제까지의 국가수준에서부터 개인수준으로 크게 변형시켰다. 또한 인구문제와 개발문제가 밀접하게 관련하여 상호작용한다는 사고가 국제적으로 공통인식이 되었다.

② 생식보건 권리(reproductive rights)

생식보건 권리란 성에 관한 건강을 향수할 권리이다. 구체적으로 모든 부부와 개인이 자신의 아이의 수, 출산간격, 출산하는 시기에 책임을 가지고 자유로운 결정이 가능하며 이를 위한 정보와 수단을 얻을 수 있다는 기본적 권리로 정의되어 있다. 이것은 차별, 강제, 폭력을 받는 일 없이 생식에 관한 결정을 할 권리도 포함된다. 또한 여성이 안전하게 임신 · 출산을 향수하며, 부부가 건강한 아이를 가질 수 있는 최선의 기회를 얻을 수 있도록 적절한 보건서비스를 이용할 수 있는 권리도 포함된다. 그러나 개발도상국에서는 빈곤층, 무학력층, 미성년자 등이 생식보건 수혜에 있어서 아주 불리한 상황에 있으며 많은 문제를 안고 있다.

③ 임산부사망

세계에서는 매일 약 1,000명의 여성이 임신이나 출산으로 인해 사망하고 있다. 임산부사망은 1990년의 54만 6,000명에서부터 34% 감소하여 2008년에는 35만 8,000명이 된다고 추계되어 있다. MDG의 목표5 「임산부의 건강상태의 개선」에서는 「1900년부터 2015년까지에 임산부의 사망률을 4분의1 감소시킨다.」는 구체적 목표가 설정 되어 있다. 목표달성을 위해 어느 정도 개선을 볼 수 있으나 감소율은 목표를 크게 밑돌고 있다. 그 중에서도 임산부사망의 99%를 개발도상국이 차지하고 있다. 특히 임산부사망이 가장 많은 사하라이남아프리카는 하루 1.25달러 이하로 생활하는 사람의 인구비율이 가장 높아 빈곤과 임산부사망의 관계가 깊다는 것을 알 수 있다.

개발도상국에서의 임산부사망의 주된 원인은 다량출혈과 고혈압이며 이는

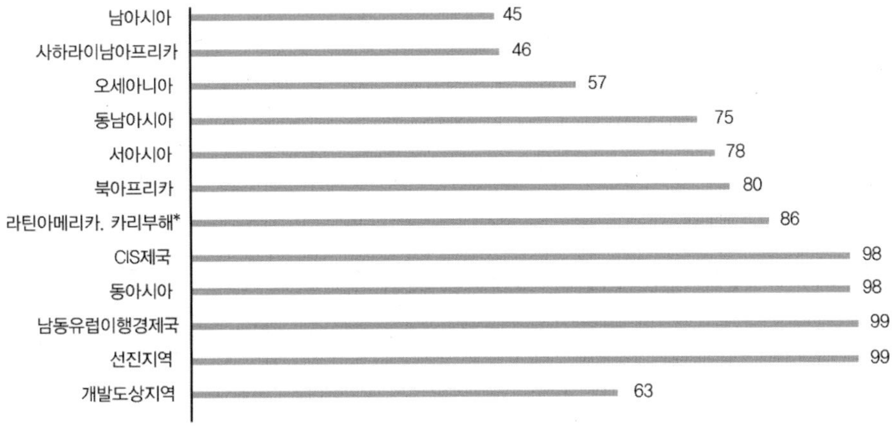

* : 보건의료시설에서의 출산만
CIS (Commonwealth of Independent States : 독립국가공동체)

그림 10-1 숙련의료종사자에 의한 출산의 비율(%)(2008)

전체의 절반이상을 차지하고 있다. 이를 예방하기 위해 임신기부터의 영양관리, 특히 빈곤의 예방과 개선, 혈압관리를 통한 임신성 고혈압증후군의 예방·관리의 시행 등 보건이 해야 할 역할은 크다. 분만에서도 숙련된 의료종사자가 예측성을 가지고 신속한 대처를 함으로써 모자의 생명을 구할 수 있다. 예를 들어 출산간격이 짧은 경우에는 조산의 관리, 다산인 경우에는 분만 후 자궁수축불량으로 인한 이완출혈 등을 예측하여 케어하는 것이 가능하다. 숙련의료종사자들이 함께 지켜보는 출산의 비율을 보면 남아시아와 사하라 이남아프리카에서는 절반도 이르지 않았다〈그림 10-1〉.

빈부의 차이, 농촌부와 도시부의 여성 사이에도 큰 격차가 존재한다. 숙련된 의료종사자에 의한 임신기의 케어 및 출산 시 케어의 부족은 임산부사망과 직결하는 점에서 숙련의료종사자의 육성과 모자후송을 포함한 구급처치의 실시 가능한 의료시설을 포함한 보건의료시스템의 정비를 위한 보건재정의 확보가 중요하다.

④ 미성년자의 출산율

사하라이남 아프리카에서는 미성년자의 출산율도 가장 높다. 결혼연령이 빠른 것도 요인의 하나지만 미성년자는 심신의 발달과정에 있으며 의도하지 않는 임신일 경우가 많고, 임신으로 인한 교육의 중단이나 경제적 문제를 안는 경우가 많다. 때문에 신체적으로 미숙한 문제 외에도 심리 · 사회적 요인으로부터 높은 위험요인이 될 수 있다. 예를 들어 임신 · 출산 · 육아로의 심신의 준비가 갖추어져 있지 않는 단계에서는 건강관리행동을 충분히 할 수 없다. 영양이나 위생 등에 관해서 충분한 지식이 없는 경우, 적절한 육아행동을 취할 수 없는 경우도 있다. 미성년의 임신을 줄이기 위해서는 이른 단계에서부터 대상자의 이해도에 맞는 성교육이 필요하나 사회 · 문화적 배경에서 성의 화제를 타부(taboo)시하는 지역이 있다. 따라서 성에 대한 사회 · 문화적 배경을 충분히 평가한 뒤에 보건지도를 수행 해나갈 것이 요구된다.

⑤ 당뇨병과 빈곤

세계적으로 비만은 1980년 이후 매년 거의 배로 증가하고 있어 2008년에는 성인 14억 명이 비만인 것으로 보고되어 있다. 또한 2011년에는 5세 미만인 어린이 중 4,000만 명 이상이 과체중으로, 그 중 1,000만 명은 선진국, 3,000만 명 이상이 개발도상국에서 살고 있다. 이제까지 어린아이의 비만은 선진국의 문제였으나 현재는 저, 중소득국가의 문제로 되어가고 있다. 왜냐하면 도시의 경제발전으로 인해 사람들의 섭취식품이 변화하고 넓은 의미에서 식생활이 바람직하지 않은 방향으로 전환되고 있기 때문이다. 예를 들어 패스트푸드와 같은 감미료나 동물성지방이 많이 포함되어 있는 식사가 선호되며 알코올이나 담배 등 건강에 적합하지 않는 기호품이 증가하여 일상이동을 포함한 운동량도 줄어들고 있다. 이러한 라이프스타일의 변화와 관련된 질병군이 절대적으로, 상대적으로도 계속 증가하고 있기 때문에 향후 보다 더 큰 문제가 될 수 있다고 한다.

또한 급속한 도시화로 인한 교통사고, 대기오염으로 인한 호흡기질환, 폐기물이나 일반 쓰레기의 증가로 인한 수질오염 등의 중독질환이나 산업공해로 인한 질환이 증가되며 도시와 지방의 사회기반정비에 기인하는 질병이중구조와 격차가 심해지고 있다. 국가 및 지방자치체의 행정기관은 도시화에 수반되는 과제에 대처하고 있으나 개발도상국의 인구증가의 대부분은 도시부에서 일어나고 있으며 생활자의 안전과 건강에 필수적인 기본적 인프라의 구축이 급격한 인구증가에 따라가지 못하고 있다. 보건의료서비스가 제공되어 있다고 해도 도시의 빈곤층은 의료비를 지불할 수 없어 그 혜택을 받을 수 없다.

또한 비만과 빈곤의 관계는 매우 복잡하며 한 사람 당 GDP가 800달러 이하인 최빈국에서는 영양결핍이 문제인 한편, 3,000달러 정도의 중등국에서는 비만이 문제이다. 아이가 야위고 어른이 과체중이라는 문제에 직면하고 있는 국가도 있다. 저체중아로 태어나고 어린 시절에 급격한 체중증가를 초래하고 성인이 되고 비만이 되면 인슐린저항성이나 대사증후군으로 이어진다. 같은 지역에서 비만과 영양결핍 양쪽의 문제를 안고 있는 경우가 많아 생활습관병 예방의 접근에도 충분한 배려를 해야 한다. 생활습관병의 발견이 지연되면 심혈관질환이나 심장질환 등의 중독의 합병증을 일으킨다. 그렇다면 이미 감염증 등이 과대한 부담이 되는 개발도상국에 있어서는 이중고(二重苦)가 된다.

⑥ 고혈압과 건강

고혈압은 18세 이상의 성인에서 수축기 혈압이 140mmHg 이상이거나 이완기기 혈압이 90mmHg 이상인 경우를 말하며, 고혈압 전단계는 수축기 혈압이 120-139mmHg, 또는 이완기 혈압이 80-89mmHg 인 경우에 해당한다. 고혈압은 2013 Global Burden of Disease 연구에서 장애보정손실년수(DALYs)에 대한 위험요인 중 1위였으며 고혈압으로 인해 발생하는 만성질환 (또는 비감염성 질환, Non Communicable Disease, NCD)은 전 세계 사망률의 68%를 차지하였다. 이와 같은 추세에 따라 세계적으로 비감염성질환(Non Communicable Disease, NCD)에 대한 관심이 증대되고 있고 2015년 9월 발표된 UN의 지속가능한 개발 목표 (Sustainable Development Goals, SDGs)에서도 NCD에 대한 직접적인 목표를 언급하고 있다 (2030년까지 비감염성질환 예방과 치료로 비감염성질환 조기 사망을 1/3로 감소함).

국가별, 성별 혈압 유병율을 보면 한국이 가장 낮은 수준을 보이고 있고, 남성은 러시아 인근국가가 높았고, 여성은 아프리카 소재 국가가 높았다〈그림 10-2〉.

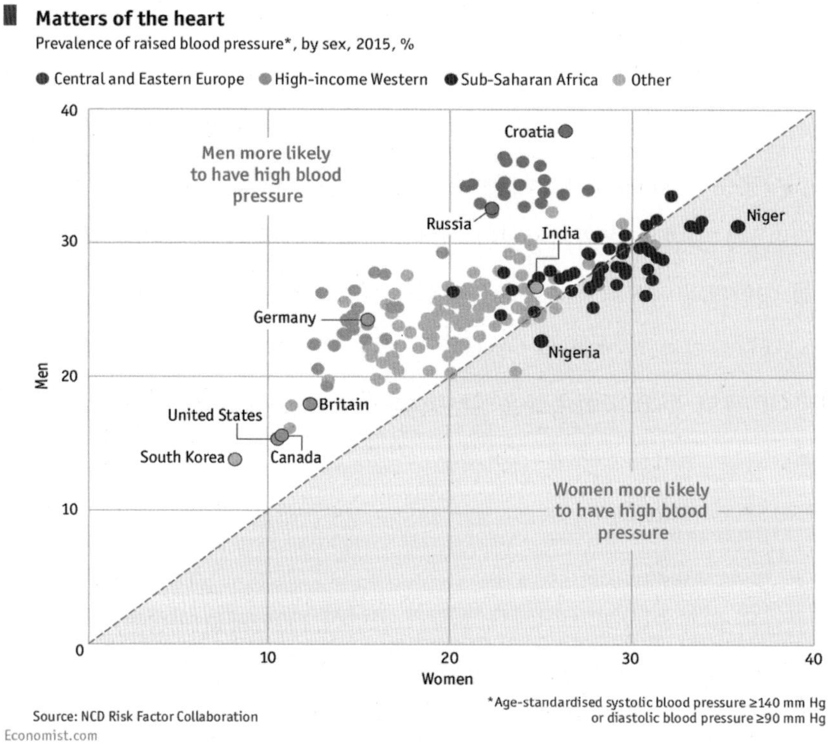

그림 10-2 국가별 성별 혈압 유병률 분포도

Mean rank (95% UI)	2000 leading risks
1·0 (1-1)	1 Childhood undernutrition
2·0 (2-2)	2 High blood pressure
3·3 (3-4)	3 Smoking
4·0 (3-6)	4 Unsafe water
5·2 (4-8)	5 High body-mass index
6·9 (5-11)	6 Alcohol use
7·6 (5-11)	7 Household air pollution
7·9 (5-11)	8 High fasting plasma glucose

2013 leading risks	Mean rank (95% UI)	All age median % change	Age-standardised median % change
1 High blood pressure	1·0 (1-1)	20% (15 to 26)	-13% (-16 to -9)
2 Smoking	2·6 (2-4)	5% (-1 to 11)	-23% (-28 to -19)
3 High body-mass index	2·8 (2-5)	26% (22 to 31)	-7% (-11 to -5)
4 Childhood undernutrition	4·2 (3-6)	-45% (-51 to -39)	-50% (-55 to -44)
5 High fasting plasma glucose	4·6 (3-6)	31% (25 to 36)	-4% (-8 to 0)
6 Alcohol use	6·9 (5-9)	6% (2 to 11)	-17% (-20 to -13)
7 Household air pollution	9·1 (8-12)	-10% (-21 to 2)	-28% (-38 to -18)
8 Unsafe water	10·4 (8-14)	-37% (-44 to -30)	-43% (-49 to -37)

그림 10-3 The 25 leading level 3 global risk factors for DALYs in both sexes combined in 2000 and 2013

고혈압은 뇌졸중, 심근경색증, 신장병, 말초혈관질환과 같은 심혈관질환의 주요 위험요인이다. 세계보건기구에 따르면, 심혈관질환(Cardiovascular diseases, CVD)의 경우 다양한 위험 요인이 있으나, 그 중 상승된 혈압(Raised blood pressure)이 가장 큰 기여 위험 요인이다. 그러나 고혈압의 경우 꾸준한 운동 및 저염식 실천 등을 통해 혈압을 최대 10mmHg 감소시킬 수 있는 만큼, 혈압 조절을 위하여 올바른 식습관 및 규칙적인 신체활동의 실천이 필요하다. 고혈압을 조절할 경우 뇌졸중 발생 위험을 35-40% 감소시킬 수 있고, 심근경색의 위험은 최소 16% 줄일 수 있다.

3. 국제보건 역학

본 장에서는 먼저 건강문제나 요인을 밝히고 근거를 구축할 때 필수가 되는 역학적 사고 및 조사방법에 대해 설명한다. 다음으로 역학연구·조사 실시 시, 1차 데이터를 취득할 경우의 주의점, 국제보건연구에서 잘 이용되는 2차 데이터의 이용방법에 대해 설명한다. 이어서 수집한 정보를 종합, 분석하여 해석 가능한 형태로 가공하기 위한 통계해석기법을 설명한다.

1) 국제보건에 필수인 역학적 방법

국제보건을 대상으로 세계 전체 혹은 대상으로 하는 국가나 지역을 한 집단으로써 바라본 건강 정보, 국가별, 지역별로 본 경우의 건강문제, 기타 특성에 따라 건강정보 등은 보건서비스를 포함한 보건의료와 관련된 문제해결에 필수데이터가 된다.

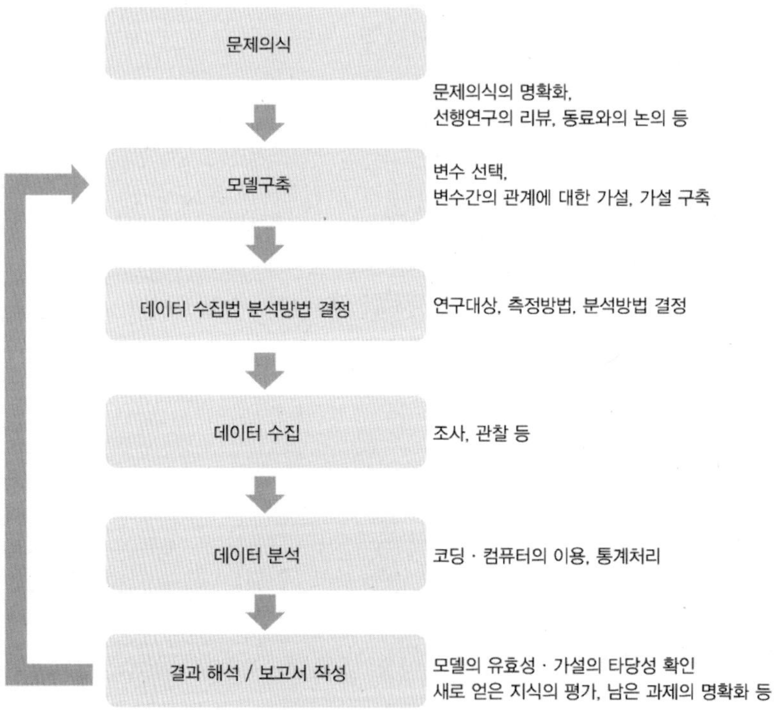

그림 10-4 조사 진행법

집단질병의 빈도와 분포에서 결정요인을 탐구하는 학문인 역학은 국제보건에 필수적 방법론이다. 임상현장에서 한 환자를 관찰·문진하고 청진기를 대고 촉진하면서, 건강상태를 알고, 이상을 발견해 그 원인을 알고자 하는 것과 같이 국제보건의 현장에서는 특정 지역사회에서 역학이라는 청진기를 이용하여 인간 집단의 건강문제의 중대함을 파악하고 그 원인을 찾아야 한다.

2) 역학의 배경 및 연구방법

(1) 역학의 배경

◎ 콜레라유행을 종식시킨 존 스노우

런던에서 콜레라의 유행을 종식시킨 존 스노우의 활약을 들 수 있다. 1840년대 당시 런던에서는 교구목사였던 그랜트의 선견성에 의해 사망통계가 취해져 국가 수준에서 인구동태도 파악이 가능한 상태였다. 지역마다의 인구의 파악이 가능했던 것이 후에 기술하는 존 스노우의 역학조사를 가능하게 하였다.

존 스노우는 종종 일어나는 콜레라의 집단발생에 흥미를 가져 여러 가지 고찰을 행하고 있었다. 존 스노우는 당시 상식이었던 장기설에 동의하지 않고 콜레라는 병원체에 의한 질병이라고 생각했다. 또 병원체의 체내로의 침입경로에 대해 흥미를 가져 콜레라로 인한 사망자의 주소를 런던의 지도 위에 놓아 콜레라로 인한 사망자의 군집(cluster)을 알아냈다. 당시 사용한 방법을 지도위에 발생환자를 표기하는 'DOT'방식을 취했다. 환자가 있는 지역과 환자가 없는 지역의 상세한 비교를 행하여 브로드 거리의 사망자의 집적지역에 있는 상수도의 펌프가 오염원이라는 결론을 내렸다. 반대를 물리치고 펌프를 제거하자 런던의 콜레라 유행은 종식되었다.

이후 존 스노우는 더 상세한 검토를 하였다. 두 상수도회사에 의해 급수되고 있는 지역마다의 사망수를 비교하여 급수회사에 따라 사망률에 큰 차이가 있음을 제시하였다. 존 스노우의 역학조사는 역학의 개념이 명확하지 않았던 시대에서 논리적으로 집단발생을 기술하고 여러 가지 가능성을 검토한 결과 발견된 것이었다. 이 조사에서 기술역학과 분석역학을 찾아낼 수 있었으며 역학의 원점인 동시에 정보를 적절하게 수집하고 분석하여 근거를 정리하여 보건의료정책에 활용한 획기적인 시도였다고 말할 수 있다. 이 방식이 현대의 보건 GIS(Geographic Information System)의 시초가 된다.

◎ 장기설

장기(미아스마)라는 나쁜 공기와 같은 것이 일대에 감돌고 있어 이것을 들이마심으로써 병에 걸린다는 설이다. 당시 의학회의 정설이었으며 해발에서의 고도의 상승에 따라 콜레라 발생이 감소한다고 제시한 보고도 있었다.

(2) 역학의 분류

◎ 기술역학과 분석역학

역학은 기술역학과 분석역학 분야로 분류된다. 기술역학은 빈도와 분포의 파악을 목적으로 한 것이며 「사람, 시점, 장소」에 주목해서 집단의 질병을 기술한다. 한편 분석역학은 결정요인의 탐구를 목적으로 하여 그 요인과 질병과의 통계적 관련성(statistical association)을 검정하여 인과관계를 추론 (causal infer)한다. 어느 쪽의 경우도 중요한 것은 정보의 수집과 취급이 바탕이 되어야 한다.

3) 역학의 연구방법

국제보건분야 연구 시 몇 가지 역학적인 연구디자인이 자주 사용된다. 각각 장·단점이 있어 대상이나 목적에 따라 가려 쓸 필요가 있다. 또한 정보의 수집이나 이용의 방법도 다르다. 여기서는 주된 역학디자인을 설명한다.

① 증례보고, 횡단연구

기술역학의 디자인으로써 가장 단순한 것은 증례보고이다. 질병이나 폭로요인의 빈도를 정량화하고자 할 때 행해지는 것이 한 시점에서의 유병률(prevalence)을 측정하는 횡단연구이다. 한 지역에서 현장조사를 시작할 때 그 지역을 파악하기 위해서 필요한 통계 데이터가 있다고는 할 수 없다. 따라서 정확한 지표를 활용한 횡단역학은 지역의 과제를 발견하기에 중요한 역할을 한다.

② 지역상관연구

지역상관연구는 개인이 아니라 집단 (국가 · 지역 등)을 단위로 집단수준에서의 가설요인의 특성과 질병의 사망률이나 이환율과의 관계를 조사한다. 예를 들어 세계 각국의 인구 한 사람 당 지방 섭취량과 전립선암 사망률의 관계를 조사한 연구 등이 있다. 행정적인 목적으로서 수집된 기존의 통계자료 등을 이용하면 비교적 쉽게 국제비교는 할 수 있으나, 전술한 지역상관연구의 예로 말하면 사망은 지방자체의 영향인지, 지방섭취와 관련된 또 다른 요인 (예를 들어 지방을 포함한 총 칼로리섭취)의 영향인지를 구별하기는 어려워 데이터의 질은 상대적으로 낮다고 볼 수 있다. 또한 국가나 지역마다 생활습관이나 질병의 정의가 다르기 때문에 해석이 곤란해질 경우가 많다.

③ 코호트연구

코호트연구의 이점은 발생률(incidence)의 측정이 가능한 것과 관련성을 조사하고자 하는 두 가지 사건의 시간적 전후관계(순서)를 알 수 있다는 것이다. 미국 보스턴시 근교에 있는 프레이밍햄이라는 도시전체를 연구대상으로 주민의 건강상태를 70년 가까이 추적해왔던 프레이밍햄 연구는 생활습관병의 위험인자라는 개념을 정착시켜 이들을 시정하면 심혈관질환은 예방할 수 있다는 메시지에 의해 전 세계의 임상의학에 큰 영향을 미쳤다. 영국에서도 코호트 연구는 열심히 행해지고 있어 50년이라는 장기간에 걸친 조사도 있다. 코호트연구의 계획·실시에 관해서는 대상 집단에서의 위험인자를 숙지해 두어야 한다. 예를 들어 홍차에 반드시 대량의 설탕을 넣는 습관이 있는 지역에서 홍차를 마시는 사람은 2형 당뇨병이 되기 쉽다는 결과를 초래한다(교란인자). 질병의 빈도가 작을수록 많은 참여자와 추적기간이 필요하며 조사의 실무를 담당하는 팀의 운영에 다각의 비용이 필요하게 된다. 특히 국제보건 현장에서는 카운터파트(현지에서 수용을 담당하는 가관이나 사람)의 역량이 성공여부를 결정하기도 한다.

4) 연구윤리

표 10-1 연세대학교 원주캠퍼스 생명윤리심의위원회(YUWIRB) 필요 서류 예시

번호	양식	제출내용
1	연구계획 심의 의뢰서	- 위원회 서식을 이용하여 작성 - 학생의 경우 지도교수 자필 서명(전자서명 불가)을 받아 스캔본을 제출 - 반드시 머리글로 버전을 표시하여 제출
2	심의용 연구계획서	- 위원회 서식을 이용하여 작성 - 반드시 머리글로 버전을 표시하여 제출
3	설명문 및 동의서	- 위원회 서식을 이용하여 작성 (모국어가 한국어가 아닌 연구대상자에게는 승인된 동의서를 연구대상자의 모국어로 인증된 번역본을 사용하여, 반드시 위원회 승인을 받아야 함) - 반드시 머리글로 버전을 표시하여 제출
4	이해상충 공개서	- 위원회 서식을 이용하여 작성 - 모든 연구자가 각각 제출 - 반드시 머리글로 버전을 표시하여 제출
5	설문지, 인터뷰 질문지 등	- 자유형식으로 제출 가능 - 반드시 머리글로 버전을 표시하여 제출
6	기타 제출서류	- 연구계획 심의 의뢰서 제출서류 목록을 참고하여 해당 사항만 제출
6-1	연구대상자 모집문건	- 모집문건을 사용하여 연구대상자를 모집할 경우 위원회 서식을 이용하여 작성(한글 문서(hwp)로 제출) - 반드시 머리글로 버전을 표시하여 제출
7	심사의견에 대한 답변서	시정승인, 보완, 반려 등으로 인하여 재심의를 요청하는 경우 제출

연구나 조사는 면밀한 준비를 한 뒤에 실시하지 않으면 상정하고 있던 것과 같은 사상을 관찰할 수 없을 뿐만 아니라 함부로 조사대상자에게 부담을 주며 의료자원을 소비한다는 의미에서 비윤리적이기도 한다. 연구과제를 결정하고, 가설을 세우고 그것에 맞게 연구디자인이나 방법을 선택하여 동시에 연구팀을 결성하여야 한다. 또한 윤리성의 검토로서는 헬싱키선언의 준수, 연구결과의 임상의학 · 보건학으로의 공헌, 환자에 대한 이익이라는 점도 고려하여 윤리심사위원회가 연구계획을 실시한다. 국제보건분야에서 조사 연구 시에는 대상 국가의 윤리위원회(Institutional Review Board, IRB)심사를 통과하여야 한다. IRB에 필요한 서류 사례는 〈표 10-2〉과 같다.

표 10-2 연세대학교 IRB 통지서 예시

발송일자	2016년 11월 29일
관리번호	1041849-201606-BM-027-03
연구제목	(국문) DR콩고 Kwango 지역 가임기 여성 및 3세미만 아동의 모자보건 역량 및 의료 서비스 만족도 조사
	(영문)
연구책임자	남은우
소속	보건행정학과
IRB 심의일자	2016년 11월 28일
심의결과	승인
총 연구기간	IRB 승인일 이후 12개월

4. 자료 수집

이용하는 정보에는 1차 자료와 2차 자료의 두 가지가 있다. 1차 자료는 연구자본인이 역학 연구나 조사를 직접 실시해서 수집한 정보이며, 2차 자료는 이미 다른 사람에 의해 수집되어 정리된 데이터나 보고서 등을 말한다.

1) 1차 자료

1차 자료로 스스로가 데이터를 수집하는 경우, 역학연구디자인을 근거로 통계학적분석법과 랜덤오류를 억제하기에 충분한 샘플사이즈(필요 표본수)를 결정하고 조사방법의 검토, 프로토콜의 작성, 관계자와의 결정 · 계약 · 윤리위원회의 승인을 거쳐 신중히 조사를 실시한다. 모집단을 보다 정확히 재현하고 바이어스를 억제하기 위해서 무작위추출 (random sampling)을 하고 조사를 하거나 실험을 실시하거나 한다.

◎ 필요 표본 수의 산출

통계분석방법과 샘플사이즈(표본수)는 조사실시에 앞서 결정한다. 조사결과의 랜덤에러(우연 변동)를 일정수준까지 낮추고 가정하는 그룹간의 차이나 요인과 질병의 관계를 통계학적으로 입증하는 것이 목적이다. 연구에 맞게 예를 들어 원래 집단 (모집단)과 동일한 대표성이 있는 표본 집단을 만들기 위해「필요한 표본 수」나 통계검정을 했을 때 실제차이를 놓치지 않기 위한「필요한 표본 수」를 산출한다. 필요한 증례수를 모을 수 없으면 모집단과는 다른 대표성이 없는 표본 집단에서 조사를 실시하여 결론을 내거나 모집단끼리 차이가 있음에도 불구하고 표본 집단 간에서 차이를 찾아낼 수 없어 잘못된 해석을 할 위험이 있다. 다만 표본 수를 크게 함에 따라 검증력은 커지지만 불필요하게 큰 표본 수를 조사하면 비용이나 노력, 기간이 낭비된다. 또한 보건학적, 의학적, 생물학적, 상식적으로 의미 없는 작은 차이라도 통계적으로는 검출되며 영가설이 기각될 경우도 염두에 두어야 한다.

◎ **조사방법 (대상자가 사람인 경우)**

대상이 사람인 경우, 대상자를 한 장소에 모아 그 자리에서 설문조사를 하거나 인터뷰를 실시하는 집단조사법, 질문지나 검체를 채취하기 위한 키트를 배포하고 후일 회수, 혹은 우송해 받는 배포 조사법, 각 방법에는 장점과 단점 (신뢰성, 회수율, 수집하고자 하는 것의 양과 내용, 프라이버시)이 있으며 실시방법의 선택기준이 된다. 그러나 실제로는 비용이나 노력, 기간의 제한 등의 문제가 실시방법의 선택의 제약이 될 경우가 많다.

◎ **자료 수집 시의 주의점**

참여율을 올리기 위해서는 금전적, 물질적인 참여 인센티브의 제공, 조사 시기에 주의 (여름방학, 종교적 휴가기간을 피한다)할 것, E-mail인 경우 공적 도메인(go.kr 등)을 사용할 것, 조사표의 face validity(표면적 타당성. 연구자가 조사표를 보고 조사목표에 맞는 체제 · 내용이 되어 있는지 단순히 판단)를 신중히 검증할 것, 고령자 및 장애자 등 「취약집단」에 대한 조사방법의 신중함이 요구된다.

2) 2차 자료의 이용

개인의 국제보건 활동에 있어서는 2차 자료의 이용이 일반적이다.

◎ **2차 자료 이용의 이점**

먼저 경제적 이점이 있다. 국제기관이 발행하는 자료는 무료 (전자데이터를 Web상에서 공개)인 경우가 많아 책자의 주문이나 상세데이터가 유료라 해도 조사자 본인이 재조사하는 것보다 훨씬 더 경제적이다. 조사가 필요 없다면 연구비의 신청이나 조사준비, 도항 등에 걸리는 시간과 비용은 가설 검증을 위한 통계 분석이나 논문작성에 이용할 수 있다.

다음으로 국제기관이 작성하고 있는 2차 자료는 그 규모의 크기에도 이점이

표 10-3 2차자료의 입수방법과 예

2차자료의 종류	입수방법과 예
국제기관이 작성한 통계자료	– Population Reference Bureau, DataFinder https://www.prb.org/DataFinder.aspx – The World Bank(세계은행), Open Data (World Development Indicator/report 등) https://data.worldbank.org/ – Country Watch https://www.countrywatch.com/ – UNICEF(국제연합아동기금), The State of the World's Children https://www.unicef.org/sowc/ – UN(국제연합), the MDG Indicators and World's women https://unstats.un.org/unsd/mdg/default.aspx https://unstats.un.org/unsd/demographic/products/Worldwomen/WW2010pub.htm – ADB(아시아개발은행),Key Indicators for Asia and the Pacific https://www.adb.org/publications/series/key-indicators-for-asia-and-the-pacific
정부나 지방자치체가 제공하는 공적통계자료	– 통계청 사이트 http://kostat.go.kr/ – 각국의 정부통계관련 페이지 예: 재일 인도네시아 대사관 https://kbritokyo.jp/
연구자나 학생에 의한 학술논문	– PubMed 【의학】 https://www.ncbi.nlm.nih.gov/pubmed – Popline 【인구과학】 https://www.popline.org/ – ELSEVIER, Embase 【사람을 연구대상으로 한 문헌】 https://www.embase.com/ – 톰슨 · 로이터, Social Sciences Citation Index 【사회학】 https://ip-science.thomsonreuters.jp/prodects/ssci/ – THE COCHRANE LIBRARY 【시스테마틱, 리뷰, 메타어낼리시스】 https://www.cochranelibrary.com/
국제협력단체의 활동 레포트	– 국제협력기구, JICA 날리지사이트 https://gwweb.jica.go.jp/
연구자나 학생에 의한 레포트	– 현지나 관련국가의 도서관 등 예: Bibliothèque interuniversitaire de Santé(파리) https://www.biusante.parisdescartes.fr/

있다. 대규모조사는 기초자료의 작성이 목적임으로 충분한 예산과 시간이 주어지며 개인이나 소그룹으로는 실현할 수 없는 사이즈의 샘플에서부터 집계되어 있다.

정기조사에 따른 과거로부터의 시계열 자료의 이용이 가능한 점도 큰 매력이다. 어떤 관측 사상의 단면은 중요한데 어떠한 경위로 현장이 있는지, 앞으로 어떻게 될 것인지를 예측하기 위해서는 여러 관찰점에 따른 자료 변화의 분석이 필요하다. 또한 2차 자료의 질의 수준도 있다. 국제기관이 작성하고 있는 자료는 전문가의 팀이 수집하고 분석 · 통계를 하고 추계하고 있다. 따라서 자료에는 대표성이 확보되고 통계적 기법도 표준적이며 새로운 것이 이용되어 있다는 보증이 있다. 2차 자료의 종류와 입수를 위한 사이트 주소는 〈표 10-3〉과 같다.

◎ **2차 자료 이용의 장벽**

2차 자료는 항목이 일반적이거나 또한 그 조사연도의 주제에 따라 수집되어 있는 경우가 있기 때문에 개인적 활동이나 연구의 필요에 반드시 일치하지 않다. 예를 들어 방향성은 일치하고 있음에도 불구하고 지역이나 대상 집단, 수집항목 등이 미묘하게 다르기 때문에 참고치 밖에 되지 않는다. 연령계급이 없어 소아대상 · 고령자대상의 프로그램에서 이용 가능할지 여부도 있다는 것 등 이러한 자세한 점이 장벽이 된다.

또한 공표되어 있는 집계값이라면 인용이나 전재는 일정한 규칙에서 가능하지만 기원이 되는 개별자료, 상세자료는 국제기관이나 정부가 관리하고 있는 경우가 많아 이용에 제한이 있다.

◎ **학술논문, 레포트의 이용**

국제기구나 국가가 준비하는 통계와 함께 자세하게 체크하여야 하는 것이 학술논문, 레포트다. 학술논문에는 실험, 현장사업, 치료에 관한 최신정보가 게재되어 있으며 자신이 조사 · 연구를 실시할 때의 실용적 힌트가 많다. 선행연구의 정리로서 과학적 근거가 확립되어 있는 것을 알기 위해서는 Cochrane Library 등의 데이터베이스를 이용한다(www.cochranelibrary.com/). 또한 우수 학술지 인덱스인 Medline을 검색하면 좋다(https://www.medline.com/). 그리고 가장 보편적인 자료 검색은 구글을 활용한다(https://www.google.co.kr/). 학술지에 투고되어 있지 않더라도 석사 · 박사논문으로 정리되어 있는 것이 많기 때문에 대상국가나 관련 국가의 도서관에 가서 입수하는 것이 좋을 것이다. 또한 국제보건과 같은 분야라면 국제적 학술지가 아니라 개도국 국내 잡지에 게재되는 뉴스레터에 게재될 경우도 있다.

3) 자료의 이해

얻어진 정보를 이해하는 것은 경험과 기술이 필요하다. 예를 들어 암 발생과 사망, 생존율이라는 세 가지 단순한 지표도 각각의 변화에서부터 여러 가지 현상을 파악할 수 있다. 이환율의 증가와 동시에 생존율이 향상되고 있어 사망률이 보합 상태일 때는 검진으로 암 발견이 증가하고 있는 것이 아닐까라고 해석하는 것 등이다. 이처럼 의료나 보건의 지식을 바탕으로 단순한 수치를 넘어 존재하는 스토리를 상정할 수 있는 것일까. IT(정보기술)의 발달로 10년 전과 비교해도 아주 쉽게 정보를 입수할 수 있게 되었다. 그러나 정말 필요한 정보는 현지를 방문하든지, 1차 자료로서 조사하고 수집해야 가능한 경우도 있다. 또한 그 입수방법의 간편함과는 달리 실제로 취득한 정보를 충분히 이해하는 것은 쉽지 않다.

5. 통계분석

1) 통계분석의 필요성

플로렌스 나이팅게일은 근대적 간호학의 창시자로 알려져 있다. 그것은 나이팅게일이 간호활동에 우수했을 뿐만 아니라 자기가 생각한 간호법을 의료관계자에게 이해시키기 위해서 현재의 역학 통계방법을 당시부터 응용한 간호 통계학자로서 근대통계학의 발전에 크게 공헌했기 때문이다. 가장 유명한 이야기는 크리미아 전쟁(1853~1856년)에서의 나이팅게일 팀의 활약이다. 나이팅게일은 자신이 발명한 polar-area diagram라고 불리는 일종의 원 그래프로 월별 · 질병별 상병 병사의 사망통계를 내고 전쟁보다 병원의 위생관리 상의 원인으로 인한 사망이 많다는 것을 밝혔다. 그 후 군의 수뇌부를 설득하여 병원의 위생관리를 도입하게 되었고, 그 후 극적으로 병사의 질병사망을 감소시켰다. 나이팅게일은 통계학에 따른 간호의 실천으로 예방의학의 중요성을 강조하였다. 이 후 간호에 있어서 통계학은 지역이나 병원 내의 상황을 설명하고 타자를 설득하는데 강력한 무기가 되었다. 통계학은 데이터를 활용하기 위한「도구」다. 아무리 방대하고 상세한 데이터를 가지고 있어도 각각 집계, 분석하여 정보를 들어낼 도구가 없으면 의미가 없다. 도구를 가지고 있더라도 그 「다루는 법=통계학」의 제대로 된 지식이 없으면 잘못된 결론을 내릴 수 있기 때문이다.

실제 연구에서 다루는 데이터를 적절하게 분석하기 위해서는 각각의 척도수준의 의미와 그것에 적합한 분석방법을 정확히 이해할 필요가 있다. 척도수준을 혼동해 버리면 의미 없는 분석을 실시하게 되는 경우도 있다.

통계에 약한 연구초보자의 오류에는 「데이터를 본 뒤에 의도한 결과가 나오도록 유의될 경향이 있는 검정방법을 선택했다」 등, 통계학의 무이해가 아니라, 과학 · 연구란 무엇인가에 대한 인식이 필요하다.

국제보건연구의 조사나 분석을 할 때 디자인과 통계학에 대한 기법만을 알고 있는 것이 아니라 그 의미를 이해하는 것, 연구의 마지막이 아니라 계획단계에서부터 통계의 전문가한테 도움을 받는 것, 통계기법을 이용한 조사결과를 많이 접해, 문헌을 비판적으로 읽을 줄 알고 다종류의 분석방법보다 통계량의 해석방법을 많이 배워 적절한 고찰을 하는 것 등의 지식이 요구된다.

국제보건분야에서 통계분석의 이용에는 주로 두 가지가 있다. 데이터 전체의 평균이나 표준편차 등을 계산해서 분포를 밝히고 조사대상의 경향이나 성질을 파악하는 기법을 「기술통계」라고 말한다. 이에 대해 대상자 전원의 값이 아니라 정수의 샘플을 조사함으로써 모집단의 특징을 예측하는 수법을 「추계통계」라고 말한다. 대상자 모두의 데이터를 조사하는 것은 어려워도 어느 일정한 조건하에서 샘플을 추출하면 오차가 적은 분석결과를 얻을 수 있다. 국제보건에서는 추계통계가 종종 쓰인다. 이들의 틀리기 쉬운 점을 국제보건연구의 관점에서 알아야 한다.

◎ **척도수준**

데이터의 분석방법을 생각할 때 중요한 것이 척도수준이다. 특히 보건현장에서는 환자만족도와 같이 단순히 양적 데이터로 파악하는 것이 어려운 경우나 관측된 값이 정규분포를 하지 않는 경우가 많음으로 분석방법의 선택에는 신중히 기하여야 한다. 먼저 데이터의 특성을 파악하고 적절한 척도 수준으로서 다룰 수 있어야 한다. 척도수준을 크게 분류하면 명목척도, 서열척도, 간격척도, 비율척도의 네 가지가 있다.

① **명목척도**

명목척도(nominal scale)는 분류가 목적인 척도로 대표적인 예가 성별이다. 흔히, 남자는 1의 숫자를 부여하고 여자는 2의 숫자를 부여한다. 1과 2는 단순히 남자와 여자를 범주화하는 의미의 숫자이다. 따라서 남자에게 부여하는 숫자는 1이 아닌 그 어떤 숫자가 되어도 무방하다. 명목척도는 가감승제 연산을 사용할 수 없다. 부여된 수치의 의미가 분류의 의미를 가질 뿐이기 때문에 측정대상에 대한 최소한의 정보만을 나타낸다. 따라서 여자를 의미하는 2는 남자를 의미하는 1의 숫자의 2배 혹은 2-1=1이라는 연산을 사용할 수 없다.

예) 주민등록번호, 우편번호, 운동선수의 등번호, 지역구분(서울 1, 경기 2, 등) 등

② 서열척도

서열척도(ordinal scale)는 측정 대상의 분류뿐만 아니라 측정대상을 크기에 따라 순서적으로 배열할 수 있는 측정방법이다. 측정대상의 상대적 크기(강도)를 말할 수 있다. 예를 들어, 달리기에서 1등과 2등, 3등과 같은 순위는 전형적인 서열척도로 1등은 2등보다 더 우수한 수준이라는 것을 말해준다. 혹은 정당에 대한 선호도의 순서로 1, 2, 3으로 측정하였다면, 이 역시 2는 1보다 선호되는 것을 의미하며, 3은 2보다 선호되는 것을 의미한다. 서열척도는 명목척도보다 측정대상에 대해 더 많은 정보를 제공하는 우월한 척도이다. 그러나 서열척도는 '크기의 정도'를 알 수 없다. 즉 '어느 정도 잘했는가' 혹은 '얼마나 더 선호하는가'와 같은 정보를 제공하지는 않는다. 따라서 가감승제 연산을 사용할 수 없다. 등수에서 1+2=3의 의미로 해석할 수 없으며, 선호도에서 3-2=1이라는 등식도 성립하지 않는다. 결국 서열척도에서는 '크다'혹은 '작다'를 말할 수 있지만, '어느 정도 크다 혹은 작다'를 말할 수 없다. 대표적인 서열척도의 종류로서 리커트척도(Likert scale)가 있다. 리커트척도는 질문문항을 제시해서 회답을 하는 설문조사 등에서 사용된다. 즉, 심리검사응답척도의 하나로서 응답자는 질문에 대한 합의/비합의 정도나 질문에 대한 객관적/주관적 평가를 한다. 이 때, 5단계 척도가 자주 쓰인다. 예를 들어, 질문 「국제보건에 관심이 있습니까?」에 대해서 회답 「1. 매우 있다」 「2. 그저 그런 정도 이다」 「3. 어느 쪽이라고도 말할

수 없다」「4. 거의 없다」「5. 전혀 없다」등 이다. 이를 Likert five scale 방법이라고 한다.

예) 학업석차, 결승점에 도달한 경주마의 순위, 사회계층(상류층, 중류층, 하류층) 등

③ 등간척도(간격척도)

등간척도(interval scale)는 명목척도와 서열척도의 특성을 모두 갖고 있으면서 '크기의 정도'를 말할 수 있는 측정척도이다. 즉, 등간척도로 측정된 자료는 '어느 정도 크다 혹은 작다'를 파악할 수 있다. 등간척도에서는 가감의 연산이 가능하다. 예를 들어, 서열척도에서 1등과 2등의 차이가 어느 정도의 크기인지를 말할 수 없지만, 섭씨온도와 화씨온도와 같은 등간척도의 전형적인 예에서는 크기의 정도를 말할 수 있다. 즉, 10도와 20도의 차이는 20도와 30도의 차이와 같다. 20-10=30-20과 같은 등식이 성립한다. 또는 20도와 40도의 차이는 10도와 20도와의 차이에 두 배라고 말할 수 있다. 그러나 등간척도는 비율적 의미(없음-無-을 의미하는 절대 영점을 갖지 않기 때문에)를 갖지 않기 때문에 40도는 20도의 두 배 온도라 말할 수 없다. 따라서 승제의 연산이 가능하지 않은 척도이다. 온도는 등간척도이다. 왜냐하면 섭씨가 0도라는 것은 온기가 '없다'는 의미가 아니라 물이 어느 지점을 의미하는 임의적인 수치이기 때문이다.

예) 섭씨온도와 화씨온도, IQ점수, 서기 년도, 물가지수, 주가지수 등

④ 비율척도(비척도)

비율척도(ratio scale)는 가장 포괄적인 정보를 제공하는 최상위 수준의 측정척도로 등간척도의 모든 정보를 제공하면서 절대영점을 갖는다. 절대 영점을 가지고 있기 때문에 가감승제의 모든 연산이 가능하다. 길이나 무게 등은 전형적인 형태의 비율척도이다. 4cm는 2cm의 두 배이고 0cm는 길이가 없는 상태를 말한다. 사회과학에서 등간척도와 비율척도를 구분하는 것은 큰 의미가 없다. 왜냐하면

통계분석을 실시할 때, 간격척도와 비율척도를 구분하여 사용하지 않기 때문이다.

예) 월 소득, 연령, 휘발유 1리터당 주행거리, TV 시청률 등

3) 정규분포

통계학에서 가장 중요하며 통계 검정에 이용되고 다른 분포의 사고방식에도 기초가 된다. 척도의 특성을 알게 되면 분석방법을 어느 정도 좁힐 수 있다. 다음에 고려하여야 할 것이 「데이터가 추출된 모집단은 정규분포를 하는지」다. 그룹간의 평균 차이를 확인하는 t검정이나 분산분석 같은 방법은 추출된 샘플의 원래 데이터가 정규분포를 따른다고 가정하여 통계치 산출에 「평균」 「분산」을 이용하고 있다. 따라서 분명히 원래 데이터가 정규분포를 하지 않는 경우나 샘플사이즈가 작아서 모집단의 분포를 정확히 확정하지 못할 경우에는 이들 방법을 이용하는 것은 적절하지 않다. 모집단에 정규분포가 가정될 경우에 적용할 수 있는 검정을 모수검정이라고 말한다. 이와 대비해서 정규분포의 가정을 필요로 하지 않는(특정 분포를 가정하지 않는다)검정을 비모수검정이라고 말한다.

6. 국제보건실무: 국제보건 문제 및 정답

문제 1 다음의 용어를 직역하고 어떤 경우에 이용되는지에 대해 생각해보자.

1) ① health ② disease ③ illness ④ sickness

2) ① infection disease ② communicable disease ③ non-communicable disease ④ chronic disease ⑤ lifestyle-related disease

3) ① expectancy ② probability ③ morbidity rate ④ prevalence ⑤ mortality rate

4) ① international ② global

5) ① per 10,000 live births ② per 10,000 population

문제 2 당신은 보건의료계 학생이다. 고등학생시절의 동창생이 한 주 동안 해외로 가게 되었는데, 당신에게 건강관리에 대한 조언을 요청했다. 어떤 조언을 할 것인지에 대해 구체적으로 서술하시오.

문제 3 당신은 병동에서 일하는 간호사이며 외국인 환자를 담당하게 되었다. 어떠한 서비스가 가능할 것인지 구체적으로 서술하시오.

문제 4 다른 문화를 가진 환자나 대상자를 평가하는데 유용하게 쓰일 것을 전제로 다음의 사항들을 생각하시오.

① 특정한 국가와 토픽을 선정하시오.

② 그 국가의 지리적 데이터를 조사하시오.

③ 그 국가의 문화적 배경에 대해 아래 표를 참고로 조사하시오.

④ 문화적 배경을 고려하고 건강증진 프로그램을 개발할 때의 유의하여야 할 점을 생각하시오.

국가의 문화배경에 대해 생각할 때의 틀	
개요	지리적상황, 경제, 정치, 이민, 교육, 직업, 지형, 재해 등
커뮤니케이션	언어, 콘텍스트*, 사투리나 억양 등의 다양성, 커뮤니케이션 시의 얼굴 표정 · 바디터치 · 바디랭귀지 · 문의 등, 사회적 시간의 감각 등
가족의 역할과 조직	가족의 역할, 아이의 발달과제, 육아실천, 젠더의 생각, 라이프스타일 등
노동	자치에 관련된 개념, 문화변용 · 동화, 남녀의 역할, 개인주의**, 헬스케어의 실천 등

문화적 특징	민족이나 인종의 차이에 따른 유전, 풍토병이나 지형에 따른 질병의 유무, 피부색, 키 등
리스크가 높은 행동 · 습관	안전벨트나 헬멧 등의 안전대책, 담배, 알코올, 마약 사용 등
영양	식품의 선택 · 의식 · 타부(Taboo), 병에 걸렸을 때의 음식 섭취방법, 건강증진과 건강을 위한 식량 등
임신과 출산	피임 방법, 임신에 대한 의견, 출산 전후 관습 등
죽음	개인이나 문화적 사생관, 매장 방법, 사별 시 행동 등
종교, 영적인 생각	종교, 기도, 종교에 관련된 습관 등
헬스케어	전통적인 의료의 유무, 의료에 대한 가치관, 건강을 위한 셀프메디케이션의 실천, 정신질환 · 만성질환의 예방 등의 건강관리, 질환에 대한 의료의 역할 등
의료종사자	전통의료, 의료직 종사자에 대한 인식 등

* 콘텍스트: 종종 「문맥」이라고 번역되나 여기서는 「언어, 공통 지식, 체험, 가치관」 등을 가리킨다. 콘텍스트의 높이는 국가나 지역의 커뮤니케이션 스타일에 따라 크게 다르다. 예를들어, 전부 설명하지 않아도 서로가 상대방의 의도를 헤아리고 서로 통한다는 경우에 콘텍스트가 높다고 말할 수 있다. 그러나 이 경우 환경이 갖추어져 있지 않으면 대화의 실마리나 상대의 의도를 쥘 수 없게 된다. 한편 구미에서 흔히 볼 수 있듯이 어디까지나 언어를 통해 커뮤니케이션을 취하려고 하며 논리적 사고력, 표현력, 설명능력을 중요시 할 경우는 콘텍스트가 낮다고 말할 수 있다.

** 개인주의: 개개의 인간의 주체성을 존중하여 한 사람 한 사람의 개인이 자유롭게 살 수 있는 권리가 보장되어 있는 대신에 개개의 인간이 집합해서 성립되는 사회에 대해 개인으로써의 자각과 책임을 진다. 문화에 따라 생각방식이 다양하다. 반대말로는 사회주의, 집단주의가 있다.

문제 5 WHO(세계보건기구)등의 홈페이지 등에서 세계의 통계를 보도록 하자.

- WHO Statistical Information System (WHOSIS):WHO 홈페이지
  http://www/who.int/whosis/en/
- Milenium Development Goals Indicators:WHO 홈페이지
  http;//unstats.un.org/unsd/mdg/default.aspx
- Global Health Observatory Map Gallery:WHO 홈페이지
  http://gamapserver.who.int/mapLibrary/
- UN Sustainable Development Goals 홈페이지
  http://www.unitedworldschools.org/

문제 6 아래의 표를 읽고 질문에 답하시오.

시기	본인의 상황	건강상태	본인담	치료 · 지원, 기타
배경	–페루인 남성, 43세, 기혼 –취업목적으로 방문해서 17년 됨 –계약사원으로 중노동 · 장시간 근무 –일본어로 대화 가능하며 히라가나도 읽을 수 있으나 한자는 못 읽음 –주말에 음주를 하나 흡연은 안함 –건강보험에 가입하다 중단함	–키 170cm –체중 98kg –BMI(Body Mass Index) 34	–차를 많이 마시고 있었음 –당뇨병에 대해 몰랐음 –생활이 힘들기 때문에 건강보험은 그만뒀음	
경과1 (2009년 8월)	일이 힘들어 피로가 쌓여 이혼문제도 발생하며 스트레스가 있었음	–공복(空腹)시 혈당 616mg/dL –운전 시 시력 저하, 요통 나타남	–질병설명은 겨우 이해함 –회사에 설명하였으나 치료로 쉰다면 그만두라는 말을 들었음	–사내검진, 병원수진 –2형 당노병이 중증화되고 즉시 입원이라 진단되었으나 회사의 사정이나 금전적인 이유로 인해 입원까지 이르지 않았음 –지원자 없음
	외국인지원단체에 상담			
경과2 (2009년 10월)	–차를 운전하는 직업으로 전직하였으나 요통이 심해져서 치료를 위해 실업 됨 –이혼함	당뇨병의 증상 악화(공복시 혈당 220mg/dL)	–일이 힘듬 –임금이 적어 병원에 못 감	–실업급여 없음 –치료를 하나 금전적 이유로 인해 중단
	–수입이 끊기며 전기요금을 못 내고 어두운 방에서 생활 함 –집세를 못 내고 친구집에 신세를 짐		지병이 있고 아무도 도와주지 않음	외국인 지원단체가 전화지원 함
	핸드폰 요금을 못 내고 사용 못하게 됨(연락이 안 되어짐)	공복 시 혈당 460mg/dL		외국인 지원단체가 자택방문 함
	연말생활보호텐트촌의 정보를 얻음			외국인 지원단체가 연말 생활보호텐트촌의 정보를 제공함

시기	본인의 상황	건강상태	본인담	치료 · 지원, 기타
경과3 (2009년 12월)	연말생활보호텐트촌에서 상담함			연말생활보호텐트촌의 스태프가 생활보호를 신청하여 수급의 전망이 보임
경과4 (2010년 1월)	치료개시, 그러나 병원은 생활보호가 확정되지 않으면 입원불가라고 회답			
	외국인 지원단체가 동행하여 생활보호 신청을 하여 「의료권」을 받아 통원			외국인 지원단체가 생활보호신청을 받기 위한 동행지원을 함
	생활보호지급이 결정되고 「생활보호비」를 수급, 교육입원으로 치료하며 회복에 이름	공복 시 혈당 130mg/dL		

① 왜 증상이 심각한데 치료 하지 않았는가?

② 왜 건강보험을 중단했는가?

③ 왜 치료가 재개되며 회복할 수 있었는가?

④ 당신이 돈이 없는 지원단체봉사자라면 어떠한 지원을 했을 것인가?

⑤ 이러한 사례에는 어떤 사회적 지원이 활용 가능한가?

문제 7 당신은 NGO(비정부조직)의 직원으로 국제보건활동을 계획하기로 되었다. 다음의 문장을 읽고 질문에 답하시오.

〈질문〉 어느 국가의 어느 지역에서 「아동의 설사」가 문제로 되고 있다. 당신이 소속된 NGO는 보건인력 양성을 제안하려고 한다. 이 제안을 설명하기 위해 마을 사람들을 모이도록 하였다. 다양한 입장의 사람들에게 들어주고 의견을 받고 싶다고 생각하는데 누구를 초대할지, 그리고 각각의 입장에서 질문이나 의견을 추측하시오.

지역의 상황

그 마을은 무의촌이며 산속에 있어 소수민족이 살고 있다(공용어 못씀). 주민은 비교적 교육에 가치를 둔다. 젊은 여성의 일자리가 없다.

NGO가 생각하고 있는 보건인력 시스템

NGO는 고등교육을 받은 여자를 대상으로 3개월 동안 연수를 무상으로 실시한다. 연수내용은 소아의 설사의 기본적 평가, ORS(경구보충수액)등 초기처치 이외, 예방을 위한 보건지도(안전한 물의 입수방법, 식품을 해충으로부터 막는 방법의 지도 등)이다.

| 정답 및 해설 |

해설 1

1)

① health: 건강의 개념은 세계보건기구의 전문(1948년)에 다음의 정의가 있다. 「신체적 · 정신적 · 사회적으로 완전히 안녕한 상태이며 단순히 질병이 없거나 혹은 허약하지 않은 상태이다」.

② disease: 질병은 의료의 전문가, 특히 의사 혹은 그들 · 그녀들이 의거하는 생물의학이 정의하는 병자로의 진단을 의미한다.

③ illness: 병은 보통 사람들이 이해하고 느끼고 있는 병의 개념이나 경험임.

④ sickness: 질병은 병 경험의 총체적인 개념이다.

2)

① Infection disease: 감염성질환은 미생물 등이 체내로 침입함으로써 발생하는 질환이다.

② Communicable disease: 감염성질환

③ Non-communicable disease: 비감염성질환은 WHO의 정의에 따르면 불건강한 식사나 운동부족, 흡연, 과도한 음주 등의 원인이 공통되고 있으며 생활습관의 개선으로써 예방 가능한 질환을 총괄해서 「비감염성질환 (NCD)」이라고 하고 있다.

④ chronic disease: 만성질환은 서서히 발병하고 치유에 오랜 기간을 요하는 질환의 총칭으로서, 심장병, 관절류머티즘, 결핵, 당뇨병 등이 있다.

⑤ lifestyle-related disease: 생활습관병은 생활습관이 발병원인에 깊게 관련하는 질환으로서 당뇨병, 뇌졸중, 심장병, 지질이상증, 고혈압, 비만 등이 있다.

3)

① expectancy: 예측치.

예: life expectancy (기대수명), healthy life expectancy (건강수명)

② probability: 있는 듯한 것, 일어날 듯한 것, 확실성, 확률.

예: probability of death (사망률=death rate, mortality rate, proportion of deaths), (5-year) probability of survival (<5년간의>생존율), theory of probability (확률론).

③ morbidity rate: 이환율은 정해진 기간 내 (보통 1년을 이용)에서 새로 발생한 질병이상자수의 단위인구에 대한 비율이다.

④ prevalence: 유병률(유병비율)은 정해진 한 시점에서의 질병이상자의 단위인구에 대한 비율을 말하며 보통 단위인구로서 인구 100, 인구 1,000, 인구 10만 등을 이용한다. 유병률의 높낮이는 주로 그 병의 발생빈도와 유병기간에 좌우된다.

⑤ mortality rate: 사망률

예: mortality by cause of death (사인별사망률), mortality by persons (인수사망률), cancer mortality (rate) (암사망률), 태아사망률 (fetal mortality).

4)

① international: 국가수를 한정하지 않는 국가간을 가리킨다. 관계국에만 한정된다.

② global: 국가의 틀을 넘은 지구규모를 가리킨다. 어느 국가영역에도 속하지 않는 지역도 포함한다.

5)

① per 10,000 live births: 출생 수 일만명 대비.

② per 10,000 population: 인구 일만명 대비.

해설 2

· 과로로 인한 사고나 질병을 예방하기 위해 현지에서의 무리한 계획을 수립하지 않도록 한다.
· 「외교부 해외안전홈페이지」(http://www.0404.go.kr/dev/main.mofa)등을 보고 현지에서의 감염증 등의 정보를 얻는다.
· 예방접종이나 예방구의 사용(마스크)을 필요에 따라 행한다.
· 평소에 사용하고 있는 약이 있는 경우에는 영어 설명을 붙이고 가져간다. 아울러, 처방전을 복사해간다.
· 안전을 위해 숙박이나 식사에 예산을 확보한다.
· 기온이 높은 지역에서는 탈수를 예방하기 위해서 음료수를 휴대한다.
· 가열 후 가능한 한 시간이 지나지 않은 따뜻한 음식을 먹는다.
· 해충이 많은 지역에서는 모기에 물리지 않도록 방충스프레이나 긴 팔 옷을 입는다.
· 면식이 없는 사람과는 성교하지 않는다.

해설 3

· 상대방의 표정이나 태도, 행동으로부터 언어가 통하고 있는지를 포함하고 이해의 정도를 관찰 한다.
· 알기 쉬운 언어로 공손하게 말을 한다.
· 다른 환자와 똑같이 대응하면서도 개별 필요가 없는지 배려한다.
· 매일 질문하는 사항에 대해서는 그 사람이 이해할 수 있는 말로 카드를 작성하는 등 정확한 회답을 얻을 수 있도록 한다.
· 검사나 처치에 대해서는 이해하기 쉽게 사진을 이용하여 설명한다.
· 언어가 통하지 않는 경우에는 통역을 부탁한다. 또한 조금 앞날의 일까지

고려하고 가족에게도 설명한다.

· 상황에 따라서는 통역봉사 등 외부자원의 활용을 적극 검토한다.

해설 4 (예시)

① 특정한 나라: 인도, 토픽: 종교적 생각방식과 보건행동

② 지역: 아시아, 수도: 뉴델리, 면적: 328.73만km^2,
인구: 12억2,080만명 (2013년 예측치)[1].

③ 〈표 10-4〉 참조

④ ○○의 나라부터 온 사람이기 때문에 「이럴 것이다」고 억측하지 말고 상기에 든 항목에 해당하는 점을 확인할 필요가 있다. 또한 그 습관을 고려한 입원생활이나 지역생활을 할 수 있게 원조하는 것도 중요하다. 또한 「한국의 병원은 이렇기 때문에」 등, 자신의 가치관을 강요하면 안 된다. 트러블이 발생하는 것은 자기가 절대로 옳다고 생각하는 것이 원인이 될 경우가 많다. 일상생활 속에서 문화가 다른 사람들과 커뮤니케이션을 취하고 가치관을 수용하는 트레이닝을 하도록 유의한다.

해설 5

각자 정리해 보세요.

컴퓨터는 물론이고 스마트폰으로 자주 검색하는 습관을 갖도록 하세요.

표 10-4 인도의 종교적 사고방식과 보건행동

주요언어	힌디어(공용어), 기타 21개의 언어
종교	힌두교도 72.04%, 이슬람교도 12.26%, 기독교도 6.81%등 (2005년)
교육	- 초등교육: 6-14세 (2주를 제외하고 의무교육임. 취학률은 100%의 주가 많으나 인도 전체로 30%가 취학하지 않고 있음. 특히 여자에 많음)
커뮤니케이션	- 「예」라는 의사를 보일 때 고개를 옆으로 기울이거나 가볍게 옆으로 흔들리기 때문에 혼동되기 쉬움. - 사람을 손가락으로 가리키는 것은 실례되는 행동이기 때문에 턱을 사용함. - 사람을 손짓하여 부를 때는 손을 앞으로 펴고 손바닥을 아래로 하며 손가락을 자기 쪽으로 움직임. 미국사람처럼 손바닥을 위로 하면서 손가락 하나만 움직이는 동장은 실례한 인상을 줌. - 팔꿈치를 펴고 두 손을 허리에 대는 자세는 당장 싸울 듯한 태도임. - 사람과 얘기할 때 거리는 종교나 문화에 따라 다르지만 힌두교도의 경우는 1m정도 떨어지는 것이 좋음. - 윙크는 사람을 깔보고 있으나 성적인 유혹이라고 해석됨. - 새끼손가락을 세우는 동작은 「화장실에 가고 싶다」는 것을 나타냄. - 이마에 손바닥을 대는 동작은 「난처하다」는 것을 나타냄. - 손바닥을 상대방을 향해 검지손가락을 세우는 동작은 「잠시만 기다리라」는 것을 나타냄
식문화의 타부(Taboo) 등	- 선조의 넋이 동물 모양으로 다시 태어나 있을지도 모른다는 생각이 있기 때문에 동물을 죽이거나 먹지 않음. - 계란유도 생명의 근원이라는 생각이 있기 때문에 식용으로 하지 않은 사람이 있음. - 소는 신성(神聖)한 동물로서 숭배를 받고 있으므로 힌두교도는 소고기를 먹지 않음. - 정 · 부정의 관념: 배변 후 왼손을 사용하고 물로 씻는 습관이 있으므로 왼손은 부정의 손이며 식사 시 사용될 일이 없음. 타인에게 무엇인가 손으로 줄 때나 악수할 때는 오른손을 써야 함. - 더러움(배설물이나 분비물, 사람이 손을 댄 것)은 강한 전염력을 가진다고 생각되므로 한 번 쓰고 버릴 수 있는 나무 또는 나뭇잎으로 된 식기가 선호됨.
접촉에 관한 타부(Taboo)	- 머리는 신이 잉태하는 곳이므로 절대로 만지면 안됨. - 귀는 신성한 곳이므로 타인의 귀를 당기거나 때리면 안됨. - 발은 부정한 곳이므로 신발이나 발이 닿치면 사과 함.
풍속, 습관, 건강 등	- 여성은 피부를 보이지 않는 풍습이 있으므로 탱크톱, 짧은 치마나 화려한 색채의 복장은 피함. 남성도 반바지는 좋지 않음. - 다민족 · 다종교가 혼재함으로 각각의 소속에 대한 귀속의식이 상당히 강함으로 특정한 민족이나 종교에 대한 언동은 신중히 할 필요가 있음.
임신 · 출산에 관한 풍습	- 산전 의식: 출산까지의 기간, 여러 번에 걸쳐 남자탄생을 기도하거나 악령을 멀리하기 위한 의식이 행해지거나 함. 출산 직후에는 우선 성장기원의 의식이 행해지며 그 후 탄생 10-12일째에 명명식과 정화의식을 행함. 성장에 따라 처음으로 밥을 먹이는 의식이나 초삭발식이 행해짐. - 가난한 사람은 자택출산 함. 출산이 잘 진행되도록 진통이 시작되면 모친의 엄지손가락이 담긴 물을 마심.

종말기 · 장례식에 관한 풍습	힌두교도에 있어서 장례식은 세상의 생활에 구별을 짓고 육체를 넋으로부터 해방시켜 그 넋의 윤회전생을 분명히 하기 위한 것임. 목숨을 잃으면 근친자는 집 밖으로 뛰어나가 호흡하고 사신이 있다고 전해지고 있는 남방을 향해 기도함. 육체는 노천화장장에 옮겨지며 성수 등이 뿌려지고 생화로 장식되는 등, 바라문승의 축복을 받아 점화됨. 화장한 육체는 가까운 강에 흘림.
의료에 관한 주의점 등	– 힌두교 사회에서의 죽음, 인간의 배설물, 월경, 출산 등은 더러움으로 여겨짐. 더러움을 깨끗이 하는 것으로서 물, 회토, 우분 등이 사용됨. – 왼손을 부정시 하는 습관이 있으나 물리적인 의미로서의 더러움이 아니라 어디까지나 종교적 정 · 부정이며 의료의 청결 · 불결의 구별과 다름.

해설 6

① 치료비를 못 낸다, 건강보험에 미가입 · 중단하고 있었다, 회사가 휴가를 주지 않는다, 의료기관 · 관청 에서 말이 통하지 않다, 모국의 건강보험제도 · 문화로 자가판단하고 있었다, 등. ② 생활비가 부족하고 건강관리를 뒤로 미뤘다. ③ 생활보호를 신청하고 수급이 결정되어 있었기에 치료를 받을 수 있게 되었다. ④ 원무과 창구에 문의해 본다, 적용될 제도가 없는지 조사한다, 병원으로 가기 전에 상담할 수 있는 지역의 보건센터나 의료직봉사자 (간호사, 사회복지사, 약사)를 찾는 등의 지원이 있다. 단 지역에 따라서 이용 가능한 자원이 다름으로 정보를 파악할 필요가 있다.
⑤ 행정기반이나 보건소의 창구, 자원봉사단체, NPO (비영리조직)의 활용 등.

해설 7

· 촌장 (그 사람들의 급료는 누가 지불하는지).
· 촌민, 고등교육을 받은 여자 (고등교육을 받은 여자에 한정되는 것은 왜인지, 다른 마을의 어른에게 기회는 없는지).
· 모친이나 아이 (이용에는 돈이 드는지).
· 산파, 현존하는 시스템에서의 보건요원, 상인 (이제까지 마을 사람들의 건강을

지지해온 우리라면 젊은 여자들보다 좋은 일을 할 수 있다. 연수를 받을 수 있게 되고 싶다).

· 마을의 공무원 (필요한 것은 의사가 있는 가까운 곳으로 갈 버스다. 소아의 설사 뿐만 아니라 노인 건강도 문제).

· 가까운 곳의 의사, 자치체 공무원 (다른 마을의 의사에게 소수민족의 언어를 가르치고 정기적으로 왕진하는 시스템을 만드는 것은 어떠한가. 그것에 대해 일당을 지불 받고 싶다).

· 종교가, 주술사 등 (외국인이 마을을 출입하는 일은 치안 상 문제가 있으므로 조심할 필요가 있다).

| 참고문헌 |

- 南 裕子, 국제간호학(글로벌너싱으로의 전개), 2013, 中山書店
- GBD 2013 Risk Factors Collaborators. Global, regional, and national comparative risk assessment of 79 behavioural, environmental and occupational, and metabolic risks or clusters of risks in 188 countries, 1990–2013: a systematic analysis for the Global Burden of Disease Study 2013. Lancet 2015;Published online September 11, 2015 http://dx.doi.org/10.1016/S0140-6736(15)00128-2
- WHO. Health in 2015: from MDGs to SDGs. WHO 2015: 134. cited from Global Health Estimates: Deaths, disability-adjusted life year (DALYs), years of life lost (YLL) and years lost due to disability (YLD) by cause, age and sex, 2000–2012. Geneva: World Health Organization (http://www.who.int/healthinfo/global_burden_disease/estimates/en/, accessed 21 September 2015)
- Forouzanfar, Mohammad H., et al. "Global, regional, and national comparative risk assessment of 79 behavioural, environmental and occupational, and metabolic risks or clusters of risks in 188 countries, 1990–2013: a systematic analysis for the Global Burden of Disease Study 2013." The Lancet 386.10010 (2015): 2287-2323
- WHO. Prevention of cardiovascular disease: guidelines for assessment and management of cardiovascular risk. WHO 2007: 40
- Matters of the heart- NCD Risk Factor Collaboration: Economist.com
- http://blog.daum.net/_blog/BlogTypeView.do?blogid=0ctHw&articleno=3&_bloghome_menu=recenttext

11

Chapter

국제보건 연구사례

학습목표

- 국제보건 이슈에 대해 이해하며 연구방법에 대해 알아야 한다.
- 페루의 보건의료 연구에 대해 이해하여야 한다.
- 필리핀의 보건의료 연구에 대해 이해하여야 한다.
- 에티오피아의 보건사업 비용효과분석에 대해 이해하여야 한다.
- 가나 가족계획 사업에 대해 이해하여야 한다.
- DR콩고의 모자보건 연구에 대해 이해하여야 한다.
- 네팔의 보건의료 연구에 대해 이해하여야 한다.
- 국제화와 보건교육사의 활동영역에 대해 이해하여야 한다.

1. 페루의 보건의료 연구

1) 성별에 따른 페루 청소년의 자살생각 관련 요인 분석

Ⅰ. 서론

본 연구에서는 KOICA ODA 사업 대상 지역인 페루 리마 및 까야오 도시빈민지역 청소년을 대상으로 자살생각에 영향을 주는 영향요인을 파악하고, 이를 통해 향후 공적개발원조 사업 중 청소년 대상 자살예방 교육 중재 프로그램을 위한 자료로 활용하는데 목적이 있다. 구체적인 목적으로는 첫째, 페루 청소년의 사회인구학적, 심리적, 행동적, 폭력적, 부모 지지적 특성과 자살생각 정도를 파악한다. 둘째, 페루 청소년의 성별에 따라 자살생각 경험 여부와 사회인구학적 요인, 심리적 요인, 행동적 요인, 폭력적 요인, 지지적 요인간의 관련성을 분석한다. 셋째, 페루 청소년의 성별에 따라 자살생각에 영향을 미치는 요인을 파악하는 것이다.

II. 연구방법

① 연구 자료

본 연구는 단면조사연구로서 한국국제협력단(Korean International Cooperation Agency)의 '페루 리마 및 까야오 건강증진 프로그램 PMC 용역(2013-2017)' 사업 개발을 위한 학생 대상 기초조사 자료를 이용하여 분석하였다.

② 연구 대상

연구대상은 페루의 수도인 리마의 북부 Comas 지역 및 Callo주 Bellavista 지역과 Ventanilla 지역 내 국공립 중등학교 11개교를 대상으로 하였다. 설문조사를 위한 표본추출은 11개교 총 14,208명의 모집단 중에서 무작위 층화 표본 추출법(Stratified random sampling)을 사용하였다. 층화 단위는 학교로 설정하고, 각 층에서 성별을 고려한 단순 무작위 추출로 학급을 선정하였다. 추출된 표본은 970명이었으며, 이 중 설문에 참여한 학생은 981명이었다. 결측값을 제외하고 최종적으로 분석에 활용한 대상자수는 806명이었다.

③ 연구도구

설문지는 WHO의 글로벌 학교기반 학생 건강조사(Global School-based Student Health Survey)와 페루 보건부에서 개발한 페루 학생건강조사(Encuesta Global De Salud Escolar, Resultados-Peru, 2010)를 기반으로 작성되었으며, 이후 페루 보건부와

WHO PAHO(WHO Pan American Health Organization), 사업책임자가 페루 보건부의 보건교육 및 건강증진 전문가와의 회의를 통해 타당도 검증을 하였다.

④ 자료 수집 방법

자료 수집을 위한 설문조사는 연세대학교 미래캠퍼스 생명윤리심의위원회(IRB)의 승인(1041849-201410-BM-048-02)과 페루 현지 주정부의 IRB 승인을 받아 실시하였으며, 조사 기간은 2014년 10월 3일부터 10월 30일까지 시행되었다. 조사이전에 설문조사요원 32명을 선발하여 4일간 설문조사에 대해 교육을 하고 1개 학교의 61명 학생을 대상으로 예비조사를 실시하여, 설문지를 일부 보완한 뒤, 본 조사를 실시하였다.

Ⅲ. 결과

페루 남녀 청소년의 사회인구학적, 심리적, 행동적, 폭력적, 지지적 요인 관련 특성, 사회인구학적 특성으로 본 연구 대상자 806명 중 남학생이 45.2%(364명), 여학생이 54.8%(442명)이었으며, 평균 연령은 남학생 14.6(±1.6)세, 여학생 14.5(±1.6)세였다. 부모의 교육수준은 아버지의 경우 중학교 졸업 이하가 남학생 69.2%, 여학생 65.6%로 가장 많았으며, 어머니의 교육수준도 중학교 졸업 이하가 남학생의 80.8%, 여학생의 69.9%로 가장 많았다. 심리적 특성에서는 우울감 경험이 남학생 40.9%, 여학생 68.8%였다. 주관적 건강상태가 좋다고 응답한 사람은 남학생 36.8%, 여학생 21.9%였으며, 삶의 만족도가 행복하다고 응답한 사람은 남학생 73.1%, 여학생 65.4%였다. 행위적 특성에서 흡연 경험은 남학생 33.8%, 여학생 20.6%였으며, 음주 경험은 남학생 48.4%, 여학생 50.5%로 나타났다. 성관계 경험은 남학생이 25.5%, 여학생이 13.6%였으며, 성관계 경험자 중에서 강제적으로 성관계 경험이 있는 사람은 남학생 4.3%, 여학생 13.3%로 나타났다. 폭력적 특성에서는 남학생 46.4%, 여학생 23.8%가 최근 1년간 싸움 경험이 있었으며, 최근 1달간 정신적 모욕 경험이 있는 사람은 남학생 39.8%, 여학생 43.2%였다. 지지적 요인으로 최근 1달간 부모 및 대리인의 고민 이해 정도에서 항상 또는 거의 대부분 이해해준다고 답한 사람은 남학생과 여학생 모두 35.7%였으며, 부모 및 대리인과 보내는 시간 정도를 항상 또는 거의 대부분이라고 답한 사람은 남학생 51.6%, 여학생 49.1%였다.

페루 청소년의 정신건강 관련 특성에서 자살생각 경험자는 남학생의 14.0%, 여학생의 37.1%로, 여학생이 남학생에 비해 자살생각을 한 경험이 많은 것으로 나타났다. 인 연구 결과, 자살생각 경험자 중 자살시도를 한 경우는 남학생이 45.1%로서 여학생 31.7%에 비해 자살생각이 자살시도까지 이어지는 비율이 높게 나타났다.

Ⅳ. 결론

이 연구는 페루 도시빈민지역 청소년을 대상으로 한 학교 대상 기초조사로서 페루 청소년의 자살생각에 영향을 주는 위험요소를 탐색하여, 이를 통해 자살예방 교육과정 개발을 위한 자료로 활용하고자 하였다. 이를 위해 사회인구학적 특성, 심리적 특성, 행동적 특성, 폭력적 특성, 지지적 특성이 성별에 따라 청소년의 자살생각에 영향을 미치는 요인을 분석하였다.

분석 결과, 여자 청소년이 남자 청소년에 비해 자살생각 경험률이 더 높았으며, 자살생각에 영향을 주는 요인으로 남학생의 경우 어머니의 교육 수준, 우울감, 삶의 만족도, 성경험, 싸움 경험, 정신적 모욕 경험 등으로 나타났다. 여학생의 경우 우울감, 삶의 만족도, 성경험, 정신적 모욕 경험, 신체적 학대 경험이 자살생각에 영향을 주었다. 즉, 우울감, 삶의 만족도, 성경험, 정신적 모욕 경험이 남녀 공통적인 요인으로 분석되었다. 이를 통해 볼 때, 청소년의 자살생각은 단일 요인이 아니라 개인, 가정, 학교, 사회 등이 매우 복합적으로 서로 영향을 끼치는 상황에서 발생하고 있음을 알 수 있었다. 이에 따라 청소년 자살을 예방하고 해결하고 개입하는 방법은 개인적 요인 고려, 가정환경, 학교 및 사회가 연계되는 통합적인 프로그램을 개발하여 적용하는 것이 필요하다.

출처(저자/논문명/학회지명/연도)

- 김하윤, 남은우/성별에 따른 페루 청소년의 자살생각 관련 요인: 페루 도시빈민지역 학생 기초조사 결과를 중심으로/한국보건교육건강증진학회지 제33권 제1호/2016 의 내용을 요약 정리한 것임.

2) 페루 도시청소년들의 자가진단 건강에 따른 성별, 가족, 라이프 스타일과 심리적 요인의 역할: 학교기반 단면적 인구집단조사

Ⅰ. 배경

주관적건강(SRH, Self Rated Health)은 일반적인 건강에 대하여 간단하면서 믿을 수 있는 측정이다. SRH는 질병 상태, 미래의 건강 상태, 의료 서비스 이용과 삶의 질을 예측한다. 일반적으로 청소년들은 건강하다. 그러나 많은 청소년들의 자각증상과 건강문제들을 보고하며 간단한 질환에 대한 약물사용이 일반적이다. 많은 연구들이 청소년들의 SRH은 많은 개인적, 사회 환경적, 행동적, 심리적 요인뿐 만 아니라 공중보건에 의해 매우 많은 영향을 받는다고 말한다. 청소년들의 SRH상태와 결정요소들 구별하는 것이 중요한 반면, 페루에는 청소년의 SRH에 대한 연구가 거의 없다. 그러므로 본 연구의 목적은 페루의 리마 및 까야오 지역에서의 청소년 표본의 SRH에 대한 성별, 가족 구성요소, 생활양식과 심리적인 결정 요인을 귀명하는데 있다.

Ⅱ. 방법

단면적 인구집단조사는 KOICA 페루 사무소와 함께 2014년 페루 리마 및 까야오 지역의 11개 중 · 고등학교(secondary school)에서 970명의 학생들이 무작위로 추출되어 이루어졌다. 세계 학교 기반 학생 건강 설문조사(global school based student survey)에서 개발된 구조화된 설문지는 SRH에 대한 정보 및 다른 독립변수에 대한 정보를 수집하기 위해 운영되었다.

주관적 건강 조사지는 하나의 항목으로 측정되었다: '일반적으로 당신의 건강은 어느 정도라고 생각하는가?' 응답은 5개의 리커트 척도로 배열되었다. '탁월함', '매우 좋음', '좋음', '적당함', '안 좋음'. 결과는 좋음(탁월함, 매우 좋음, 좋음)과 적당함/안좋음 두 가지로 양분되었다. 통계분석은 3등급 수준에서 다변량 로지스틱 회귀분석을 이용하여 적당함/안좋음을 ORs (AORs)와 95% Cls로 조정하여 계산했다.

Ⅲ. 연구 결과

970명 중에서, 32.5%는 주관적건강상태가 적당함/안좋음이라고 평가하였고, 이는 전체 남자의 23.7%와 전체 여자의 40%에 해당되는 수이다. 남자들의 주관적 건강상태는 여자보다 낮았다(AOR 0.61; CI 0.41 to 0.91). 가난한 가정은 적당함/안좋음이라고 대답할 가능성이 높았다(지원 없음, (AOR3.15; CI 1.63 to 6.09); 적은 지원, (AOR 2.50; CI1.29 to 4.85)).

다른 관련 변수들은 음식 부족으로 인한 식사 부족 (AOR 1.97; CI1.15 to 3.36), 여가시간에 TV 시청 (AOR 1.70; CI 1.09 to 2.67), 낮은 신체활동 (AOR1.49; CI 1.03 to 2.15), 학교 결석(AOR 1.54; CI 1.03 to 2.31), 그리고 삶의 만족도에 대한 인식 (AOR 0.28; CI 0.15 to 0.25)이 있었다.

Ⅳ. 결론

이 연구를 통해 페루 청소년 표본들 중 상당한 비율이 그들의 건강을 적당함/안좋음 이라고 인식한다는 것을 알 수 있었다. 여성인 경우, 가정의 음식부족으로 인한 식사 부족, 비활동적인 생활양식, 가족의 지원 부족, 삶의 만족도 감소가 주관적 건강에 상당한 영향을 미쳤다. 식량안보를 제공하는데 초점을 맞춘 개입,

표 11-1 로지스틱 회귀분석 결과

변수	모델 1 AOR(95% CI)	모델 2 AOR(95% CI)	모델 3 AOR(95% CI)
인구적특성			
성별			
남자	0.47(0.34 to 0.65)a	0.55(0.37 to 0.81)b	0.61(0.41 to 0.91)b
여자	1	1	1
나이			
11-14세	0.78(0.56 to 1.07)	0.83(0.57 to 1.19)	0.88(0.60 to 1.28)
15-19세	1	1	1
가족상태			
식사부족			
부족함	2.18(1.38 to 3.44)b	2.13(1.27 to 3.58)c	1.97(1.15 to 3.36)c
부족하지않음	1	1	1
과일섭취			
섭취함	0.57(0.34 to 0.96)c	0.62(0.36 to 1.09)	0.69(0.39 to 1.23)
섭취하지않음	1	1	1
가족의 지지			
0	4.75(2.64 to 8.56)a	3.98(2.08 to 7.60)a	3.15(1.63 to 6.09)a
1(낮음)	3.61(1.98 to 6.59)a	2.97(1.55 to 5.70)b	2.50(1.29 to 4.85)b
2	1.44(0.76 to 2.75)	1.41(0.70 to 2.82)	1.27(0.63 to 2.57)
3	1.96(1.05 to 3.64)c	1.92(0.98 to 3.75)	1.84(0.93 to 3.60)
4(높음)	1	1	1
생활양식			
음주			
자주		1.18(0.78 to 1.76)	1.12(0.74 to 1.70)
보통		1.55(0.94 to 2.57)	1.58(0.95 to 2.64)
안함		1	1
여가생활			
인터넷		1.48(0.84 to 2.59)	1.52(0.85 to 2.70)
텔레비젼		1.63(1.05 to 2.51)c	1.70(1.09 to 2.67)b
야외활동		1	1
신체활동			
비활동적		1.54(1.07 to 2.20)c	1.49(1.03 to 2.15)c
활동적		1	1
학교 결석			
결석함		1.47(0.99 to 2.19)c	1.54(1.03 to 2.31)c
결석하지 않음		1	1
정신적특성			
BMI 인지			
저체중			1.12(0.71 to 1.77)
과체중			1.42(0.91 to 2.21)
보통			1
삶의 만족도			
만족			0.28(0.15 to 0.25)a
불만족			1
p Value*			0.441

Source: Author' calculation. ap〈o.oo1. bp〈0.01. cp〈0.05.
*Hosmer-Lemeshow test.
AOR, adjusted OR; BMI, body mass indes; SRH, self-rated health.

매일 적어도 1시간 이상, 일주일에 3번 혹은 그 이상 활동을 늘리는 것, 여가시간 중에 야외 활동을 늘리는 것, 가정의 지원을 강화하고 삶에 대한 긍정적인 태도를 발전시키는 것이 페루 청소년들의 SRH를 향상시키는데 기여할 것이다. 이 연구의 결과를 바탕으로, 다양한 공중보건 사업이 페루의 청소년 건강상태를 향상시키기 위해 강조되어야 할 것이다. 먼저, 건강증진학교는 학교와 집에서 학생들의 물리적 활동을 증가시기 위해 촉진되고 강화될 것이다. 둘째로 부모 역할을 개선하고 청소년-부모의 관계를 강화하는 것이 강조되어야 한다. 부모와 함께하는 청소년 건강프로그램은 매우 도움이 될 것이다. 셋째, 공여기관을 포함한 관련기관은 아이들과 청소년들에게 영향을 미치는 식품 안전 문제에 대해 강조해야 한다. 넷째, 청소년 건강프로그램을 설계하고 실행하며 모니터링하는 동안 성별 차이를 고려해야 한다. 전반적으로 청소년의 건강이 몇몇 사회, 행동, 심리적 요인에 영향을 받는 것을 보아 학교와 가족, 지역사회의 공동 노력이 청소년기의 건강 증진에 매우 중요하다.

출처(저자/논문명/학회지/연도)

- Bimala Sharma, Eun Woo Nam, Dohyeong Kim, Young Min Yoon, Yeunju Kim, Ha Yun Kim/Role of gender, family, lifestyle and psychological factors in self-rated health among urban adolescents in Peru: a school-based cross-sectional survey, Bmj open, 2015.

3) 페루 도시 빈곤지역 청소년들의 자살충동과 자살시도와 관련된 요인들

Ⅰ. 배경

자살은 젊은 남성들 사이에서 네 번째로 높은 사망원인이며 15-19세 여성의 1/3을 차지한다. 자살은 심각한 공중보건 문제지만 적절한 시기에 저비용의 개입만으로 예방가능하다. 자살충동은 강한 위험 요인이자 죽음을 시도하는 계획에 있어서 자살과정의 한 단계이다. 때문에 청소년들의 자살을 예방하기 위한 큰 도전들 중 하나는 자살 위험 예측을 향상시키는 것이다. 그러므로 본 연구의 목적은 페루 청소년의 자살충동과 자살시도의 인구통계학적, 사회환경적, 심리적, 행동적 요인뿐만 아니라 자살충동과 자살시도를 구별하여 연구하는데 있다.

II. 방법

본 연구는 2014년 페루 코이카 사무소와 함께 중·고등학교에 재학 중인 청소년 916명을 대상으로 단면적 인구집단조사를 실시한 것으로서, 세계 학교 기반 학생 건강 설문조사(Global School Based Student Survey)에서 개발된 구조화된 설문지를 사용하였다. 자살충동과 자살시도에 기여하는 요인들을 규명하기 위해 변량과 다변량분석을 유의수준 5%에서 실시하였다.

III. 결과

조사결과, 전반적으로 26.3%가 자살 충동을 느낀 적이 있었고, 그 중 17.5%가 지난 14개월 동안 자살 시도를 한 적이 있다. 다변량 로지스틱 회귀분석은 다음과 같은 요인들을 나타냈다. 여성 (AOR, 5.12; CI, 3.32-7.89), 싸움 (AOR, 1.80; CI, 1.20-2.71), 모욕 (AOR, 2.31; CI, 1.60-3.34), 공격 (AOR, 2.09; CI, 1.41-3.10), 불행 인식 (AOR, 2.36; CI, 1.32-4.24), 흡연 (AOR, 1.70; CI, 1.08-2.66) 성관계 (AOR, 1.84; CI, 1.15-2.95)가 자살충동과 상당히 관련되어있었다. 이것과 비교해서 여성 (AOR, 4.06; CI, 2.53-6.52), 싸움 (AOR, 1.78; CI, 1.14-2.77), 모욕 (AOR, 2.39; CI, 1.57-3.64), 공격 (AOR, 1.87; CI, 1.21-2.89), 불행 인식 (AOR, 2.72; CI, 1.51-4.88), 알코올 소비(음주) (AOR, 1.52; CI, 1.00-2.33) 그리고 불법약물 사용 (AOR, 2.91; CI, 1.51-5.61)이 자살시도의 증가와 상당히 관련되어 있었다.

표 11-2 자살시도와 관련된 변수

변수	Unadjusted OR	Adjusted OR(95% CI)		
	(95% CI)	모델1	모델2	모델3
인구학적특성				
여성	3.18(2.30-4.39)a	4.53(3.08-6.68)a		5.12(3.32-7.89)a
12-14 세	1.09(0.81-1.47)	-		-
사회환경적특성				
싸움	1.77(1.31-2.40)a	1.81(1.23-2.65)b		1.80(1.20-2.71)b
욕설	3.23(2.37-4.39)a	2.46(1.73-3.49)a		2.31(1.60-3.34)a
3일 이상 학교결석	2.07(1.28-3.36)b	0.64(0.35-1.15)		-
공격받음	3.33(2.43-4.57)a	2.71(1.87-3.92)a		2.09(1.41-3.10)a
부모의 이해				
없음/거의없음/가끔있음	2.42(1.71-3.42)a	1.93(1.27-2.94)b		1.47(0.96-2.27)
부모와 시간보내기				
없음/거의없음/가끔있음	2.35(1.72-3.20)a	1.54(1.05-2.25)c		1.36(0.92-2.02)
부모의 과제 체크				
없음/거의없음/가끔있음	1.50(1.09-2.08)c	0.85(0.57-1.26)		
정신적특성				
체중에 대한 불만족	0.861(0.72-1.02)		-	-
체중에 대한 자가평가	2.21(1.63-3.00)a		1.80(1.28-2.53)b	1.27(0.86-1.87)
인지된 불행	4.96(3.10-7.94)a		3.77(2.27-6.28)a	2.36(1.32-4.24)b
행동적특성				
흡연	2.47(1.79-3.41)a		1.64(1.10-2.44)c	1.70(1.08-2.66)c
음주	2.33(1.71-3.17)a		1.65(1.15-2.38)b	1.41(0.94-2.10)
불법 약물	2.40(1.42-4.04)b		1.54(0.84-2.83)	-
성관계	2.37(1.67-3.36)a		1.57(1.03-2.38)c	1.84(1.15-2.95)c
Negelkerke R2		0.288	0.157	0.340
*P value		0.297	0.853	0.093

Source: Authors' calculation, ap<o.oo1; bp<0.01; cp<0.05; *Hosmer-Lemeshow test.

Ⅳ. 결론

자살충동과 자살행동의 유병률은 연구지역 도시청소년들의 많은 요인들과 매우 관련되어있다는 것을 알 수 있었다. 즉, 여성인 것, 싸움에 참여, 모욕을 받으며, 공격을 받고, 불행을 인지하는 것이 자살 시도뿐만 아니라 자살 충동과 상당히 관련되어 있다. 자살행동 예방을 위한 개입은 청소년들에게 폭력에 대한 예방에 초점을 맞춰야 할 뿐만 아니라 건강한 관계를 격려하며 부모의 지지적인 역할을 증진시키고 특히 흡연, 음주, 불법 약물 사용과 같은 건강 위험요소들을 통제해야 한다.

출처(저자/논문명/학회지명/연도)

- Sharma B, Nam EW, Kim HY, Kim JK./Factors Associated with Suicidal Ideation and Suicide Attempt among School-Going Urban Adolescents in Peru/International Journal of Environmental Research and Public Health/2015

4) 페루 청소년들의 비만과 고혈압

Ⅰ. 배경

청소년 비만과 고혈압은 전 세계적인 공중보건문제이다. 최근 연구들은 고혈압이 여태까지는 성인 질환으로 간주되었지만 점점 어린이들과 청소년들에 대한 문제가 되고 있다고 지적했다. 비만은 고혈압을 포함해 많은 NCD질병의 예방을 위한 중요한 변화가능한 위험 요인이다. 이 연구의 목적은 학교에 다니는 청소년들의 비만과 고혈압 유병률을 조사하고 그들의 관계를 식별하며 연구지역에서 건강증진학교 프로그램의 필요도를 평가하는데 있다.

Ⅱ. 방법

2014년 페루 코이카(KOICA) 사무소와 함께 페루 리마 및 까야오 지역의 11개 학교에서 중 · 고등학교에 재학 중인 청소년 952명을 무작위 추출하여 단면적 인구집단조사가 이루어졌다. 사회인구통계학적 특성은 익명의 자기관리 설문지를 이용하여 조사했다. BMI와 BP분류사이의 관계를 확인하기 위해 유의수준

5%에서 카이스퀘어 검정과 일변량 로지스틱 회귀분석을 사용하였다.

Ⅲ. 결과

조사대상자의 평균 연령은 14.6세였고, 이 중 46.4%는 남자였고 53.6%는 여자였다. 전체적으로 과체중과 비만의 유병률은 20.2%와 9.5%였으며 남자는 17.4%와 11.1%였고, 여자는 22.5%와 9.5%였다. 고혈압 유병률은 전체적으로 26.7%였고 남자 중 34.8%, 여자 중 19.6%가 해당되었다. 남녀 모두, BMI는 BP와 강하게 관련되어 있었다($p < 0.01$).

표 11-3 성별, 나이, BMI, 연구지역에 따른 혈압

변수 (n = 952)	정상 BP [N (%)]	높은 BP [N (%)]	p-value
성별*			
남자	245(55.4)	197(44.6)	〈0.001
여자	364(71.4)	146(28.6)	
나이(세)			
12–13	181(65.1)	97(34.9)	
14–15	234(62.4)	141(37.6)	0.477
16–18	194(64.9)	105(35.1)	0.955
BMI 수준+			
보통	450(68.6)	206(31.4)	
과체중	108(56.3)	84(43.8)	0.002
비만	38(42.2)	52(57.8)	〈0.001
연구지역			
Bellavista	125(71)	51(39)	
Laura Rodri'guez	80(65.6)	42(34.4)	0.319
Carlos Philips	83(62.9)	49(37.1)	0.132
Santa Luzmilla II	116(84.7)	21(15.3)	0.005
Pachacutec	144(57.4)	107(42.6)	0.004
Mi Peru'	61(45.4)	73(54.5)	〈1.001

*OR, 2.00; CI, 1.53–2.62, +[(OR, 1.69; CI, 1.22–2.36 for overweight and (OR, 2.98; CI, 1.90–4.68 for obese)]
OR: odds ratio, CI: confidence interval.

Ⅳ. 결론

페루 청소년들의 과체중, 비만, 고혈압이 상대적으로 높은 유병률을 알 수 있었다. 고혈압 유병률은 과체중과 비만인 청소년들 사이에서 매우 유의하게 높았다. 따라서 비만 예방활동은 고혈압과 다른 관련 질환들에 대한 부담을 줄이는 데 도움이 될 것이다.

표 11-4 성별, 나이, BMI, 연구지역에 따른 BMI

변수 (n = 938)	정상 BMI [N (%)]	높은 BMI [N (%)]	p-value
성별			
남자	308(71.0)	126(29.0)	0.523
여자	348(69.0)	156(31.0)	
나이(세)			
12-13	164(60.3)	108(39.7)	〈0.000
14-15	269(72.3)	103(27.7)	0.302
16-18	223(75.9)	71(24.1)	
연구지역			
Bellavista	111(64.2)	62(35.8)	
Laura Rodri'guez	89(73.6)	32(26.4)	0.090
Carlos Philips	86(66.2)	44(33.8)	0.719
Santa Luzmilla II	89(65.0)	48(35.0)	0.884
Pachacutec	188(76.1)	59(23.9)	0.008
Mi Peru'	93(71.5)	37(28.5)	0.176

출처(저자/논문명/학회지명/연도)

- Nam EW, Sharma B, Kim HY, Paja DJ, Yoon YM, Lee SH, Kim EH, Oh CH, Kim YS, Song CH, Kim JK./Obesity and Hypertension among School-going Adolescents in Peru/Journal of Lifestyle Medicine/2015

5) 페루 청소년들의 싸움 참여에 있어서 가정폭력의 목격과 피해자를 괴롭히는 것의 영향

Ⅰ. 배경

조사에 따르면 어린 시절 폭력의 목격이 공격적인 행동뿐만 아니라 심리 및 교육문제에 대한 요인임을 시사한다. 부모에 의해 폭력을 목격한 아이가 그렇지 않은 아이에 비해 물리적인 공격에 관여할 가능성이 더 높다. 이 연구는 페루 청소년들의 물리적 싸움의 관여에 있어서 부모의 폭력 목격의 역할과 왕따 피해를 조사하는데 있다.

Ⅱ. 방법

이 조사는 2015년 11월 KOICA 페루 사무소와 함께 연세글로벌헬스센터에서 수행되었다. 이 단면조사는 꼬마스와 까야오 지역에 있는 6개의 공립고등학교에서 1,368명의 페루 중·고등학교 학생들을 표본으로 하였다. 남녀 청소년들의 싸움 관련에 대해 OR을 얻기 위해 95%의 신뢰구간으로 이변량 및 다변량 회귀분석을 수행했다.

Ⅲ. 결과

조사결과, 모든 청소년들 중에 35.8%가 지난 12개월 동안 싸움과 관련되었으며 32.9%가 언어적 폭력의 피해자가 된 경험이 있었고 37.9%가 물리적 폭력의 피해자가 된 경험이 있었다. 게다가, 39.2%와 27.8%의 청소년들은 그들의 부모님의 폭력을 그들의 삶 중에 적어도 한번 이상 목격한 적이 있었다. 다변량 로지스틱 회귀분석 결과, 늦은 사춘기와 경제활동에 참여하는 것, 언어적 폭력의 희생자가 되는 것, 스트레스, 청소년들의 부모님의 폭력에 대한 목격, 자체평가 성적, 여학생들 사이에서 물리적, 언어적 폭력의 희생자가 되는 것들이 싸움과 관여되는 높은 확률과 연관이 있다는 것을 발견했다.

Ⅳ. 결론

연구지역의 청소년들의 싸움 참여는 페루 전국의 평균과 비슷했다. 남자가 여자보다 싸움에 관여할 확률이 더 높았다. 학교 건강 프로그램에 부모가 참여하는 것이 부모 간 폭력을 줄이고 청소년 폭력 희생자를 줄이는데 공헌할 것이다.

표 11-5 로지스틱 회귀분석 결과

변수	COR (95% CI)		
	총	남자	여자
인구사회학적 특성			
성별			
남자	3.67 (2.90–4.63)***	–	–
여자	1	–	–
나이(세)			
11–14	0.87 (0.70–1.09)	0.66 (0.46–0.93)*	0.85 (0.62–1.18)
15–19	1		
경제활동			
활동	1.91 (1.48–2.47)***	1.78 (1.21–2.61)**	1.53 (1.04–2.24)*
비활동	1		
경제수준			
높음/평균이상	0.93 (0.63–1.39)	1.18 (0.60–2.33)	0.66 (0.39–1.11)
평균	1.03 (0.72–1.49)	1.22 (0.65–2.29)	0.752 (0.474–1.19)
평균이하/낮음	1	1	1
학습능력			
높음/평균이상	0.62 (0.45–0.86)**	1.04 (0.60–1.78)	0.36 (0.23–0.56)***
보통	0.64 (0.47–0.87)**	0.81 (0.48–1.35)	0.48 (0.32–0.72)***
평균이하/낮음	1	1	1
폭력과 스트레스			
언어폭력			
1–2 일	2.19 (1.67–2.86)***	2.31 (1.46–3.64)***	2.94 (2.03–4.26)***

변수	COR (95% CI)		
	총	남자	여자
3일 이상	3.52 (2.44–5.09)***	4.24 (1.98–9.08)***	5.11 (3.21–8.12)***
없음	1	1	1
신체폭력			
있음	2.34 (1.83–2.98)***	2.46 (1.63–3.71)***	3.13 (2.22–4.42)***
없음	1	1	1
스트레스			
매우많음/많음	1.64 (1.23–2.18)**	2.47 (1.47–4.15)**	2.34 (1.56–3.51)***
보통	1.55 (1.18–2.02)**	1.53 (1.04–2.24)*	1.68 (1.11–2.56)*
거의없음/없음	1	1	1
부모님간의 폭력 목격			
어머니에 대한 신체폭력			
있음	1.18 (0.91–1.53)	1.87 (1.17–3.01)**	1.28 (0.90–1.18)
없음	1	1	1
어머니에 대한 언어폭력			
있음	1.38 (1.08–1.76)**	2.19 (1.43–3.35)***	1.66 (1.18–2.32)**
없음	1	1	1
아버지에 대한 신체폭력			
있음	1.54 (1.13–2.09)**	3.19 (1.69–6.015)**	1.52 (1.02–2.28)*
없음	1	1	1
아버지에 대한 언어폭력			
있음	1.45 (1.11–1.89)**	2.22 (1.36–3.63)**	1.68 (1.18–2.39)**
없음	1	1	1

***p<0.001,**p<0.01, *p<0.05.

출처(저자/논문명/학회지명/연도)

- Sharma B, Nam EW, Kim HY, Kim JK./The Influence of witnessing Inter–parental Violence and Bullying Victimization in Involvement in Fighting among Adolescents: Evidence from a School–based Cross–sectional Survey in Peru./Journal of Lifestyle Medicine/2016

2. 필리핀의 보건의료 연구

1) 필리핀의 사회적 자본, 보건의료이용 및 건강생활 실천에 관한 연구

Ⅰ. 서론

한 국가의 지역보건 문제를 파악할 때에는 사회적 자본, 보건의료 이용, 건강생활 실천 등을 고려해야 한다. 기존 연구에 의하면 사회적 자본과 공중보건 상태가 관련이 있는 것으로 보고되는데, 낮은 수준의 사회적 신뢰는 관상동맥질환, 암, 뇌혈관질환, 우발적 손상 등의 주요 사인으로 인한 사망률의 증가와 관련이 있다. 이 연구는 보건학적, 의학적 및 사회과학적 접근방법에 의하여 필리핀 마닐라 근교 빈곤지역 주민들의 건강 증진은 개발 프로그램에 필요한 정보를 제공하고자 시행되었다.

Ⅱ. 연구방법

① 연구 대상

이 연구는 필리핀의 수도 메트로 마닐라(Metro Manila)의 안티폴로 시(Antipolo city)와 톤도 시(Tondo city) 지역주민을 대상으로 실시하였다. 필리핀의 인구는 2010년 인구센서스 자료에 의하면 92,097,978명이었다. 주요 통계 중 2013년 1인당 명목 GDP는 $2,790이며, 구매력 기준 1인당 GDP는 $4,682 이다.

② 설문 개발 및 조사내용

설문 내용은 사회-인구학적 특성, 사회적 자본, 보건의료 이용, 건강생활 실천항목 중심으로 개발하였다. 사회적 자본은 샤오지 등(Xiaojie et al. 2009)이 중국에서 조사 연구 시 사용한 사회적 자본과 빈곤 연구에서 사용된 사회적 자본 문항을 재구성하여 활용하였다.

③ 설문조사

설문조사는 2011년 2월 15일부터 2월 28일까지 메트로 마닐라 지역의 안티폴로 시와 톤도 시를 대상으로 연구자가 직접 실시하였다. 조사 참여자는 모두 1,100명이었고, 이중 수거된 설문지 검토과정에서 분석에 부적합한 296명의 자료를 제외한 804명의 설문지를 본 연구의 최종 분석 자료로 활용하였다.

④ 통계분석방법

분석방법은 빈도분석과 카이제곱검정(chi square test)과 T-검정(t-test)을 SPSS 18.0을 이용하여 실시하였다.

Ⅲ. 연구결과

① 사회적 자본

성별에 따른 사회적 자본의 차이를 분석한 결과, 남성은 친한 친구 수가 평균 11.2명이었으나, 여성은 7.6명으로 남성이 약 5명의 친구 수가 더 많았다. 이웃과 자주 이야기 하는 남성은 71.9%로 여성의 64.7%보다 많았고, 이웃을 자주 방문하는 남성이 54.0%로 여성의 46.5%보다 많았다. 또한 이웃을 집으로 자주 초대하는지 여부에 있어서도 남성이 43.5%로 여성의 35.5% 보다 많았다.

② 보건의료 이용

성별에 따른 보건의료 이용 실태를 분석한 결과, 지난 1년간 필요시 의료서비스를 받지 못한 이유에 있어 남성의 경우 시간적 이유가 34.5%로 가장 높았고 다음으로 경제적 이유 29.1%, 기타 이유 19.1%, 지리적 이유 13.7%, 신체적 이유 3.6%의 순이었다. 반면, 여성의 경우 경제적 이유 37.8%, 기타 이유 29.4%, 시간적 이유 22.4%, 지리적 이유 8.5%, 신체적 이유 1.9%로 경제적 이유가 가장 많았다.

③ 건강생활 실천

성별에 따른 건강생활 실천 특성의 차이를 분석한 결과, 흡연 여부($p<.001$), 음주 여부($p<.001$), 음주량($p<.01$), 규칙적 운동 실천 여부($p<.001$), 하루 운동시간($p<.001$), 지난 1년 자살충동 경험($p<.05$), 평균 수면시간($p<.01$)에서 남녀 간에 통계적으로 유의하였다.

Ⅳ. 결론 및 시사점

사회적 자본의 성별 차이로는 남성이 여성보다 사회적 자본지수가 높았다. 이러한 사회적 자본의 성별 차이의 결과는 조사 대상지역 특성상 여성의 많은 가사 활동과 생계형 노동활동이 반영된 것으로 보여 빈곤지역 여성의 사회적 관계를 형성하는데 어려움이 있음을 간접적으로 시사한다.

결론적으로 조사 대상지역 주민을 대상으로 한 ODA 프로그램 개발 시 여성에게는 사회적인 관계를 높일 수 있는 프로그램 개발, 소득 증대, 운동실천율 증대 및 수면시간을 높일 수 있는 환경 조성과 아울러 영양교육을 통한 건강증진사업 개발이 필요함을 알 수 있었다.

출처(저자/논문명/학회지명/연도)

- 남은우, 문지영, 김도형, 심보람, 김춘배, 김판석/필리핀의 사회적 자본, 보건의료이용 및 건강생활 실천에 관한 연구/국제개발협력연구 6(1): 87-107/2014

2) 필리핀 지역주민의 빈곤이 주관적 건강상태에 미치는 영향: 건강행태와 가족 및 친구 지지의 매개된 조절효과 분석

Ⅰ. 서론

본 연구에서는 필리핀 지역주민의 빈곤과 건강행태요인들(흡연, 음주, 규칙적인 운동) 그리고 주관적 건강상태 사이의 상관관계를 포괄적으로 규명하여 향후 필리핀 대상 보건 분야 공적개발원조(Official Development Assistance, ODA) 개발에 필요한 정보를 제공하고자 실시되었다. 이를 위한 구체적인 연구목적은 다음과 같다. 첫째, 빈곤과 건강행태가 주관적 건강상태에 미치는 직접적인 영향을 알아본다. 둘째, 건강행태의 매개변수를 통한 빈곤이 주관적 건강상태에 미치는 영향을 알아본다. 셋째, 빈곤이 주관적 건강상태에 미치는 영향을 건강행태와 가족 및 친구 지지의 매개된 조절효과를 통해서 살펴본다.

II. 방법

① 연구대상 및 자료수집

본 연구대상은 필리핀의 수도인 마닐라 중 빈곤층이 많이 거주하는 안티폴로 시와 톤도 시를 대상으로 하였다. 자료수집은 2011년 2월 15일부터 28일까지 인터뷰에 따른 구조화된 설문지를 통하여 수집하였으며, 설문지는 총 1,100부를 배포하였다. 회수된 설문지 874부 중 응답이 미흡한 216부를 제외한 658부를 분석하였다.

② 연구도구

설문 내용은 사회인구학적 특성, 사회적 자본, 보건의료 이용, 건강생활 실천으로 구성되어 있다. 설문 조사지는 한국어판을 완성한 후 영어로 번역한 영문판과, 현지 번역 전문가가 영문판을 필리핀어로 번역한 필리핀어판의 두 가지 버전으로 제작하여 응답자가 선호하는 언어로 조사하였다.

③ 분석방법

본 연구에서 수집된 자료는 통계프로그램 PASW SPSS ver. 18.0을 이용하여 분석하였고 다음의 절차로 실시하였다. 필리핀 지역주민의 빈곤상태가 건강행태를 통해 주관적 건강상태에 미치는 효과를 파악하기 위해 구조방정식모형(structural equation modeling)을 사용하였다. 구조방정식모형은 AMOS ver. 6.0 (SPSS Inc.)의 최대우도법(maximum likelihood)을 사용하여 모형검증을 실시하였으며, 모형의 적합도(fit measure)는 일반적합도(Goodness of Fit Index, GFI), 평균제곱잔차 제곱근(Root Mean square Residual, RMR), 비교부합지수(Comparative Fit Index, CFI), 오차평균차이(Root Mean Square Error of Approximation, RMSEA)를 사용하였다.

Ⅲ. 결과

빈곤한 필리핀 지역주민이 그렇지 않은 경우보다 주관적 건강상태를 부정적으로 평가하였다. 건강행태변수들 중에서는 흡연과 운동 여부가 주관적 건강상태에 직접적인 영향을 미쳤다. 흡연을 하는 필리핀 지역주민이 그렇지 않은 경우보다 주관적 건강상태를 부정적으로 평가하였고, 운동을 하는 필리핀 지역주민은 그렇지 않은 경우보다 주관적 건강상태를 긍정적으로 평가하였다. 가족과 친구로부터 지지가 있을 때는 빈곤이 주관적 건강상태에 미치는 부정적인 영향이 완충된다는 것을 확인할 수 있었다. 즉 빈곤상태는 주관적 건강상태에 부정적 영향을 미치지만 가족과 친구로부터의 지지는 빈곤이 주관적 건강상태에 미치는 부정적 영향을 완화하였다.

또한 빈곤은 건강행태변수 중 규칙적인 운동을 매개로 하여 주관적 건강상태에 영향을 미쳤다. 즉 빈곤한 필리핀 지역주민은 빈곤하지 않은 경우보다 규칙적인 운동을 하지 않는 경향이 있으며, 이로 인해 주관적 건강상태를 부정적으로 인식한다고 할 수 있다. 또한 가족 및 친구의 지지 역시 규칙적인 운동을 매개로 하여 주관적 건강상태에 영향을 미쳤다. 다시 말해 빈곤한 필리핀 지역주민이 가족 및 친구의 지지를 통해 규칙적인 운동에 더 참여하게 되고 결과적으로 빈곤이 건강에 미칠 수 있는 부정적인 영향을 완화하는 역할을 한다고 할 수 있다.

Ⅳ. 결론

기존의 빈곤이 건강에 미치는 영향을 보고한 기존 연구와 비교하여 개인의 건강행태요인 (흡연, 음주, 규칙적인 운동)뿐만 아니라 가족 및 친구의 지지를 고려하여 빈곤과 건강상태 사이의 상관관계를 포괄적으로 분석하였다는 점에서 의미하는 바가 크다. 향후 본 연구의 결과를 바탕으로 사회적 자본, 질병 유병 및 의료이용 등 다양한 요인을 추가하여 연구할 필요성이 있다.

출처(저자/논문명/학회지명/연도)

- 남은우, 김재우, 김도형/필리핀 지역주민의 빈곤이 주관적 건강상태에 미치는 영향: 건강행태와 가족 및 친구 지지의 매개된 조절효과 분석/보건행정학회지 26(1):24-29/2016

3) 한국의 가족계획 프로그램 검토: 필리핀에 대한 시사점을 통해

Ⅰ. 서론

필리핀은 142개의 인종이 존재하며 2010년 추정인구는 9400만 명으로 한반도 전체 인구보다 많다. 지금 대략 필리핀 사람 두 명 중 한 명은(전체 인구의 거의 49%) 도시지역에 살고 있다. 2030년에는, 국가의 도시지역 인구가 전체 인구의 77%에 도달할 것이다. 로마 가톨릭 교인은 전체 인구의 81%로 추정된다. 국내총생산은 2009년 1,745US달러이며 2000년에서 2008년 사이 연성장률은 4.8%로 개발도상국들 사이에서 중상그룹이 되었다.

신생아 사망률은 1993년 1000명당 35명에서 2008년 25명이 되었다. 그러나 모성사망률은 2008년 인구 10만 명당 162명으로 여전히 높다. 2010년에는 인구의 4.1%가 65세 이상 인구를 차지했다. 필리핀은 가족구성원의 낮은 취업률 때문에 가난한 국가이다. 23.7%는 2명 혹은 그 이하의 자녀를 가지고 있는 반면 57.3%는 자녀의 수가 7명 혹은 그 이상이었다. 국가의 빈곤을 해결하기 위해서 인구통제는 매우 중요한 매개변수이다. 이 연구는 한국의 사례연구 결과를 사용하여 인구 통제의 접근을 검증하는 것이 목표이다. 한국은 총 출산율 감소로 상대적으로 짧은 기간에 인구 통제에 성공했다. 이 연구의 결과는 한국의 경우를 필리핀에 적용할 수 있을지 여부를 검증하는 데에 유용할 것이다. 결과를 바탕으로 필리핀의 가족계획과 관련된 정책 수립을 제안한다.

Ⅱ. 방법

필리핀은 인구가 9천만 명 이상이며 연 인구성장률은 1.9%(필리핀 국립 통계조정위원회 자료)으로 아시아에서 인구성장률이 높은 국가 중 하나이다. 반면 한국은 성공적으로 가족계획을 추진한 국가들 중 하나이다. 본 연구를 위해, 2차 자료와 한국의 가족계획 프로그램을 바탕으로 필리핀 인구 상태에 대한 상황 분석을 실시했다. 7개의 연구 보고서, 5개의 정부 보고서, 7개의 국제기관 보고서와 5개의 웹사이트 자료를 검토했다. 이용된 자료들은 1978년에서 2012년 사이의 자료이다. 이 자료들을 통해 필리핀 가족계획과 한국의 가족계획 및 프로그램을 비교분석했다.

Ⅲ. 결과

실현가능한 이론들을 분석하고, 문헌을 검토하며 한국의 자료들과 비교함으로써 필리핀의 가족계획 프로그램을 검토했다. 필리핀의 가족계획에 있어서 가장 큰 장애물 중 하나는 종교였다. 인구의 80-85%가 가톨릭이었는데 종교지도자들은 도덕적인 근거에 의해 인공적인 피임을 반대했다. 또한, 오직 가족들의 23.8%만 2명 혹은 이하의 자녀를 가지고 57.3%의 가족이 7명 혹은 그 이상의 자녀를 가지고 있으며 재정적으로 가난한 상태이다. 한국처럼 빠른 인구성장률을 감소시키고 경제개발을 증가시키기 위해서 필리핀은 종합적인 계획을 수립해야 한다. 마지막으로 생활의 더 나은 기준을 달성하도록 필리핀 사람들이 작은 가족을 갖게 동기부여가 필요하다. 한국은 새마을 운동과 같은 전국적인 지역사회 운동 내에 가족계획 사업을 통합시켜 인구를 줄인 경험을 가지고 있다.

Ⅳ. 결론

양 국가의 가족계획사업을 비교·검토한 결과, 필리핀은 종교가 가족계획에 있어서 가장 큰 장애물 중 하나라는 것을 알 수 있었다. 몇몇 프로젝트들은 설계되었지만 강한 종교적 신념으로 인해 진전이 없었다. 인구의 80% 이상이 가톨릭이며 그들은 인공적인 피임에 반대한다. 오직 가족들의 23.8%만 2명 혹은 이하의 자녀를 가지고 57.3%의 가족이 7명 혹은 그 이상의 자녀를 가지고 있는데 대부분의 가난한 가족은 자녀들의 수가 많다. 가족계획에 사업을 진척시키기 위해서는 가족계획 프로그램을 증진시키기 위한 필리핀 정부의 노력이 필요하며 사람들에게 왜 가족계획이 중요한지에 대해 확신시킬 필요가 있다. 프로그램은 한국에서 시행되었던 것처럼 체계적인 가족계획 방법을 검토할 필요가 있다. 가족계획 프로그램을 성공적으로 수행하기 위해서는 충분한 자금조달과 인적자원이 필수적이다. 또한 가족계획사업을 다른 경제 사회 개발 프로젝트에 포함하는 것도 생산적일 것이다.

출처(저자/논문명/학회지명/연도)

- Eun Woo Nam, Do Hyeong Kim, Ji Young Moon, Sarita Dhakal, Young Il Jeong, Pan Suk Kim./Review of South Korea's Family Planning Program: Implication for the Philippines /International Journal of Maternal and Child Health/2014

3. 에티오피아 보건사업 비용효과 분석

1) KOICA-연세대학교 에티오피아 모자보건 협력 사업의 비용 효과 분석

Ⅰ. 서론

본 연구에서는 2012년 12월부터 2013년 11월까지 에티오피아 홀레타 지역에서 일 년 간 진행된 KOICA 대학역량강화 모자보건 사업의 1차 년도 결과에 대하여

비용-편익 분석을 실시하였다. 1차 년도 성과 자료는 개인(individual)자료가 아닌 합산(aggregated)자료이므로, 투입 비용 대비 산출 효과를 분석하여 성과를 제시하였다.

Ⅱ. 연구 방법

모자보건 사업은 크게 가임기 여성(15세~40세) 및 임산부 등록 사업, 기초 산전관리(antenatal care) 사업, 모성 영 · 유아 건강증진 사업 등으로 나뉜다. 본 사업 대상은 에티오피아 홀레타에 거주하고 있는 가임기 여성 및 임산부 여성이다. 총 2,156명의 가임기 여성 및 임산부를 등록하였다. 본 연구는 엄밀한 계량경제학적 분석을 적용한 기존 연구들의 결과물들을 바탕으로 보건 프로그램의 효과를 추정하였으며, 실제 집행된 예산을 바탕으로 도출된 비용과의 비교분석을 통해 비용효과 분석을 실시하였다.

조사는 2013년도 사업결과보고서를 이용하였고, 비용항목 분석 시 1차 년도 최종 예산액인 5억 원을 집행 항목별로 분류 분석하였다. 편익항목은 직접편익 부분과 간접편익 부분으로 구분 하였고, 직접편익은 모자보건사업을 통해 직접적이고 1차적인 혜택을 입은 집단의 결과물(outcome)이며, 간접편익은 외부효과를 감안한 장기적인 효과를 반영한 것이다.

Ⅲ. 결과

① 비용효과분석

총 비용 156.57백만원을 투입하여 에티오피아의 1인당 GDP를 바탕으로 계산한 19,800백만원의 편익에 대한 효과비용 비율은 126.46이며, 인도 데이터를 바탕으로 추정된 효과 예측치를 바탕으로 계산된 효과 비용비율은 2153, 아프리카 데이터를 바탕으로 추정된 효과 예측치를 바탕으로 계산된 효과 비용비율은

6445에 달한다. 기준 숫자가 1임을 감안하였을 때, 본 사업의 비용 효과성은 매우 큼을 알 수 있다. 또한, 건강도시 사업의 경우, "Holeta 2020 사업 계획" 수립을 위한 지역통계 작성(city profile), 건강도시사업 개발을 위하여 건강증진교실운영, 지역사회지도자 교육, 보건의료체계구축, 건강증진 및 보건교육용 컴퓨터, 역량 강화 교육 등으로 이루어 졌다.

② 긍정적인 외부 효과

가시적인 효과로는 현지인 17명을 채용하여 총 12개월 동안 본 사업 팀과 같이 사업을 운영한 점이다. 사업의 현지 적응 문제와 운영의 효율성 측면의 긍정적 효과는 물론이고, 인적 자원에의 투자를 통한 사업의 지속성(sustainability) 측면에서 큰 효과를 보았다. 또한, 대학생으로 구성된 국내 인적 자원을 현지에 파견, ODA 사업을 운영 및 현장근무 기회가 제공됨으로써, 국제보건 사업 개발 경험을 쌓는 기회를 제공하였으며, 이들은 사업 후 현재 대학원 진학, 국내 연구소, 공공기관, 국제공여기관 및 KOICA 해외 사업지에 채용됨으로써 인적 자본을 통한 사업의 외부 효과를 창출하였다.

Ⅳ. 결론

본 연구는 KOICA 대학역량강화 사업 중 연세대학교 원주캠퍼스가 실시한 에티오피아 모자보건사업이 효율적으로 이루어 졌는지를 평가하기 위하여 실시되었다. 본 사업으로 혜택을 입은 가임기 여성 및 임산부는 2,156명이며, 앞으로 이들이 출산할 신생아 수를 산모 당 약 2명으로 고려한다면 (에티오피아 산모 한 명당 출산율은 약 5명), 약 4,000여명의 영·유아로 추정된다. 따라서 산전관리를 받지 못했다면 사망할 수 있었던 영유아 약 1,120명 (4,000*0.28)이 산전관리 혜택을 입은 것으로 추정된다. 인명 가치의 경우, 영유아 1명의 사망을 예방하는 것은 약 3억원의 가치를 갖는다는 가정 하에 이 추정치를 이용하여 본 연구에 적용시킨다면, 산전관리로 인한 영 · 유아 사망률의 감소는 화폐적으로 약 3억원 *1,120명=3,360억원의 가치를 갖는 것으로 추정된다. 결론적으로 5억원을 투자한 본 코이카 사업은 에티오피아 인명가치로 산출시 19,800백만원으로 나타나 효과가 있었다. 또한 현지인 채용 효과, 국내 대학생의 ODA현장근무 경험제공을 통한 국제보건관련기관으로의 취업효과가 있다.

출처(저자/논문명/학회지명/연도)

- 남은우, 김도형, 정다운/KOICA-연세대학교 에티오피아 모자보건 협력 사업의 비용 효과 분석/국제개발협력연구 6(2):119-152/2014

2) M-Survey를 이용한 에티오피아 모자보건 설문조사 효과성 분석

I. 서론

WHO는 2011년에 발표한 M-Health(Mobile Health)의 활성화 방안에서 "모바일 기기와 무선 ICT 기술을 이용하는 것은 보건 분야의 목적을 성취하는 것을 도와주며, 현재 세계적으로 보건서비스가 기존의 방법에서 M-Health로 변화되어 가는 상황에 직면하고 있다."라고 하였다. 설문조사에 ICT 기술을 접목한 M-Survey(Mobile Survey)가 각광을 받으면서 기존의 서면으로 진행하던 설문조사를 모바일 기기, PC, 태블릿 PC로 진행하는 단계에 접어들었다. 본 연구는 에티오피아 오로미아주 홀레타 지역을 대상으로 진행되었던 서면 설문조사방식과 M-Survey 조사방식의 차이점에 대해 분석하고자 한다. 연구의 구체적인 목적은 다음과 같다.

첫째, 서면설문조사방식과 M-Survey 조사방식의 가격적 측면과 시간적 효율을 비교한다. 둘째, 서면설문조사방식과 M-Survey 조사방식의 데이터 정확성을 비교한다.

Ⅱ. 연구방법

① 연구대상지역 및 연구대상

설문조사 대상지역은 에티오피아 오로미아주 홀레타 지역(Holeta town)으로 인구수는 약 40,077명 규모이다. Addis Ababa로부터 북서쪽으로 약 29km 거리에 위치하고 있다. 설문조사 대상은 15세부터 40세의 가임기 여성이며, 전수조사를 목표로 총 4,200명에게 설문조사를 실시하였다. 설문조사는 2013년 10월부터 2014년 10월까지였다.

② 설문조사 요원 및 수집 방법

본 설문조사는 에티오피아 오로미아 주 정부의 연구윤리심의가 포함된 Working permit (HIV-AIDS/SUPP-10/384)과 연세대학교 원주캠퍼스 기관 내 생명윤리심의위원회(IRB)의 승인(1041849-201403-BMBR-001-03)하에 진행되었다. 설문조사요원은 설문조사요원으로 근무한 경험이 있는 여성을 대상으로 국가공용어인 암하릭어(Amharic)와 오로미아 민족의 언어인 오로모어(Oromifa)를 포함하여 영어로도 의사소통이 가능한 설문조사요원 8명을 고용하였다.

Ⅲ. 연구 결과

① 기기 선정

비교적 이동전화 보급률이 높은 사업지역 내의 간단한 기초 설문조사는 텍스트 메시지(text message)를 활용하여 통신망이 취약한 사업지역 내에서는 PDA 및 테블릿 PC를 활용한다. 본 연구 대상지역의 휴대전화 보급률은 2013년 약 9.4%였다.

② 서면조사와의 조사비용 비교

1인 당 조사비용이 기존 서면설문조사는 5,931.3원이 필요한 것으로 분석되었으나, M-Survey는 3,423.5원의 비용이 소비되었다. 따라서 1인당 2,507.8원을 절감한 효과가 있었다. 총 사용 비용을 비교하였을 시 서면설문조사는 24,911,904원이 소비될 것으로 추정되었으며, 본 연구의 M-Survey 총 사용 비용은 14,376,240원으로 M-Survey를 통해 10,535,664원을 절감한 효과가 있었다.

③ 서면조사와의 소요시간 비교

직원교육, 설문조사 실시 및 데이터관리까지의 소요 시간을 4,200명을 기준으로, 서면 설문조사의 경우 3,525.6시간, M-Survey는 1,491.2시간으로 나타나 결과적으로 M-Survey 방식을 통해 총 2,034.4시간을 절감하는 효과를 보였다. 또한 1인당 소요시간은 서면 설문조사의 경우 50.368분으로 추정되며, M-Survey 방식은 21.302분으로 나타나 결과적으로 M-Survey 방식을 통해 1인 소요시간을 29.066분을 절감하는 효과를 보였다.

④ 서면조사와의 인건비 비교

설문조사 시 인건비는 현지 시급 기준과 근무 시간에 맞추어 총 인건비를 계산하였다. 그 결과 서면 설문조사의 경우 총 2,564,874.0원이 필요한 것으로 추정되었고, M-Survey는 1,084,848.0원으로서, M-Survey를 통해 총 1,480,026.0원을 절감한 효과가 있는 것으로 조사되었다.

Ⅳ. 결론

경제적인 측면에서 M-Survey는 서면설문조사보다 응답자 한 명당 2,507.8원(42.2%)을 절감하는 것으로 나타났다. 시간의 편리성 측면으로 M-Survey는 서면조사 대비 응답자 한 명당 29.066분(57.7%)을 절감한 것으로 나타났다. 데이터의 정확성의 경우 데이터 관리를 시스템적인 접근으로 통제하는 M-Survey가 훨씬 정확한 것으로 나타났다.

출처(저자/논문명/학회지명/연도)

- 남은우, 김도형, 이호철, 김부열/M-Survey를 이용한 모자보건 설문조사 효과성 분석/서울대학교 국제지역저널 연구/2016/

4. 가나 가족계획 사업 연구

1) 가나 볼타지역 가임여성의 가족계획 실천에 영향을 미치는 요인

I. 서론

① 연구의 배경 및 필요성

본 연구는 아프리카 가나의 볼타지역 가임여성 15-49세의 연구대상자 중 임신하거나 5세 미만 아이를 갖고 있는 여성을 대상으로 그들의 가족계획 실천에 영향을 미치는 요인을 분석하여 한국정부에서 추진 중인 ODA사업 프로그램 개발에 필요한 기초자료를 제공하고자 한다.

II. 방법

① 연구대상 및 자료수집

본 연구대상은 가나 볼타지역 가임여성 15-49세의 연구대상자 중 임신하거나 5세 미만 아이를 갖고 있는 여성을 대상으로 하였다. 자료수집은 2013년 4월 8일부터 17일까지 인터뷰에 따른 구조화된 자기기입식 설문지를 통하여 인터뷰 방식에 의해 630부를 수집하였다. 각 구역의 표본크기는 n=30×7로 210가구였고, 3개의 구역이 조사대상지역이기에 총 표본의 크기는 n=3 (30×7)에 따라 630개 가구이다.

② **연구도구**

본 연구에서 사용된 측정도구는 연구진이 개발한 설문지를 가나 보건부(Ministry

of Health) 산하 Ghana Health Service와 협력하여 수정 · 개발한 구조화된 설문지를 사용하였다.

③ 분석방법

첫째, 연구대상자의 기본적 특성을 파악하기 위하여 빈도분석을 실시하였다. 둘째, 연구대상자의 기본적 특성, 경제적 상태, 가족계획 인식, 보건의료서비스, 건강상태에 따른 가족계획 실천 여부와의 차이를 파악하기 위해 chi-square test를 시도하였다. 셋째, 가족계획 실천 여부에 영향을 미치는 요인을 검증하기 위해 로지스틱회귀분석 (logistic regression analysis)을 실시하였다.

Ⅲ. 결과

① 대상자의 인구통계학적 특성

연령은 20대와 30대가 각각 316명(51.1%), 195명(31.6%)으로 가장 많았으며, 종교는 Christianity이 396명(64.1%)으로 가장 많았다. 교육수준은 중등교육과 초등교육이 각각 254명(41.1%), 205명(33.2%)으로 가장 많았고, 교육을 받은 적 없는 사람도 124명(20.1%)으로 나타났다. 가구원 수는 4-6명이 364명(58.9%)으로 가장 많았고, 자녀수는 0-2명과 3-5명이 각각 334명(54.0%), 236명(38.2%)으로 가장 많았다.

② 대상자의 보건의료시설 이용경험과 만족도에 따른 가족계획 실천 여부

보건의료시설 이용 유무에 따른 가족계획 실천 여부의 차이는 보건의료시설 이용경험이 있는 집단이 136명(26.7%), 보건의료시설 이용경험이 없는 집단이 17명(15.7%)으로 보건의료시설 이용경험이 있는 집단의 가족계획 실천도가 통계적으로 유의하게 높았다($p<0.05$). 또한 보건의료시설 이용 만족도에 따른 가족계획 실천 여부의 차이는 보건의료시설 이용에 만족하는 집단이 148명(26.5%), 만족하지 않는 집단이 5명(8.5%)으로 보건의료시설 이용에 만족하는 집단의 가족계획 실천도가 통계적으로 유의하게 높았다($p<0.001$).

③ 가족계획 실천에 영향을 미치는 요인

승산비(odds ratio)를 통해 가족계획 실천 여부를 분석해 보면 보건의료시설 이용에 만족한 경우 가족계획 실천율이 4.574배 높아지고, 가족계획 교육경험을 받은 경우 가족계획 실천율은 3.920배 높아졌다. 마지막으로 피임방법을 인지한 경우 가족계획 실천율은 3.284배 높아짐을 확인하였다.

Ⅳ. 결론

첫째, chi-square test를 통한 연구대상자의 기본적 특성, 경제적 상태, 가족계획 인식, 보건의료서비스, 건강상태에 따른 가족계획 실천 여부의 차이를 분석한 결과 연령과 자녀 수, 가족계획 인식, 보건의료서비스에 따라 가족계획 실천은 통계적으로 유의한 차이가 있음을 확인하였다. 둘째, 로지스틱회귀분석을 이용하여 가족계획 실천 여부에 영향을 미치는 요인을 분석한 결과 보건의료시설 이용 만족도, 가족계획 교육경험 유무, 피임방법 인지 여부가 가족계획 실천 여부에 통계적으로 유의한 영향을 주는 요인으로 나타났다.

이상의 결과를 볼 때, 가족계획 실천율을 높이기 위해서는 가족계획 교육이나 피임방법 교육과 같은 정보제공과 보건의료시설의 접근성을 높이고 고품질의 서비스 제공을 통해 만족도를 높여야 함을 의미한다.

출처(저자/논문명/학회지명/연도)

- 남은우, 김재우/가나 볼타지역 가임여성의 가족계획 실천에 영향을 미치는 요인/보건행정학회지, 2014;24(4):389-395/2014

2) 가나 볼타 지역 가임기 여성의 산후 건강검진 관련 요인

Ⅰ. 서론

이 연구는 가나 볼타 지역의 가임기 여성을 대상으로 산후 건강검진 관련 요인을 파악하고, 이를 통해 향후 공적개발원조사업 및 보건사업을 위한 참고자료를 제시하고자 시도되었다. 구체적인 연구 목적은 첫째, 가임기 여성이 분만 전부터 가지고 있던 요인인 연령, 가족 수, 종교, 교육수준, 고용상태에 따라 산후 건강검진에 차이가 있거나, 영향을 미치는지 파악하고자 한다. 둘째, 가임기 여성이 산후 건강검진의 이용이 가능하도록 할 수 있는 요인인 지출 우선순위, 의료서비스 비, 의료기관과의 거리에 따라 산후 건강검진에 차이가 있거나, 영향을 미치는지 파악하고자 한다. 셋째, 가임기 여성이 산후 건강검진의 필요를 인식하도록 할 수 있는 요인인 임신횟수, 임신 중 증상에 따라 산후 건강검진에 차이가 있거나, 영향을 미치는지 파악하고자 한다.

Ⅱ. 연구방법

① 자료

본 연구를 위하여 설문지를 작성하였으며, 이후 가나보건부(Ministry of Health; MOH) 산하 GHS(Ghana Health Service)와 협력하여 수정 · 개발하였고, 조사를 위해 가나 보건부 산하 윤리위원회(Ethical Review Committee)의 승인을 받았다. 본 연구는 2013년 4월부터 8월까지 가나 볼타 지역에 거주하는 연령이 15세에서 49세 사이인 가임기여성 중 최근 5년 이내에 분만경험이 있는 여성을 대상으로 하였다. 가나 볼타의 Keta Municipality, Ketu North and South의 3개 조사대상지역에 단순확률추출법(simple random sampling)에 의해 추출되었고, 구역별로 30×7=210개 가구를 추출하여, 3개 구역 전체에서 630개 가구를 추출하였고, 각 가구의 최근 5년 이내에 분만 경험이 있는 여성을 대상으로 면접조사를 실시하였다.

② 연구모형 및 변수의 설정

의료서비스 이용을 설명하는 대표적인 모형인 건강신념모형(Health Beliefs Model)

과 의료서비스이용행태모형(Behavioral Model of Health Services Utilization)을 이용하였다.

③ 분석방법

수집된 자료는 소인성 요인, 가능성 요인, 필요 요인에 따른 산후 건강검진의 차이를 규명하기 위하여 X^2검정(chi-square test)를 실시하였다. 또한 소인성 요인, 가능성 요인, 필요 요인이 산후 건강검진에 미치는 영향을 규명하기 위하여 로지스틱 회귀분석을 실시하였다.

Ⅲ. 연구결과

① 연구대상자의 특성

연구대상자의 특성을 분석한 결과, 연령별로는 15-29세인 경우가 419명(66.5%)로 30-49세인 경우 211명(33.5%)보다 많았다. 가족 수에 따라서는 4-5명인 경우가 279명(44.3%)으로 가장 많았다. 종교에 따라서는 기독교인 경우가 408명(64.8%)으로 절반이상이며, 전통종교인 경우가 133명(21.1%)이었다. 교육수준에 따라서는 중학교이상인 경우가 298명(47.3%)으로 가장 많았으며, 다음으로는 초등학교인 경우가 205명(32.5%)로 많았고, 무학인 경우는 125명(19.8%)으로 가장 적었다. 고용상태별로는 육체노동자인 경우가 396명(62.9%), 비육체노동자 121명(19.2%) 순으로 많았다. 가능성 요인 중 지출 우선순위에 따라서는 1순위인 경우가 401명(63.7%), 2순위인 경우가 144명(22.9%), 3순위 이상인 경우 83명(13.2%)의 순으로 많았다. 의료기관과의 거리에 따라서는 '가깝다'인 경우가 375명(59.5%)으로 절반이상을 차지하여 '멀다'인 경우 255명(40.5%)보다 많았다. 필요요인 중 임신횟수별로 살펴보면, 4회 이상인 경우가 229명(36.3%)으로 가장 많았으며, 1회인 경우 133명(21.1%), 2회인 경우 139명(22.1%), 3회인 경우 129명(20.5%)이었다.

Ⅳ. 결론

연구 결과, 소인성 요인, 가능성 요인, 필요 요인에 따른 가나 볼타 지역 가임기 여성의 산후 건강검진의 차이를 분석한 결과, 산후건강검진을 받은 경우가 소인성 요인 중 종교에 따라서는 기독교, 전통종교, 무교의 순서로 많았고, 교육수준이 높을수록, 고용상태별로는 비육체노동자, 비경제활동인구, 육체노동자의 순으로 많았다. 가능성 요인 중에서는 식료품과 의복에 대한 가구 지출 우선순위가 3순위 이상인 경우에 가장 높았다. 필요 요인에서는 임신 횟수 3회인 경우, 1회인 경우, 2회인 경우, 4회 이상인 경우의 순으로 높았다. 많은 가나 여성은 신앙생활에 상당한 시간을 보내고 있으며, 이를 기반으로 형성된 사회적관계가 정보를 더 확산시키는 것을 포함하여 종교기관을 기반으로 하는 상호작용은 정보의 확산 속도를 증가시킬 수 있다. 가능성 요인 중에서는 의료기관과의 거리가 가까운 경우에 먼 경우보다 산후 검진을 받은 경우가 많았다. 필요요인에서는 임신 횟수가 3회인 경우에 4회 이상인 경우보다 산후 검진을 받는 경우가 많은 것으로 나타났고, 이는 분만 경험이 많은 산모일수록 산후관리에 소홀하다는 기존연구의 결과와 일치한다.

출처(저자/논문명/학회지명/연도)

- 남은우, 송예리아, 조광걸/가나 볼타 지역 가임기 여성의 산후 건강검진 관련 요인/국제개발협력연구 제5권 제2호(2013): 37~57/2013

3) 가나 볼타지역 모성 건강 개선 사업: 5A 프레임워크를 사용한 기초 조사에 따른 개발 행동 계획

Ⅰ. 서론

전 세계적으로 1990년에서 2013년 동안 모성사망은 45%까지 떨어졌다. 거의 모든 지역에서 상당한 진전이 있었던 반면, 많은 국가들, 특히 사하라이남 아프리카는 MDG 5번이 하락했다. 실제로 모든 MDGs 사이에서 모성보건에 대한 진전이 가장 부진하다. 가나의 모성사망률은 2012년 10만 명 출생 중 350명이었다.

한국국제협력단(KOICA)은 개발 프로그램 수행과 원조를 통해 개발도상국에 대한 한국의 무상 원조의 효과성을 높이기 위해 공적개발원조(ODA)를 수행하는 정부기관이다. 가나 정부의 요청으로 인해 모성 및 아동 건강(MCH) 프로젝트가 KOICA와 연세대학교의 BDS(Basic Design Survey) 프로젝트가 수행되었다. 연세대학교 연세글로벌헬스센터에서 볼타지역에 기초조사를 수행했다. 기초조사의 목표는 지역사회 건강을 평가하는 것이다. 이 연구의 목적은 모성 보건 서비스의 강점과 약점을 조사하고 모성 건강을 강화하기 위해 프로그램에 따라 실행 계획을 개발하며 볼타지역의 모성 사망률(MMR) 관련 기본 정보를 제공하는데 있다.

표 11-7 의료기관의 모자보건 서비스 제공 능력

모자보건 서비스	병원 n(%)	보건소 n(%)	지역사회기반 보건기획(CHPs) n(%)	총 n(%)
	N=3	N=9	N=8	N=20
산전관리	3(100.0)	9(100.0)	4(50.0)	16(80.0)
분만	3(100.0)	7(77.77)	0	10(50.5)
기초응급산과처치	2(66.67)	2(22.22)	0	4(20.0)
종합적응급산과처치	2(66.67)	0	0	2(10.0)
산후관리	3(100.0)	7(77.77)	2(25.0)	12(60.0)
가족계획	3(100.0)	9(100.0)	8(100.0)	20(100.0)
낙태 관리	3(100.0)	3(33.34)	0	6(30.0)

II. 연구방법

연구팀은 세 가지 연구 자료 수집을 개발하기 위해 보건부와 협력하여 조사했다: ① 해당 서비스 지역에서 사용가능한 시설의 목록과 제공되는 서비스, ② 의료제공

자 평가 가이드, ③ 지역사회 조사 설문

연구를 위한 구성단위는 서비스 제공 시설과 제공자이다. 이 도구들은 다음과 같이 사용되도록 설계되었다.

a) 선정된 서비스 제공 장소에서 서비스의 목록과 장비, 물품을 조사한다. b) 서비스 통계자료와 어디에 이용가능한지, 지난 12개월 동안 기록된 자료들을 얻는다. c) 모성, 신생아, 아동 보건 서비스 제공의 가능성을 자가 평가하기 위해 MCNH 서비스 제공자와 면담한다.

모성 건강서비스의 접근은 다음의 5가지 항목으로 범주화되었다: 사용가능성, 접근성, 적정성, 시설 및 수용성 등의 5A 프레임워크는 모성 건강을 향상시키기 위해 강점과 약점을 평가하는데 사용되었다.

Ⅲ. 연구결과

수용성(acceptability)을 제외한 모든 "A"를 성취하는 데에 많은 장애물이 있다는 것을 발견했다. 또한 불충분한 보건인력, 보건 서비스 제공자의 지식 부족, 보건 시설 기구의 부적절성 등의 문제도 포함되었다.

Ⅳ. 결론

이 연구는 주로 가나 볼타지역의 모성 보건 관리의 접근을 평가하는데 있다. 또한 기초조사를 통해 볼타지역의 모성 건강관리에 공헌하는 다양한 물리적, 재정적, 기관 및 사회요소가 관계있을 것이다. 우리는 5As(Availability, Accessibility, Affordability, Accommodation, Adequacy and Acceptability) 프레임워크를 사용했다. 불충분한 조산사, 부적절한 장비와 약, 고객으로부터 멀리 떨어진 보건시설, 가난하고 낮은 사회경제적 상황, 보건 서비스 제공자와 조산사의 지식 부족등을 발견했다. 이런 문제들을 극복하기 위해 KOICA는 가나 볼타지역의 조산사와 서비스 제공자 교육, 조산사 학교 건설, 필수적인 약품과 장비 충당, 역량강화,

보건서비스의 기본적인 조직 강화를 제안해야 할 것이다.

출처(저자/논문명/학회지명/연도)

- Eun Woo Nam, Sarita Dhakal, Young Suk Jun, Ha Yun Kim, Festus Adams, Jin Sung Song/Improving Maternal Health in the Volta Region of Ghana: Development Action Plan from a Baseline Assessment using 5As Framework/Primary Health Care 2015, 5:2/2015/

5) 새천년개발목표(MDG) 4와 5의 달성 가속을 위한 보건 시스템 강화: 가나의 케투 남부와 Keta시의 사례연구를 통해

I. 서론

모성과 신생아 사망률은 국제보건 개발에 있어서 매우 중요한 지표이다. 임신관련 사망은 1분에 1명, 매년 대략 53만 6천명이 사망한다고 주장한다. 99%의 모성 사망은 개발도상국에서 발생하며 거의 절반은 사하라이남 아프리카에서 발생한다. 문제의 심각성을 인지하여, 국제기구들과 정부는 MDG 5(1990년에서 2015년 사이에 국가 모성사망률의 4분의3을 감소시킨다)를 달성하기로 약속했다. 2010년 아프리카 연합 정상회의는 "아프리카의 모성, 신생아 및 아동 보건과 개발"에 초점을 맞추었다. 가나 또한 높은 모성과 신생아 사망의 도전을 가지고 있다. 모성사망률은 대략 인구 출생 10만 명당 350건이며 전 세계 평균 210명과 비교되는 수치이다. 5세 미만 아동 사망률은 1000명당 74건으로 세계 평균 57건과 비교된다. 이 연구는 가나 볼타지역, 특히 Ketu 남부와 Keta시에서 4와 5 성취를 가속화하기 위한 보건 시스템을 강화하는 수단을 개발하기 위해 시도되었다.

Ⅱ. 연구방법

연구는 2차 자료를 바탕으로 수행되었다. 국가적, 지역적, 시로부터 모성과 아동 건강과 관련된 넓은 범위의 문서들과 지역사회 수준의 보건정책을 검토 및 분석했다.

Ⅲ. 연구결과

Ketu 남부와 Keta 시는 인구가 각각 168,894명, 158,968명이다. HIV/AIDS, CVA, 말라리아와 빈혈은 Ketu 남부 시의 지난 3년동안 주요 사망원인이었다. Keta시의 경우는 약간 달랐다. HIV/AIDS는 주요 사망원인이 아니었지만 CVA, 면역억제, 말라리아, 패혈증, 폐렴, 빈혈 등이 사망의 주요 원인이었다. CHPS에 의해 보장받는 인구수는 2011년에 비해 2012년 증가하는 추세를 보이고 있었다.

Ⅳ. 결론

Ketu 남부와 Keta 시의 보건 당국은 지난 몇 년동안 지역의 보건 관리 서비스 시스템을 강화하는 쪽으로 상당한 노력을 해왔으며 그것은 모성사망률 감소의 결과를 보였다. 양질의 건강관리에 대한 향상된 접근은 CHPS 프로그램의 확장을 통해 거의 성취되었다. 그러나 이것은 부적절한 실행계획, 지역사회 보건 인력들과의 많은 마찰, CHPS개념의 교육활동에 대한 불충분한 자금 등의 도전을 동반했다. Keta시의 조산사들이 수행하는 서비스의 감소가 있었는데 이는 모성과 아동 건강의 질을 위협하게 되었다. 2개의 시에서 감독된 서비스의 증가로 인해 모성사망률이 감소한 것으로 나타나, 이것은 실행계획을 지원하고 지역사회 보건인력의 동기부여와 훈련, 조산사 훈련을 위한 자금조달의 증가와 CHPS 프로그램의 확장을 통해 달성될 수 있을 것이다.

표 11-8 2011-2012년 Ketu South 지역에서 CHPS에 의해 보장받는 인구 수

하위지역	2011		2012	
	총 인구수	CHPS 보장 인구수	총 인구수	CHPS 보장 인구수
Aflao Urban	60,559	5,436(8.9%)	61,709	16,038(25.9%)
Aflao Wego	27,970	8,534(30.5%)	28,502	13,102(46.0%)
Klikor	24,746	3,110(12.5%)	25,215	6,336(25.1%)
Some Fugo	26,638	4,579(17.2%)	27,144	10,928(40.3%)
Some Wego	47,331	4,335(9.1%)	48,231	18,883(39.2%)
Total	187,244	25,994(13.9%)	190,801	65,287(34.2%)

주) CHPS: Community Health Improvement Services

출처(저자/논문명/학회지명/연도)

- Nam Eun Woo, Dhakal Sarita, Iddrisu Farouk Adam/Strengthening Health Systems to Accelerate Achievement of Millennium Development Goals 4 and 5: A Case Study of Ketu South and Keta Municipalities in Ghana/African Journal of Reproductive Health June 2015/2015

5. DR콩고 모자보건 연구

1) 서아프리카 임신경험 여성들의 주관적 건강상태와 관련 요인: 콩고민주공화국 사례를 중심으로

I. 서론

본 연구에서는 이상의 내용과 임신경험이 있는 서아프리카의 여성들을 대상으로 주관적 건강상태를 조사한 연구가 없다는 것을 근거로, 모자보건실태가 열악한 임산부와 5세 미만 아동의 모성(母性)을 중심으로 주관적 건강상태에 영향을 미치는 요인을 분석하여, 콩고민주공화국 모성들의 주관적 건강상태

증진에 유효한 프로그램 및 모자보건사업 개발을 위한 기초자료를 제공하고자 한다.

Ⅱ. 연구방법

① 연구대상

본 조사는 킨샤사대학 보건대학원 연구자와 2013년 1월에 9명을 대상으로 예비조사를 실시하였으며, 콩고민주공화국 내 반둔두 지역 2개 지역(Kenge, Boko)에 거주하는 임산부와 5세 미만 아동의 모성 400명을 대상으로 조사하였다. 정확성이 결여된 48개의 설문지를 제외한 352개 설문결과를 분석에 사용하였다.

② 연구방법

서아프리카 임신경험 여성들의 주관적 건강상태와 관련 요인을 조사하고자 주관적 건강상태를 종속변수로 하고, 이에 영향을 미칠 것으로 예상되는 기본적 정보, 경제적 상태, 보건의료서비스, 상병양상을 독립변수로 하였다. 종속변수인 주관적 건강상태는 '당신의 건강을 어떻게 평가하십니까'라는 질문에 1) 매우 나쁘다, 2) 나쁘다, 3) 보통이다, 4) 좋다, 5) 매우 좋다 의 5점 척도로 측정하였다. 통계분석을 위해 '매우 나쁘다, 나쁘다, 보통이다'는 '나쁨'으로, '좋다, 매우 좋다'는 '좋음'으로 변경하였다.

자료의 통계분석은 PASW SPSS ver. 18.0 (SPSS Inc., Chicago, IL, USA)을 이용하여 $\chi2$ 검증과 위계적 로지스틱회귀분석을 실시하였다.

Ⅲ. 연구결과

① 독립변수에 따른 주관적 건강상태

자신의 건강상태를 '좋다'라고 응답한 사람은 230명(65.3%)이었고 '나쁨'이라고 응답한 사람은 122명(34.7%)이었다. 교육수준이 높을수록 주관적 건강수준은 높았고($p<0.05$), 문장 해독이 가능할수록 주관적 건강상태가 높게 나타났고($p<0.05$), 영양교육을 받은 경험이 있을수록 주관적 건강상태가 높았다($p<0.01$).

② 영향을 미치는 요인

기본적 정보, 경제적 상태, 보건의료서비스, 상병양상이 주관적 건강상태에 미치는 영향 요인에 대해 분석하기 위해 4단계의 위계적 로지스틱회귀분석을 실시하였고 그 결과, 1단계에서 기본적 정보를 분석한 결과, 영양교육 경험 유무만이 주관적 건강상태에 영향을 미치는 요인으로 밝혀졌다. 2단계에서는 경제적 상태를 추가하여 회귀분석을 실시한 결과, 영양교육 경험 유무와 사무직 종사 여부가 주관적 건강상태에 영향을 미치는 것으로 나타났으며, 영양교육 경험이 있는 사람이 없는 사람에 비해 약 2.071배, 사무직에 종사하는 사람이 그렇지 않은 사람에 비해 약 1.929배 주관적 건강상태가 더 좋다는 결과가 나왔다. 3단계에서는 보건의료서비스를 추가하여 분석한 결과, 영양교육 경험 유무와 사무직 종사 여부, 의료보험 가입 여부가 주관적 건강상태에 유의하게 영향을 미쳤다. 4단계에서는 상병양상을 포함한 모든 독립변수가 주관적 건강상태에 영향을 미치는지 파악하기 위해 분석을 시행하였다. 그 결과 영양교육 경험 유무, 사무직 종사 여부, 의료보험 가입 여부, 최근 1년 동안에 아팠던 경험 유무가 통계적으로 유의하게 주관적 건강상태에 영향을 주고 있었다.

Ⅳ. 결론

결론적으로 본 연구가 시사하는 바는 콩고 민주공화국 여성 특히, 임산부와 5세 미만 아동의 모성들의 주관적 건강상태에 대한 중요성을 알고 이들의 주관적 건강상태를 향상시키기 위한 노력이 향후 아이들의 건강과 직접적으로 관련이 있으므로 이에 적합한 정책을 수립해야 한다는 점이다. 연구결과에 비추어 보았을 때 조사 대상자의 주관적 건강상태는 주로 교육 등 지적재산과 관련이 있는 것으로 나타났으며, 이에 따라서 임산부 건강을 개선하기 위해서는 보건교육 및 영양교육을 중심으로 한 지역사회 보건교육이 필요함을 시사한다.

출처(저자/논문명/학회지명/연도)

- 이형일, 남은우, 송진성/서아프리카 임신경험 여성들의 주관적 건강상태와 관련 요인: 콩고민주공화국 사례를 중심으로/한국보건행정학회지/2014;24(1):85-91/ 2014

2) DR콩고 Kwango 지역 여성들의 의도하지 않은 임신

Ⅰ. 서론

의도하지 않은 임신은 선진국과 개발도상국에서 생식과 관련된 중요한 보건 문제이자, 저중소득국가의 가장 눈에 띄는 문제이다. DR콩고의 총 출산율은 여자 한 명당 5.9명 출산으로 높으며 15~49세 사이 모성의 사망률은 53%에 이른다. 의도하지 않은 임신을 한 여성은 자신과 자녀의 건강을 위해 필요한 서비스를 덜 이용한다. 그러므로 의도하지 않은 임신은 DR콩고 산모의 건강에 있어 매우 중요한 요소이다. 이 연구는 DR콩고에서 의도하지 않은 임신과 관련 요인의 빈도 파악에 목적을 두었다.

Ⅱ. 연구방법

자료는 2014년 6월 20일부터 29일까지 5세보다 어린 자녀를 둔 15~49세의 모성 602가구를 대상으로 수집되었다. 조사는 연세글로벌헬스센터와 Kinshasa 대학의 협력 하에 이루어졌다. 설명 변수와 종속 변수를 설명하는데 다중 로지스틱 회귀 분석이 적용되었다.

Ⅲ. 연구결과

응답자 중 51.4 %가 의도하지 않은 임신 경험이 있는 것으로 조사되었다. 다변량 로지스틱 회귀분석은 변수 간의 관계를 나타내며(AOR, 3.4; CI, 1.21-9.90), 의도하지 않은 임신을 포함한 마지막 아이의 나이를 보여준다(AOR, 5.17; CI, 1.23-21.70), 휴대전화를 소유한 여성의 의도하지 않은 임신이 낮았으며(AOR, 0.18; CI, 0.47-0.73), 가족계획을 인식하고 있는 여성에게서도 낮은 비율이 나왔다(AOR 0.20; CI, 0.06-0.60)

표 11-9 다변량 로지스틱회귀 분석 결과

변수	OR(95%CI)	P-value	Adjusted OR(95%CI)	P-value
나이				
15-24	0.70(0.14-3.40)	0.667		
25-35	0.43(0.009-1.91)	0.271		
36-49	1			
수입				
$53 이하	0.22(0.04-1.12)	0.069	0.17(0.025-1.24)	0.082
$54-$107	0.12(0.02-0.75)	0.024	0.12(0.13-1.19)	0.125
54$ 이상	1		1	
교육수준				
교육을 받음	2.47(1.10-5.50)	0.027	3.4(1.21-9.90)	0.021
교육을 받지 않음	1			
보건소까지의 거리				
5km 이내	1.31(0.60-2.82)	0.489		
5km 이상	1			
마지막 자녀의 나이				
1-2세	3.75(1.25-11.24)	0.018	5.17(1.23-21.70)	0.025
3세	2.81(1.01-7.79)	0.047	2.92(0.78-10.90)	0.11
3세 이상	1		1	
가족의 크기				
1-4명	0.37(0.17-0.83)	0.016	1.82(0.66-5.03)	0.24
5명 이상	1		1	
핸드폰 소유여부				
소유	0.29(0.11-0.79)	0.016	0.18(0.47-0.73)	0.016
소유하지 않음	1		1	
가족계획 사용여부				
사용	0.29(0.19-0.69)	0.005	0.20(0.06-0.60)	0.004
미사용	1		1	

Ⅳ. 결론

DR콩고의 Kwango 지역의 임산부는 의도하지 않은 임신이 매우 높게 나타났다. 이 연구는 의도하지 않은 임신과 관련된 몇 가지 요인을 찾았다. 가구의 소득 수준, 대상자의 교육 상태, 가장 어린 아이의 연령, 가족계획 방법의 과거 사용 유무, 휴대 전화의 소유권, 가족 규모는 의도하지 않은 임신의 증가 가능과 상당히 연관되어 있다. 결과적으로 높은 사망률과 출산율이 나타나는 지역에서의 의도하지 않은 임신은 여성과 국가 모두에게 엄청난 부담이 되는 일이다. 의도하지 않은 임신 예방과 중재에 여성 교육, 재산과 소득에 대한 여성의 관여, 증가된 가족계획 방법 사용, 아이의 출생 간격, 행동 변화에 대한 교육을 반영해야만 한다. 결론적으로 적절한 상담과 같은 효과적인 프로그램을 통해 의도하지 않은 임신의 인식을 줄이도록 해야 할 것이다.

출처(저자/논문명/학회지명/연도)

- Dhakal S, Song JS, Shin DE, Lee TH, So AY, Nam EW./Unintended pregnancy and its correlates among currently pregnant women in the Kwango District, Democratic Republic of the Congo/Reproductive Health/2016

3) 임신한 여성의 살충제 처리 모기장 사용: 공여기관에 대한 시사점

Ⅰ. 서론

말라리아는 지난 10년간 상당한 진전이 있었음에도 불구하고 전 세계적으로 중요한 공중 보건 문제로 아직도 남아있다. 2010년 말라리아 발생 건수는 66만명의 사망을 포함해 2억 1600만 건에 이르며 그 중 5세 미만 어린이 비율은 86%이다. 아프리카에서만 81% 말라리아 발생과 91%의 사망을 차지한다. 44개의 아프리카 국가 중 DR콩고는 사망 중 40%이상 차지하며 높은 말라리아 사망률 2위를 기록한 것으로 보고되었다(WHO, 2012). 이 연구는 콩고 가임기 여성 사이에

ITN 사용과 관련된 요인을 파악하는데 목적이 있다.

Ⅱ. 연구방법

이 연구는 반둔두 지역에서 적어도 5세 미만의 자녀를 둔 400명의 모성을 대상으로 조사되었다. 구조화된 설문지를 통해 대면 조사가 실시되었다. SPSS 21버전 하에 카이 제곱 검정과 로지스틱 회귀 분석으로 분석하였다.

Ⅲ. 연구결과

연구된 변수 중에 교육상태(p=0.013)와 결혼상태(p=0.004), ANC 사용(p =0.13), 임신 중 말라리아 앓음(p = 0.019), 말라리아 심각성에 대한 인지(p = 0.013)가 로지스틱 회귀 분석에서 ITN 사용의 중요한 결정요인으로 나타났다. 다변량 분석의 최종모델에서 고려된 7가지 변수 중 4가지가 ITNs의 규칙적인 사용과 관련되어 있었다. 4가지 변수는 교육상태(AOR, 2.18; CI, 1.17-4.03), 결혼 상태(AOR, 3.09; CI, 1.43-6.63), 임신 중 말라리아에 걸림(AOR, 0.52; CI, 0.30-0.89), 그리고 말라리아의 심각성에 대한 지식(AOR, 0.48; CI, 0.27-0.85)이었다.

PNLP는 보건 시설, 예방관리 제공 등을 통합한 사회적 인식 캠페인을 구성해야 한다. 게다가 ITNs 높은 이용률을 유지(〉80%)하려면 지리적 접근성 향상, 수요와 공급에 대한 정보에의 접근, 모든 부문의 효과적인 참여를 포함한 양질의 예방 서비스(주, 개인 및 NGO, 지역사회, 커뮤니티 라디오 등)가 필요하며 지역사회에서 ITNs의 효과적인 사용에 대한 후속조치도 함께 동반해야 한다. 특히 안전한 임신과 건강한 아기를 위해 ITN의 사용을 권장해야 한다.

출처(저자/논문명/학회지명/연도)

- Song JS, Paul MM, Dhakal S, Smith MK, Michel MK, Cha EJ, Nam EW./Analysis of Insecticide–Treated Net Use by Pregnant Women: Implications for Donor Organizations/Lifestyle Medicine Journal/2016

표 11-10 살충제 모기장 사용과 관련된 요인

변수	Crude OR (95% CI)	p-value	Adjusted OR (95% CI)	p-value
나이 (n = 352)				
25세 미만	1.01 (0.55-1.83)	0.950		
25-29세	0.86 (0.47-1.5)	0.651		
30세 이상	1			
종교				
기독교	1.37 (0.85-2.22)	0.190		
기타	1			
교육수준				
교육받지 못함	1.82 (1.04-3.71)	0.035	2.18 (1.17-4.03)	0.013
초등교육	1.08 (0.58-2.03)	0.794	1.15 (0.57-2.31)	0.68
고등교육	1		1	
결혼상태				
기혼	2.84 (1.42-5.65)	0.003	3.09 (1.43-6.63)	0.004
기타	1			
가족규모				
5명 이하	1.06 (0.59-1.87)	0.840		
6-7명	1.08 (0.59-1.99)	0.784		
8명 이상				
보건의료시설까지의 거리				
30분 이내 거리	1.38 (0.85-2.24)	0.181		
30분 이상 거리				
살충제처리모기장 소유여부				
유	6.23 (1.98-19.59)	0.002	3.86(0.53-27.96)	0.18
무	1			
산전관리 이용				
이용	2.37 (1.07-5.23)	0.32	2.04 (0.80-5.19)	0.13
이용하지 않음	1		1	
임신 중 말라리아 경험				
있음	0.59 (0.33-0.89)	0.015	0.52 (0.30-0.89)	0.019
없음	1		1	
말라리아 원인에 대한 지식 인지				
있음	0.60 (0.20-1.80)	0.370		
없음	1			
말라리아 심각성 인지정도				
심각하지 않다	0.46 (0.22-0.95)	0.037	0.49 (0.22-1.07)	0.76
심각하다	0.51 (0.30-0.86)	0.012	0.48 (0.27-0.85)	0.013
매우 심각하다	1		1	
집안의 모기장 갯수				
0-1개	0.32 (0.32-0.78)	0.013	0.36 (0.13-1.00)	0.051
2개	0.78 (0.41-1.49)	0.47	0.62 (0.31-1.24)	0.182
3개	1.23 (0.63-2.41)	0.53	1.05 (0.52-2.12)	0.881
4개 이상	1		1	

6. 네팔의 보건의료 연구

1) 네팔의 보건의료 환경개선사업의 효과적 추진을 위한 정치경제 및 사회 환경 분석

I. 서론

네팔은 세계 10대 최빈국 중의 하나로서, 다양한 원조와 지원을 꾸준히 받고 있는 국가이며, 한국의 협력을 필요로 하고 있는 국가 중의 하나로, 현재 다양한 협력 사업이 이루어지고 있는 국가이다. 2004년부터 2010년까지 진행한 "Nepal health sector programme(NHSP-1)" 정책의 성공을 바탕으로 2차 중장기 보건정책(NHSP-2, 2010-2015년)이 빈곤층과 소외집단의 의료혜택 향상이라는 목표에 초점을 맞추어 진행되고 있다. 2012년 현재까지 달성된 보건 분야의 결과들은 목표치에 근접하거나 더 큰 성과를 이루어내었으며 2015년 MDG 목표의 실현가능성은 매우 긍정적이다. 본 연구의 주요 목적은 KOICA 보건 사업지역인 티카풀 지역의 보건의료 환경개선사업을 개발하기 위하여 네팔의 정치행정 구조, 경제적 특징, 인구 사회적 특징을 검토하였다. 이를 위해, 네팔 정부 보고서, 국제기구의 보고서 및 사업 현장 지역인 티카풀의 관련 자료를 입수 분석하였다.

II. 네팔의 보건의료 및 인간개발 수준

① 네팔 국민의 건강 상태

국민들은 감염성질환과 생활패턴과 관련된 비감염성질환의 증가로 여전히 고통 받고 있다. 주요 질환으로는 급성호흡기감염증(19%), 설사(17%), 말라리아(8%), 홍역(4%), 에이즈(3%) 등이다. 시골지역의 1,903명의 환자를 대상으로 실시한 설문조사에서 복통(20.1%), 근골격통(19.3%), 안과질환(6.1%)을 호소하는 환자가 가장 많았고 복통은 남자(14.5%)보다 여자(21.2%)가 더 많았다.

Ⅲ. 티카풀 보건환경 개선사업 핵심 내용과 주요 고려 사항

① 보건의료 시설 현황

보건소의 상위 기관으로 205곳의 선거구역 단위 가운데 195곳의 Primary Health Care Center(Health Center)가 있으며 본 사업의 지역 티카풀의 티카풀병원도 이에 속한다.

② 주요 질환

2009년 조사된 티카풀 병원 내원 환자의 증상을 살펴보면 대다수의 환자가 설사와 호흡기 질환 증상을 호소하는 것으로 확인되었다.

③ 보건사업 추진의 어려움

네팔은 국민 보건향상에 투여되는 재원의 상당 부분을 해외 원조에 의존하고 있는 상황이며, 경제적인 어려움 때문에 대부분의 지역에서는 약품을 충분히 공급받지 못하고 있다.

④ 수질 오염 문제

최근 연구팀에 의해 조사된 티카풀 지역의 음용수 수질 검사에서 망간이 음용수 기준치인 0.05mg/L의 수배에서 50배 이상까지 검출되어 지역의 전체적인 문제점으로 확인되었다. 망간은 신경계에 영향을 미치며 특히 학생들의 지능을 낮추고 수업 능력을 저하시키는 작용을 하여 장기적인 문제가 될 수 있다. 또한, 티카풀의 일부지역에서는 비소가 검출되었고 이번 티카풀 보건사업 지역에서는 망간이 검출되고 있어 음용수에 대한 특별한관리가 필요한 상황이다.

⑤ 화장실 문화에 따른 설사병 관리의 어려움

설사병 역시 네팔 주민의 건강을 위협하는 주요 질환이며 특히 어린이 설사는 매우 흔하여 네팔 아동의 영양 상태를 악화시키는 요인으로 작용하고 있다.

네팔에서는 화장실 문화가 보급되지 않은 것에 큰 영향을 받고 있다. 아직도 시골지역에는 화장실을 보유한 가정이 50% 이하이며 집 밖에서 용변을 보고 방치하며, 이는 네팔의 힌두교 종교문화에 영향을 받고 있다.

Ⅳ. 결론

네팔의 여러 분야가 어려움에 직면하고 있지만, 그 중에서도 보건의료상태가 아주 취약한 국가로 분류되고 있다. 본 논문에서 네팔(특히 티카풀지역)의 보건의료 환경개선을 위해 여러 가지 상태를 검토해 보았다. 네팔의 보건문제를 해결하기 위해서는 진료 등의 기술적 차원의 보건의료 서비스도 중요하지만, 정치경제와 사회문화를 고려한 종합적인 지역 보건의료 협력 사업이 필요한 것으로 나타났다. 오염정도가 심한 대도시 보건문제 해결을 위한 건강도시 개념의 도입, 건강보험제도의 도입, 일차보건의료의 강화, 건강을 위한 공공 거버넌스의 개선, 빈곤과 건강의 악순환 고리를 자르는 근본적인 발상의 전환을 통하여 질병발생 감소를 통한 질병 사망률을 줄이도록 노력하여야 할 것이다.

출처(저자/논문명/학회지명/연도)

- 남은우, 김판석, 이규재/네팔의 보건의료 환경개선사업의 효과적 추진을 위한 정치경제 및 사회환경 분석/2010

2) 네팔의 새천년개발목표(MDGs) 4와 5달성에 대해: 기회와 도전들

Ⅰ. 서론

UN의 새천년개발목표(MDGs)는 네팔을 포함하여 모든 193개의 UN 회원국들이 2015년까지 달성하기로 동의한 8개의 목표이다. 네팔은 취약한 보건의료서비스로 높은 모성 및 아동 사망률을 가지고 있는 개발도상국이다. 1990년 이전, 네팔은 높은 모성 및 신생아 사망뿐 만 아니라 높은 사산과 5세 미만 아동사망률을 기록했다. 특히 MDG 4는 1990년에서 2015년까지 5세 미만 아동사망률(U5MR)은 인구 천 명 당 141명을 54명으로 줄이고 신생아사망률(IMR)은 인구 천 명 당 108명에서 34명까지 줄이는 것이다. MDG 5는 모성사망률을 같은 기간 동안 인구 10만 명 출생 당 134명까지 줄이겠다고 목표를 세웠다. MDG 4와 5의 목표를 달성하기 위해서 효과적인 건강 증진 활동, 지식, 기술, 헌신과 리더십의 관점에서 인적자원 개발을 통한 제도적 역량강화, 그리고 조직적인 시스템/ 구조 개발이 중요한 역할을 할 것이다. 이 연구의 목적은 MDG 4와 5에 관한 네팔의 현재 상황에 대해 알아보고 MDG 4와 5를 위한 기회와 도전들을 조명하는데 있다.

Ⅱ. 연구방법

이 연구는 2차 자료들을 기반으로 2013년에 수행되었다. 국가, 지역, 구와 지역사회 수준의 정책, 프로그램과 연구로부터 모성과 아동 보건과 관련된 광범위한 자료들을 수집하고 검토했다. 네팔의 생활수준 조사 자료인 인구 보건 조사자료(1996-2011)와 인구조사데이터가 모성 및 아동 보건 향상과 관련해 정책과 프로그램의 계획, 평가, 실행, 모니터링에 가장 관련 있는 자료였다. 인구 보건 조사자료, 네팔 생활수준 조사, 인구조사데이터는 각각 5년, 7년, 10년에 한 번씩 수행된다. 4개의 인구통계학적 보건 조사를 통해 모성, 신생아 및 아동사망률의 역사적인 추세를 검증할 수 있었다.

Ⅲ. 결과

모성과 아동 사망률은 원인 대부분이 예방 가능하기에 더 이상 개발도상국의 문제가 아니지만 여전히 네팔에서는 중요한 사망원인이다. 모성 및 아동 보건을 최우선으로 하는 많은 장기 및 단기 계획과 정책들이 승인되었으며, 역량 강화와 지식 향상 교육이 시행되었다. 이러한 정책과 프로그램은 문서화가 잘 되어있고 주의 깊게 설계되었지만 운영기관이 충분한 역량이 부족했기 때문에 몇몇 어려움이 남았다. 그러나 인식증가, 도시 및 준 도시지역의 현대의학 및 보건시설의 접근성 및 이용가능성의 증가로 중요한 진전이 이루어졌다.

Ⅳ. 결론

새천년개발목표(MDGs) 4와 5를 달성하기 위해서는 지역사회를 기반으로 하는 접근의 향상, 이해관계자들의 참여, 지방분권, 보건시설을 위한 인적자원, 재정자원의 적절한 배분, 그리고 인적자원과 재정자원의 공평한 분배가 필요하다는 것을 발견했다.

네팔의 MDGs 4와 5에 대한 진행은 설정된 목표에 가까워지고 있다. 네팔은 특히 MDG 4의 5세미만 아동사망률은 거의 달성했다. 모성과 아동사망률의 높은 비율은 네팔의 심각한 걱정거리였으며 모성 및 아동 건강을 개선하기 위한 적절한 계획과 정책을 보증하도록 GoN과 개발 파트너들에게 강요했다. 수요와 공급 측면에서, 많은 장벽이 있었고 계획과 정책들은 이러한 확인된 장벽들의 관점에서 제작되었다. 기술과 지식을 강화하는 교육은 보건인력 수준으로 제공되었다. 취약한 이송 네트워크와 의료서비스의 취약한 제도적 장치, 불충분한 자금과 보건 의료 인적자원의 부족, 모두에게 적어도 기본적인 의료를 제공하려는 정부의 목표는 여전히 도전과제이다.

출처(저자/논문명/학회지명/연도)

- Eun Woo Nam, Sarita Dhakal./Attaining Millennium Development Goals 4 and 5 in Nepal: Opportunities and Challenges/International Journal of Maternal and Child Health/2014

7. 국제화와 보건교육사의 활동영역

1) 보건의료의 국제화

국제화는 한 나라가 경제 · 환경 · 정치 · 문화적으로 다른 여러 나라와 교류하는 것으로서, 국제화가 가장 두드러지는 분야는 경제 부문이다. 국제화가 진행되면서 필요시 되는 새로운 보건의료 문제가 빈곤에 대한 대처임을 알 수 있다. 따라서 보건의료의 국제화에 대한 대처방법으로 새로이 필요시 되는 분야 중에 하나가 빈곤층을 대상으로 하는 보건교육분야이다. 21세기에도 아직 빈곤, 아사, 물부족, 질병 무지가 남아 있어 세계인구의 약 절반 이상이 적절한 보건의료 서비스를 받지 못하고 있는 실정이므로, 이러한 문제를 해결하기 위해서는 새로운 보건교육전략이 요구된다.

2) 보건교육사의 국제 분야 활동영역

보건교육사는 환자를 직접 보는 영역과 환자를 보지 않는 영역으로 구분하고 있다. 미국은 보건교육사를 보건교육강사(health education instructor), 보건교육프로그램관리자(health education program manager) 및 보건교육사(health educator)로 분류하기도 한다(www.healthcarejobstore.com/healthjobs). 국제보건교육협력을 위해서는 국제적인 수준의 보건교육사가 필요하다. 아직까지 전세계적으로 보건교육사가 보편화된 그리고 표준화된 보건의료분야의 자격이 아니고, 국제적인 기준(international standard)이 있는 것이 아니기에 국제적인 표준화를 만들 필요가 있다. 이 방안의 일환으로서 한국정부가 2010년도 3월에 실시한 보건교육사 국가 자격증의 국제적인 표준화 노력이 필요하다. 이를 위해서는 세계보건기구, 국제보건교육건강증진학회(IUHPE, International Union for Health Promotion and Education), 미국의 CHES(Certified Health Education Specialist)를 주관하는 기구와

표 11-11 보건교육사와 기타 보건인력과의 연봉 비교: WHO 아프리카 사례

(단위: US $)

직종	연봉
Medical Officer	19,892
Registered Nurse	12,285
Director of Public Health	29,860
Public Health Specialist	19,892
Health Educator/Trainer	12,285
Social/Welfare	12,285

자료: http://who.int, (2010.5)

상호 협력하여 개발할 필요가 있다.

(1) WHO

WHO는 직원을 채용시 각 지역별로 자율적으로 직원을 채용하는데, 6개의 지역사무국 중아프리카지역(AFRO, Africa Regional Office)의 경우는 다음과 같은 조건으로 채용한 사례가 있다〈표 11-11〉. 인건비 규모가 다른 지역사무소에 비하여 낮은 사례이나, 타 직종과의 비교를 위하여 참고가 될 것이다.

(2) 미국의 경험

미국에서는 보건교육의 필요성과 중요성이 강조되면서 1987년에서 1990년까지 병원 내에서의 환자교육과 지역사회에서의 환자교육의 경험자 비율이 68.1%에서 86.4%, 60.3%에서 77.2%로 드라마틱하게 증가하였다. 뿐만 아니라 1989년도에 배출되기 시작한 보건교육사(CHES, Certified Health Education Specialist)는 병원과 지역사회, 학교와 산업현장, 정부기관과 민간단체 등 매우 다양한 영역에서 건강증진의 핵심인력으로 활용되고 있다. 특히 보건교육사(CHES)의 학교보건교사로서의 미국 내의 역할은 주목할 만하다. 1차보건의료를 제공해주는 기존의 인력이 아니라 라이프스타일을 변화시킬 수 있고, 건강증진에 책임감을 가질 수 있는 학생으로 양성하기 위해 많은 수의 보건교육사(CHES)가 고용된 점을 주목할 필요가 있다. 그들에게 요구되는 능력은 강한 리더십, 훌륭한 교수법과 평가능력, 교과과정의 개발, 토론능력, 지역사회자원 개발과 활용능력 등이다. 미국전역에 걸쳐 고용된 보건교육사들이 2006년 현재 62,000명이며, 2016년까지 78,000명으로 증가될 것으로 추정된다.

3) 결론 및 한국에의 시사점

건강증진시대의 강조점은 모든 지역주민들에게 건강한 라이프스타일을 선택하고(life choice) 유지 증진시킬 수 있도록 하는 것이다. 이러한 패러다임의 변화로 인해 보건교육인력이 건강증진시대의 핵심 인력으로 급부상하게 되었다. 그러므로 알마아타 헌장에 의해 1차보건의료의 지원을 위해 지역사회, 산업현장, 학교 등에 지원되고 파송된 1차 보건의료인력들이 새로운 국제사회의 조류와 신개념에 부합된 보건교육전문인력으로 전환되어야 한다. 특히, 21세기 세계화 시대를 맞이하여 한국의 보건교육사 취업 영역이 세계보건기구 등의 국제기구는 물론이고, 국제협력단 및 각종 NGO로 확대되어 아시아는 물론이고, 아프리카, 유라시아 등지로 진출할 수 있도록 교육과정의 국제화와 더불어 국제보건의료협력 분야에 다양한 연구가 실시되어야 할 것이다.

출처(저자/논문명/학회지명/연도)

- 남은우, 천성수/국제화와 보건교육사의 활동영역/보건교육 · 건강증진학회지 제27권 제2호(2010. 6) pp.49-57/2010

12

Chapter

한국의 국제개발협력 연구 동향: 보건 분야의 시각 (2000–2014)[22]

학습목표

- 보건 분야의 시각에서 한국의 국제개발협력 연구 동향을 이해할 수 있어야 한다.
- 문헌고찰 방법 및 자료 분석에 대해 이해할 수 있어야 한다.
- 한국 국제협력의 최근 동향을 알 수 있어야 한다.
- 향후 한국 국제개발협력에 필요한 과제들을 알 수 있어야 한다.

1. 국제개발협력연구동향: 보건 분야

1) 문헌의 검색 및 선정방법

체계적 문헌고찰은 방법론적으로 문헌 검색부터 선별, 선정, 제외 및 포함에 이르기까지 정형화된 것은 없으나, 본 연구에서는 가장 일반적으로 알려져 널리 사용되고 있는 PRISMA기법(Preferred Reporting Items for Systematic Reviews and Meta-Analyses, PRISMA)을 따랐다. 그 이유는 PRISMA는 공식 홈페이지를 통해서

22) 본 글은 박명배, 신정우, 남은우가 '대한보건연구 40권 4호 pp.65–81'(2014. 11)에 발표한 논문을 일부 재작성한 것임.

별도의 가입과 승인 절차를 거치지 않고도 관련 자료의 획득이 가능하며, 한국어 버전의 체크리스트와 다이아그램(Flow diagram)도 제공하고 있기 때문이다. 더불어, 문헌 검색에 있어서 효과적인 COSI model을 사용하였다. 이 방법은 어떠한 정보원(Source of information)을 사용하는 것이 이상적인지를 고려하는 것으로 가용 가능한 자원의 핵심어를 검색하는 「Core search」와 인용문헌 확대 탐색과 같은 파생되어지는 다양한 정보를 활용하는 「Standard search」 그리고 이 두 가지 탐색 기법을 포함하여 관련 학술지나 기사 등을 수기 검색하는 등의 「Ideal search」로 구분된다. 관련 논문을 빠뜨리지 않고 전략적으로 찾기 위해 검색어를 중심어(Main Keyword)와 공통어(Common Keyword)로 구분하였다. 우선, 중심어로는 국제 협력, 국제 개발, 원조, ODA, 공적 개발, 국제 빈곤, 국제 난민, PMC(Project Management and Consulting), global, 글로벌을 선정하였으며, 보건·의료 분야의 내용으로 한정시키기 위한 공통어로 보건, 의료, 병원, 건강, 간호, 헬스, health를 지정하였다.

앞서 제시한 방법으로 논문을 선정하되, 다음에 해당하는 것들은 제외하였다. 첫째, 제목 검토를 통해서 본 연구의 주제에서 크게 벗어나는 것으로 간주되는 논문을 우선적으로 제외하였다. 둘째, 동일한 주제의 학위논문과 학술지가 있는 경우 학술지를 우선으로 하고 학위논문은 제외하였다. 그리고 일반적인 사회 · 문화적 교류 프로그램을 소개하는 경우이거나 우리나라의 원조활동을 중심적으로 다루지 않는 경우에는 연구 대상에서 제외하였다. 구체적인 검색법은 아래와 같다.

(1) Core: 핵심어 검색(Keyword Searching)

논문 검색은 2014년 6월부터 7월까지 실시하였으며, 검색어 확장을 위하여 '확장된 불리언 연산자(boolean)'를 이용하였다. 검색의 범위는 키워드, 초록, 목차, 논문명, 전체 검색 등 다양하지만, 본고에서는 '전체 검색'을 기본으로

표 12-1 Keyword searching strategy by Boolean model

Data Base	Command
DBPIA	ex) By advanced searching box AL='international&cooperation' AND AL='보건|의료|병원|건강|간호|헬스|health'
RISS NDSL KISS	ex) Enter 'international cooperation' using by basic searching box and Search within search results '보건|의료|병원|건강|간호|헬스|health'

'AL' is all field and '|' means 'or'

하였다. 전체 검색은 본문을 포함한 가장 넓은 범위에서 검색하는 것으로 많은 논문을 찾을 수 있다는 장점이 있는 반면, 관련성이 낮은 논문을 포함할 수 있다는 단점도 있다. 불리언 검색을 완벽하게 지원하는 DBPIA의 경우 상세검색을 한 후, 「AL= 국제&협력 AND AL=보건|의료|병원|건강|간호|헬스|health」를 검색 조건으로 투입하였다. 불리언 연산자를 완벽하게 지원하지 못하는 RISS, NDSL, KISS는 초기 검색에서 중심어를 검색하고, 이 후 '결과 내 검색'에서 불리언 연산자로 공통어를 재검색을 하였다〈표 12-1〉. 여기에서 'AL'은 검색범위를 전체로 설정하는 명령어이며, '|' 기호는 'or'를 나타내는 연산 기호이다.

(2) Standard: 인용문헌 확대 탐색

Core 단계에서 수집된 논문을 대상으로 제목 검토(Title scan)를 거쳐 연구의 범위에서 벗어나는 것으로 판단되는 논문을 제외한 후, 남은 논문이 인용하고 있는 참고 문헌을 탐색하였다. 이러한 인용문헌의 확대 탐색(Citation pearl growing searching)은 하나의 논문으로부터 관련된 또 다른 논문으로 연결시키는 '눈덩이 효과(Snowballing)'를 가지고 있기 때문에, 많은 문헌을 탐색하는데 도움을 준다. 연구대상으로 추정되는 경우에는 RISS, NDSL, DBPIA, KISS 등의 학술데이터베이스에 기반을 두어 수기 검색(Hand searching)을 실시하였다.

(3) Ideal: 관련학술지 검색

'국제개발' 및 '국제협력'과 관련이 있는 학술지 및 학술 전문잡지(이하 전문잡지)의 발행본을 검토하는 것이다. 관련 학술지에 대한 규정은 한국연구재단의 등재학술지, 등재후보 학술지 목록으로 등록된 것으로 하였으며, 이 외에도 국제개발협력 사업을 다수 수행한 전문가의 자문과 연구자의 검색 등을 통하여 필요성이 높은 경우로 하였다. 이상의 과정에서 국제개발협력학회에서 발행하는 「국제개발협력연구」, 국제협력단에서 발행하는 전문잡지인 「국제개발협력」, 동(同)기관에서 매년 모집하여 수상하는 「코이카 국제개발협력 논문공모 수상 논문집」을 확인하였다.

2) 자료 분석

앞에서 제시한 과학적 절차를 통해서 선정된 논문의 현황과 특성을 분석하였다. 시간의 흐름에 따른 추세를 파악하기 위해, 발행 연도별로 구분하고, 논문은 출처에 따라 형식이 다소 다른 점을 감안하여 학술지, 전문잡지와 학위 논문으로 구분하였다. 공여국의 분류는 코이카의 기준을 참고하였다. Cassels은 국제개발의 투자(investment) 요소를 정책기획 및 예산, 시스템, 평가 등 3가지로 분류하였다. 본 연구에서는 이를 참고하여 정책기획 및 예산을 '거버넌스'로 시스템과 평가를 '시스템'으로 통합하여 분류하였다. 이를 기반하여 주제별 분류는 구체적으로 모자보건에 대한 거버넌스, 모자보건에 대한 시스템, 질병관리에 대한 거버넌스, 질병관리에 대한 시스템, 그리고 그밖에(모자보건과 질병관리와 같은 특정 분야가 아닌) 일반적인 거버넌스와 시스템으로 분류하고, 이상의 항목 어디에도 해당하지 않는 경우를 기타로 하였다. MDGs 기준에 따른 분류는 보건 · 의료와 직접적인

표 12-2 Results of a systematic search by keyword searching in the databases

	Main keyword	Common keyword	Total	RISS	NDSL	DBPIA	KISS
		Total	11,345	8,318	1,610	1,104	313
1	International Cooperation	보건, 의료, 병원, 건강, 간호, 헬스, health	753	612	71	54	16
2	International Development		1,855	1,651	62	118	24
3	aid		705	597	37	43	28
4	ODA*		509	94	2	368	45
5	ODA		513	481	14	15	3
6	International Poverty		246	207	16	22	1
7	International Refugee		50	39	5	6	0
8	PMC*		39	20	8	10	1
9	global*		5,041	3,821	721	362	137
10	global		1,634	796	674	106	58

ODA=Official Development Assistance, PMC=Project Management and Consulting

Basically Korean searching, * English searching.

관련성이 있는 4번, 5번, 6번에 대하여 분류하였다. 논문의 유형에 따라서는 타당성, 사업계획, 사업수행, 사업평가로 분류하였으며, 이는 원조 사업의 시행 시 일반적으로 진행되는 순서와 일맥상통하다. 통계적 기법에 따라서는 보건의료 분야 연구방법론에 제시된 요소들을 기초로 수정하여 분류하였다. 저자 수는 1명, 2명-5명, 6명 이상 그리고 단체로 분류하였다.

지역별 원조 규모(지원액, 지원건수, 지원 국가 수)와 해당 지역을 주제로 삼고 있는 논문 수가 유의미한 관계를 보이는지를 스피어만 순위상관 검정을 실시하였으며, 실제 사업이 이루어진 시기와 논문이 발표되는 시점 사이에는 시차가 존재한다는 점을 감안하여, '원조가 이루어진 시점'과 '논문의 발표 시점'을 상이하게 설정하였다. 원조가 이루어진 기간은 1998년부터 2012년까지를, 논문의 발표기간은 2000년부터 2014년 6월까지를 기준으로 하였다. 통계분석은 SPSS 20.0 for Window를 활용하여 빈도분석 및 Spearman rank correlation 분석을 하였다.

2. 국제보건 문헌 검색 결과

1) 국제보건 핵심어 검색

핵심어 검색(Core)을 통해 찾은 논문의 수는 총 11,345개였다. 데이터베이스별로는 RISS가 8,318개로 가장 많았고, 그 다음으로 NDSL(1,610개), DBPIA(1,104개), KISS (313개) 순이었다. 검색어로써 중심어가 'global'인 경우가 5,041개로 가장 많았으며, 국제개발 1,855개, 글로벌 1,634개, 국제협력 753개 순이었다〈표 12-2〉.

2) 추가 검색 및 제외

핵심어 검색을 통해 찾은 논문에 있어서 제목 검토를 실시하여 중복이거나 연구의 범위를 벗어나는 논문 11,307편을 제외하였다. 이러한 과정을 거쳐 남겨진 38편의 논문이 인용하고 있는 참고문헌을 검토하여 본 연구와 연관성이 높다고 판단되는 5편의 논문을 추가로 수집하였다. 그 밖에 관련 학술지에 해당하는 「국제개발협력연구」 2편, 코이카에서 발행하는 「국제개발협력」 2편, 동(同)기관의 「국제개발협력 논문공모 수상 논문집」 1편 등 총 5편의 논문을 추가하여 총 48편을 1차 검토 대상으로 선정하였다. 이를 다시 확인하여 국제보건개발 분야가 아닌 4편과, 다른 국가의 ODA 사업에 관한 7편을 제외함으로써, 총 37편을 최종 연구 대상으로 선정하였다〈그림 12-1〉.

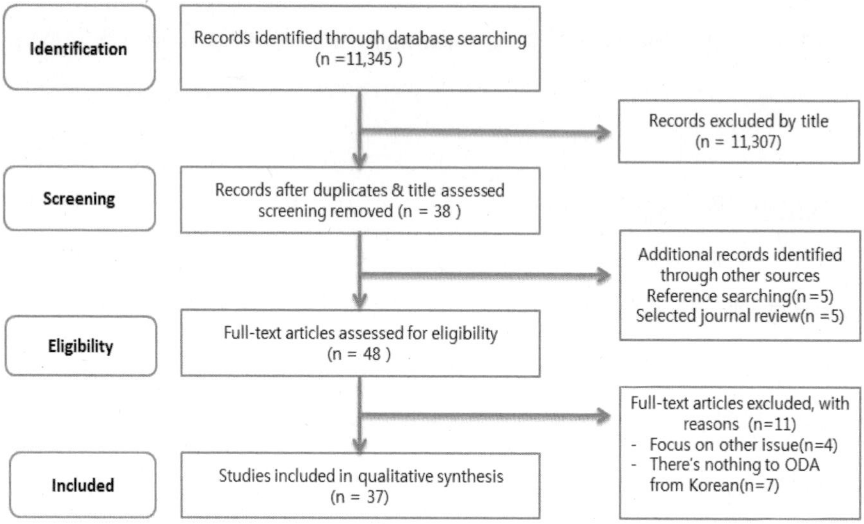

그림 12-1 Flow diagram for the article selection by the revised PRISMA model

3) 연구대상의 일반적 특성

발표된 논문을 '연도별'로 살펴보면, 2000년 1편, 2003년 2편, 2005년 1편, 2007년 2편, 2008년 1편, 2009-2011년은 매해 2편씩이었다. 이후 관련 연구가 크게 늘어나더니, 2012년 8편, 2013년 12편, 2014년 6월까지 4편을 기록하였다. '문헌의 출처'를 기준으로는 학술지가 16편으로 가장 많았으며, 석사학위 논문 13편, 전문잡지 7편, 박사학위 논문 1편의 순이었다. '대상지역'은 아프리카를 중심으로 하는 경우가 10편으로 가장 많았으며, 아시아 6편, 중남미 3편, 다국가에 걸친 논문이 3편 있었다. 이 외에도 동부 및 독립국가연합(Commonwealth of Independent States, CIS)을 다룬 경우도 1편 있었다. 나머지 15편은 국제개발협력에 관한 일반적인 내용이거나 정책적 방안 등 특정 국가를 대상으로 하지 않는 논문이었다.

‘주제별’ 분류에 있어서는, 한편의 논문이 특정 영역만을 다루지 않는 경우가 많기 때문에 중복 분류를 허용하여 살펴보았다. 그 결과, 시스템 관련 16편, 거버넌스 10편, 모자보건 시스템 9편, 기타 6편, 질병관리 거버넌스 5편, 모자보건 거버넌스 2편, 질병관리 거버넌스 1편의 순이었다.

‘MDGs’에 따라서는 4번(유아사망률 감소), 5번(모성보건 증진), 6번(AIDS와 질병 퇴치) 항목을 모두 다룬 논문이 6편, 4번과 5번을 함께 다룬 논문이 6편이었다. 5번만 단독으로 다룬 논문은 2편, 6번은 2편, 4번은 1편이었다. 나머지 20편에 해당하는 논문들은 MDGs와 관련이 낮은 것들이었다.

‘논문의 유형’에 따른 분류는 19편만이 대상이 되었는데, 이는 사업 수행과 직접적으로 관련되지 않거나 국제개발협력에 관한 일반적인 내용에 해당하는 18편은 제외하였기 때문이다. 선정된 19편에 있어서 중복 분류를 허용하여 살펴본 바, 평가에 관한 논문이 9편으로 가장 많았으며 사업 계획이 8편, 사업 수행 7편, 사업 타당성 관련 1편으로 확인되었다.

‘통계기법’에 있어서는 총 12편이 분류가 가능하였는데, 한 편의 논문에서 두 가지 이상의 통계기법이 사용된 경우 중복 분류를 하였다. 이 중 t검정과 선형회귀분석을 시행한 논문이 각 4편으로 가장 많았으며, 교차검정과 로지스틱이 각 3편, 고정효과모형(Fixed effect model)과 선형혼합모형(Linear Mixed Effect model)이 각각 1편이었다.

‘저자 수’ 별로는 단독저자가 22편, 2-5명이 11편이었으며, 6명 이상이 3편이었다. 저자가 개인이 아닌 단체인 경우도 1편 있었다〈표 12-3〉.

표 12-3 Characteristics of study

Characteristics	Categories	n(%)
Published year (n=37)	2000	1(2.7)
	2001	0(0.0)
	2002	0(0.0)
	2003	2(5.4)
	2004	0(0.0)
	2005	1(2.7)
	2006	0(0.0)
	2007	2(5.4)
	2008	1(2.7)
	2009	2(5.4)
	2010	2(5.4)
	2011	2(5.4)
	2012	8(21.6)
	2013	12(32.4)
	2014	4(10.8)
Source of article (n=37)	Journal	16(43.2)
	Specialty Magazine	7(18.9)
	Master thesis	13(35.1)
	Doctoral thesis	1(2.7)
Target area (n=37)	Asia	6(15.8)
	Middle Asia	0(0.0)
	Africa	10(26.3)
	Latin America	3(7.9)
	East Europe and CIS	1(2.6)
	Multi-national	3(7.9)
	n/a	15(39.5)
Topic1) (n=37)	Total	49(100.0)
	Governance	10(20.4)
	System	16(32.7)
	Governance related MC	2(4.1)
	System related MC	9(18.4)
	Governance related diseases	1(2.0)
	System related diseases	5(10.2)
	etc.	6(12.2)
MDGs (n=37)	4	1(2.7)
	5	2(5.4)
	6	2(5.4)
	4,5	6(16.2)
	4,5,6	6(16.2)
	n/a	20(51.1)

Characteristics	Categories	n(%)
Type of article1) (n=19)	Total	25(100.0)
	Feasibility	1(4.0)
	Planning	8(32.0)
	Implementation	7(28.0)
	Evaluation	9(36.0)
Statistical analysis1) (n=12)	Total	14(100.0)
	X2	3(18.8)
	T-test	4(25.0)
	Logistic	3(18.8)
	Regression	4(25.0)
	Fixed Effect model	1(6.3)
	Linear Mixed Effect model	1(6.3)
Number of authors (n=37)	1	22(59.5)
	2-5	11(29.7)
	6-	3(8.1)
	team	1(2.7)

MDGs= Millennium Development Goals,
n/a=not applicable (classification unavailable)
MC=maternal and children
1) Multiple response

4) 지역별 원조 및 논문현황

'지역별 원조 규모'와 '논문의 수'가 유의미한 관계를 가지는지 확인하기 위하여 스피어만 순위상관 분석을 실시하였다. 2000년부터 2014년 6월까지 발표된 논문을 지역별로 살펴보면 아프리카가 10개로 가장 많았으며, 아시아 6개, 중남미 3개, 동구 및 CIS 1개, 중동 0개 순이었다.

지원액, 지원건수, 지원국가수는 1998년부터 2012년까지의 양자 간 원조를 기준으로 분석하였다. '지원액'의 규모는 아시아가 2.2억 달러로 다른 지역에 비해 월등히 컸으며, 중동 8,200만 달러, 중남미 8,030만 달러, 아프리카 7,590만 달러, 동구 및 CIS 2,110만 달러를 차지하였다. '지원건수'는 아시아가 260건으로

표 12-4 Aid amount, Number of project, Supporting Nation correlated with number of Article using Spearman rank correlation

(Unit: n, ranking)

Region	Number of article[1)]	Aid amount (US$)[2),3)]	p	Number of project[3)]	p	Number of Supporting Nation[3)]	p
Total	20(–)	479.1(–)	–	541(–)		120(–)	
Asia	6(2)	219.7(1)		260(1)		27(2)	
Middle Asia	0(5)	82.0(2)		38(4)		8(5)	
Africa	10(1)	75.9(4)	.000	147(2)	.800	41(1)	1.000**
Latin America	3(3)	80.3(3)		61(3)		25(3)	
East Europe and CIS	1(4)	21.1(5)		35(5)		19(4)	

1) Multi-national and n/a excluding

2) Unit: One million dollars

3) Referenced to bilateral aid

** Correlation is significant at the 0.01 level

가장 많았으며, 아프리카 147건, 중남미 61건, 중동 38건, 동구 및 CIS 35건 순이었다. 한편 '지원국가수'는 아프리카 41개국, 아시아 27개국, 중남미 25개국, 동구 및 CIS 19개국, 중동 8개국의 순이었다.

실증분석에 따르면 지원액 규모와 지원건수는 논문수와 유의미한 상관관계를 보이지 않았으나, 지원국가수는 논문수와 유의미한 상관관계를 보였다〈표 12-4〉.

5) 핵심어 검색 특성

문헌들이 다루는 핵심어를 영문을 중심으로 살펴본 바, 37편의 논문 중에서 영문 핵심어가 없는 9편의 논문을 제외한 28편의 논문이 제시하는 핵심어는 모두 합하여 96개였다. 이중에서 중복어를 제외하고 나면 핵심어는 총 78종류이다.

핵심어는 크게 5가지로 분류(모자보건, 질병예방, 국가이름, 원조, 기타)가 가능한데,

원조관련(ODA, DAC, poverty, aid) 용어가 29개로 가장 많았고, 이어서 질병예방(MDGs 6번)이 18개, 지역 및 국가 이름이 16개, 모자보건(MDGs 4번과 MDGs 5번)이 9개 순이었다. 나머지 24개는 기타로 분류하였다〈표 12-5〉.

표 12-5 Characteristic of Keyword status

	n(%) 96(100.0)	Inclusion
Infant, Child and Maternal	9(9.4)	Child Health, Children under-five mortality rate(2), Infant mortality rate(3), Maternal and child health, Maternal-child health, Postnatal care
Disease	18(18.8)	AIDS/HIV, Diseases, Global health(2), Health, Health care, Health determinants, Health education, Health extension workers, Health outcome, Health reform, Healthy life style, HIV prevention, Medical Care Service, Primary health care, Self-rated health, Social determinants of health(2)
Name of Nation(area)	16(16.7)	Africa, Africa medicare, Cambodia(2), Democratic Republic of the Congo, Equador, Ethiopia(2), Ghana, Korea, Mali, North Korea, Philippines, South-Africa cooperation, Uganda, Uzbekistan
Aid relative	29(30.2)	Aid effectiveness(3), Aid for health, EDCF, Grand Aid, Health ODA, Healthcare aid, International Cooperation(2), International development cooperation MDG, ODA(8), ODA for health, ODA policy, OECD DAC, Official Development Assistance(3), Poverty, Poverty reduction, Right to Health Aid
n/a	24(25.0)	Capacity building, Case study, Civil diplomacy, Competitive Identity, Cooperative relations, Developing countries, Female, Gender gap, Global Healthcare Supporting System and Activity, Governance, Harmonization, Hospital Social Responsibility, Human Rights, International health, Korea government dispatched doctor, Low-income countries, NGO, On-the-job training, Public private partnership, Public-private sector partnerships, Smart Power, Social capital, Social welfare, Soft power

n/a=not applicable (classification unavailable)

3. 한국의 국제보건협력

1) 최근 동향과 과제

지난 15년간(2000년-2014년 6월) 국제보건개발과 관련되어 발표된 많은 논문 중에서 관련 주제를 밀도 있고 심층적으로 다룬 경우는 총 37편으로서, 매년 2.5편 정도가 발표되어 오고 있는 것으로 확인되었다. 이는 우리나라의 국제개발협력 역사에 견주어 볼 때 매우 적은 수준이라고 볼 수 있다. 특히, 최근 3년을(2012년, 2013년, 2014년)을 제외하면 2편 이상 발간된 해가 없었다. 더욱이 2001년, 2002년, 2004년, 2006년에는 단 한 편의 논문도 발표되지 않았다. 1959년 창간된 「한국정치학회보」와 1963년 창간된 「국제정치논총」에서도 ODA관련 논문은 각각 6편과 8편밖에 찾아볼 수 없으며, 또 2000년 이전에는 연구 자체가 거의 없었음을 감안한다면(15편), 이는 비단 보건 분야만의 문제가 아닌 것으로 판단된다. 한국의 ODA 보건사업에 대한 연구 논문이 적다는 것은 그동안 추진되어 온 보건사업에 대한 모니터링이 잘 안 되고 있음을 시사한다. 따라서 최근에 급격히 늘어나고 있는 ODA사업은 사업의 형성과 사업의 개발 과정에서 사업의 효과성에 대한 평가가 제대로 이루어지지 않은 채 추진되고 있다고 보인다.

본 연구에서 분석의 대상으로 다룬 37편 가운데 30편(81.2%)은 2009년 이후에 발표된 것들로써, 최근에 들어서 높아진 우리의 관심사를 반증하고 있다. 이는 2000년에 이루어진 '새천년개발목표(MDGs)의 선언'과 함께, 2010년 우리나라의 OECD DAC가입에 따른 학계의 관심에 힘입은 것이다. ODA 지원 규모의 증가와 함께 관련 학술 활동이 활발해지고 있다는 사실은 매우 고무적인 일이다.

논문의 출처를 보면 학술지가 16편으로 가장 많았으며, 석사 학위논문 13편, 전문잡지 7편, 박사 학위논문 1편의 순이다. 여기에서 전문잡지는 코이카가 발행하는 것으로 국제개발분야에 대한 실무적인 내용 위주로 다루기 때문에,

학술적인 요소는 다소 부족한 면이 있다. 하지만 석사학위 논문의 비중(13편, 35.1%)이 높다는 점은 관심 있게 지켜볼 사항이다. 큰 의미를 부여하기에 다소 무리가 있어 보이기도 하지만, 국제개발분야에 대한 젊은 연구자의 관심이 높다는 점과 결부하여 관련 학문의 발전에 희망을 가져볼 수 있을 것이다.

2) 연구 대상

지역을 중심으로 봤을 때, 아프리카 지역을 다루는 논문이 10편으로 많은 편이었는데, 이는 해당 지역에 대한 국제사회의 높은 관심을 반영한 것으로 보인다. 한편, 아시아지역의 경우 타 지역에 비해 원조규모가 큼에도 불구하고, 관련 논문은 6편으로 적었다. 중동의 경우 역시, 아프리카보다 원조규모는 컸지만 단 한편의 논문도 보고되지 않았다. 따라서 이 지역 ODA사업에 참여하는 학자들의 학술적 노력이 더 필요할 것으로 보인다. 그리고 지역의 분류가 불가능한 것도 15편정도 되는데, 이들의 대부분은 ODA의 이론, 효과성, 이행 체계 등의 정책분야를 다루고 있었다.

절반 이상의 연구가 일반적인 시스템 및 거버넌스와 관련된 내용에 집중하고 있었으며, 3분의 1정도가 모자보건 및 질병예방 관리와 관련한 구체적인 사례에 대해서 다루고 있었다. ODA 발전의 근간이라고도 볼 수 있는 MDGs를 기준으로 살펴보면, MDGs에 의해 분류되지 않는 문헌이 20편으로 상당수를 차지하였다. 이러한 현상을 통해서 국내의 학자 및 전문가들이 선진국의 연구자에 비해서 공여국으로서의 실증적이고 경험적인 자료를 계량적으로 제시하려는 노력이 부족함을 엿볼 수 있다. 같은 맥락에서 기존의 연구에서도 관련 연구자들이 수원국을 주제로 삼지 않고, 일반적인 내용에서 벗어나지 못하는 등의 문제점에 대해 지적한 바 있다.

3) 사업계획 및 평가연구 취약

많은 연구가 개별사업을 주제로 다루지 않아서인지 사업의 계획 및 평가, 타당성 등에 대한 논의도 부족하다. 특히, 타당성 조사와 관련해서는 오직 1개의 논문만이 보고되고 있는 실정이어서, 향후 학계의 높은 관심이 촉구된다. 최근 10년간 보건 분야에 있어서 ODA를 지원한 건수는 양자 간 지원을 기준으로 541건에 이른다. 이를 단순하게 산술적으로 계산하면 30개의 사업마다 단 1편의 학술 자료만이 나오고 있는 것이다. 한편, 지원 대상 국가가 120여개임을 생각한다면, 100여개의 국가에서는 관련사업의 시행 후에 학계를 통한 검증이 전혀 이루어지고 있지 않음을 추론할 수 있다. 즉, 국제개발협력 분야와 관련하여 그간 학계의 학술적인 노력이 부족했다는 것이다.

4) 양적연구의 필요

본 연구에서 다룬 37편의 논문 중에서 통계기법을 사용하여 분석이 이루어진 경우는 12편에 불과하다. 물론 나머지 25편의 논문이 제시하고자 한 정책적 제안과 이론도 중요하지만, 우리나라 ODA사업을 제대로 평가하고, 향후 이루어질 많은 사업들이 더 나은 방향으로 나아가기 위해서는 계량적인 연구가 뒷받침되어야 한다.

5) 국제보건의료학회에 기여

2013년도에 '국제보건의료학회'가 창립된 이래, 다양한 학회활동이 이루어지기 시작하였다. 이를 통한 보건분야 ODA사업의 학술적 고찰 및 연구의 공유, 활발한 학술활동이 이루어지고 있다.

6) 융합연구의 필요

저자수는 공동저자수가 적고 단독 발표자가 많아 ODA 관련 계량적 연구가 활성화되어 있지 못함을 간접적으로 시사한다. 본 연구를 통해서 확인된 바에 따르면, ODA 관련 연구는 단독으로 이루지는 경향이 많았으며(22편, 59.5%), 또 상당부분이 학위논문(14편)으로 발표되었다. 단독으로 저술된 논문 중에서 학위논문이 아닌 경우에는 주로 정책제안 및 기술형 논문이었으며, 통계적 기법을 사용한 계량적인 논문은 한편도 없었다. 이는 많은 ODA사업이 여러 분야 간에 협력 형태로 이루어지고 있음에도 불구하고, 해당 사업에 있어서 영역 간 시너지 효과를 제대로 내지 못하고 있는 것은 아닌가 하는 아쉬움을 남긴다. 한편으로는 사업을 통해 얻어진 경험을 널리 알리려는 노력이 많이 부족함을 알 수 있다. 의미 있는 국제개발 활동들이 사업만으로 그치지 않고, 융합연구 등을 통해 보건문제 해결을 이끌어 낼 수 있는 노력이 필요하다.

7) 실증연구의 필요

본 연구 결과, 실증적인 연구도 부족하였다. 물론 본 연구에서 시도했던 지원수준(규모, 건, 국가 수)과 논문수의 상관성 분석이 큰 시사점을 제시하지는 못하였지만, 이러한 시도는 처음 이루어진 것으로 관련 연구들이 부족했던 부분이 무엇인지를 보여주는데 기여를 하고 있다. 제한적인 여건 하에서 이루어진 통계 분석에 따르면, 지원국가 수와 논문 수는 유의미한 수준에서 상관성($p<0.01$)을 보였다.

8) 향후 연구과제

지금까지의 연구 논문을 검토해 볼 때에, 한국에서의 국제보건개발 분야의 논문은 기초조사와 관련한 사업형성에 관한 논문, 사업 추진 시에 일어날 수 있는 관리적인 측면에서 연구, 사업비 운용과 관련한 연구 그리고 근거에 기반을 둔 사업평가(Evidence based on health project)로서 RCT(Randomization on Trial), 비용-효과 분석, 비용-편익 분석 등에 관한 연구가 국제보건개발 분야에 적용되어야 할 것이다. 이를 위해서는 사업지역의 기초조사(Base-line survey) 그리고 사업후의 종료 평가(End-line survey)가 필수적으로 이루어져야 한다.

| 참고문헌 |

- KOICA. Avaliable from: http://www.koica.go.kr
- OECD DAC. Available from: http://www.compareyourcountry.org/oda?cr=20001&cr1=oecd&lg=en&page=1
- OECD. Development Co-operation Report 2013: Ending Poverty, OECD Publishing; 2013, pp.210–211. Available from: http://dx.doi.org/10.1787/dcr-2013-en
- Statistic Korea. Avaliable from: http://www.index.go.kr/potal/main/EachDtlPageDetail.do?idx_cd=1687
- OECD. Avaliable from: http://dx.doi.org/10.1787/8889328 96584
- Prime Minister's Office. Avaliable from: http://www.odakorea.go.kr/ODAPage_2012/T02/L03_S01_02.jsp
- Avaliable from: http://www.prisma-statement.org
- Bidwell S, Fabricius JM. Etext on Health Technology Assessment (HTA) Information Resources. Chapter 3: Using a Search Protocol to Identify Sources of Information: the COSI Model[online]. United States National Library of Medicine. 2003. Available from: http://www.nlm.nih.gov/archive/20060905/nichsr/ehta/ chapter3.html
- Kim Y, Joo WK. Design and Implementation of Tag Coupling-based Boolean Query Matching System for Ranked Search Result. Journal of Korean Society for Information Management. 2012;29(4):101–121
- Alton, V, Auston, I. Etext on Health Technology Assessment (HTA) Information Resources. Chapter 4: Searching MEDLINE/PubMed for Health Technology Assessment Information[online]. United States National Library of Medicine; 2002. Available from: http://www.nlm.nih gov/archive/20060905/nichsr/ehta/chapter4.html# textword
- Diana P, Anthea S, Christopher C, Andrew B and Ruth W. Literature searching for social science systematic reviews: consideration of a range of search techniques. Health Information and Libraries Journal. 2010;27(2): 114–122.
- Korea International Cooperation Agency. 2012 KOICA Aid Statistics. Seoul: 2013, p.7

- Cassels A. Health Sector Reform: Key Issue in Less Developed Countries. Journal of International Development. 1995;7(3):329-347
- Munro BH. Statistcal Methods for Health Care Research. Lippincott
- Ahn MS. Theoretical Review of South Korea's International Development Cooperation: Focusing on a Constructivist Alternative. The Korean Journal of International Studies. 2013;53(4):297-331
- Choi BJ. A Study on Country Partnership Strategy(CPS) of Korean Official Development Assistance(ODA) Model. [PhD thesis] Donga University; 2013
- 김정현. 공적개발원조의 효과에 관한 연구동향. 월간 해양수산. 2008;288:34-49
- Statistic Korea. Avaliable from: http://stat.koica.go.kr/
- U. S National Library of Medicine. Avaliable from: http://www.nlm.nih.gov/me

〈부록 1〉 KOICA 사업시행지침

한국국제협력단 사업시행지침

(제정 1991.4.23., 8차 개정 2014.8.21.)

○ **제3조(협력사업)** 협력단은 한국국제협력단법 제1조의 목적을 달성하기 위하여 다음의 분야 및 사업을 시행

① 경제협력개발기구(OECD)의 개발원조위원회(DAC) CRS(Credit Reporting System) 목적코드에 포함된 다음 각 호의 분야

1. 교육분야
2. 보건분야
3. 공공행정분야
4. 산업에너지분야
5. 농수산분야
6. 인도적 지원분야
7. 인권, ICT, 양성평등, 환경 등 기타 범이슈 분야

② 경제협력개발기구의 개발원조위원회에서 지정한 원조 유형상 무상원조사업 분류 내 다음 각 호의 사업

1. 프로젝트형 사업
2. 개발컨설팅 사업
3. 인력파견 사업
4. 협력대상국 인력에 대한 교육훈련 사업
5. 협력대상국 정부에 대한 예산지원 사업
6. 물자 및 자금 지원 사업

7. 민관 및 공공 협력사업

8. 긴급구호, 재건 복구, 재난방지 등 인도적 지원 사업

9. 외국 기관 및 국제기구와의 개발협력사업

10. 조사, 연구 사업

11. 교육, 홍보 및 인력양성 사업

③ 그 밖에 정부가 위탁하는 사업 및 장관이 필요하다고 인정하는 사업

제2장 사업의 기획·집행·평가

○ **제9조(사업 추진 시 법적 기반)** 원칙적으로 양국 정부 간 무상원조기본협정 또는 경제과학기술협력협정에 기초, 정부기관 간 합의/협력단과 해당국 정부기관 간 합의 또는 해당 협력기관 간 합의에 의해 사업을 시행/ 협력단은 해당국 사업시행기관과 협의의사록(Record of Discussions) 또는 사업시행조건 합의서(Terms of Reference)를 체결

○ **제10조(사업계획 수립)** 정부의 국제개발협력 전략 및 장관의 정책지침, 국별협력전략(CPS) 등 정부방침에 따라 중장기 또는 연간 사업계획을 수립, 시행

○ **제13조(조달)** 국가계약법 및 시행령에 근거하여 조달 절차를 집행/수의계약을 체결

○ **제14조 (공공협력에 의한 사업 시행)** 협력단이 공공기관과 공동사업 시행에 관한 협력 협정을 체결하는 방식(공공협력사업)

○ **제15조(사업집행결과 보고)** 전년도 사업계획서에 따른 사업집행보고서를 매년 2/4분기까지 제출 1. 사업계획서에 포함된 사업의 집행사항 2. 종료사업의 경우 사후관리 현황 3. 사업추진 애로사항 및 건의사항

○ **제16조(사업평가)** 소관 사업평가 계획과 함께 그 평가결과/평가 결과에 따른 사후조치를 이행하고 결과 보고

○ **제17조(사후관리)** 당해 사업이 지속적으로 유지, 운영될 수 있도록 사후관리, 이에 필요한 예산 별도로 운영

○ **제18조(정보 공개 및 사업 홍보)** 사업과 관련한 정보를 공개하고, 매년 사업성과를 홍보

개발조사 및 프로젝트형사업 시행세부지침 (I)
(제정 제정 2009.5.8., 3차 개정 2013.8.14.)

○ **제2조(용어의 정의)**

1. "프로젝트형사업"이라 함은 협력대상국의 경제, 사회발전 및 복지향상에의 기여 등 특정 개발목적의 달성을 위하여 사업시행지침 제3조의 각 호의 형태를 연계하여 종합적으로 지원하는 사업을 말한다.
2. "사업비"라 함은 사업을 시행하는데 소요되는 일체의 경비를 말한다.
3. "사업심사"라 함은 발굴사업 및 요청사업의 사업타당성을 판단하기 위해 수행되는 일련의 과정을 말한다.
4. "사업타당성조사"라 함은 심사대상 사업에 대한 사업타당성 분석을 위해 수행하는 현지조사를 말한다.
5. "실시협의"라 함은 신규사업의 세부 실시사항에 대한 협의, 우리나라와 협력대상국간 분담사항 확정 및 협의의사록 체결을 위해 수행하는 현지조사를 말한다.
6. "본사업"이라 함은 우리나라와 협력대상국간 합의된 사업을 사업시행자와 체결한 계약에 따라 사업시행자가 수행하는 제반활동을 말한다.

개발조사 및 프로젝트형사업 시행세부지침 (II)

제2장 사업발굴 및 선정

○ **제3조(사업의 발굴)**

① 수요조사 실시/사업발굴은 협력대상국 개발목표, 우리의 비교우위 지원 분야 등을 고려하여 작성한 “무상원조 국별지원전략(CAS)” 또는 “협력단 국별지원 전략”에 의거하여 실시

④ 수요조사의 내용에 다음 각 호의 사항 포함

1. 사업개요: 사업명, 사업비, 사업기간, 수원기관 등
2. 사업 세부내용: 요청배경, 수혜자, 사업목표, 사업성과, 투입내역, 예산계획, 기대효과 등
3. 요청 세부내용
4. 협력대상국 분담내용
5. 특기사항 및 참고자료
6. 기타 이사장이 지원대상사업의 선정과 관련하여 특별히 필요하다고 인정하는 사항

○ **제4조(사업선정기준 및 절차)**

1. 사업발굴 및 공식사업요청서 접수
2. 사업타당성 심사
   가. 국별지원전략과의 연계성
   나. 개발과제와의 연계성
   다. 기술적 타당성
   라. 파급효과성

마. 지속발전가능성 등

3. 현지 타당성조사 실시(필요시)

4. 예비사업 선정

5. 사업계획 반영 및 신규사업 확정

개발조사 및 프로젝트형사업 시행세부지침 (III)

○ **제5조(사업의 구분)**

1. 요청사업(Proposed Project): 협력대상국으로부터 공식요청서가 접수된 사업
2. 예비사업(Candidate Project): 사업심사위원회의 심의를 통과한 사업
3. 신규사업(Approved Project): 당해연도 사업계획에 반영된 사업

○ **제6조(사업타당성조사)**

① 지원대상사업에 대하여 사업추진 여건 확인, 사업타당성 검토, 기초자료 수집 및 사업추진 여부 결정에 필요 제반사항 확인을 위하여 해외사무소 또는 재외공관을 통하여 조사를 실시하거나 조사단을 파견

② 사업타당성조사는 다음 각 호의 사항 포함

1. 요청사업 개요 및 타당성조사 방법
2. 협력대상국의 해당사업 지원분야 제반 환경
3. 기술/경제/사회문화/환경 등 부문별 타당성 분석
4. 협력대상국 사업수행 의지 등 사업추진 여건
5. 사업구성요소, 이해관계자 분석, 위험관리 등 요소 분석
6. 사업수행 방안

7. 기타 사업수행에 도움이 될 만한 사항

③ 사업타당성조사는 외부 전문가 또는 전문기관에 위탁하여 시행

개발조사 및 프로젝트형사업 시행세부지침 (IV)

○ **제9조(실시협의)** 신규사업으로 선정된 사업에 대하여는 사업타당성 조사결과를 바탕으로 협력대상국과 다음 각 호의 사항을 위한 사업실시계획 협의를 위해 협의단을 파견하거나 해외사무소 또는 재외공관을 통하여 실시협의

1. 사업대상지역 실사, 사업요소별 적정 예산분배방안 및 사업수행기간 협의
2. 협력대상국 분담사항 및 이행가능성 확인
3. 기술, 경제, 사회문화 등 각 부문별 사업타당성 확인
4. 사업구성요소별 최적 추진모델 수립
5. 사업방식의 효율성 및 효과성 제고방안 협의
6 이해관계자 및 위험관리 분석
7. 사업추진 방안, 수행체계, 양국 간 분담사항 등 확정
8. 세부 사업추진계획 확정 및 Project Design Matrix(PDM) 등 협의
9. 협의의사록의 협의 및 체결
10. 기타 사업수행에 도움이 될 만한 사항

○ **제11조(협의의사록의 체결)**

정부간 합의의 준비단계로서 협력대상국가의 사업시행기관 또는 주무부처와 해당사업에 대한 협의의사록(ROD: Record of Discussions)을 체결

개발조사 및 프로젝트형사업 시행세부지침 (V)

제3장 사업시행 및 평가

○ **제12조(본사업 착수)**

① 정부 간 합의가 성립되었을 때에는 사업집행계획을 확정하고 본사업에 착수

③ 사업집행계획은 다음 각 호의 사항을 포함

1. 사업추진 배경
2. 협력대상국의 해당 지원분야 주요 정책
3. 사업추진을 위한 현황 및 문제점 분석, 해결과제 및 유사사업의 교훈
4. 사업목표 및 기대효과
5. 지원방법 및 주요 활동계획
6. 사업관리(범위, 일정, 예산, 품질, 인력 등) 및 향후 추진계획
7. 부문별 사업시행자 선정 방법
8. 사업평가 방법 및 기타 사업의 성공적 수행을 위한 중점 관리사항 등

○ **제13조(사업시행자의 선정)**

① 사업시행자는 「대외무상협력사업에 관한 조달 및 계약규정」에 따라 선정

② 사업시행자는 과업의 성격 및 범위를 고려하여 프로젝트관리용역(PMC: Project Management and Consulting),설계시공일괄용역(Turn Key 또는 Design-Build), 프로젝트 사업시행 용역(Project Contractor), 시공용역, 설계감리용역 및 건설관리용역(CM: Construction Management) 등의 형태로 선정

[별표]

프로젝트형사업 심사기준표(제7조제2항 관련)

1. 1차 심사

구분	심사항목	배점
① 국별 사업추진 전략성과의 연계성	• 국별 지원전략(CAS)에의 부합 정도 • 협력대상국 개발목표 및 빈곤감소 전략 달성 기여도 • 협력대상국의 경제사회 개발전략상 중요도 • 수요발굴 과정에서의 우선순의	정성
② 개발과제와의 연관성	• 새천년개발목표(MDGs) 달성 기여도 • 협력대상국 주인의식 제고, 원조일치 및 원조조화 등 과제달성에의 기여도 • 거버넌스, 환경, 성주류화 등 크로스커팅 이슈 기여도	정성

2. 1차 심사

구분	심사항목	배점
① 사업의 타당성	• 협력대상국 경제사회 발전 수준과의 연계한 지원분야, 지원내용의 적정성 • 기술적, 사회문화적, 환경적 타당서 • 지원규모 및 비요, 편익 측면에서의 경제성 • 우리측 지원역량(사업시행자 확보 용이성, 우리의 기술력 및 국산화 비율등)	40
② 사업의 파급효과	• 협력대상국과의 상호 호혜적인 이익증진에의 기여도 • 타협력수단과의 연계를 통한 지원성과 제고 정도 • 협력대상국에의 기술전수 등 기여도 • 우리 기업의 해외시장 진출도모 및 기술홍보 등 기여도 • 우리 ODA 사업의 국내외 홍보 유발효과 기여도	30
② 사업의 지속가능성	• 협력대상국 분담분에 대한 이행역량 및 수원태세 • 사업종료 이후 수원기관의 자립 역량 • 협력대상국 사업시행 기관의 사업수행 역량	30
총점		100점

개발조사 및 프로젝트형사업 시행세부지침 (V)

○ **제14조(계약의 체결)**

① 본사업 실시를 위해서는 (선정된)사업시행자와 사업시행에 관학 계약을 체결

② 계약내용에는 다음 각호의 사항이 포함

1. 협의의사록(ROD)
2. 사업수행계획서
3. 사업비 집행계획(사업비 지급방식 포함)
4. 사업진행상황에 대한 보고
5. 하자보수 및 사후관리에 관한 사항
6. 분쟁해결에 관한 사항
7. 기타 사업의 효율적인 시행을 위하여 필요하다고 인정되는 사항

③ 사업 수행계획서는 제안서의 제안내용과 기술평가 및 협력단 사업관리자의 의견을 반영하여 작성

④ 계약과 관련한 제반사항은 「대외무상협력사업에 관한 조달 및 계약규정」에 따름

○ **제15조(사업실시 및 경비지급 기준)**

본사업 시행시 초청연수·전문가 파견·봉사단 파견·물자지원 및 인프라건축 등 사업을 구성하는 각 개별 단위사업에 관하여는 관계 규정 및 각 사업별 사업시행지침에 규정한 기준을 준용

○ **제16조(사업비의 관리)** 대가를 사업시행자/ 현지업체에게 지급(단위사업의 진행현황, 계약 조건)

○ **제17조(기술자문)** 필요시 사업시행자, 유관기관, 기타 전문가 등에게 관련사항에 대한 기술자문을 의뢰

○ **제18조(사업평가)** 중간평가 및 종료평가를 실시하며, 결과는 향후 사업추진에 반영/ 평가단을 파견하여 시행

개발조사 및 프로젝트형사업 시행세부지침 (VI)

제5장 프로젝트형 사업

○ **제24조(사업자문관 파견)**

① 해외사무소 또는 재외공관의 파견요청이 있거나 당해 사업의 추진에 긴요하다고 판단되는 경우, 관련 전문가를 사업자문관(Project Consultant)으로 일정기간동안 협력대상국에 파견하여 특정 사업을 관리하고 지도·자문

② 사업자문관의 역할 및 기능은 사업별 특성을 감안하여 정하되, 선발, 파견, 경비 지급, 활동지원 및 관리 등 구체적인 내용은「전문가파견사업에 관한 기준」등을 준용

○ **제25조(사업결과보고서)**

① 사업시행자는 사업종료시 사업수행 결과보고서를 협력단에 제출

② 「대외무상협력사업에 관한 조달 및 계약규정」(제3조)에 의한 기술용역사업의 경우, 협력단은 사업시행자가 사업결과보고서 및 최종정산서를 제출하면, 계약에 따른 잔여 용역비를 지급(세부사항은 「기술용역사업 용역비 집행 및 정산기준」).

○ **제26조(사후관리)**

① 사업종료후 당해 사업이 정상적으로 운영되고 지속적으로 유지될 수 있도록 기술적 자문, 추가적인 시설 및 물자지원 등 필요한 조치를 취함

② 사업성과 제고를 위하여 해당 본사업비 중 적정규모의 예산을 사후관리비로 책정하여 운영

③ 사후관리를 위하여 조사단을 파견할 수 있으며, 필요 시 전담기관을 선정하여 점검을 실시

④ 협력단은 본 사업과 별도로 사후관리 사업을 진행할 수 있고, 이 때 사후관리 대상사업은 프로젝트형 사업의 경우 사업종료시점으로부터 7년 이내, 개발컨설팅사업의 경우 사업종료 시점으로부터 5년 이내의 사업으로 하며, 해당 본 사업 총 예산의 10%한도 내에서 예산을 책정하여 지원

⑤ 사후관리 추진과 관련된 세부사항은 관련「개발컨설팅 및 프로젝트형사업 사후관리 기준」에 따름

오다(ODA) 전문가 자격 관리 및 운영에 관한 기준 (I)
(제정 2012.07.25., 2차 개정 2015.10.21.)

○ **제2조(자격제도 운영의 기본방향)**

1. 우수한 직무수행능력을 갖 국제개발협력 전문인력 양성 촉진
2. 적절한 인력수급 기여
3. 지속적인 능력개발이 가능한 평생능력개발 체제 구축
4. 국제개발협력 전문가로서 사회적, 직업적 위상 확보 및 강화

○ **제7조(검정기준)**

• 자격 3급은 초보 실무자 수준의 국제개발협력 프로젝트 관리자로서 수원국 환경분석, 사업형성 및 기획, 사업 운영 및 관리, 평가 및 모니터링 등 협력사업 전반을 관리하고 실행하는 프로젝트 책임자를 보조할 기본 능력을 갖춘 초급 수준

제8조(검정방법 및 검정과목)

• 검정은 개발협력의 이해, 개발협력 실천전략, 개발협력사업의 이해로 구분하여 필기시험의 방법으로 실시

오다(ODA) 전문가 자격 관리 및 운영에 관한 기준 (II)

○ 제66조(자격증의 취소 및 정지)

자격증의 취소 및 정지 기준은 「국가기술 자격법 시행규칙」을 준용

○ 제67조(유효기간)

① 자격은 합격자 발표일로부터 3년간 유효하다.

② 검정에 합격한 자는 제1항의 유효기간 만료일 1년 전부터 만료 후 1년(총 2년)의 기간 내에 협력단이 정하는 별도의 보충교육과정을 수료한 후 평가시험에 통과하여 자격을 갱신할 수 있다. 다만, 유효기간 만료 후 보충교육과정을 수강하는 경우, 만료일 다음날부터 평가시험 통과 전일까지의 자격은 정지된다.

③ 기간만료 전 평가시험에 통과한 경우 유효기간은 만료일 다음날로부터 2년간 연장되며, 기간 만료 후 평가시험에 통과할 경우 유효기간은 통과일로부터 2년간 연장된다.

④ 제2항에 의한 자격 갱신은 1회에 한한다.

[전면개정 2015.10.21.]

국별 ODA 전문가 파견에 관한 기준 (I)
(제정 2013.7.18., 1차 개정 2013.9.16.)

○ **제2조(용어의 정의)** “국별 ODA 전문가”는 제1조에 따른 개발조사 및 프로젝트형 사업의 발굴, 형성,시행, 평가 등을 지원하기 위해 협력단이 협력국에 파견하는 전문가

1. 국별 섹터 ODA 전문가: 보건, 교육, 농업 등
2. 국별 기능 ODA 전문가: 건축, 토목 및 기타 기반시설 분야, 현지조달, 사업현장 관리 등
3. 범분야 및 개발효과성 ODA 전문가: 빈곤 · 성평등 등 범분야 이슈, PBA · 삼각협력 등 개발효과성 관리, 거점대학 및 현지전문가 네트워크 관리 등

○ **제3조(수행업무)**

① 국별 ODA 전문가는 다음 각 호의 업무를 수행

1. 파견분야 공여국 회의 참석을 통한 현황 파악, 분석 및 보고
2. 사업 발굴 · 형성 과정에서 업무협의, 기초조사 및 사업 concept paper 작성
3. 국별협력전략(CPS) 수립 및 업데이트 지원
4. 사전타당성조사 및 실시협의 조사 실행 및 지원
5. 집행계획 수립 자문 제공
6. 사업시행에 필요한 기술 자문 제공 및 사업관리 지원
7. 중간평가, 종료평가 및 사후평가 지원
8. 기타 사업 관련 연구조사

국별 ODA 전문가 파견에 관한 기준 (II)

○ **제4조(자격요건)** ① 결격사유(국가공무원법 제33조)/ ② 석사 이상의 학위 & 3년 이상 실무경력/외국어 능력이 인정된 자/그 밖에 협력단이 요구하는 특별한 자격

○ **제5조(외국어 능력)** 영어 또는 파견지역 공용어 구사 능력

○ **제6조(모집)** 「전문가파견사업 시행세부지침」제5조에 준용

○ **제7조(선발)** 협력단 인사담당 부서/ 해외사무소 주관 - 1차 서류심사와 2차 면접심사로 선발

○ **제8조(계약 및 파견)** 계약 체결/ 최초 파견기간 1년/ 파견 전 활동계획서를 협력단에 제출

○ **제9조(사전교육)** 원활한 현지활동을 지원하기 위하여 파견 전 사전교육을 실시

○ **제10조(활동)** 파견 목적에 부합하도록 활동 및 업무를 수행하여야 하고 구체적인 활동 및 업무수행은 사무소장이 관리/ 직무 이외에 영리를 목적으로 하는 활동을 할 수 없으며, 협력단의 사전허가 없이는 다른 직무를 겸할 수 없음

○ **제11조(경비지급)** 경비, 체재비를 지급/기술료는 지급하지 아니함

○ **제12조(보고)** 분기 말에 보고서를 해외사무소장에게 제출, 수시 보고/귀국 후 파견활동 결과에 대한 보고회를 개최

○ **제13조(출장)** 현지 업무와 관련하여 파견 국내, 본국 및 제3국 출장이 필요한 경우 해외사무소장의 사전 승인을 아야 하며, 출장 후 결과보고서를 제출

○ **제14조(일시귀국)** 특정 사유에 한하여 해외사무소장의 승인

○ **제15조(휴가)** 연간 15일 이내에서 파견 국내외, 최초는 파견 후 6개월이 경과한 시점부터, 해외사무소장의 승인

○ **제17조(활동심사)** 년 1회 심사표에 따라 전문가의 활동을 심사, 계약갱신

여부에 반영/평점이 80점 미만

○ **제18조(계약해지)** 임무수행을 할 수 없다고 판단되거나 계약상의 의무를 위반할 때에는 해당 전문가와의 계약을 해지/ 기타 부득이한 사정으로 중도에 계약을 해지하고자 할 경우 1개월 전에 협력단에 이를 신청

찾아보기

| 국문 |

ㄱ

| 저자 소개 |

남은우(Nam, Eun Woo)는 연세대학교 미래캠퍼스 보건과학대학 보건행정학과 교수로 재직중이다. 주요 학력으로는 연세대학교 보건행정학과에서 보건학사를 취득하였고(1984), 연세대학교 보건대학원에서 보건학석사를 취득하였다(1986). 그 후 일본 도호대학교(Toho University) 의학연구과에서 공중위생학 분야의 논문으로 의학박사 학위를 취득하였다(1991). 그 후 일본 동경대학 의학부 독립전공인 국제보건계획학과에서 객원연구원(1992-1993)으로 일차보건의료 및 일본의 보건의료분야를 연구 하였다.

그간, 세 번 동안의 연구년 기간 동안, 일본 의료경제연구기구에서는 의료비 절감 연구를 그리고 국립보건의료과학원에서는 일본의 건강일본 21 연구 활동을 하였다. WHO 서태평양지역 사무소 NCD and Health Promotion Team에서는 건강도시네트워크와 건강증진학교 연구를 하였고, 호주 Griffith 대학교에서는 건강도시 및 건강증진 분야 연구를 하였다. 영국 Brighton대학교 보건학부에서는 영국의 NHS 건강보험시스템과 건강증진 분야 연구 활동을 하였다. 현재는 호주 Griffith University의 Adjunctive Professor로서 공동 연구 활동을 하고 있다.

학부의 보건행정학과에서는 주로 공중보건학, 국제보건학, 건강증진학 등을 강의하고 있으며, 대학원 보건행정학과 석박사 학위 과정에서는 국제보건학특론, SDG와 보건, 건강증진학특론, 보건교육방법론 등을 강의 하고 있다.

국제보건 분야의 주요 활동으로는 그간 네팔, 몽고, 캄보디아, 필리핀, 에쿠와도르, 볼리비아 등의 KOICA 보건사업 자문을 하였고, 현재는 KOICA PMC 사업책임자로서 DR 콩고의 모자보건사업, 페루의 건강증진사업, 파라과이의 일차의료강화 사업을 추진하고 있다. 2015년도 부터는 페루 WHO 사무소의 특별고문관으로 임명받아 NCD분야의 자문 활동을 하고 있기도 하다.

관련 학회 활동으로는 일본국제보건의료학회 회원으로 활동하였고, IUHPE(International Union for Health Promotion and Education)의 이사로서 10여년간 활동을 하였고, 현재는 한국 국제보건의료학회 학술위원장으로 활동 하고 있으며, 한국보건학교육학회 편집위원장으로 활동하고 있다. 2015년도에 연세대학교 미래캠퍼스에 설립된 Yonsei Global Health Center의 센터장으로서 KOICA 사업 개발 추진과 학술 활동을 융합적인 관점에서 수행하고 있다.

그간 발표한 학술지는 20여편의 SCI급 학회지를 포함하여 모두 180여 편의 학술논문을 국내외에 발표하였고, 30여권의 도서를 출간하였다.

2006년도에는 대통령상을 수상하였고, 2006년 강의 우수교수 연세대학교 총장상, 2006학년도 2007학년도에는 연구우수교수 연세대학교 총장상을 수상하였다.

국제보건학

Global Health

– 이론, 실제 그리고 연구 사례

지은이 남은우
펴낸곳 연세대학교 출판문화원
주 소 서울특별시 서대문구 연세로 50
http://press.yonsei.ac.kr
e-mail: ysup@yonsei.ac.kr
전 화 02)2123-3380~2
팩 스 02)2123-8673
등 록 1955년 10월 13일 제9-60호
인 쇄 네오프린텍(주)

2017년 8월 30일 1판 1쇄
2022년 5월 20일 1판 2쇄
ISBN 978-89-6850-191-3 (93510)

값 28,000원